*Der Anaesthesist*

**Weiterbildung für Anästhesisten 2000**
**Standardwissen für den Facharzt**

H. J. Bardenheuer · H. Forst
R. Rossaint · D. R. Spahn (Hrsg.)

Springer-Verlag Berlin Heidelberg GmbH

*Der Anaesthesist*

# Weiterbildung für Anästhesisten 2000

## Standardwissen für den Facharzt

H. J. Bardenheuer · H. Forst

R. Rossaint · D. R. Spahn (Hrsg.)

Mit 51 Abbildungen und 74 Tabellen

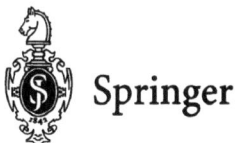

Professor Dr. med. Hubert J. Bardenheuer
Klinik für Anästhesiologie
Universität Heidelberg
Im Neuenheimer Feld 110
D-69120 Heidelberg

Professor Dr. med. Helmuth Forst
Klinik für Anästhesiologie und operative Intensivmedizin
Zentralklinikum
Stenglinstraße 2
D-86156 Augsburg

Professor Dr. med. Rolf Rossaint
Klinik für Anästhesiologie
Medizinische Einrichtungen der RWTH Aachen
Pauwelsstraße 30
D-52074 Aachen

Professor Dr. med. Donat R. Spahn
Service d'Anesthésiologie
Centre Hospitalier
Universitaire Vaudois - CHUV
Rue du Bugnon 46
CH-1011 Lausanne

Aus der Zeitschrift: Der Anaesthesist, Hefte 8/99–12/2000

Die Deutsche Bibliothek - CIP-Einheitsaufnahme
Weiterbildung für Anästhesisten ...: Standardwissen für den Facharzt. - 1997 -. - Berlin ;
Heidelberg ; New York ; Barcelona ; Hongkong ; London ; Mailand ; Paris ; Singapur ; Tokio :
Springer, 1997
 Erscheint jährl. - Bibliographische Deskription nach 2000 (2001)

Dieses Werk ist urheberrechtlich geschützt. Die dadurch begründeten Rechte, insbesondere die der Übersetzung, des Nachdrucks, des Vortrags, der Entnahme von Abbildungen und Tabellen, der Funksendung, der Mikroverfilmung oder der Vervielfältigung auf anderen Wegen und der Speicherung in Datenverarbeitungsanlagen, bleiben, auch bei nur auszugsweiser Verwertung, vorbehalten. Eine Vervielfältigung dieses Werkes oder von Teilen dieses Werkes ist auch im Einzelfall nur in den Grenzen der gesetzlichen Bestimmungen des Urheberrechtsgesetzes der Bundesrepublik Deutschland vom 9. September 1965 in der jeweils geltenden Fassung zulässig. Sie ist grundsätzlich vergütungspflichtig. Zuwiderhandlungen unterliegen den Strafbestimmungen des Urheberrechtsgesetzes.

ISBN 978-3-540-41277-9      ISBN 978-3-642-56596-0 (eBook)
DOI 10.1007/978-3-642-56596-0

http://www.springer.de

© Springer-Verlag Berlin Heidelberg 2001

Die Wiedergabe von Gebrauchsnamen, Warenbezeichnungen usw. in diesem Werk berechtigt auch ohne besondere Kennzeichnung nicht zu der Annahme, daß solche Namen im Sinne der Warenzeichen- und Markenschutzgesetzgebung als frei zu betrachten wären und daher von jedermann benutzt werden dürften.

Produkthaftung: Für Angaben über Dosierungsanweisungen und Applikationsformen kann vom Verlag keine Gewähr übernommen werden. Derartige Angaben müssen vom jeweiligen Anwender im Einzelfall anhand anderer Literaturstellen auf ihre Richtigkeit überprüft werden.

Umschlaggestaltung: design & production GmbH, Heidelberg

# Vorwort

Die Verpflichtung zur qualifizierten Weiterbildung in den vier Säulen unseres Fachgebietes – Anaesthesie, Intensiv- und Notfallmedizin sowie Schmerztherapie – verstehen die Herausgeber dieser Rubrik als zentralen Auftrag unserer Leser.

Dementsprechend sollen „state of the art"-Artikel dem angehenden Facharzt das Basiswissen der Anästhesie auch zur Vorbereitung auf die Facharztprüfung vermitteln. Dem Facharzt sollen gemäß der Verpflichtung zu „Lebenslangem Lernen" die von ausgewählten Autoren geschriebenen und kritisch redigierten Beiträge auf dem aktuellen Stand des Wissens in unserem Fachgebiet halten.

Die ärztliche Berufsordnung beinhaltet seit langem die Pflicht zur beruflichen Fortbildung, nur der Nachweis wurde bisher unterschiedlich gehandhabt. In den USA, wo sich bereits seit 1981 der Accreditation Council für Continuing Medical Education (ACCME) mit der Entwicklung und Koordinierung der ärztlichen Weiter- und Fortbildung befasst, ist jeder Arzt verpflichtet, CME-Angebote wahrzunehmen.

Angeregt durch diese Entwicklung haben auch in Deutschland verschiedene Fachgesellschaften und Landesärztekammern das Modellprojekt zur „Continuing Medical Education (CME)" weiter vorangetrieben. Die Fortbildungszertifizierung ist 1999 durch den Deutschen Ärztetag bundesweit empfohlen worden. Viele Gesellschaften und Landesärztekammern bieten ihren Mitgliedern an, auf freiwilliger Basis an dem CME-Projekt teilzunehmen.

Ab der Novemberausgabe 2000 von *Der Anaesthesist* wurden die Beiträge der Rubrik „Weiterbildung" in das System der Zertifizierten Fortbildung eingegliedert (s. Editorial in Heft 11/2000). Durch die Lektüre und anschließende Beantwortung von Fragen können die Leser Fortbildungspunkte sammeln. Die Landesärztekammer Hessen vergibt dafür bereits jetzt Zertifizierungspunkte, weitere Landesärztekammern werden sich diesem Modus bald anschließen.

Am Ende der Rubrik „Weiterbildung" finden die Leser in jeder Ausgabe von *Der Anaesthesist* Multiple Choice Fragen, die sie mittels eines computerlesbaren Fragebogens zur Auswertung an den Springer-Verlag übermitteln können; eine Teilnahme per Internet ist auch möglich. Dies unterstreicht die hohe Qualität der Beiträge und die Akzeptanz der Rubrik „Weiterbildung" in *Der Anaesthesist*.

Der vorliegende Jahresband enthält 17 aktuelle und an der Praxis orientierte Beiträge aus der Rubrik *Weiterbildung*.

Hubert J. Bardenheuer
Helmuth Forst
Rolf Rossaint
Donat R. Spahn

# Inhalt

| | | |
|---|---|---|
| *Anästhesie* | **Jetventilation und Anästhesie für diagnostische und therapeutische Eingriffe an den Atemwegen**<br>P. Biro, K. Wiedemann | 1 |
| | **Transfusionsgesetz**<br>G. Hutschenreuter, M. Reyle-Hahn | 19 |
| | **Einsatzmöglichkeiten der transösophagealen Echokardiographie in der perioperativen Überwachung**<br>J. Margreiter, C. Hörmann, P. Mair | 25 |
| | **Pulmonaler Gasaustausch in Narkose**<br>M. Max, R. Dembinski | 43 |
| | **Komplikationen im Aufwachraum**<br>M. Reyle-Hahn, R. Kuhlen, D. Schenk | 57 |
| | **Perioperative Hypothermie**<br>G. Schoser, M. Meßmer | 73 |
| | **Anästhesie für laparoskopische Eingriffe**<br>H. Schulte-Steinberg, I. Euchner-Wamser, M.P. Zalunardo | 87 |
| | **Das abdominale Aortenaneurysma. Anästhesiologische Besonderheiten und perioperatives Management bei konservativ chirurgischer Therapie**<br>A. Walter, H. J. Bardenheuer | 101 |
| | **Perioperative Arrhythmien. Vermeidung, Erkennung, Bewertung, Therapie**<br>M.N. Vicenzi | 115 |
| | **Anästhesie nach Organtransplantation**<br>M.P. Zalunardo | 133 |
| | **Kardioprotektion in der perioperativen Phase bei nichtkardialen Eingriffen**<br>M. Zaugg | 147 |
| *Intensivmedizin* | **Prävention nosokomialer Infektionen in der Intensivstation und im OP**<br>P. Gastmeier, K. Weist, O. Weigt, H. Rüden | 163 |
| | **Verbrennungstrauma. Präklinik und Klinik aus anästhesiologischer Sicht**<br>D. Kohn | 179 |
| | **Katecholamintherapie in der Sepsis**<br>A. Meier-Hellmann | 191 |
| | **Transport des Intensivpatienten**<br>S. Poloczek, C. Madler | 199 |
| | **Akute Schädel-Hirn-Verletzung: Pathophysiologie, Monitoring, Therapie**<br>R. Stocker, U. Bürgi, E. Keller, H.G. Imhof | 211 |
| *Schmerztherapie* | **Migräne. Klinik, Diagnostik, medikamentöse Therapie**<br>H. C. Diener, H. Kaube, V. Limmroth | 225 |

# Autoren

BARDENHEUER, H.J., Prof. Dr. med., Klinik für Anaesthesiologie der Universität Heidelberg, Im Neuenheimer Feld 110, 69120 Heidelberg

BIRO, P., Dr. med., Institut für Anästhesiologie, Universitätsspital Zürich, Rämistrasse 100, CH-8091 Zürich

BÜRGI, U., Dr. med., Chirurgische Intensivmedizin, Department Chirurgie, Universitätsspital Zürich, CH-8091 Zürich

DEMBINSKI, R., Dr. med., Klinik für Anästhesie, Universitätsklinikum der Rheinisch-Westfälischen Technischen Hochschule Aachen, Pauwelstrasse 30, 52074 Aachen

DIENER, H.C., Prof. Dr. med., Direktor der Klinik und Poliklinik für Neurologie, Universität Essen, Hufelandstraße. 55, D-45122 Essen

EUCHNER-WAMSER, I., Dr. med., Klinik für Anästhesiologie und Operative Intensivmedizin, Zentralklinikum Augsburg, Stenglinstraße 2, D-86156 Augsburg

GASTMEIER, P., PD Dr. med., Institut für Hygiene der FU Berlin, Hindenburgdamm 27, D-12203 Berlin

HÖRMANN, C., Dr. med., Klinik für Anästhesie und Allgemeine Intensivtherapie, Anichstraße 35, A-6020 Innsbruck

HUTSCHENREUTER, G., Dr. med., Leiterin der Transfusionsmedizin des Universitätsklinikums der RWTH Aachen, Pauwelstrasse 30, D-52074 Aachen

IMHOF, H.G, Dr. med., Klinik für Neurochirurgie, Universitätsspital Zürich, CH-8091 Zürich

KAUBE, H., Dr. med., Klinik und Poliklinik für Neurologie, Universität Essen, Hufelandstraße 55, D-45122 Essen

KELLER, E., Dr. med., Klinik für Neurochirurgie, Universitätsspital Zürich, CH-8091 Zürich

KOHN, D, Dr. med., Institut für Anästhesiologie, Universitätsspital Zürich, Rämistraße 100, CH-8091 Zürich

KUHLEN, R., Dr. med., Klinik für Anästhesie, Klinikum der Rheinisch-Westfälischen Technischen Hochschule Aachen, Klinik für Anästhesie, Pauwelstrasse 30, D-52074 Aachen

LIMMROTH, V., Dr. med., Klinik und Poliklinik für Neurologie, Universität Essen, Hufelandstraße 55, D-45122 Essen

MADLER, C., Prof. Dr. med., Institut für Anästhesiologie und Notfallmedizin, Westpfalz-Klinikum GmbH, Hellmut-Hartert-Straße 1, 67655 Kaiserslautern

MAIR, P., Dr. med., Klinik für Anästhesie und Allgemeine Intensivtherapie, Anichstrasse 35, A-6020 Innsbruck

MARGREITER, J., Dr. med., Klinik für Anästhesie und Allgemeine Intensivtherapie, Anichstrasse 35, A-6020 Innsbruck

MAX, M., Dr. med., Klinik für Anästhesie, Universitätsklinikum der Rheinisch-Westfälischen Technischen Hochschule Aachen, Pauwelstraße 30, 52074 Aachen

MEIER-HELLMANN, A., Priv.-Doz. Dr. med., Klinik für Anästhesiologie und Intensivtherapie, Friedrich-Schiller-Universität Jena, Bachstraße 18, 07745 Jena

MESSMER, M., Dr. med., Klinik für Anästhesiologie und Operative Intensivmedizin, Zentralklinikum Augsburg, Stenglinstraße 2, D-86156 Augsburg

POLOCZEK, S., Dr. med., Klinik für Anaesthesiologie und operative Intensivmedizin, Universitätsklinikum Benjamin Franklin, Freie Universität Berlin, Hindenburgdamm 30, 12200 Berlin

REYLE-HAHN, M., Dr. med., Waldkrankenhaus Spandau, Stadtrandstraße 555, 13353 Berlin (vormals: Klinikum der Rheinisch-Westfälischen Technischen Hochschule Aachen, Klinik für Anästhesie, Pauwelstrasse 30, D-52074 Aachen)

RÜDEN, H., Prof. Dr. med., Institut für Hygiene der FU Berlin, Hindenburgdamm 27, D-12203 Berlin

SCHENK, D., Dr. med., Klinikum Ernst von Bergmann, Klinik für Anästhesiologie und Intensivmedizin, Charlottenstraße 72, 14467 Potsdam

SCHOSER, G., Dr. med., Klinik für Anästhesiologie und Operative Intensivmedizin, Zentralklinikum Augsburg, Stenglinstraße 2, D-86156 Augsburg

SCHULTE STEINBERG, H, Dr. med., Klinik für Anästhesiologie und Operative Intensivmedizin, Zentralklinikum Augsburg, Stenglinstr. 2, D-86156 Augsburg

STOCKER, R., PD Dr. med., Chirurgische Intensivmedizin, Department Chirurgie, Universitätsspital, CH-8091 Zürich

VICENZI, M.N., Dr. med., Universitätsklinik für Anästhesie und Intensivmedizin, Landeskrankenhaus und Universitätsklinikum Graz, Auenbruggerplatz 29, A-8036 Graz

WALTHER, A., Dr. med., Klinik für Anaesthesiologie der Universität Heidelberg, Im Neuenheimer Feld 110, 69120 Heidelberg

WEIGT, O., Dr. med., Abteilung für Anästhesie, Kinderkrankenhaus "Park Schönfeld", Frankfurter Straße 167, 34121 Kassel

WEIST, K., Dr. med., Institut für Hygiene der FU Berlin, Hindenburgdamm 27, D-12203 Berlin

WIEDEMANN, K., Dr. med., Abteilung für Anästhesiologie und Intensivtherapie, Thoraxklinik Heidelberg GmbH, AmalienstraßIXe 5, 69126 Heidelberg

ZALUNARDO, M.P., Dr. med., Institut für Anästhesiologie, Universitätsspital Zürich, Rämistraße 100, CH-8091 Zürich

ZAUGG, M., Dr., Institut für Anästhesiologie, Universitätsspital Zürich, Rämistraße 100, CH-8091 Zürich

P. Biro[1] · K. Wiedemann[2] · [1]Institut für Anästhesiologie, Universitätsspital Zürich
[2]Abteilung für Anästhesiologie und Intensivtherapie, Thoraxklinik Heidelberg GmbH

# Jetventilation und Anästhesie für diagnostische und therapeutische Eingriffe an den Atemwegen

▶ Jet-Begriff

▶ Normofrequente Jetventilation

▶ Hochfrequenz-Jetventilation

Unter dem Oberbegriff Hoch-Frequenz Ventilation (HFV) findet sich eine heterogene Gruppe von Beatmungstechniken, denen allen eine mindestens 4mal höhere Beatmungsfrequenz gemeinsam ist, als sie bei normaler Spontanatmung vorliegt. Sie unterscheiden sich unter anderem durch den Frequenzbereich, welchen sie innerhalb des Spektrums von 60–2400 Impulsen pro Minute abdecken: „High Frequency Positive Pressure Ventilation" (HFPPV), „High Frequency Jet Ventilation" (HFJV), „High Frequency Pulsation" (HFP), „High Frequency Jet Oscillation" (HFJO), „Forced Diffusion Ventilation" (FDO) und „High Frequency Oscillation" (HFO) [2]. Der zweite Teil des Namens bezieht sich auf die stoßweise Applikation von Beatmungsgas unter hohem Druck durch dünne und ungeblockte Leitungen in die nach außen offenen Atemwege. Da relativ große Gasvolumina durch englumige Leitungen und Düsen hindurchfließen, werden die Gaspartikel auf sehr hohe Geschwindigkeiten beschleunigt. Dadurch entstehen die charakteristischen Strömungsgeräusche, welche die Einführung des ▶ „Jet"-Begriffs begründeten. Im Zusammenhang mit der Beatmungsfrequenz hat es sich eingebürgert, bei <1 Hertz (Hz) von nieder- oder ▶ normofrequenter Jetventilation (NFJV) und bei 1–10 Hz von ▶ Hochfrequenz-Jetventilation (HFJV) zu sprechen. In der klinischen Praxis wird zumeist die HFJV verwendet, während die NFJV mit handgetriggerten Sauerstoffinjektoren für kurze Perioden im Rahmen der Notfalloxygenierung zum Einsatz gelangt. Eine Sonderform ist die Superponierte Hochfrequenz Jetventilation (SHFJV), bei welcher gleichzeitig je eine nieder- und hochfrequente Gasapplikation vorgenommen wird [17].

## Mechanismen des Gastransports

Die HFJV beruht auf der hochfrequenten Applikation kleiner Gasvolumina unter hohem Druck über englumige Kanülen. Die Gasportionen dürfen, im Gegensatz zur konventionellen Beatmung, nicht über ein abgeschlossenes System appliziert, sondern lediglich in die nach außen offenen Atemwege gerichtet werden. Das passiv exhalierte Gasvolumen muß möglichst ungehindert nach außen abfließen können. Um den inspiratorischen Widerstand der englumigen Jetkatheter oder Düsen

---

Jet ventilation and anaesthesia for diagnostic and therapeutic interventions of the airway
*Key words:* Ventilation: high frequency jet · Surgery: thoracic · Endoscopy: laryngeal, tracheal · Monitoring: airway pressure, pulse oximetry, capnometry · Anaesthesia: total intravenous

Dr. P. Biro · Institut für Anästhesiologie, Universitätsspital Zürich, Rämistraße 100, CH-8091 Zürich

▶ Hagen-Poiseuille-Gesetz

zu überwinden, sind sehr hohe Gasdrücke erforderlich. Dies wird durch das ▶ **Hagen-Poiseuille-Gesetz** veranschaulicht:

$$\dot{Q} = \frac{\Delta P \cdot \pi \cdot r^4}{8 \cdot \eta \cdot L}$$

Der Gasfluß ($\dot{Q}$) durch ein zylindrisches Rohr der Länge ($L$) ist zur Druckdifferenz ($\Delta P$) proportional mit dem Radius ($r$) zur 4. Potenz. Wird beispielsweise der Radius auf die Hälfte reduziert (was typisch für eine Austrittsdüse ist), muß der Druckgradient 16-fach gesteigert werden, damit der Fluß $Q$ unverändert bleibt. Das Zeichen $\eta$ steht für die Viskosität des verwendeten Gases. Hinter der Austrittsöffnung entweicht das insufflierte Gas mit hoher Geschwindigkeit („jet"), verliert Wärme und verursacht einen Unterdruck, der seinerseits Umgebungsluft mitreißt (▶ **Venturi-Effekt**).

▶ Venturi-Effekt

Der Gastransport in den Atemwegen unterscheidet sich von der konventionellen Druckbeatmung (IPPV) sowohl im zeitlichen Ablauf als auch im topographischen Muster: Das konventionell applizierte Tidalvolumen wird über die gesamte Querschnittfläche der Atemwege bis in den Alveolarraum vorgeschoben, während die vom Jetventilator abgegebene Gasportion vornehmlich im zentralen Bereich des Atemwegsquerschnitts vordringt. Nahezu gleichzeitig entweicht ein beträchtlicher Teil des Exspirationsvolumens entlang der Querschnittsperipherie nach außen. Dieser simultane, bidirektionale und koaxiale Gasfluß ist ein wesentliches Merkmal und gleichzeitig einer der effektivsten Mechanismen des Gastransports unter HFJV. Die damit zusammenhängende ▶ **Taylor-Typ-Dispersion** bewirkt an der konischen Ausstülpung der Gasfront einen tangentialen Austausch von Gasmolekülen. Wenn Gaspakete unterschiedlicher Konzentration aneinander entlang bewegt werden, kommt es quer zu ihrer Schichtung zu Austauschvorgängen, welche zum Abbau der longitudinalen Konzentrationsgradienten für $O_2$ und $CO_2$ beitragen. Weitere sich überlagernde Strömungsphänomene sind ▶ **freie und erzwungene Konvektion** und nicht zuletzt auch reguläre ▶ **alveoläre Ventilation**. Ein „augmented diffusion" genannter Austauscheffekt kommt aufgrund von Resonanzphänomenen vorwiegend in den peripheren Bronchiolen zustande und ist für den Gasaustausch um den Faktor $10^3$ wirksamer als die temperaturabhängige ▶ **molekulare Diffusion**. Diese beiden Arten von Diffusion bewirken den Abbau der longitudinalen Konzentrationsgradienten für $O_2$ von außen in Richtung Alveolen und für $CO_2$ von den Alveolen nach außen [2, 29].

▶ Taylor-Typ-Dispersion

▶ Freie und erzwungene Konvektion
▶ Alveoläre Ventilation

▶ Molekulare Diffusion

Je nach Katheter- oder Düsenkonfiguration wird Umgebungsluft mitgerissen (Venturi-Effekt oder ▶ **„air entrainment"**), so daß eine Vergrößerung des vom Ventilator abgegebenen Beatmungsvolumens resultiert [18]. Die Größenordnung des Entrainments ($V_e$) ist im Verlauf eines Eingriffs großen Schwankungen unterworfen, da es von einer Vielzahl wechselnder Faktoren abhängt. Die wichtigsten sind Arbeitsdruck, applizierter Gasfluß, Inspirationsdauer sowie Dimension, Ausrichtung und Geometrie des Beatmunssystems und seiner Komponenten. Dieses zusätzliche nach innen bewegte Gasvolumen wird mit einer Phasenverschiebung von einer nach außen gerichteten Gegenbewegung begleitet (sog. ▶ **„backflow"**), die aufgrund des Druckgradienten zwischen Atemweg und Außenwelt zustandekommt [31]. Dieser Mechanismus transportiert das $CO_2$-haltige Exhalationsvolumen auf seiner letzten Etappe nach außen. Nachteilig auf den Gasaustausch wirkt es sich aus, daß einzelne Lungenabschnitte unterschiedliche Expansionsgeschwindigkeiten aufweisen, die zur sog. ▶ **„Pendelluft"** führen. Deren Nettoeffekt addiert sich zu demjenigen der ▶ **Totraumventilation**, welche durch frustran bewegte Gasvolumina in den Atemwegen zustandekommt. Alles in allem ist jedoch davon auszugehen, daß über einen relativ breiten Frequenzbereich die fördernden Mechanismen des Gasaustauschs die behindernden Effekte übertreffen.

▶ „Air Entrainment"

▶ Backflow

▶ Pendelluft
▶ Totraumventilation

Zusammengefaßt sind dies die charakteristischen Kennzeichen der Jetbeatmung:
- Offenes System
- Stark beschleunigte Gasportionen durch dünne Austrittsöffnung („jet")
- Hoher Gasfluß (10-30 l/min) bei kleinem Tidalvolumen (50–250 ml)
- Breiter Freqenzbereich (12–600 n/min)

- Einbezug von Umgebungsluft (entrainment)
- Aktive Insufflation und passive Exhalation über den nach außen offenen Atemweg
- Sequentielle und teilweise simultane Ein- und Ausstrom der Atemgase
- Koaxiale Gasflüsse in den Atemwegen
- Gegenläufige Konzentrationsgradienten für Sauerstoff und Kohlendioxid entlang der Atemwege

Die von einigen Jetventilatoren angezeigten Tidalvolumina sind nicht mit den tatsächlichen Volumenverschiebungen identisch. Dies liegt daran, daß ein großer Anteil des insufflierten Gasvolumens ohne Expansion von Lunge und Thoraxwand bewegt wird [13] und lediglich eine apnoeische Auswaschung der Atemwege bewirkt. Da die Gasflüsse in der klinischen Routine nicht direkt gemessen werden können, ist der tatsächliche Gasumsatz als Monitoringparameter nicht verfügbar.

### Indikationen

Das operative Indikationsgebiet der HFJV beschränkt sich zur Zeit im wesentlichen auf diagnostische und chirurgische Eingriffe an Kehlkopf, Atemwegen und Lunge. An den oberen Atemwegen werden folgende ▶ **operative Zugangswege** verwendet:

- Translaryngeal
- Transkutan
- Kombiniert (translaryngeal und transkutan)
- Über das Tracheostoma

▶ Operative Zugangswege

Einerseits handelt es sich um endoskopisch vorgenommene diagnostische und chirurgische Interventionen mit ▶ **starrem Bronchoskop**, ▶ **Stützlaryngoskop**, diversen Optiken und Binokularmikroskop. Hierbei gelangen sowohl mikrochirurgische Techniken als auch ▶ **Laserresektionen** zum Einsatz. Tiefer gelegene Läsionen werden auf direktem Weg (transkutan) angegangen, wie im Fall von ▶ **Trachea- oder Bronchusresektionen** und -plastiken oder ▶ **Operationen am Tracheostoma**. Die Kombinationen beider Zugänge kommt bei der Im- und Explantation von ▶ **laryngotrachealen Stents** sowie von ▶ **Stimmprothesen** vor.

▶ Starre Bronchoskopie
▶ Stützlaryngoskopie (Kleinsasser)
▶ Laserchirurgie
▶ Eingriffe am Tracheostoma
▶ Trachea- und Bronchusresektion
▶ Atemwegs-Stents
▶ Stimmprothesen
▶ Notfalloxyenation

Eine umstrittene Anwendung der Jetventilation ist die ▶ **Notfalloxygenation** in der „cannot intubate – cannot ventilate"-Situation. In der Hand des erfahrenen Anwenders ist sie eine sehr schnell und effektiv praktikable Möglichkeit, den asphyktischen Patienten zu retten. Sie beinhaltet aber auch hohe Komplikationsrisiken (z.B. paratracheale Fehlpunktion, Spannungspneumothorax) und sollte daher streng indiziert, individuell abgewogen und als ultima ratio eingesetzt werden [4, 6, 19].

### Kontraindikationen

▶ Absolute Kontraindikationen

Eine ▶ **absolute Kontraindikation** zur HFJV ist die hochgradige Behinderung des Gasabflusses, bei weniger als 20% verbleibendem Atemwegsquerschnitt [32]. Dies liegt vor bei sehr engen und/oder langstreckigen Atemwegsstenosen, Atemwegstumoren und Luftwegstraumen. Sofern der Gasabflußweg ausreicht oder mit Hilfsmitteln wie Entlastungspunktionen oder Endoskoprohren offen gehalten werden kann, erweist sich die HFJV gerade bei Atemwegsstenosen als ein geeignetes – zum Teil auch als einzig mögliches – Beatmungsverfahren.

▶ Relative Kontraindikationen

Aus der schwierigeren Abschätzung der Beatmungseffektivität unter HFJV leiten sich ▶ **relative Kontraindikationen** im Zusammenhang mit pulmonalen Funktionsstörungen ab. Während Diffusionsstörungen, inhomogen belüftete Lungenbezirke und restriktive Veränderungen vor allem die Oxygenation erschweren, entstehen sowohl bei Restriktion als auch bei Obstruktion vorwiegend Probleme mit der $CO_2$-Elimination [5].

## Vorteile der Jetventilation

Die begrenzten räumlichen Verhältnisse im Bereich der oberen Atemwege ergeben für Operateur und Anästhesist eine ganze Reihe spezifischer Probleme. Dies führt sowohl zu höheren beatmungsbezogenen Risiken, als auch zur Gefährdung des Operationserfolgs. Daher sind Beatmungstechniken und -material von Vorteil, die im Pharyngeal- und Laryngealbereich wenig Platz beanspruchen und gegenüber Manipulationen des Operateurs wenig störanfällig sind. Zusätzliche Risiken ergeben sich durch die Brandgefahr bei der weit verbreiteten Anwendung von Laserlicht in den Atemwegen. Daher ist die HFJV besonders vorteilhaft, da sie ohne entflammbares Tubusmaterial auskommt.

Der für die IPPV notwendige inspiratorische Beatmungshub setzt eine ausreichende Dichtigkeit aller Komponenten des Beatmungssystems voraus. Gerade im Rahmen von Eingriffen an den Atemwegen ist jedoch eine dichte Verbindung zwischen Tubus und Atemweg oft nicht möglich. In dieser Situation ist die Jetventilation besonders vorteilhaft, da sie den Gasaustausch unter den Bedingungen eines offenen Atemwegs gewährleisten kann (sog. „loose coupling").

Zusammengefaßt sind dies die Vorteile der Jetventilation bei Atemwegseingriffen:
- Platzbedarf gering
- Störanfälligkeit gegenüber Manipulationen durch den Operateur gering
- Beeinträchtigung bei der Durchführung des Eingriffs gering
- Bewahrung des Operationsergebnisses einfacher
- Entzündungs- und Brandsicherheit (Lasersicherheit)
- Druckbelastung von Atemwegsanastomosen gering
- Dichtigkeit des Beatmungssystems gegenüber der Außenwelt nicht erforderlich
- Unterstützung der mukoziliaren Clearance
- Beeinträchtigung der Hämodynamik gering

Einzelne dieser Bedingungen lassen sich zwar mit ▶ **alternativen Vorgehensweisen** ebenfalls erreichen, beispielsweise durch wiederholte Apnoephasen nach Stickstoffauswaschung unter sog. apnoeischer Oxygenation oder mit Lokalanästhesie oder Analgosedierung bei erhaltener Spontanatmung. Keine dieser Methoden erfüllt jedoch alle obigen Kriterien gleichzeitig, bzw. ermöglicht deren zeitlich unlimitierte Anwendbarkeit bei tiefer Bewußtseinsausschaltung und unter vollständiger Muskelrelaxation, wie das mit Jetventilation der Fall ist.

## Nachteile der Jetventilation

Die geringe Verbreitung und Akzeptanz der Jetventilation liegt v. a. an der – teils nur scheinbaren – Schwierigkeit, die aus der konventionellen Beatmung bekannten Mechanismen des Gastransports und des Gasaustauschs anzuwenden und in die klinische Praxis umzusetzen. Dies gilt insbesondere für die Abschätzung der zu erwartenden Oxygenation und $CO_2$-Elimination; beide Zielgrößen des Gasaustauschs sind unter Jetventilation stets weniger präzise vorhersehbar als unter konventioneller Beatmung, was die Anpassung der Ventilatoreinstellungen erheblich erschwert. Zusammengefaßt sind dies die Nachteile der Jetventilation [12, 17]:
- Vorhersehbarkeit der Beatmungseffektivität gering
- Inhalationsanästhetika sind nicht anwendbar
- Erwärmung und Befeuchtung des Beatmungsgases technisch aufwendig (s.u.)
- Barotraumagefahr bei Obstruktion des Gasabflußwegs
- Potentielle Aspirationsgefahr bei Beatmungsunterbrechung aufgrund fehlender Abdichtung der Atemwege

## Einstellparameter und Variable

### Beatmungsfrequenz

Die ▶ **Beatmungsfrequenz (BF)** entsteht durch die Anzahl der Unterbrechungen der Gasinsufflation pro Zeiteinheit. Eine Erhöhung der BF geht mit einer Vermin-

▶ Dynamische Hyperinflation

▶ Auto-PEEP  ▶ Intrinsic PEEP

derung der $CO_2$-Elimination einher, was auf eine relative Zunahme der Totraumventilation zurückzuführen ist. Bei Steigerung der BF werden die Intervalle zwischen den einzelnen Gasinsufflationen kürzer und es bleibt weniger Zeit zur Exhalation des gesamten insufflierten Volumens. Dadurch entsteht eine Verschiebung der Atemexkursionen in eine tiefere Inspirationslage (sog. ▶ dynamische Hyperinflation), und es resultiert ein positiver endexspiratorischer Restdruck: der sog. ▶ auto-PEEP oder ▶ intrinsic PEEP [24]. Bei BF über 1 Hz nähert sich das Volumen der einzelnen Gasportionen der Größenordnung des anatomischen Totraums von ca. 150 ml. Während dies bei IPPV zum Erliegen des Gasaustauschs führen würde, finden Oxygenation und Kohlendioxidelimination bei der Jetventilation weiterhin statt. Dies bedeutet allerdings nicht, daß keine Totraumbeatmung stattfindet. Es entfällt lediglich die bei der konventionellen Beatmung geltende Notwendigkeit für Tidalvolumina, die deutlich größer als der Totraum sind. Bei NFJV wird der Gasaustausch weitgehend konvektiv (als sog. „bulk flow") bewältigt, während bei HFJV über den relativ breiten Frequenzbereich von 1,5–5 Hz ein zunehmender Anteil nichtkonvektiver Mechanismen den Gasaustausch aufrechterhält. Dieses Phänomen ist nichtlinear und hat ein Optimum zwischen 1,5 und 2,5 Hz. Ab einer BF >5 Hz nimmt die Effektivität des $CO_2$-Abtransports ab [9, 33]. Dieser Übergang vollzieht sich bei 5 Hz relativ abrupt und wird mit einer ungünstig gekoppelten Resonanzfrequenz von Thorax und Abdomen im Verhältnis zur BF erklärt [21].

Geringere Aspirationsgefahr bei Beatmungsfrequenzen >100/min.

Da kein geblockter Tubus vorhanden ist, hat die BF eine zusätzliche Bedeutung im Hinblick auf den Aspirationsschutz. Ab einem Wert von ca. 100/min fusionieren „backflow" und passive Exhalation zu einem nahezu kontinuierlichen Gasaustritt. Solange die Beatmung ununterbrochen aufrechterhalten wird, verhindert dies das Eindringen von Flüssigkeit in die morphologisch offenen Atemwege.

### Arbeitsdruck

▶ Arbeitsdruck

Die vom Anwender einstellbare Drosselung des an der primären Gasquelle anstehenden Drucks ergibt den ▶ Arbeitsdruck, welcher in der Jetleitung nach Freigabe durch das Hauptventil zustandekommt. Infolgedessen kann höchstens der anliegende Druck der Gasquelle als Arbeitsdruck zur Verfügung gestellt werden. Die meisten zentralen Gasversorgungssysteme stehen unter einem Druck von 4,0–4,5 bar. Wenn Sauerstoff und Druckluft angeschlossen sind, kann es vorkommen, daß der Druck in den beiden Versorgungssystemen etwas voneinander abweicht. Damit im Gasmischer die eingestellte Sauerstoffkonzentration zuverlässig zustandekommt, werden die Quellendrücke beim Eingang in den Jetventilator geringfügig vermindert und auf exakt die gleiche Höhe begrenzt. Das bedeutet allerdings eine weitere Reduktion der maximal verfügbaren Arbeitsdrücke.

Bei lungengesunden Erwachsenen wird bei englumigen Jetkathetern (relativ hoher Widerstand) in der Regel ein Arbeitsdruck zwischen 1,5 und 2,5 bar eingestellt, beim starren Bronchoskop (relativ geringer Widerstand) genügen 0,5 bar weniger [7]. Mit dem Arbeitsdruck wird in erster Linie die $CO_2$-Elimination und in zweiter Linie die Oxygenation beeinflußt (Tabelle 1), wobei die $CO_2$-Elimination und Arbeitsdruck nicht linear korrelieren. Bei gleichbleibender BF bewirkt die Arbeitsdrucksteigerung eine Zunahme der einzelnen Gasportionen mit konsekutivem Anstieg des intrinsischen PEEP, was zu Lasten der $CO_2$-Elimination geht.

**Tabelle 1**
**Einfluß der HFJV-Einstellparameter auf den arteriellen Blutgasstatus**

| Parameteränderung | $paO_2$ | $paCO_2$ |
|---|---|---|
| Erhöhung der $FiO_2$ | +++ | ø |
| Senkung der $FiO_2$ | --- | ø |
| Erhöhung des Arbeitsdrucks | ++ | --- |
| Senkung des Arbeitsdrucks | -- | +++ |
| Erhöhung der Beatmungsfrequenz | + | + |
| Senkung der Beatmungsfrequenz | - | - |
| Erhöhung der Inspirationsdauer | + | ø |
| Senkung der Inspirationsdauer | - | ø |
| Verstärkung des Venturi-Effekts | -- | -- |
| Verminderung des Venturi-Effekts | ++ | ++ |

(+ = Anstieg des Partialdrucks; - = Abfall des Partialdrucks; ø = geringer oder kein Einfluß auf den Partialdruck); $FiO_2$ = inspiratorische Sauerstoff-Fraktion

- ▶ Inspiratorische Sauerstoff-Fraktion $FiO_2$
- ▶ Sauerstoffkonzentration in der Jetleitung $F_{jet}O_2$

### Inspiratorische Sauerstoffkonzentration

Ein wichtiger Parameter ist die tracheale ▶ **inspiratorische Sauerstoff-Fraktion ($FiO_2$)**. Aufgrund des Entrainments stimmt dieser oft nicht mit der eingestellten bzw. in der Jetleitung tatsächlich vorhandenen ▶ **Sauerstoffkonzentration** überein. Der darin implizierte Begriff „inspiratorisch" wird damit den Verhältnissen bei der Jetventilation nicht gerecht. Dieses Phänomen ist je nach Konfiguration des Beatmungssystems und der anderen Einstellparameter unterschiedlich stark ausgeprägt und bewirkt in der Regel eine Verminderung der $FiO_2$ um bis zu 20% [3]. Daher ist es in diesem Fall korrekter die $F_{jet}O_2$ anzugeben, die sich im Gasmischer aus Sauerstoff und Luft ergibt.

Moderne Jetventilatoren sind mit einer Gassperre für Luft und akustischem Alarm für Druckabfall in der Sauerstoffversorgung ausgestattet. Durch Einstellung und Variation der $F_{jet}O_2$ wird die Oxygenation des Patienten gesteuert. Insbesondere, wenn Laserlicht zur Anwendung kommt, gilt es, so wenig wie möglich und nur so viel wie nötig Sauerstoff zu verabreichen. Allerdings wird das Entzündungsrisiko weitaus mehr von anderen Faktoren wie Kathetermaterial, Wattleistung und Impulsdauer des Lasers beeinflußt.

### Gasflüsse und -volumina

- ▶ Minutenvolumen $V_{jet}$

Analog zum Atemminutenvolumen bei der konventionellen Beatmung kann das vom Jetventilator abgegebene ▶ **Volumen ($V_{jet}$)** angegeben werden. Er ist abhängig vom Arbeitsdruck, Inspirationsdauer und dem Gesamtwiderstand der gasführenden Komponenten. In seiner Auswirkung auf den Gastransport verhält er sich gleichsinnig zum Arbeitsdruck. Obwohl $V_{jet}$ eine bessere Abschätzung der Ventilatorleistung als der Arbeitsdruck erlaubt, hat es sich eingebürgert, vorwiegend den Arbeitsdruck zur Beschreibung der Ventilationsleistung zu verwenden, da er leichter gemessen werden kann und bei jedem Fabrikat als Einstellparameter zur Verfügung steht. Bei Teilung des $V_{jet}$ durch die BF erhält man das abgegebene ▶ **Tidalvolumen ($V_t$)**. Dieses stimmt allerdings weder mit den Atemexkursionen des Brustkorbs noch mit dem atemzugsweise umgesetzten Gasvolumen in den Atemwegen überein. Lediglich ein kleinerer Teil des applizierten $V_t$ bewirkt eine inspiratorische Volumenverschiebung, während der größere Teil als „backflow" abfließt und für die kontinuierliche Auswaschung des Tracheobronchialsystems verantwortlich ist [14]. Ein „optimales" $V_t$ wird in der Größenordnung des anatomischen Totraums vermutet.

- ▶ Tidalvolumen $V_t$

### Inspirationsdauer

- ▶ Inspirationsdauer

Die ▶ **Inspirationsdauer (ID)** wird durch die Öffnungsperiode des Magnetventils im Verhältnis zum Zeitabstand zwischen zwei Beatmungsimpulsen definiert. Der Einfluß der ID auf den Gasaustausch ist insofern schwierig zu beschreiben, als daß sie unvermeidlich mit anderen Parametern in Wechselwirkung tritt; eine ID-Verlängerung vergrößert beispielsweise den $V_{jet}$, was sekundär Oxygenation und $CO_2$-Elimination verbessert. Bei nachträglicher Gegenkorrektur des $V_{jet}$ durch Rücknahme des Arbeitsdrucks bei gleichbleibender BF kommt es zu einer Verminderung der $CO_2$-Elimination. Die ID kann von 30% bis 70% verändert werden, diese Bandbreite ist allerdings bei den meisten Geräten abhängig von der aktuell eingestellten BF. Zufolge einer experimentellen Untersuchung an künstlichen Lungen ergibt sich eine optimale ID, wenn sie mit dem Zeitabstand von Zyklusbeginn bis zum Einsetzen des „backflow" übereinstimmt [15]. Dieser Zeitpunkt ist wiederum von der Compliance der Lunge und dem Widerstand der Atemwege abhängig. Bei BF >200 l/min ist die Exspirationszeit zu kurz, um den Druck in der Jetleitung auf Atmosphärendruck sinken zu lassen, was längere ID-Einstellungen nicht mehr zuläßt. Je nach Alarmkonfiguration führen dementsprechend lange ID bei hoher BF zu intermittierenden Beatmungsunterbrechungen. In der Regel wird daher eine ID von 50% verwendet.

Übliche ID-Einstellung: 50%.

**Tabelle 2**
**Auswahl von verschiedenen Jetkathetern oder Endoskopen und deren Verwendungsmöglichkeiten**

| Endoskop/Jetkatheter | Verwendungsmöglichkeiten |
| --- | --- |
| Kleinsasser-Spatel, Werda-Spatel, HFJV-Spatel nach Aloy | Direkte Laryngoskopie, Entfernung von laryngotrachealen Stents, Fremdkörperextraktion |
| Starres Bronchoskop mit HFJV-Aufsatz (Storz) | Tracheobronchoskopie, Fremdkörperextraktion, Blutstillung, Papillomabtragung, Stenteinlagen, Biopsieentnahmen |
| MonJet®-Katheter nach Hunsaker (Xomed) | Alle Arten von mikrolaryngoskopischen Interventionen, Tracheaplastiken und -resektionen, Laserchirurgie |
| Modifizierte Argyle-Absaugkatheter (Sherwood), oder Mehrlumen-Zentralvenenkatheter | Tracheaplastiken und -resektionen, perkutane dilatative Tracheostomie, bifurkationsnahe Eingriffe (transluminal oder ohne ETT), Erweiterungsplastiken am Tracheostoma, Im- und Explantation von laryngotrachealen Stents sowie von Stimmbandprothesen (Cave: keine Laseranwendung, Entzündungsgefahr!) |
| Krikothyreotomie-Katheter nach Ravussin (VBM) | Schwierige Einstellbarkeit des Operationsbereichs (v.a. hintere Kommissur), Notfalloxygenation und Ventilation in der „cannot intubate – cannot ventilate"-Situation, Laserchirurgie |

### Atemwegsdruck

▶ Atemwegsdruck

▶ $V_e$

▶ Atemwegsspitzendruck PIP
▶ Atemwegsmitteldruck mPaw
▶ Endexspiratorischer Atemwegsdruck

Der ▶ **Atemwegsdruck** (Paw) ist eine resultierende Variable, die selbst inter- und intraindividuell extrem schwanken kann. Ihre Größe ergibt sich u.a. aus dem effektiv applizierten Gasvolumen, dem ▶ $V_e$, der Trägheit der Gaspartikel, den Atemwegswiderständen, der Thoraxcompliance und dem intrathorakalen Gasvolumen. Charakteristische Eckdaten des Paw sind der ▶ **Atemwegsspitzendruck** ($PIP$ = „peak inspiratory pressure"), der ▶ **Atemwegsmitteldruck** ($mPaw$ = „mean airway pressure") und der ▶ **endexspiratorische Atemwegsdruck** ($EEP$ = „end expiratory pressure"). Obwohl der Druckverlauf im Beatmungssystem eher einer Rechteckwelle nahekommt, resultiert in den Atemwegen eine trianguläre Druckwelle. Unter dieser Annahme ergibt sich aus der Fläche unter der Kurve über die Zeitdauer des Beatmungszyklus ein Maß für den mPaw, der mit folgender Formel [25] annähernd berechnet werden kann:

$$mPAW = 0{,}5 \cdot (PIP\text{-}EEP) \cdot \left(\frac{ID}{ZD}\right) + EEP$$

$ID$ steht dabei für die Inspirationsdauer, $ZD$ für die Dauer eines kompletten Beatmungszyklus. Die Implikationen des *Paw* für den Gasaustausch sind komplex und von mehreren Faktoren gleichzeitig beeinflußt. Durchweg höhere Paw können die ▶ **Oxygenation** aufgrund des Recruitments von atelektatischen Alveolen verbessern. Gleichzeitig behindern hohe Paw den venösen Rückstrom in den Thorax und verursachen eine Zunahme des pulmonal-arteriellen Widerstands. Beeinträchtigungen der Lungendurchblutung wiederum bewirken eine Zunahme der Totraumventilation, die sich vorwiegend zu ungunsten der $CO_2$-Elimination auswirkt. Eine hohe Paw-Amplitude begünstigt die ▶ **$CO_2$-Elimination**, da sie zur Vergrößerung der tidalen Thoraxexkursionen führt.

▶ Oxygenation

▶ $CO_2$-Elimination

Bei der Messung und Überwachung des Paw kommt es entscheidend auf den Meßort an. Messungen im starren Bronchoskop korrelieren schlecht mit den intrapulmonalen Drücken. Der tracheale Paw gilt dagegen als ein zuverlässiges Korrelat für den alveolären Paw, allerdings nur unterhalb einer BF von 10 Hz. Solange das System nach außen offen ist, bleibt der Atemwegsdruck meist tiefer als bei IPPV. Es

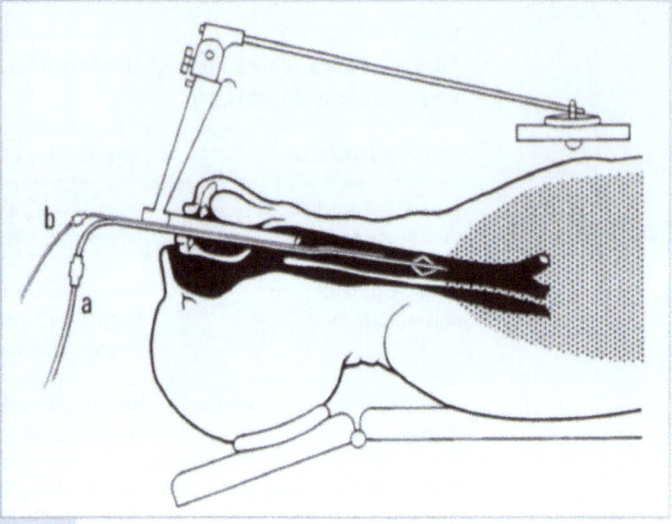

Abb. 1 ◄
Stützlaryngoskopie mit Kleinsasser-Instrument und infraglottische Jetventilation über einen orotracheal eingelegten Doppellumen-Katheter. a Jetleitung; b Messleitung zur kontinuierlichen Übertragung des Atemwegsdrucks

gehört jedenfalls zu den Grundprinzipien der Jetventilation, stets einen ungehinderten Abfluß für das exhalierte Gas offenzuhalten, um einen ungewollten Druckanstieg auszuschließen (siehe Kontraindikationen).

## Komponenten

### Jetkatheter und Kanülen

Der Jetkatheter ist das Bindeglied zwischen Patient und HFJV-Gerät, welcher bezogen auf die ▶ **Glottisebene** verschieden positioniert werden kann (Tabelle 2). Er kann analog zum Endotrachealtubus (ETT) oro- oder nasotracheal mit der Spitze bis oberhalb der Karina eingeführt werden. Insbesondere bei Laseranwendung ist der aus Teflon® gefertigte MonJet®-Katheter (Xomed, Jacksonville, Florida, USA) geeignet [16]. Dieser ist endständig mit einer Stabilisierungsvorrichtung versehen, die eine axiale Ausrichtung in der Trachea und Schutz der Schleimhaut vor Auslenkungen gewähren soll. Außerdem ist ein zweites Lumen für die kontinuierliche Atemwegsdrucküberwachung vorhanden (Abb. 1).

Bei Erweiterungsplastiken am Tracheostoma lassen sich handelsübliche Absaugkatheter verwenden. Von großem Vorteil ist ihre plastische Verformbarkeit, die selbst bei engem Kurvenradius eine problemlose Verlegung und Befestigung am Tracheostoma erlaubt. Diese Katheter sind aus leicht entflammbarem Polyäthylen gefertigt und dürfen explizit nicht bei laserchirurgischen Eingriffen verwendet werden.

Für die diagnostische Inspektion des Kehlkopfs kann ein ▶ **supraglottisch angebrachter Jetkatheter** verwendet werden, der auch als fixer Bestandteil in das Kleinsasser-Instrument eingebaut sein kann [1] (Abb. 2). Eine spezielle Katheterposition liegt bei der ▶ **transtrachealen Punktion** mittels einer dünnen Transtrachealkanüle vor [26] (Abb. 3). Sie ist insbesondere bei schwieriger Einstellbarkeit der Stimmbandebene mit dem Stützlaryngoskop und bei pathologischen Prozessen im Bereich der hinteren Kommissur von Vorteil. Außerdem bietet die transtracheale Punktion eine einfache und schnell realisierbare Möglichkeit für die notfallmäßige Oxygenation bei drohender Asphyxie und unmöglicher Intubation. Die sichere Identifizierung der intratrachealen Lage der Kanülenspitze ist entscheidend, denn eine paratracheale Gasinsufflation führt unvermeidlich zu einem massiven Haut- und Gewebsemphysem mit Verlust der Atemwegskontrolle.

Der Jetkatheter kann auch ▶ **innerhalb eines liegenden ETT** eingeführt werden, sofern der Gasabfluß nach außen gewährleistet ist. Diese Konfiguration erlaubt die Erhaltung eines hohen FiO₂ trotz Einwirkung des Venturi-Effekts, weil die Sauerstoffkonzentration in der „Umgebung" des Jetkatheters mit einem kontrollierten „bias-flow" eingestellt werden kann.

▶ Infraglottische Jetventilation
  • via orotrachealem Jetkatheter
  • via Jetkatheter im Tracheostoma

▶ Supraglottische Jentventilation

▶ Transtracheale Jetventilation

▶ Transluminale Jetventilation via Jetkatheter im ETT

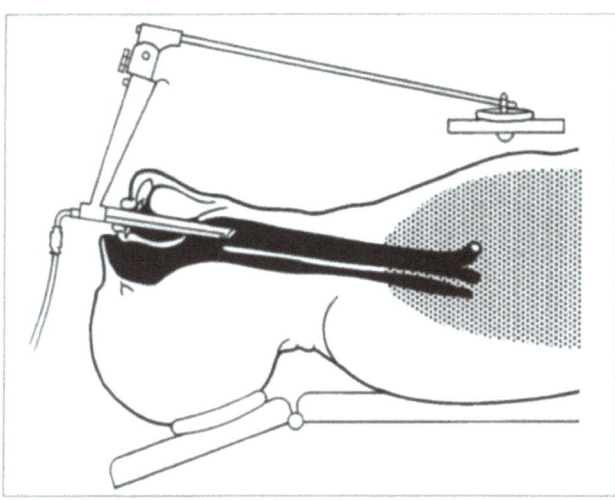

Abb. 2 ▲ **Stützlaryngoskopie mit einem modifiziertem Kleinsasser-Instrument, welches mit eigenem Kanal und eigener Düse für die supraglottische Jetventilation ausgestattet ist**

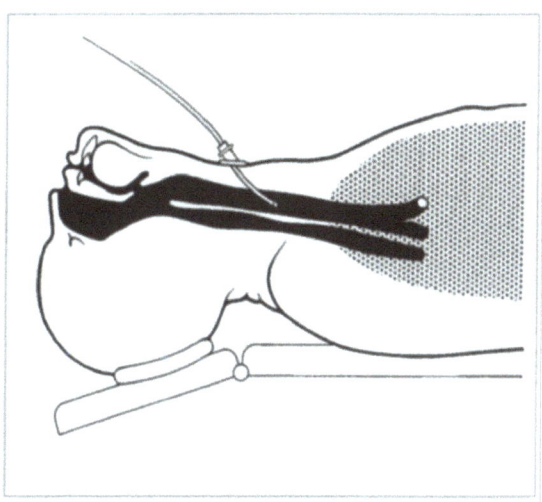

Abb. 3 ▲ **Infraglottische Jetventilation über eine zwischen Schild- und Ringknorpel eingeführte 13G Transtracheal-Kanüle. Wichtigste Voraussetzung ist ein ungehinderter Abstrom des insufflierten Gasvolumens**

### Jetventilation über das starre Bronchoskop

Das starre Bronchoskop kann mittels HFJV als Eingriffs- und Beatmungsinstrument zugleich über Zeiträume von mehr als 90 min genutzt werden. Am proximalen Ende des Bronchoskops ist in einem Seitenarm (Abb. 4) eine Jet-Düse eingesetzt, die mit dem Jetventilator über einen Schlauch niedriger Compliance verbunden ist. Die spitzwinklige Einmündung des Seitenarms ist für die unbehinderte Fortleitung des Jetstrahls und für die Erzeugung des sog. Entrainments in die Trachea wichtig. Die Höhe des maximalen Flusses durch ein starres Bronchoskop hängt vom Arbeitsdruck und vom Durchmesser der Jetdüse und des Bronchoskoprohres ab. Mit diesen Größen korreliert ebenfalls die Höhe des $V_e$. Dessen Beitrag zum Atemhubvolumen schwankt zwischen 2% und 60% in zusätzlicher Abhängigkeit von Jetposition, Arbeitsdruck, BF, ID und Paw [30]. Bereits während der Inspirationsphase strömt gegenläufig Atemgas [als sog. spill-over, blow-back volume oder backflow ($V_b$)] aus den Luftwegen ab. $V_t$ und $V_e$ hängen auch wesentlich von den Widerständen in Bronchoskop und Atemwegen sowie von der Compliance der Lunge ab. Daraus ergibt sich, daß das Gesamthubvolumen während HFJV über das starre Bronchoskop geräteseitig in bedeutendem Maß vom nutzbaren Querschnitt des Instruments bestimmt wird. Eine Verkleinerung des Querschnitts durch Einführung von Instrumenten in das starre Bronchoskop hat folgende unmittelbaren Effekte:

- Senkung des $V_t$ durch Widerstandzunahme
- Abschwächung des Venturi-Effektes und damit Verminderung des $V_e$ (und dadurch ein weiterer Abfall von $V_t$ mit Gefahr der Hypoventilation)
- Zunahme des Gasabstoms (backflow)

Durch die verminderte Beimischung von Umgebungsluft nähert sich die $FiO_2$ derjenigen im Jetgas ($F_{jet}O_2$). Wenn die $F_{jet}O_2$ – wie zu empfehlen – bei 1.0 eingestellt wird, folgt daraus ein deutlicher Anstieg der $FiO_2$, was unter den Bedingungen der behinderten Ventilation immerhin der Oxygenierung zugute kommt. Bei dem prinzipiell offenen Beatmungssystem entweicht das eingebrachte Gasvolumen in der Exspirationsphase durch das Bronchoskop und während des gesamten Atemzyklus über das Leck, welches sich beim Erwachsenen aus der Lumendifferenz zwischen Bronchoskoprohr und Trachea ergibt. Daraus ist einerseits erklärt, daß ein hoher $V_{jet}$ zur Kompensation dieses Lecks notwendig ist, andererseits, daß der ständige Abstrom von Überschußvolumen einen weitgehenden Schutz vor Lungenüberdehnung und damit vor Barotrauma ermöglicht. Bei ▶ **Säuglingen und Kleinkindern** entfällt mit gasdichtem Sitz des starren Bronchoskops in der Tra-

> Die HFJV über das starre Bronchoskop sichert in der invasiven Bronchologie den Gaswechsel auch bei ausgedehnten Eingriffen.

> Die „lose Kopplung" zwischen Jetventilator und Atemwegen erlaubt den Zugang mit Instrumenten durch das offene Bronchoskoprohr ohne Beatmungsunterbrechung.

> Das effektive Tidalvolumen ergibt sich aus dem abgegebenen Hubvolumen $V_t$, dem Entrainmentvolumen $V_e$ abzüglich des Abstromvolumens (backflow) und schwankt mit Änderung der Atemwegswiderstände und der Compliance.

▶ **Vorgehen bei Säuglingen und Kleinkindern**

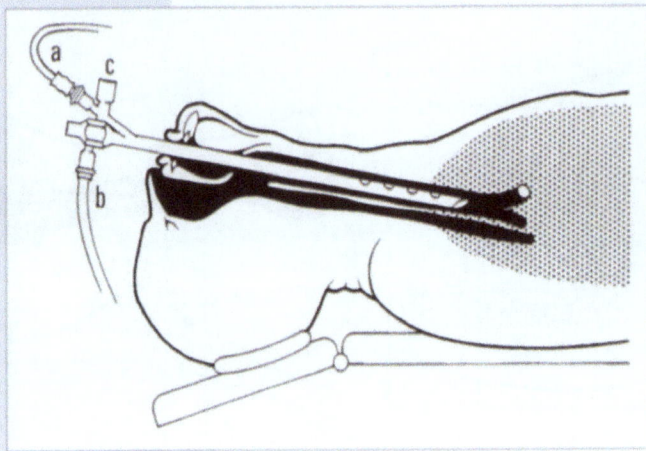

**Abb. 4**
**Jetventilation bei starrer Bronchoskopie.** Die Jetleitung (a) mündet in eine spitzwinklig angebrachte Düse am proximalen Rohrende. b Lichtleitung; c offener Seitenarm für zusätzliche Sauerstoffinsufflation – sog. „bias flow" – bei ungenügender Oxygenation

▶ **Risiken**
• Hypoventilation
• Lungenüberdehnung (Barotrauma)

▶ **Offenes System**

Ein Magnetventil dient zur kontrollierten Unterbrechung des Gasstroms.

▶ **Atemwegsdruck-Messung**
• via Jetleitung
• via separatem Messkanal
▶ **Automatische Notabschaltung bei Paw-Grenzwertüberschreitung**

Die Gasklimatisierung erfolgt durch:
• Erwärmung und
• Befeuchtung

chea dieser Überlauf, so daß die Regelung des Arbeitsdrucks und damit von $V_t$, aus der Nullstellung in kleinsten Schritten nach klinischen Kriterien notwendig ist, um ein Barotrauma zu verhüten.

Aus dem Sitz der Jet-Düse am proximalen Ende des Bronchoskoprohrs ergibt sich folgende Besonderheit: Bei Verkleinerung des Bronchoskopquerschnitts durch Instrumente wird das effektive Atemminutenvolumen durch Senkung von $V_e$ und $V_t$ vermindert. Mit dieser Inspirationsbehinderung tritt zwar unter Umständen Hypoventilation ein, das Risiko eines Barotraumas bleibt dagegen gering. Im Gegensatz dazu sinkt bei relativ tiefer endotrachealer (distaler) Jetposition (infraglottische Jetventilation) zwar das $V_e$ nachhaltig, doch ergibt sich bei Okklusion der Ausflußbahn durch Instrumente proximal der Jet-Düse die Gefahr eines Paw-Anstiegs mit Lungenüberdehnung.

### Jetventilatoren

Jetventilationsgeräte funktionieren nach der traditionellen Einteilung als ▶ „offene Systeme", da die Verbindung zum Patienten gegenüber der Umgebung offen ist, und dadurch jederzeit Raumluft zum Beatmungsgas hinzukommen kann. Im Unterschied zu vielen Ventilatoren herkömmlicher Bauart entfällt außerdem die Aufteilung in Primär- und Sekundärsystem. Die aus Hochdruckquellen mit bis zu 5 bar bezogenen Gase werden lediglich intermittierend freigegeben, so daß die Beatmungsarbeit allein aus der potentiellen Energie der Hochdruckgasquelle geleistet wird. Zentraler Bestandteil dieser Technologie ist ein schnell schaltendes Magnetventil, welches die einzelnen Beatmungsimpulse freigibt. Eine wichtige sicherheitsrelevante Eigenschaft des Magnetventils ist seine zuverlässige Rückkehr in den geschlossenen Zustand, um beispielsweise bei Stromausfall die Dauerfreigabe von Beatmungsgas zu verhindern. Moderne Jetventilatoren verfügen über redundante ▶ **Messungen** der aktuellen Leistungsdaten. Der resultierende Paw wird sowohl intermittierend über die Jetleitung als auch kontinuierlich über einen separaten Messkanal erfaßt, was bei Grenzwertüberschreitungen zur vorübergehenden ▶ **Notabschaltung** führt.

### Gasklimatisierung

Für jede Art von Ventilation gilt, daß kaltes und trockenes Gas schädlich für die Schleimhäute des Respirationstraktes ist. Dies kann sich durch Austrocknung, Sekreteindickung, Verlust der Zilienfunktion, Entzündung und Schleimhauterosion manifestieren. Der Schädigungsgrad ist abhängig vom Gasumsatz, der Abweichung von der Idealkonditionierung (100% relative Luftfeuchtigkeit bei Körpertemperatur) und von der Expositionsdauer. Die Jetventilation bietet diesbezüglich ungünstigere Voraussetzungen als die konventionelle Tubusbeatmung: Einerseits ist der Gasumsatz bis zu 5mal höher, andererseits besteht systembedingt weder die Möglichkeit der Rückatmung, noch fallen Absorberwärme und Feuch-

▶ **Notwendigkeit einer aktiven Gasklimatisierung**

tigkeit an. Unter diesen Umständen müssen Wärme und Feuchtigkeit dem Beatmungsgas aktiv zugeführt werden. Zwar kann erfahrungsgemäß bei relativ kurzdauernder Jetbeatmung auf eine Konditionierung der Beatmungsgase verzichtet werden, es läßt sich im Einzelfall jedoch nicht voraussehen, ab welcher Beatmungsdauer es zu einer relevanten Beeinträchtigung kommt. Vereinzelt wurde nach mehrstündiger nichtklimatisierter Jetbeatmung sogar über folgenschwere Komplikationen wie ▶ **nekrotisierende Tracheobronchitis** berichtet [11]. Häufiger kommt es jedoch zu einer erheblichen Auskühlung des Patienten, da die Insufflation großer Gasvolumina inmitten des Körperkerns und in der Nähe der großen Gefäße stattfindet. Eine konsequente Gasklimatisierung ermöglicht praktisch eine unbegrenzte Beatmungsdauer und verhindert weitgehend ▶ **postnarkotisches Kältezittern**.

▶ **Nekrotisierende Tracheobronchitis**

▶ **Postnarkotisches Kältezittern**

▶ **Physikalische und technische Grenzen der Gasbefeuchtung**

Die ▶ **Klimatisierung von Jetgas** ist technisch relativ aufwendig. Teils liegt das am extrem hohen Gasumsatz, vor allem aber an physikalischen Gegebenheiten, die bei dieser Applikationsweise unvermeidlich sind. Die hinter der Jet-Düse stattfindende Expansion des freigesetzten Gasflusses führt zwingend zu einem Verlust von Wärmeenergie, was wiederum die Wasseraufnahmekapazität drastisch heruntersetzt. Die bei Körpertemperatur maximal mögliche Feuchtigkeitsbeladung von Gas beträgt 44 mg/l, während es bei 22°C nur noch 19 mg/l sind. Entsprechend bewirkt der Temperaturrückgang des feuchtigkeitsgesättigten Gases zwangsläufig die Auskondensation eines Teils des mitgeführten Wasserdampfes. Dem kann zwar mittels Beheizung der Jetleitung in begrenztem Umfang entgegengewirkt werden, allerdings bedeutet dies, daß ein stromführendes Teil bis in die Nähe des Patienten verlegt wird. Lediglich Wasser ohne Beheizung dem Beatmungsgas zuzuführen ist sinnlos, da nur Makrotröpfchen in die Lunge eingebracht werden und praktisch keine Befeuchtung stattfindet. Externe Gasbefeuchter bzw. Gaswärmer sollten so eingestellt werden, daß die pro Stunde verdampfte flüssige Wassermenge das 2,6 - fache des $V_{jet}$ in l/min ausmacht [28]. Damit ist die Aufnahmefähigkeit des Trägergases maximal ausgenutzt. Zusätzliche Feuchtigkeit würde letztlich nur eine pulmonal applizierte Wasserzufuhr bedeuten. Dies dürfte insbesondere bei Säuglingen oder Kleinkindern das Risiko der Wasserintoxikation erhöhen. Die jüngste Generation von Jetventilatoren ist inzwischen mit einer mikroprozessorgesteuerten Gasklimatisierungseinheit ausgerüstet, welche automatisch die jeweils maximal mögliche Menge Wasserdampf zum Beatmungsgas hinzufügt, um eine optimale Erwärmung und Befeuchtung zu erzielen. Darüber hinaus kann die Gesamtleistung vom Anwender zwischen Null und Vollast bedarfsweise reguliert werden.

▶ **Berechnung der erforderlichen Wassermenge**

### Monitoring

▶ **Monitoring**
• Patientenparameter
• Ventilatorparameter

Grundsätzlich ist zwischen ▶ **Monitoring** von Patienten- und Ventilatorparametern zu unterscheiden. Zum regulären Patientenmonitoring gehören EKG, nichtinvasive Blutdruckmessung und Pulsoxymetrie [20]. Zur Messung des $CO_2$-Status kann die Kapnographie oder die transkutane Blutgasmessung angewendet werden. Beide Methoden haben im Zusammenhang mit der Jetventilation spezifische Vorteile, Nachteile und technisch bedingte Einschränkungen.

Im Falle der Kapnographie besteht das Problem darin, daß wegen der relativ langen Latenz der Seitenstrommessung nur bei normofrequenter Beatmung oder während Beatmungsunterbrechungen ein quantitativ brauchbares Signal erhältlich ist. Von Vorteil dagegen ist die einfache Handhabung, die mittlerweile weite Verbreitung der Geräte und insbesondere die atemzugsweise Abbildung einer ▶ **$CO_2$-Exhalationskurve**. Demgegenüber ist die Verläßlichkeit der transkutanen Blutgasmessung unabhängig von der BF und der jeweiligen pulmonalen Funktion. Ihr Nachteil wiederum liegt in der komplexeren Handhabung, kostspieligeren Anwendung und in der Latenzzeit der Anzeige gegenüber dem aktuellen arteriellen $PCO_2$-Wert [27]. Für ausgedehnte Eingriffe und kardiopulmonale Risikopatienten ist ein intraarterieller Blutgassensor geeignet (z.B. Paratrend 7™, Biomedical Sensors Ltd., High Wycombe, GB), welcher die Blutgase und den Blut-pH kontinuierlich und praktisch in Echtzeit (im Vergleich zu intermittierenden Blutabnahmen und Einzelmessungen) anzeigt [34].

▶ **$CO_2$-Monitoring**
• Intermittierende arterielle BGA-Analysen
• Kapnometrie (-graphie)
• Transkutane $PCO_2$
• Intraarterielle $PCO_2$

Das Monitoring der Leistungsdaten des Jetventilators ist vom Gerätetyp abhängig. Bei zeitgenössischen Geräten werden $F_{jet}O_2$, $V_{jet}$, Arbeitsdruck und Paw kontinuierlich gemessen und angezeigt. Grundsätzlich gibt es zweierlei Arten von Drucküberwachung: 1. die intermittierende über die Jetleitung, welche zwischen den einzelnen Insufflationen die Rückkehr des Systemdrucks unter einenen Grenzwert kontrolliert, und 2. eine vom Beatmungszyklus unabhängige kontinuierliche Paw-Messung, die mit dem zweiten Lumen des Jetkatheters verbunden ist und die Überschreitung von Spitzendrücken verhindert. Letzteres ist nur mit einer automatischen Abschaltung der Beatmung möglich, da die Reaktionszeit des Anwenders viel zu lang ist, um bei plötzlichem Paw-Anstieg rechtzeitig eingreifen zu können. Diese Einrichtung bewährt sich sowohl bei akzidenteller Verlegung der Gasausflußbahn durch chirurgische Instrumente als auch bei unwilkürlichem Glottisverschluß bei abklingender Muskelrelaxation [8].

Ein besonderes Augenmerk ist auf den sog. auto-PEEP (oder „intrinsic PEEP") zu richten, der unvermeidlich mit der HFJV einhergeht. Dieser liegt gewöhnlich unter 5 mbar, kann jedoch bei Verengung der Ausflußbahn erheblich zunehmen. Im letzteren Fall würden unerwünschte hämodynamische Effekte und eine erhöhte Gefahr von Barotrauma entstehen, sofern ein Apparat ohne aktivierte Druckbegrenzung bzw. Alarmabschaltung verwendet wird.

### Anästhesie- und Beatmungsablauf

#### Anästhesiologische Vorbereitung

Besondere Aufmerksamkeit ist den Risikofaktoren und Kontraindikationen der Jetbeatmung zu widmen. Ferner sollte im Hinblick auf die vorliegenden Befunde und den geplanten Eingriff die Art und Positionierung des Jetkatheters in Absprache mit dem Operateur festgelegt werden. Eine anticholinerge Medikation zur Unterdrückung vagaler Reflexe und der Salivation kann mit Atropin oder Glykopyrroniumbromid (Robinul®) erfolgen. Da der Nutzen einer prophylaktischen Glukokortikoidgabe nicht schlüssig bewiesen ist, kann darauf in der Routinesituation verzichtet werden.

#### Anästhesieeinleitung, Intubation und Installation der Beatmung

Die Vorgehensweise bei der Verabreichung der Anästhetika ist analog zu der üblichen intravenösen Anästhesie (TIVA), während Inhalationsanästhesien nach heutiger Auffassung nicht mehr in Frage kommen. Nach erfolgter Induktion und Muskelrelaxation wird der Jetkatheter unter laryngoskopischer Sicht, bzw. das starre Bronchoskop orotracheal, eingeführt. Bei normalgewichtigen, lungengesunden Erwachsenen können als ▶ **Anfangseinstellungen** $F_{jet}O_2$=1,0, Arbeitsdruck = 1,5-2,0 bar, f=100-150 l/min, ID = 50%, obere Grenzwerte für PIP=40 mbar und EEP=15 mbar verwendet werden.

Astheniker und Kinder benötigen einen eher niedrigeren Arbeitsdruck um 0,6-1,4 bar, während korpulente Patienten und solche mit COPD bis ca. 3,5 bar erfordern. Sichtbare beatmungssynchrone Exkursionen beider Thoraxhälften sprechen augenscheinlich für eine ausreichende Ventilation. Als ▶ **resultierende Beatmungsparameter** sind in der Regel zu erwarten: $V_{jet}$≈20 l/min; $V_t$≈135 ml; PIP =0-25 mbar; EEP=0-6 mbar. Die Vorgehensweisen bei starrer Bronchoskopie einerseits und bei der transthorakalen Lungenchirurgie andererseits sind weitgehend verschieden und werden im folgenden gesondert behandelt.

#### Vorgehen bei starrer Bronchoskopie

Für die Jetventilation mit dem starren Bronchoskop wird eine Sauerstoff-Fraktion im Treibgas ($F_{jet}O_2$) von 0,8-1,0 eingestellt. Damit kann unter variablem $V_e$, welches seinerseits von Atemmechanik und Einstellparametern abhängt, eine FiO$_2$ in der Trachea von 0,6-0,8 erzielt werden [20]. Die Gefahr einer Entzündung bei Laseranwendung ist bei niedriger Leistung um 20 W und kurzen Impulsen von 2-3 s auch bei hoher FiO$_2$ gering. Normokapnie ist bei normalgewichtigen Erwach-

---

**Totale intravenöse Anästhesie (TIVA) ist die ideale Anästhesiemethode für Jetventilation**

▶ **HFJV-Standardeinstellungen**
- $F_{jet}O_2$: 1,0
- Arbeitsdruck: 1,5-2,0 bar
- Beatmungsfrequenz: 100-150/min
- ID: 50%
- Obere PIP-Grenze: 40 mbar
- Obere EEP-Grenze: 15 mbar

▶ **Resultierende Beatmungsvariable**
- $F_{jet}$: 20 l/min
- $V_t$: 135 ml
- PIP: 0-25 mbar
- EEP: 0-6 mbar

senen mit ähnlichen Parametereinstellungen wie bei intratrachealer Jetventilation zu erreichen und auch während invasiver bronchologischer Maßnahmen über längere Zeit aufrechtzuerhalten. Auf die Besonderheit bei Kleinkindern und Säuglingen wurde bereits hingewiesen, daß der notwendige Arbeitsdruck aus der Nullstellung heraus – anhand Auskultation und Beobachtung der Thoraxexkursionen – in kleinen Schritten zu ermitteln ist.

### HFJV in der Thoraxchirurgie

▶ **Bedeutung der HFVJV**
- Lungenchirurgie: Ruhigstellung des OP-Gebietes aufgrund kleiner Tidalschwankungen $V_t$
- Tracheobronchialchirurgie: Beatmung unter „loser Koppelung" erlaubt gute Übersicht und erleichterten Zugang zum OP-Gebiet

Die ▶ **Bedeutung der HFJV** für die Lungenchirurgie liegt in der Ruhigstellung des Operationsgebiets aufgrund der geringen Volumenschwankungen und Ausdehnung der ventilierten Lunge. Mittels Jetventilation kann deshalb auch die zu operierende Lunge in den Gaswechsel miteinbezogen werden, wenn die konventionelle Beatmung der kontralateralen Lunge alleine nicht ausreicht [23]. In der Tracheobronchialchirurgie ist insbesondere die „lose Kopplung" zwischen eröffnetem Atemweg und dünnem Jetkatheter von Bedeutung. Damit wird die Beatmung distal der Atemwegsdurchtrennung bei tracheobronchialen Eingriffen ohne Sicht- und Raumbeengung möglich. Diesen Vorteilen der HFJV stehen die bekannten Nachteile gegenüber wie relativ eingeschränkte Überwachungsmöglichkeiten des Gasaustauschs, unzureichende Atemgasklimatisierung und das Risiko des Barotraumas bei behinderter Exspiration. Die Sicherheitsabschaltung moderner Jetventilatoren und die Atemwegsdruckmessung über ein zweites Lumen heutiger Jetkatheter können dieses Risiko zwar wesentlich vermindern, doch ist stets die ungeteilte Aufmerksamkeit sowohl des Anästhesisten als auch des Chirurgen notwendig, um Exspirationshindernisse und Lungenüberblähung sofort zu erkennen und zu unterbinden.

Es empfiehlt sich, die Jetventilation und die konventionelle Beatmungstechnik nach den Erfordernissen der jeweiligen Operationsphasen flexibel einzusetzen. Die Präparation und die oft aufwendige Mobilisation der Luftwege zur Approximation nach Resektion der Luftwegsmanschette können relativ problemlos unter sog. ▶ **trans-OP-Feld-Intubation** (TOP-ITN) ausgeführt werden. Zur Anlage und Knüpfung der Vorderwandnahtreihen ist jedoch die Jetventilation – entweder durch einen Katheter im OP-Feld oder durch den nach proximal zurückgezogenen Endotrachealtubus – besonders vorteilhaft (Abb. 5). In der frühkindlichen Tracheobronchialchirurgie lassen die entsprechend engeren Platzverhältnisse bzw. kleinen Atemwegsdurchmesser praktisch keine vernünftige Alternative zur HFJV zu [22].

▶ **Trans-OP-Feld-Beatmung**

### Aufrechterhaltung und Fortführung der Anästhesie und der Beatmung

▶ **Propofol** ▶ **Remifentanil**

TIVA auf der Basis von ▶ **Propofol** und vorzugsweise mit ▶ **Remifentanil** supplementiert, ist die Anästhesiemethode der Wahl für die intratracheale Katheter- oder Bronchoskop-Jetventilation. Besondere Aufmerksamkeit ist der Muskelrelaxation

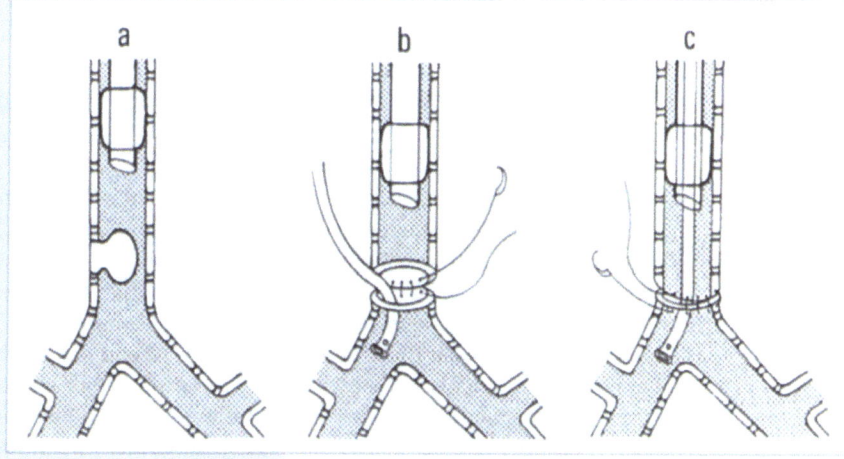

Abb. 5 ◀
Einsatzmöglichkeiten der Jetventilation während karinanaher Trachearesektion und Reanastomosierung.
a Initial konventionelle Tubusbeatmung;
b trans-OP-Feld-Jetventilation während Naht der Tracheahinterwand;
c abschließende transluminale Jetventilation während Naht der Tracheavorderwand

▶ Relaxometrie

▶ Mivacurium

Ein langsamer SPO₂-Abfall ist ein Hinweis für insuffiziente Oxygenation

Ein plötzlicher SpO₂-Abfall (ggf. mit Kreislaufdepression) ist ein Hinweis für einen Pneumothorax.

▶ Hyperkapnie

▶ Hypoxämie

zu widmen, da ihr Abklingen den Operateur behindern und zum Glottisverschluß führen kann. Der Relaxationsgrad sollte mittels ▶ **Relaxometrie** überprüft werden. Da in den meisten Fällen eine komplette Muskelrelaxation und Reflexausschaltung bis zum Ende des Eingriffs aufrechtzuerhalten ist, sollten kurzwirksame, gut steuerbare Medikamente auch bei längersdauernden Eingriffen bevorzugt werden. Es hat sich bewährt ca. alle 8 bis 12 min ▶ **Mivacurium**-Repetitionsdosen von 0,1 mg/kg zu geben.

### Probleme mit dem Gasaustausch

Während des weiteren Anästhesieverlaufs sollten die Ventilatoreinstellungen den individuellen Gegebenheiten und dem mitunter ziemlich variablen Verhalten von $PaO_2$ und $PaCO_2$ angepaßt werden. Bei suffizienter Oxygenation können auch niedrigere $F_{jet}O_2$-Einstellungen gewählt werden. Ein plötzlich einsetzender und schneller Sättigungsabfall kann die Folge eines akuten Pneumothorax sein; zur Verifizierung sollten die Thoraxexkursionen beobachtet, auskultiert, perkutiert und nach Gewebsemphysem gesucht werden. Der optimale Arbeitsdruck wird bestimmt, indem seine Einstellung solange justiert wird, bis der anfängliche $CO_2$-Anstieg zum Stillstand kommt und sich auf einem akzeptablen Niveau stabilisiert. Sollte dies selbst mit höchstmöglichem Arbeitsdruck (bis zu 4,5 bar) nicht gelingen, liegt der seltene Fall einer „unmöglichen Jetventilation" vor. Dann gibt es folgende zwei Möglichkeiten weiter zu verfahren: 1. entweder man weicht auf konventionelle Ventilation aus, oder 2. man oxygeniert weiter mittels HFJV und interponiert kurze IPPV-Phasen, um den $PCO_2$ innerhalb derjenigen Grenzen zu halten, die man für den jeweiligen Patienten als tolerabel erachtet. Wenn eine Hyperkapnie auftritt, ist zu bedenken, daß ein $PaCO_2$ bis 70 mmHg unter gesicherter Oxygenierung die Hämodynamik nicht beeinträchtigt [35]. Überdies wird selbst eine zeitweilige Überschreitung dieses Wertes mit respiratorischer Azidose in der Regel gut toleriert. Dafür müssen der Jetkatheter und die ganze Installation nicht unbedingt entfernt werden; der ETT kann vorübergehend durch den Kleinsasserspatel eingeführt und bis zur Normalisierung des $CO_2$ belassen werden. Anschließend wird der Eingriff unter Jetventilation fortgesetzt, bis gegebenenfalls eine erneute IPPV-Phase erforderlich ist.

Die ▶ **Hyperkapnie** während der starren Bronchoskopie kann pulmonale und/oder eingriffsbedingte Ursachen haben. Bei Übergewichtigen oder beim COPD-Patienten wird in diesem Fall zuerst der Arbeitsdruck bis maximal 3,5 bar gesteigert und ggf. die BF gesenkt. Weitere Erhöhungen des Arbeitsdrucks sollten höchstens unter Kontrolle des intratrachealen Drucks vorgenommen werden. Falls diese Maßnahmen nicht ausreichen, sind die offensichtlichen Grenzen dieser Beatmungsmethode erreicht, so daß eine zeitweilige oder definitive Intubation und kontrollierte Beatmung erforderlich wird. Handelt es sich dagegen um kurzfristige Ventilationsbehinderungen durch eingeführte Instrumente oder während der Positionierung eines Stents, kann dieser Zustands meist in Kauf genommen werden.

Weitaus schwerwiegender sind Probleme mit der Oxygenation. Folgende Ursachen für arterielle ▶ **Hypoxämie** sind möglich:
- Alveoläre Hypoventilation durch erniedrigtes $V_t$
- Verminderte $FiO_2$ aufgrund Entrainment mit Raumluft
- Effizienzabnahme der HFJV bei obstruktiven und/oder restriktiven Lungenerkrankungen

Mit Steigerung des Arbeitsdrucks kann der Paw und damit $V_t$ angehoben werden, allerdings wird die Zunahme der alveolären Ventilation durch gleichzeitige Vergrößerung des Leckabstroms begrenzt. Eine Verlängerung der ID kann bei intraalveolärer Druckerhöhung die Oxygenierung verbessern, allerdings nimmt ebenfalls das Abstromvolumen aus dem Bronchoskop zu [18]. Ein bewußt herbeigeführter Verschluß des proximalen Bronchoskopeingangs während der Inspirationsphase (bei aktivierter automatischer Abschaltung des Jetventilators im Falle eines exszessiven Paw-Anstiegs!) kann das Abstromvolumen senken und dadurch das $V_t$ erhöhen. Die $FiO_2$ wird bei konstantem $F_{jet}O_2$ vermindert, wenn das $V_e$ mit Erhöhung des Arbeitsdrucks zunimmt. Vorausschauenderweise sollte bei Patienten

▶ „bias flow"

mit pulmonalen Vorerkrankungen und bei längerer Instrumentation in den Luftwegen die $F_{jet}O_2$ auf 1,0 gestellt werden. Eine zusätzlicher ▶ „bias flow" von 10-15 l/min $O_2$ über den proximalen Seitenarm des Bronchoskops erzeugt im Entrainmentvolumen eine höhere Sauerstoffkonzentration und damit eine höhere intratracheale $FiO_2$.

▶ Obstruktive und restriktive Pneumopathie

Bei ▶ obstruktiven und restriktiven pulmonalen Prozessen ist die Wirkung der oben beschriebenen Maßnahmen auf die Oxygenierung begrenzt, sofern die intrumentell bedingten Ventilationsstörungen nicht überwunden werden können. Deshalb sind bei diesen Patienten die Präoxygenierung, eine ausgiebige Stickstoffauswaschung aus der funktionellen Residualkapazität zur Erzeugung eines Sauerstoffspeichers und damit die Annäherung des alveolären $pO_2$ an 670 mmHg wichtige Vorsichtsmaßnahmen zur Erhaltung der Oxygenation.

### Probleme mit der Hämodynamik

Die HFJV geht aufgrund durchweg niedrigerer Intrathorakaldrücke mit weniger hämodynamischen Nebeneffekten einher als die IPPV [10]. Dennoch sind bei Atemwegseingriffen häufig ▶ hyperkinetische Kreislaufzustände zu beobachten, die teils Ausdruck des aktivierten Sympathikus sind, meistens jedoch der „Demaskierung" einer latenten – und infolgedessen noch unbehandelten – hypertensiven Kreislauferkrankung entsprechen. Am häufigsten sind Hyperkinesien zu beobachten, allerdings wird die kardiozirkulatorische Stimulation von weiteren Faktoren wie Hydratationszustand, Anästhesietiefe, Gefäßstatus und kardialer Leistungsreserve mitbeeinflußt. Ein weiteres für alle Eingriffe an den Atemwegen typisches Phänomen sind vagotone Reaktionen, die sich als ausgeprägte ▶ Bradykardie manifestieren.

▶ Hyperkinetische Kreislaufzustände

▶ Bradykardie

Alle diese Veränderungen sollten unverzüglich behandelt werden, wobei eine ganze Palette selektiver Pharmaka zur Verfügung steht. Nebst adäquat eingesetzter Opioidwirkung (z.B. mit Remifentanil) hat sich die gezielte Behandlung dieser Störungen mit Agonisten und Antagonisten der Alpha- und Beta-Rezeptoren (cave COPD) sowie mit Volumenersatz bewährt. Anpassungen der Anästhetikumdosierung an die Kreislaufsituation sollten zurückhaltend vorgenommen werden. Vor allem bei Dosiserniedrigung ist streng darauf zu achten, daß während einer oberflächlichen Anästhesie mit vollständiger Muskelrelaxation der vermeintlich bewußtlose Patient keine „awareness" erleidet.

### Anästhesieausleitung und Übergang zur Spontanatmung

▶ Einstellungen bei der Anästhesieausleitung
• $F_{jet}O_2$: 1,0
• Arbeitsdruck: 0,8 bar
• Beatmungsfrequenz: 400-600/min

Die intravenöse Anästhetikumzufuhr kann beendet werden, sobald davon auszugehen ist, daß auch die Relaxation innerhalb weniger Minuten abklingen würde. Dies ist in der Regel spätestens 10 min nach der letzten Gabe von Mivacurium der Fall. Eine spezielle Einstellung des Jetventilators mit einem auf 0,8 bar erniedrigten Arbeitsdruck, auf 400-600 l/min erhöhter BF und einer $FiO_2$ von 1,0 kann während der Ausleitungsphase gewählt werden. Unter anhaltend guter Oxygenierung können damit der $PaCO_2$ und sekundär der Atemantrieb gesteigert werden, während eine subjektiv störende atemmechanische Interferenz mit der einsetzenden Spontanatmung vermieden wird. Mittels Inspektion und Kapnographie läßt sich zuverlässig erkennen, ob die Spontanatmung wieder eingesetzt hat bzw. suffizient genug ist für die Extubation. Aufgrund seines geringen Durchmessers und der fehlenden Manschette wird der Jetkatheter auch nach Wiederkehr des Bewußtseins und der Schutzreflexe gut toleriert, so daß der erwachende Patient ungestört am Jetkatheter vorbei spontan atmen kann.

Im Falle der starren Bronchoskopie sollte das Bronchoskop rechtzeitig und unmittelbar vor der Wiederkehr von Bewußtein und Abwehrreflexen entfernt werden. Bis die Anästhesieausleitung abgeschlossen ist, kann mittels Gesichtsmaske assistiert beatmet werden. Eine vorübergehende endotracheale Intubation ist in der Regel nicht erforderlich. In Fällen mit reduzierter pulmonaler Funktion und schwieriger Rückkehr zur Spontanatmung kann auch übergangsweise eine Larynxmaske eingesetzt werden. Besonders wichtig in diesem Zusammenhang ist der sichere Ausschluß eines Relaxansüberhangs.

### Postoperative Überwachung und Verlegung

Nach dem Erwachen sollte der Patient für ca. 2–4 h in eine monitorisierte Überwachungseinheit verbracht werden, um vor allem respiratorische Komplikationen rechtzeitig erkennen und behandeln zu können. Eventuelle manipulationsbedingte Schwellungen im Bereich der Atemwege würden ebenfalls in diese Periode fallen und rechtzeitig bemerkt und ggf. mit Steroiden behandelt werden. Zumindest für die erste Stunde sollte ein ▶ **Pulsoximeter** angeschlossen sein. Die Gesichts-, Hals- und obere Thoraxregion sollte vor der Entlassung nach Krepitationen ▶ **abgetastet** und die Lungen ▶ **auskultiert** werden. Der häufig zu beobachtende ausgeprägte postoperative Auswurf ist auf den durchaus erwünschten expektorativen Effekt der Jetventilation bei verschleimtem Tracheobronchialsystem zurückzuführen.

- Pulsoxymetrie
- Palpation
- Perkussion
- Auskultation

Durch die zunehmende Verwendung von kurzwirksamen Anästhetika/Analgetika wie Propofol und Remifentanil profitiert der Patient postoperativ nicht mehr von der Nachwirkung der vorangegangenen Anästhesie wie das mit früheren Substanzen der Fall war. Daher ist für die postoperative Periode rechtzeitig und in ausreichendem Maße an ein individuell angepaßtes intra- und postoperatives Analgesieregime zu denken, das auch eine kurzfristige Verlegung bzw. Heimentlassung berücksichtigt.

## Fragen zur Erfolgskontrolle

1. Was versteht man unter „entrainment" und wie kommt diese zustande?

Entrainment ist die passive Beimischung von Umgebungsgas zum insufflierten Beatmungsvolumen. Sobald das komprimierte Beatmungsgas die Jetdüse verläßt, entspannt es sich und wird auf hohe Geschwindigkeit beschleunigt. Dies bewirkt einen lokalen Druckabfall, so daß Umgebungsgas angesaugt und mitgerissen wird (Venturi-Effekt).

2. Wie kann die Jetventilation als alternatives Notfalloxygenationsverfahren in der „cannot intubate – cannot ventilate"-Situation lebensrettend eingesetzt werden?

Die Oxygenation eines asphyktischen Patienten kann innerhalb weniger Sekunden wiederhergestellt werden, indem man eine transtracheale Kanüle durch die Haut und das Lig. thyreocricoideum in die Trachea einführt und darüber mit Sauerstoff jetventiliert. Bedingung ist ein ungehinderter Gasabfluß, welcher über eine (ggf. mit Hilfsmitteln offengehaltene) Restöffnung via Kehlkopf und Mund-/Rachenraum oder eine chirurgischen Erweiterung des transtrachealen Zugangs sichergestellt werden muß.

3. Mit welchen Änderungen an den Einstellparametern lassen sich am besten eine Hypoxämie und eine Hyperkapnie beheben?

Die effektivste Möglichkeit zur Verbesserung der Oxygenation ist die Erhöhung des $FiO_2$, während einer Hyperkapnie zunächst mit Steigerung des Arbeitsdrucks entgegengewirkt werden kann. Mit letzterer wird auch die Oxygenierung verbessert.

4. Was ist der Vorteil der Jetventilation gegenüber der konventionellen Beatmung bei a) starrer Bronchoskopie und b) Herstellung einer Atemwegsanastomose?

a) Das Bronchoskoprohr kann unter fortbestehender Beatmung am proximalen Ende offengelassen werden.

b) Die Lunge distal der Atemwegsdurchtrennung kann in loser Kopplung über einen dünnen Jetkatheter beatmet werden, so daß die Anastomosen unter optimaler Sicht angelegt werden können.

5. Mit wieviel Wasser (ml/h) kann man das auf 37°C aufgeheizte Beatmungsgas aufsättigen bei einem $V_{jet}$ von 15 l/min?

Mit 39 ml/h.

Berechnung: $Q_{wasser}$ (ml/h) = $V_{jet}$ (ml/min) · 2,6/1000.

**6. Welche 4 Möglichkeiten zur Überwachung des $CO_2$-Status gibt es unter Jetventilation, und was sind jeweils deren wichtigste Nachteile?**

1. Intermittierende Blutgasanalysen: invasiv und nicht kontinuierlich.
2. Kapnographie: intermittierende Beatmungsunterbrechungen erforderlich.
3. Transkutane $pCO_2$-Messung: geringere Präzision und Latenzzeit von > 1 min.
4. Intraarterielle kontinuierliche $pCO_2$-Messung: invasiv und kostspielig.

# Literatur

1. Aloy A, Schachner M, Spiss C, Cancura W (1990) Tubuslose translaryngeale superponierte Jet-Ventilation. Anaesthesist 39:493-498
2. Aloy A, Schragl E (1995) Jet-Ventilation. Technische Grundlagen und klinische Anwendungen. Springer, Wien New York
3. Baer GA, Paloheimo M, Rahnasto J, Pukander J (1995) End-tidal oxygen concentration and pulse oximetry for monitoring oxygenation during intratracheal jet ventilation. J Clin Monitor 11:373-380
4. Benumof JL, Scheller MS (1989) The importance of transtracheal jet ventilation in the management of the difficult airway. Anesthesiology 71:769-778
5. Biro P, Eyrich G, Rohling R (1998) The efficiency of $CO_2$ elimination during high-frequency jet ventilation for laryngeal microsurgery. Anesth Analg 87:180-184
6. Biro P, Pasch T (1995) Die schwierige Intubation: erschwert zugängliche Atemwege. Huber, Bern Göttingen Toronto Seattle,
7. Biro P, Rohling R, Weiss BM (1996) High-frequency jet-ventilation in adult surgical patients monitored by transcutaneous $PCO_2$-measurements. Br J Anaesth 76: Suppl 2:20
8. Biro P, Schmid S (1997) Anästhesie und Hochfrequenz-Jetventilation (HFJV) für operative Eingriffe an Larynx und Trachea. HNO 45:43-52
9. Calkins JM, Waterson CK, Quan SF, Militzer HW, Otto CW, Conahan TJ, Hameroff SR (1987) Effect of alterations in frequency, inspiratory time, and airway pressure on gas exchange during high frequency jet ventilation in dogs with normal lungs. Resuscitation 15:87-96
10. Conacher ID (1995) Prolonged interval jet ventilation. Anaesthesia 50:518-522
11. Doyle HJ, Napolitano AE, Lippmann HR, Cooper KR, Duncan JS, Eakins K, Glauser FL (1984) Different humidification systems for high-frequency jet-ventilation. Crit Care Med 12:815-819
12. Evans KL, Keene MH, Bristow AS (1994) High-frequency jet ventilation – a review of its role in laryngology. J Laryngol Otol 108:23-25
13. Gaughan SD, Ozaki GT, Benumof JL (1992) A comparison in a lung model of low- and high-flow regulators for transtracheal jet ventilation. Anesthesiology 77:189-199
14. Gentz BA, Shupak RC, Bhatt SB, Bay C (1998) Carbon dioxide dynamics during apneic oxygenation: the effects of preceding hypocapnia. J Clin Anesth 10:189-194
15. Guenard H, Cros AM, Boundey C (1989) Variations in flow and intraalveolar pressure during jet ventilation: theoretical and experimental analysis. Resp Physiol 75:235-245
16. Hunsaker DH (1994) Anesthesia for microlaryngeal surgery: the case for subglottic jet ventilation. Laryngoscope 104:1-30
17. Ihra G, Kepka A, Lanzenberger E, Donner A, Schabernig C, Zimpfer M, Aloy A (1998) SHFJV. Jet-Adapter zur Durchführung der Superponierten Hochfrequenz Jet-Ventilation über einen Tubus in der Intensivmedizin: Eine technische Neuerung. Anaesthesist 47:209-219
18. Jones MJ, Mottram SD, Lin ES, Smith G (1990) Measurement of entrainment ratio during high frequency jet ventilation. Br J Anaesth 65:197-203
19. Kleemann PP (1996) Die schwierige Intubation. Anaesthesist 45:1248-1267
20. Klein U, Hannemann U, Knebel FG, Gottschall R, Claußen D (1996) $O_2$-Applikation und $O_2$-Monitoring bei Jetventilation. Anästh Intensivmed Notfallmed Schmerzther 31:385-389
21. Lin ES, Jones MJ, Mottram SD, Smith BE, Smith G (1990) Relationship between resonance and gas exchange during high frequency jet ventilation. Br J Anaesth 64:453-459
22. Männle C, Layer M, Vogt-Moykopf I, Becker HD, Zilow EP, Wiedemann K (1997) Hochfrequenz-Jetbeatmung während Trachearesektion bei Kindern und Säuglingen. Anästh Intensivmed Notfallmed Schmerzther 32:21-26
23. Morgan BA, Perks D, Conacher ID, Paes ML (1987) Combined unilateral high frequency jet ventilation and contralateral intermittent positive pressure ventilation. Anaesthesia 42:975-979
24. Myles PS, Evans AB, Madder H, Weeks AM (1997) Dynamic hyperinflation: comparison of jet ventilation versus conventional ventilation in patients with severe end-stage obstructive lung disease. Anaesth Intens Care 25:471-475
25. Primiano FP, Chatburn RL, Lough MD (1982) Mean airway pressure: theoretical considerations. Crit Care Med 10:378-383
26. Ravussin P, Freeman J (1985) A new transtracheal catheter for ventilation and resuscitation. Can Anaesth Soc J 32:60-64
27. Rohling R, Biro P (1999) Clinical investigation of a new combined pulse oximetry and carbon dioxide tension sensor in adult anaesthesia. J Clin Monito Comp 15:23-27
28. Rouby JJ, Fusciardi J, Bodin L, Godet G, Sardnal F (1987) Jet ventilation à haute fréquence: Aspects techniques. Physopathologie. Principales indications. In: Balagny E et al. (Hrsg) Ventilation artificielle conventionelle et ventilation à haute frequence. Arnette, Paris, S245-296
29. Scherer PW, Muller WJ, Raub JB, Haselton FR (1989) Convective mixing mechanisms in high frequency intermittent jet ventilation. Acta Anaesthesiol Scand 33 Suppl 90:58-64
30. Seigneur F, Fischler M, Bourreli B, Melchior JC, Lavaud C, Vourc'h G (1986) Air entrainment during high-frequency jet-ventilation. Simulation of a bronchoscopy with a lung model. Bull Eur Physiopathol Respir 22:341-7
31. Tamsma TJA, Spoelstra AJG (1989) Gas flow distribution and tidal volume during distal high frequency jet ventilation in dogs. Acta Anaesthesiol Scand 33 Suppl 90:75-78
32. Ward KR, Menegazzi JJ, Yealy DM, Klain MM, Molner RL, Goode JS (1991) Translaryngeal jet ventilation and end-tidal $PCO_2$ monitoring during varying degrees of upper airway obstruction. Ann Emerg Med 20: 1193-1197
33. Young JD (1989) Gas movement during jet ventilation. Acta Anaesthesiol Scand 33 Suppl 90:72-74
34. Zollinger A, Spahn DR, Singer T, Zalunardo MP, Stoehr S, Weder W, Pasch T (1997) Accuracy and clinical performance of a continuous intra-arterial blood-gas monitoring system during thoracoscopic surgery. Br J Anaesth 79:47-52
35. Zollinger A, Zaugg M, Weder W, Russi EW, Blumenthal S, Zalunardo MP, Stoehr S, Thurnheer R, Stammberger U, Spahn DR, Pasch T (1997) Video-assisted thoracoscopic volume reduction surgery in patients with diffuse pulmonary emphysema: gas exchange and anesthesiological management. Anesth Analg 84: 845-51

G. Hutschenreuter · M. Reyle-Hahn
Universitätsklinikum der Rheinisch-Westfälischen Technischen Hochschule Aachen

# Transfusionsgesetz

▶ Gesetz zur Regelung des Transfusionswesens; Inkrafttreten 7.7.1998

§ 15 TFG "Qualitätssicherung" Inkrafttreten 7.7.2000

▶ „Kleine Herstellungserlaubnis" bei der autologen Blutzubereitung

Das ▶ Gesetz zur Regelung des Transfusionswesens [1] (Transfusionsgesetz – TFG) ist mit Ausnahme der §§ 15 TFG „Qualitätssicherung" und 22 "Epidemiologische Daten" am 7.7.1998 in Kraft getreten.

Ziel des Gesetzes ist es, Risiken von den spendenden und den zu behandelnden Personen bei der Gewinnung von Blut- und Blutbestandteilen und der Anwendung von Blutprodukten einschließlich Eigenblut fernzuhalten und die Selbstversorgung mit Blut und Blutprodukten zu fördern.

Mit Inkrafttreten des Gesetzes wurde durch den § 34 TFG eine erhebliche Änderung des Arzneimittelgesetzes (AMG) in den §§ 14 und 15 bzgl. der Erteilung der Erlaubnis zur Herstellung von Blutzubereitungen vollzogen, u. a. Erfordernis der ▶ „Kleinen Herstellungserlaubnis" bei der autologen Blutzubereitung.

§ 134 wurde als Übergangsvorschrift dem AMG hinzugefügt. In diesem Kontext wurden ebenfalls die Betriebsverordnung für pharmazeutische Unternehmer (§ 35 TFG), die Apothekenbetriebsverordnung (§§ 36, 37) und die Betriebsverordnung für Arzneimittelgroßhandelsbetriebe geändert (Verpflichtung zur produktbezogenen Chargendokumentation, Datenschutz).

## Stellenwert der Richtlinien zum Transfusionswesen der Bundesärztekammer (BÄK) nach den §§ 12, 18 TFG

Das TFG untergliedert sich in die Abschnitte:
- Zweck des Gesetzes,
- Begriffsbestimmungen,
- Gewinnung von Blut und Blutbestandteilen,
- Anwendung von Blutprodukten,
- Rückverfolgung,
- Meldewesen,
- Sachverständige,
- Pflichten der Behörden und sonstige Bestimmungen,
- Straf- und Bußvorschriften sowie
- Übergangsvorschriften.

---

Dr. med. Gabriele Hutschenreuter
Transfusionsmedizin des Universitätsklinikums der RWTH Aachen, Pauwelsstraße 30, D-520574 Aachen,
E-Mail: transfusionsmedizin@post.klinikum.rwth-aachen.de

Es basiert auf verschiedenen bereits bestehenden gesetzlichen Vorschriften, Verordnungen, internationalen und nationalen Empfehlungen, Richtlinien und Leitlinien [2] und schafft klare gesetzliche Regelungen bei der Blut- und Plasmaspende sowie im Transfusionswesen. Um einerseits klare gesetzliche Regelungen zu schaffen, andererseits der ständigen Entwicklung der wissenschaftlichen und medizinischen Erkenntnisse Rechnung tragen zu können, sieht das TFG vor, dass die Bundesärztekammer (BÄK) zusammen mit dem Paul-Ehrlich-Institut unter Einbeziehung von Sachverständigen der relevanten Fachkreise zu den wichtigsten Themen des Transfusionswesens Richtlinien erarbeitet.

Sowohl in den Abschnitten der Gewinnung (§ 12 TFG) als auch der Anwendung von Blut und Blutprodukten (§ 18 TFG) verweist das TFG auf den jeweiligen Stand der medizinischen Wissenschaft und Technik, der durch die ▶ **Richtlinien der BÄK** [3] festgestellt wird.

Hierbei ist jedoch zu beachten, dass in den §§ 12 Abs. 2 und 18 Abs. 2 TFG die gesetzliche Vermutung ausgesprochen wird, dass die Richtlinien der BÄK den jeweiligen Stand der medizinischen Wissenschaft und Technik wiedergeben. Dies kann in Ausnahmefällen bedeuten, dass z. B. in der Übergangszeit, bei Überarbeitung bzw. Veraltung der Richtlinien, der Stand der medizinischen Wissenschaft und Technik von den erlassenen Richtlinien abweichen kann. In solchen Situationen muss der transfusionsmedizinisch tätige Arzt selbst den medizinischen Standard ermitteln. Er muss die Weiterentwicklung der wissenschaftlichen Erkenntnisse verfolgen und sich danach richten, wenn diese zwischenzeitlich anerkannter Standard sind.

Den ▶ **Voten und Stellungnahmen des Arbeitskreises Blut** (§ 24 TFG) kommen hierbei eine entscheidende Bedeutung zu.

Durch den Begriff „Medizinische Wissenschaft und Technik" in den §§ 12, 18 TFG stellt der Gesetzgeber klar, dass die Kompetenz der BÄK sich auf medizinische und ärztliche Sachverhalte beschränkt. Für Gebiete, die diesen medizinischen Bezug nicht aufweisen, z. B. Fragen der guten Herstellungspraxis (GMP) aber auch Haftungs- und Überwachungsfragen, ist die BÄK nicht zuständig.

### Herstellung von autologen Blutzubereitungen nach den neuen gesetzlichen Bestimmungen

Die neuen gesetzlichen Vorgaben sowie die Änderungen des AMG bringen für die ▶ **Herstellung von Blut- und Blutprodukten** weitreichende Neuerungen und Verschärfungen mit sich.

#### Begriffsbestimmung

Das TFG definiert ▶ **Blutprodukte** (§ 2 Abs. 3) als Blutzubereitungen im Sinne des § 4 Abs. 2 AMG als Sera aus menschlichem Blut und als Plasma zur Fraktionierung (§ 4 Abs. 3 AMG).

#### Kleine Herstellungserlaubnis/Personalunion/Sachkenntnisvoraussetzung

Die Eigenblutherstellung gilt als Arzneimittelherstellung und unterliegt somit den Vorschriften des AMG, der Betriebsverordnung für pharmazeutische Unternehmer, den Richtlinien der BÄK und des Transfusionsgesetzes. Die Vorgaben der Guten Herstellungspraxis (GMP) sind zu beachten, z. B. durch Vorhalten geeigneter Räume und Einrichtungen sowie Einsatz von geschultem Personal.

Gemäß ▶ **§ 67 AMG** ist die Eigenblutherstellung der zuständigen Landesbehörde vor Aufnahme der Tätigkeit anzuzeigen. Eine entsprechende ▶ **Herstellungserlaubnis gemäß §§ 13 ff. AMG** ist erforderlich – eine erlaubnisfreie Gewinnung bzw. Herstellung wäre nur zulässig, wenn der entnehmende Arzt mit dem infundierenden Arzt personenidentisch wäre, dies ist i. d. R. nicht der Fall. Für den Bereich der Herstellung autologer Blutzubereitungen legt das AMG fest (§ 14 Abs. 2, Satz 3), dass die leitende ärztliche Person, der Herstellungsleiter, der Kontrollleiter und der Vertriebsleiter ein und dieselbe Person sein können, wenn folgende Voraussetzungen erfüllt sind:

▶ in der Einrichtung werden ausschließlich autologe Blutzubereitungen hergestellt und geprüft,

---

▶ Richtlinie der BÄK und des Paul-Ehrlich-Instituts zur Gewinnung von Blut- und Blutbestandteilen und zur Anwendung von Blutprodukten (Hämotherapie)

▶ Voten und Stellungnahmen des Arbeitskreises Blut § 24 TFG

Beschränkung der Richtlinienkompetenz der BÄK auf medizinische und ärztliche Sachverhalte.

▶ Herstellung von autologen Blut- und Blutprodukten § 14 ff AMG

▶ "Blutprodukte" § 2 TFG

Blutzubereitungen, Sera aus menschlichem Blut, Plasma zur Fraktionierung, ausgenommen Hilfsstoffe.

▶ Anzeigepflicht gemäß § 67 AMG bei der zuständigen Landesbehörde

▶ Erfordernis der Herstellungserlaubnis gem. § 13ff AMG

> die Herstellung, Prüfung und Anwendung der autologen Blutzubereitungen finden im Verantwortungsbereich einer Abteilung eines Krankenhauses oder einer anderen ärztlichen Einrichtung statt.

Diese sog. „Kleine Herstellungserlaubnis" bei autologen Blutzubereitungen soll dazu beitragen, dass die bisherige Praxis, wonach seit vielen Jahren die Eigenblutherstellung, -prüfung und Anwendung, z. B. im Verantwortungsbereich der Anästhesiologie lag, nicht aus personellen und organisatorischen Gründen unmöglich wird. Werden die genannten Voraussetzungen jedoch nicht erfüllt, gelten für die Erteilung der Herstellungserlaubnis die üblichen Voraussetzungen (§ 13 AMG).

Bzgl. der erforderlichen ▶ **Sachkenntnis bei der autologen Blutzubereitung** (§ 15 Abs. 3, Satz 3 Nr. 3 AMG) ist für die Herstellung und Prüfung autologer Blutzubereitungen eine sechsmonatige transfusionsmedizinische Erfahrung oder aber statt dessen eine einjährige Tätigkeit in der Herstellung autologer Blutzubereitungen nachzuweisen. Die Prüfung zur Eignung zur Eigenblutentnahme, Kontraindikationen, Laboruntersuchungen, Durchführung der Eigenblutentnahme, Kennzeichnung des Eigenblutes, Lagerung, Qualitätskontrollen, Aufklärung und Einwilligung des Patienten sowie die Dokumentation sind entsprechend dem anerkannten Stand von Wissenschaft und Technik vorzunehmen. Bzgl. des organisatorischen Ablaufes der Eigenblutentnahme sind die Zuständigkeit und die Aufgabenverteilung schriftlich festzulegen (Transfusionskommission, Transfusionsverantwortlicher/-beauftragter der betreffenden Abteilung).

### Anwendung von Blutprodukten nach den neuen gesetzlichen Bestimmungen

Erstmalig wurde durch das TFG ein Gesetz erlassen, welches die ▶ **klinische Anwendung von Blutprodukten** in einen gesetzlichen Rahmen stellt. Vornehmlich der 3. Abschnitt des TFG mit den §§ 13–18
- Anforderungen an die Durchführung,
- Dokumentation,
- Datenschutz,
- Qualitätssicherung,
- Unterrichtungspflichten,
- Nicht angewendete Blutprodukte,
- Stand der medizinischen Wissenschaft und Technik zur Anwendung von Blutprodukten,
- sowie die §§ 19 Rückverfolgung und 21 Koordiniertes Meldewesen

beschäftigen sich mit der klinischen Anwendung von Blutprodukten. Ähnlich wie bei der Gewinnung (§ 12 TFG) wird bei der Anwendung von Blutprodukten (§ 18 TFG) dem Stand der medizinischen Wissenschaft und Technik, welcher durch die Richtlinien der BÄK vorgegeben wird, eine entscheidende Rolle eingeräumt.

Nach ▶ **§ 13 TFG** sind Blutprodukte nach dem Stand der medizinischen Wissenschaft und Technik anzuwenden. Eine entscheidende Rolle kommt hierbei u. a.
- der Identitätssicherung,
- der vorbereitenden Untersuchung,
- der Technik der Anwendung,
- der Indikationsstellung sowie
- der Aufklärung und Einwilligung des Patienten (schriftlich) zu.

Ärztliche Personen, die Blutprodukte anwenden, müssen über ausreichende Erfahrung verfügen.

Besonders ausführlich wurden in ▶ **§ 14 TFG die Dokumentation und der Datenschutz** geregelt. Erstere umfasst neben der Risikoerfassung die Aufklärung und Einwilligung, das Ergebnis der Blutgruppenbestimmung sowie die Darstellung von Wirkung und unerwünschten Ereignissen. Zu dokumentieren sind patienten- und produktbezogen die
1. Patientenidentifikationsnummer oder entsprechende eindeutige Angaben zu der zu behandelnden Person, wie Name, Vorname, Geburtsdatum und Adresse,
2. Chargenbezeichnung,

---

**Sidebar:**

Ausschließlich *autologe* Blutzubereitung:
- Personalunion des Herstellungsleiters, Kontrollleiters sowie Vertriebsleiters bei
- Herstellung, Prüfung und Anwendung im Verantwortungsbereich einer Abteilung.

▶ **Sachkenntnisanforderung bei der autologen Blutzubereitung § 15 AMG**

- 6-monatige transfusionsmedizinische Erfahrung
  oder
- einjährige Tätigkeit in der Herstellung autologer Blutzubereitung.

▶ **Klinische Anwendung von Blutprodukten §13–21 TFG**

▶ **§ 13 TFG: Anforderungen an die Anwendung von Blutprodukten**

▶ **§ 14 TFG: Dokumentation und Datenschutz**

Dokumentation umfasst:
- Aufklärung und Einwilligung
- Ggf. Ergebnis der Blutgruppenbestimmung,

- Darstellung von Wirkung und unerwünschten Nebenwirkungen.

- Patienten- und produktbezogene Chargendokumentation
- Aufbewahrungsfrist: mindestens 15 Jahre

▶ **§ 15 TFG: Qualitätssicherung**

Ab Juli 2000:
- Etablierung eines Qualitätssicherungssystems sowie
- Bestellung eines/r
  - Transfusionsverantwortlichen,
  - Transfusionsbeauftragten,
  - Transfusionskommission.

▶ **QS-Handbuch**

▶ **§ 16 TFG: Unterrichtungspflichten**

Unterrichtungspflicht bei
- unerwünschtem Ereignis,
- Verdacht einer (schwerwiegenden) Nebenwirkung.

▶ **§ 17 TFG: Nicht angewendete Blutprodukte**
▶ **§ 19: Rückverfolgung**

3. Pharmazentralnummer oder Bezeichnung des Präparates,
   - Name oder Firma des pharmazeutischen Unternehmers,
   - Menge und Stärke,
   - Datum und Uhrzeit der Anwendung.

Bei Eigenblut sind diese Vorschriften sinngemäß anzuwenden. Die Aufzeichnungen einschließlich der EDV-erfassten Daten sind mindestens 15 Jahre aufzubewahren und müssen zu Zwecken der Rückverfolgung unverzüglich verfügbar sein. Die Aufzeichnungen sind zu vernichten oder zu löschen, wenn eine Aufbewahrung nicht mehr erforderlich ist. Bei einer Aufbewahrung länger als 30 Jahre ist eine Anonymisierung vorgesehen. Zu beachten ist, dass die Dokumentationspflicht nicht nur im Hinblick auf die „klassischen" Blutprodukte besteht, sondern auch für gentechnisch hergestellte Plasmaproteine zur Behandlung von Hämostasestörungen gilt. Auch *Humanalbumin ist dokumentationspflichtig*, wenn es als arzneilich wirksamer Bestandteil eingesetzt wird.

Eine weitere zentrale Vorschrift des TFG stellt die ▶ **§ 15 TFG Qualitätssicherung** dar.

Es besteht die Verpflichtung der Einrichtungen der Krankenversorgung, die Blutprodukte anwenden, bis zum 7. Juli 2000 ein System der Qualitätssicherung nach dem Stand der medizinischen Wissenschaft und Technik zu etablieren. Ein transfusionsverantwortlicher Arzt sowie eine approbierte ärztliche Person – der Transfusionsbeauftragte – sind für jede Behandlungseinheit, in der Blutprodukte angewendet werden, zu bestellen. Verfügt die Einrichtung der Krankenversorgung über eine Spendeeinrichtung, ein Institut für Transfusionsmedizin oder handelt es sich um ein Krankenhaus mit Akutversorgung, ist zusätzlich eine Transfusionskommission einzurichten.

Der Transfusionsverantwortliche hat in Kooperation mit den Transfusionsbeauftragten bzw. der Transfusionskommission die Einhaltung der einschlägigen Gesetze, Verordnungen, Richtlinien, Leitlinien und Empfehlungen sicher zu stellen, eine einheitliche Organisation bei der Anwendung von hämotherapeutischen Maßnahmen zu gewährleisten und die Entwicklung des Qualitätssicherungssystems fortzuschreiben.

Im Rahmen des Qualitätssicherungssystems sind die Qualifikation und die Aufgaben der Personen, die mit der Anwendung von Blutprodukten betraut sind, festzulegen. Zusätzlich sind u. a. der fachübergreifende Informationsaustausch, die Dokumentation, die Überwachung der Anwendung, anwendungsbezogene Wirkungen und Nebenwirkungen sowie die zusätzlichen therapeutischen Maßnahmen zu definieren.

Zur Beschreibung und zur Dokumentation des ▶ **QS-Systems** ist ein entsprechendes Qualitätssicherungshandbuch zu erstellen, das sowohl die Qualitätsmerkmale als auch die Qualitätssicherungsmaßnahmen bei der klinischen Anwendung von Blutprodukten und gentechnisch hergestellten Plasmaproteinen zur Behandlung von Hämostasestörungen in Form von Standardarbeitsanweisungen bzw. Dienstanweisungen als Standard verbindlich regelt. Das QS-Handbuch muss allen Mitarbeitern in ihrem Arbeitsgebiet zugänglich sein und ist regelmäßig den neuen Erfordernissen, Entwicklungen und Änderungen anzupassen. Seine Funktionsfähigkeit ist durch einen regelmäßigen Soll-/Ist-Abgleich im Rahmen von Selbstinspektionen sicherzustellen.

Mit zur Qualitätssicherung gehört ▶ **§ 16 TFG Unterrichtungsverpflichtung** bei unerwünschten Nebenwirkungen.

Bei unerwünschten Ereignissen hat die behandelnde ärztliche Person die transfusionsverantwortliche und -beauftragte Person zu unterrichten. Im Falle des Verdachts einer Nebenwirkung eines Blutproduktes ist zusätzlich der pharmazeutische Unternehmer, bei Verdacht einer schwerwiegenden Nebenwirkung darüber hinaus die zuständige Bundesoberbehörde zu unterrichten. Die berufsrechtlichen Mitteilungspflichten bleiben durch § 16 TFG unberührt (Information der Arzneimittelkommission). ▶ **§ 17 TFG** regelt die sachgerechte Lagerung, den Transport, die Abgabe, die Entsorgung sowie den Verbleib nicht angewendeter Blutprodukte.

Das TFG regelt in § 19 wesentliche Elemente des ▶ **Rückverfolgungsverfahrens**. Für den Fall, dass bei einem Blut- oder Plasmaspender, einem Patienten der begründete Verdacht der Infektion mit HIV- oder Hepatitis-Viren oder anderen schwerwie-

- Bei begründetem Verdacht von HIV-Hepatitis-Virus-Infektion oder anderen Erregern
- Aussonderung der Spende, Rückverfolgung vorangegangener Spenden
- Patienteninformation, Empfehlung zur Testung

▶ **§ 21 TFG: Koordiniertes Meldewesen**

genden Erregern besteht, schreibt der Gesetzgeber eine Reihe von Sicherheitsmaßnahmen vor. Die entnomme Spende ist auszusondern, dem Verbleib vorangegangener Spenden muss nachgegangen werden. Personen, die mit infizierten Blutprodukten behandelt wurden, sind zu unterrichten, eine Testung ist zu empfehlen. Das Verfahren zur Überprüfung des Verdachts und der Rückverfolgung richtet sich nach dem wissenschaftlichen Erkenntnisstand. Konkretisierungen der geforderten Anforderungen sind in den Voten des Arbeitsbeitskreises Blut festgelegt. Der Gesetzgeber legt den Einrichtungen der Krankenversorgung, den Spendeeinrichtungen, den pharmazeutischen Unternehmern sowie den zuständigen Behörden eine enge Zusammenarbeit auf.

▶ **§ 21 TFG Koordiniertes Meldewesen** legt fest, dass jährliche Datenerhebungen bezüglich des Umfangs der Gewinnung von Blut und Blutbestandteilen, des Im- und Exports, des Verbrauchs von Blutprodukten und Plasmaproteinen sowie der Anzahl von behandelten Personen mit angeborenen Hämostasestörungen durchgeführt und der Bundesoberbehörde übermittelt werden. Diese werden in anonymisierter Form bekannt gemacht.

### Fazit

Das TFG bringt sowohl im Hinblick auf die Gewinnung als auch auf die Anwendung von Blutprodukten Rechtssicherheit. Vor allem die Umsetzung von § 15 Qualitätssicherung gewährleistet, dass zukünftig eine erhöhte Anwendungssicherheit von Blutprodukten erreicht wird, die letztendlich dem Patienten zugute kommt.

### Fragen und Antworten zur Erfolgskontrolle

**1. Was beinhaltet die „Kleine Herstellungserlaubnis" bei autologer Blutzubereitung?**

Möglichkeit der Personalunion von Herstellungsleiter, Kontrollleiter und Vertriebsleiter durch ein und dieselbe Person, wenn ausschließlich autologe Blutzubereitungen hergestellt und geprüft werden, die Herstellung, Prüfung und Anwendung von autologen Blutzubereitungen in einer Abteilung stattfinden.

**2. Welche Sachkenntnisvoraussetzung ist für die Herstellung von autologen Blutzubereitungen erforderlich?**

Für die Herstellung und Prüfung autologer Blutzubereitungen ist eine 6-monatige transfusionsmedizinische Erfahrung oder eine einjährige Tätigkeit in der Herstellung autologer Blutzubereitungen erforderlich.

**3. Welcher Stellenwert kommt den Richtlinien der Bundesärztekammer und des Paul-Ehrlich-Instituts zur Gewinnung von Blut und Blutbestandteilen und zur Anwendung von Blutprodukten (Hämotherapie) durch das TFG zu?**

Es wird in den §§ 12, 18 TFG die gesetzliche Vermutung ausgesprochen, dass die Richtlinien der BÄK den jeweilgen Stand der medizinischen Wissenschaft und Technik widerspiegeln. CAVE! Veraltung, Überarbeitung.

**4. Wie ist der Begriff „Blutprodukte" durch das TFG definiert?**

Der Begriff „Blutprodukte" ist weiter gefasst als der Begriff „Blutzubereitungen" nach dem AMG. Er umfasst auch Sera aus menschlichem Blut im Sinne des AMG und Plasma zu Fraktionierung. Er umfasst nicht Blutbestandteile, die nicht als arzneilich wirksame Bestandteile eingesetzt werden (z. B. Hilfsstoffe).

**5. Welche Angaben werden für die patienten- und produktbezogene Chargendokumentation von Blutprodukten und gentechnisch hergestellten Plasmaproteinen zur Behandlung von Hämostasestörungen gefordert? Wie lange sind diese Aufzeichnungen aufzubewahren?**

Bezüglich der patienten- und produktbezogenen Chargendokumentation von Blutprodukten sind nachfolgende Angaben erforderlich:
▶ Patientenidentifikationsnummer oder entsprechende eindeutige Angaben zu der zu behandelnden Person, wie Name, Vorname, Geburtsdatum und Adresse
▶ Chargenbezeichnung
▶ Pharmazentralnummer oder
  - Bezeichnung des Präparates
  - Name oder Firma des pharmazeutischen Unternehmers
  - Menge und Stärke
  - Datum und Uhrzeit

**6. Was beinhaltet § 15 TFG Qualitätssicherung?**

Bei Eigenblut sind die Vorschriften sinngemäß anzuwenden.
Die Aufbewahrungsfrist beträgt mindestens 15 Jahre.

Bis zum 7.7.2000 muss ein Qualitätssicherungssystem für die Anwendung von Blut und Blutprodukten und gentechnisch hergestellten Plasmaproteinen zur Behandlung von Hämostasestörungen sowie ein QS-Handbuch erstellt sein. Bestellung eines Transfusionsverantwortlichen, Transfusionsbeauftragter, ggf. Transfusionskommission.

**7. Wer ist bei Verdacht einer Nebenwirkung, bei Verdacht einer schwerwiegenden Nebenwirkung von Blutprodukten zu unterrichten?**

▶ Verdacht einer Nebenwirkung:
  - Transfusionsverantwortlicher
  - Transfusionsbeauftragter
  - Pharmazeutischer Unternehmer
  - Arzneimittelkommission,
  - Bei Verdacht einer schwerwiegenden Nebenwirkung zusätzlich die Bundesoberbehörde

## Literatur

1. Gesetz zur Regelung des Transfusionswesens vom 1. Juli 1998, Gesetzestext und Begründung der Bundesregierung vom 13.01.1998 (BT Drcks. 13/9594)
2. EG-Richtlinie 89/381/EWG vom 14. Juni 1989 zur Festlegung besonderer Vorschriften für Arzneimittel aus menschlichem Blut oder Blutplasma (AB1. Nr. L 181 vom 28. Juni 1989)
   - Leitfaden für die Zubereitung, Anwendung und Qualitätssicherung von Blutbestandteilen, Europarat (1995) Anhang zur Empfehlung No. R (95) 15, Dritte Ausgabe – Anforderungen an die Entnahme, Verarbeitung und Qualitätskontrolle von Blut, Blutbestandteilen und Plasmafraktionen, Weltgesundheitsorganisation (1992), WHO Technical Report Series No. 840, 1994
   - Europäisches Übereinkommen vom 15. Dezember 1958 über den Austausch therapeutischer Substanzen menschlichen Ursprungs, BGB1. II, 1962, S. 1442
   - Ergänzende Leitlinien zum Leitfaden einer guten Herstellungspraxis für pharmazeutische Produkte der Pharmazeutischen Inspektions- Convention (PIC), BAnz Nr. 176 vom 18.09.93
   - Europäisches Übereinkommen vom 14. Mai 1962 über den Austausch von Reagenzien zur Blutgruppenbestimmung und Zusatzprotokoll vom 29. September 1982, AB1. EG 1987 Nr. L 37/30, Veröffentlichung in UNTS, Bd 544 S 39 und Vertragsslg. AA Bd 68 A 854
   - Arzneimittelgesetz in der Fassung der Bekanntmachung vom 19. Oktober 1994 (BGB1 S. 3018)
   - Betriebsverordnung für pharmazeutische Unternehmer vom 08. März 1985 BGB1. I S. 546), zuletzt geändert durch Artikel 4 Nr. 1 des Fünften Gesetzes zur Änderung des Arzneimittel-Gesetzes vom 9. August 1994 (BGB1. I S 2071)
   - Richtlinie der Länder für die Überwachung der Herstellung und des Verkehrs mit Blutzubereitungen von September 1996 (Bundesgesundheitsblatt 2/97, S 58)
   - Leitlinien der Bundesärztekammer zur Therapie mit Blutkomponenten und Plasmaderivaten von 1995
3. Richtlinie der Bundesärztekammer und des Paul-Ehrlich-Instituts zur Gewinnung von Blut und Blutbestandteilen und zur Anwendung von Blutprodukten (Hämotherapie)

J. Margreiter · C. Hörmann · P. Mair
Klinik für Anästhesie und Allgemeine Intensivtherapie, Leopold Franzens Universität Innsbruck

# Einsatzmöglichkeiten der transösophagealen Echokardiographie in der perioperativen Überwachung

Die kontinuierliche Überwachung des Herzens und der zentralen, herznahen Gefäße mittels transösophagealer Echokardiographie (TEE) ist ein etabliertes Verfahren der erweiterten perioperativen Überwachung des kardialen Risikopatienten [7, 14, 18]. Die TEE ermöglicht intraoperativ ein kontinuierliches Monitoring der Ventrikelfunktion, eine hochsensitive Überwachung des Patienten auf Myokardischämien und eine optimierte Beurteilung der links- und rechtsventrikulären Vorlast (Füllungszustand, Volämie). Sowohl intra- als auch postoperativ ist die TEE ein wertvolles Hilfsmittel in der Differentialdiagnostik des hämodynamisch instabilen Patienten [4, 22]. Die TEE ist ein semiinvasives, in Notsituationen rasch einsetzbares Verfahren. Die TEE liefert Informationen (anatomische Information, Information über Blutflüsse), die mit keinem alternativen Überwachungsverfahren zu erhalten sind. Untersuchungen haben gezeigt, dass die TEE im Operationssaal oder auf der Intensivstation bei 30–50% der Patienten neue, die Therapie wesentlich beeinflussende diagnostische Informationen liefert [4, 11, 18]. Im Folgenden sollen die Grundlagen der TEE und die wichtigsten Einsatzmöglichkeiten für den Anästhesisten vorgestellt werden.

## Technische und anatomische Grundlagen

### 2D, M-Mode und Dopplerechokardiographie

Die zweidimensionale Echokardiographie (2D-Echokardiographie) ist heute das
▶ **Standardverfahren**. Die Darstellung des Herzens erfolgt bei der 2D-Echokardiographie wie in anatomischen Schnitten, allerdings in einem für das menschliche Auge lückenlosen Bewegungsablauf (▶ **„real time imaging"**). Bei speziellen Fragestellungen kann mit der M-Mode-Echokardiographie die Position echodichter Strukturen entlang einer Zeitachse dargestellt werden (Abb. 1). Die genaue Positionierung des M-Mode-Messstrahles erfolgt dabei mit Hilfe des 2D-Bildes. In der perioperativen TEE wird das M-Modeverfahren vor allem bei der Vermessung von Herzhöhlen und zur besseren Erfassung von regionalen Wandbewegungsstörungen eingesetzt. Unter Nutzung des Dopplereffektes kann die TEE auch Geschwindigkeit und Richtung von Blutflüssen erfassen. Dabei kommen 3 Verfahren zur Anwendung: die PW-Dopplerechokardiographie („pulsed wave doppler"), die CW-Dopplerecho-

▶ Standardverfahren

▶ „real time imaging"

---

Dr. Peter Mair · Klinik für Anästhesie und Allgemeine Intensivtherapie, Anichstrasse 35, A-6020 Innsbruck, Österreich, e-mail: p.mair@uibk.ac.at

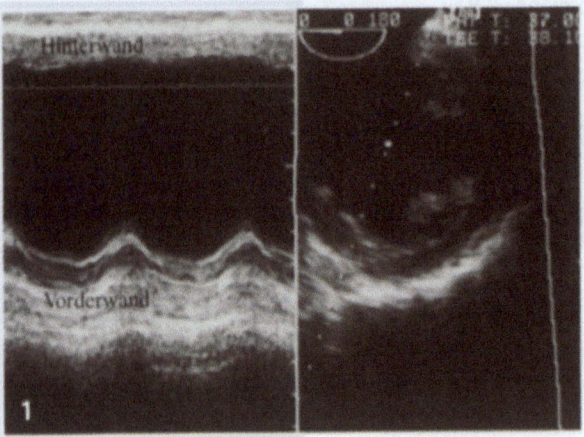 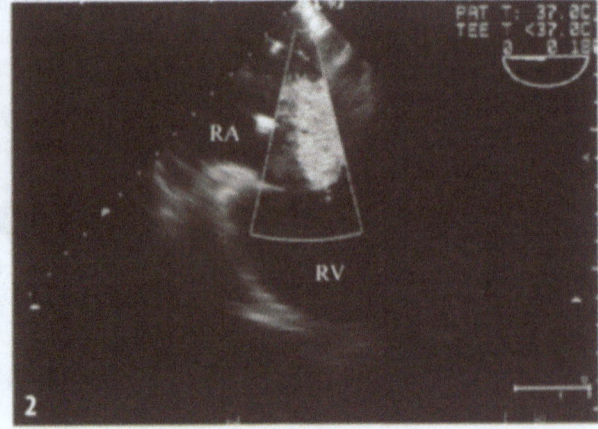

Abb. 1 ▲ M-Modeechokardiographie (li.), Positionierung des M-Mode-Messstrahles im 2D-Bild (re.). Transgastrische kurze Achse. Global dilatierter linker Ventrikel mit Hinterwandhypokinesie. Reduzierte Myokardverdickung und radiale Einwärtsbewegung des Hinterwandmyokards
Abb. 2 ▲ Farbdopplerechokardiographie. Trikuspidalklappeninsuffizienz Grad II
(RV = rechter Ventrikel, RA = rechter Vorhof)

Blutfluss zur Sonde = rot
Blutfluss von der Sonde weg = blau

▶ „Nyquist Limit"

Insuffiziente Herzklappen können mittels Farbdoppler einfach und hochsensitiv erfasst werden.

TEE im oberen Ösophagus: Beurteilung der Aorten-, Pulmonalklappe und Abgänge der großen Gefäße.

kardiographie („continuous wave doppler") und die Farbdopplerechokardiographie. Die Farbdopplerechokardiographie ist eine Sonderform des PW-Dopplerverfahrens bei der Geschwindigkeit und Richtung des Blutstromes innerhalb eines Messfensters im 2D-Bild farbkodiert werden. Blutfluss zur Sonde wird mit roter Farbe, Blutfluss weg von der Sonde mit blauer Farbe kodiert (Bei gewissen Geräten kommen auch andere Farbkombinationen zur Anwendung). Bei hohen Blutflussgeschwindigkeiten wird der Messbereich des PW-Dopplerverfahrens überschritten (▶ „Nyquist Limit") und Flussrichtung und Flussgeschwindigkeit können nicht mehr erfasst werden („aliasing effect"). Messpunkte mit hohen Blutflussgeschwindigkeiten jenseits des Nyquist Limits werden in einem bunten, mosaikartigen Farbmuster kodiert. Diese hohen Blutflussgeschwindigkeiten treten in der klinischen Praxis vor allem bei Klappenstenosen und Klappeninsuffizienzen oder bei Shuntverbindungen auf Vorhof- und Ventrikelebene auf (Abb. 2). In der Notfalldiagnostik durch den Anästhesisten und im perioperativen Monitoring spielen Blutflussmessungen mit dem PW- und CW-Dopplerverfahren auf Grund der notwendigen, erweiterten echokardiographischen Kenntnisse eine meist untergeordnete Rolle. Die farbdopplerechokardiographische Beurteilung der Herzklappen und Herzhöhlen ist jedoch wesentlicher Bestandteil jeder perioperativen TEE-Untersuchung. Die Farbdoppleruntersuchung der Herzhöhlen erlaubt eine einfache und hochsensitive Erfassung insuffizienter Herzklappen, ebenso wie die semiquantitative Schweregradeinteilung anhand der Flächen- und Längsausdehnung des Areals mit hohen Flussgeschwindigkeiten (Regurgitationsjet) [2].

### Anatomische Grundlagen und mögliche Schnittebenen

Echokardiographische Schnitte durch das Herz und die zentralen, herznahen Gefäße können vom oberen Ösophagus (in Höhe des Abgangs der großen Gefäße, A), vom mittleren Ösophagus (in Vorhofhöhe, B) und vom Magen (C) erstellt werden (Abb. 3). Die echokardiographischen Schnittebenen können prinzipiell in Quer- oder Längsrichtung erstellt werden, mit den heute als Standard geltenden multiplanen Sonden aber auch in allen Zwischenebenen. Die zusätzlichen Zwischenebenen der multiplanen Sonden ermöglichen eine optimierte Einstellung von Standardschnitten bei anatomischen Varianten und erlauben die Darstellung pathologischer Veränderungen in vielen Ebenen. Die in den verschiedenen Längs- und Querschnitten ersichtlichen Strukturen sind in den Abb. 4–6 dargestellt. Liegt die TEE Sonde etwa 25–30 cm tief (oberer Ösophagusbereich) können in Längs- und Querschnitten die Aortenklappe,

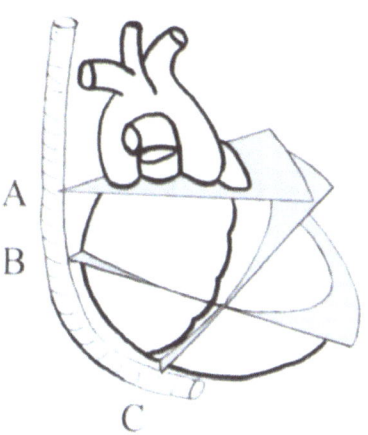

Abb. 3 ◀
**Mögliche quere Schnittebenen durch das Herz mittels TEE (A = oberer Ösophagus, basale Schnitte. B = mittlerer Ösophagus; C = Magenfundus, transgastrische Schnitte)**

▶ Aortendissektion
▶ Katheterlage

▶ Aortenruptur
▶ Pleuraergüsse
▶ Lungenatelektasen

**TEE im mittleren Ösophagus: Vorhofhöhe**

▶ Beurteilung der Mitralklappe

**Die intraoperative Überwachung der Herzfunktion kann mit der TEE von Magen aus erfolgen.**

**Die Indikationen für eine perioperative TEE variieren zwischen einzelnen Institutionen.**

die Pulmonalklappe sowie die Abgänge der großen zentralen Gefäße dargestellt werden (Abb. 4). Wichtig für die perioperative Notfalldiagnostik sind diese basalen Schnitte zur Beurteilung einer Pathologie der Aortenklappe oder der Aorta ascendens (▶ **Aortendissektion**), zur Kontrolle von zentralvenösen oder pulmonalarteriellen Kathetern (▶ **Katheterlage**, thrombotische Auflagerungen) und zur Diagnostik zentraler Pulmonalembolien. Durch Drehung der Sonde um 180 Grad können die Aorta descendens und die linke und rechte Pleurahöhle dargestellt werden. Durch Zurückziehen der Sonde unter leichter Drehung kann die Aorta bis zum Bogenbereich in Längs- und Querschnitten dargestellt werden. Wichtig sind diese Schnitte zur Diagnostik einer ▶ **Aortenruptur** oder Aortendissektion sowie zur Diagnostik von ▶ **Pleuraergüssen** und ausgeprägten dorsalen ▶ **Atelektasen der Lunge**.

Durch Vorschieben der TEE-Sonde (30–35 cm) wird diese im mittleren Ösophagus in Vorhofhöhe plaziert. Es können Längs- und Querschnitte durch die beiden Vorhöfe, die Atrioventrikularklappen und Teile des rechten und linken Ventrikels erstellt werden. Auch der linksventrikuläre Ausflusstrakt sowie das linke Herzohr und die Einmündung der Pulmonalvenen sind gut darstellbar (Abb. 5). Neben der ▶ **Beurteilung der Mitralklappe** sind diese Schnitte perioperativ vor allem zum Ausschluss eines offenen Foramen ovale (Kontrastecho), zur Überwachung einer Luftembolie, zur Beurteilung der „Inflow"-Charakteristika des linken Vorhofs (Pulmonalvene) und linken Ventrikels (Mitralklappe) mittels PW-Doppler, zur nichtinvasiven Abschätzung des Pulmonalisdruckes mittels CW-Doppler (Trikuspidalklappe) und zum Ausschluss einer Emboliequelle im linken Vorhof (linken Herzohr) wichtig.

Für die intraoperative Überwachung des kardialen Risikopatienten sind die vom Magen erstellten transgastrischen Längs- und Querschnitte besonders wichtig (Sondentiefe 45–50 cm) (Abb. 6). Sie ermöglichen die kontinuierliche Beurteilung der globalen und regionalen Funktion des linken Ventrikels.

## Indikationen und Untersuchungstechnik

Die Indikationen für eine TEE im Operationssaal oder auf der Intensivstation variieren sehr zwischen einzelnen Institutionen und sind durch wissenschaftlich fundierte Daten nur wenig belegt. Während manche großen Anästhesieabteilungen nicht einmal ein eigenes TEE-Gerät besitzen, wird in anderen Kliniken die TEE in der Hochrisikochirurgie (Herzchirurgie, Lebertransplantation) routinemäßig eingesetzt.

Die American Society of Anesthesiologists hat versucht, die möglichen Indikationen für eine perioperative TEE zu werten. Die Ergebnisse dieser Wertung wurden 1996 als „Practice Guidelines for Perioperative Transesophageal Echocardiography" publiziert [1]. Insgesamt wurden 34 mögliche Indikationen (20 kardiochirurgische und 14 nicht-kardiochirurgische) durch Experten gewertet:

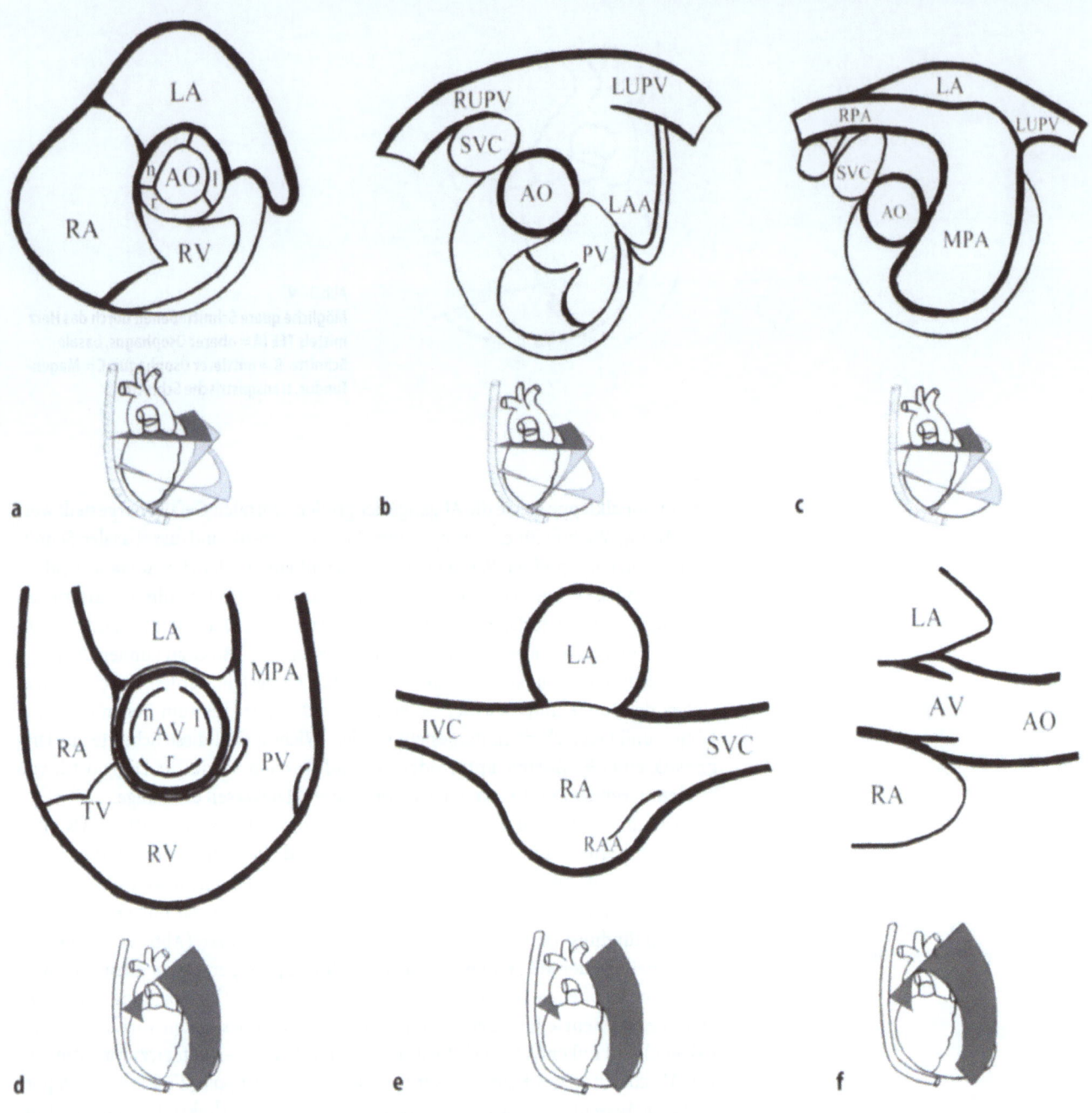

Abb. 4 a–f ▲ **Anatomie der Quer-** (a–c) **und Längsschnitte** (d–f) **vom oberen Ösophagus, basale Schnitte** (modifiziert nach R. Hammentgen: Transösophageale Echokardiographie, Atlas und Lehrbuch). (RA = rechter Vorhof, RV = rechter Ventrikel, LA = linker Vorhof, AV = Aortenklappe mit links (l), rechts (r) und nicht koronarem (n) Segel, FO = Fossa ovalis, AO = Aorta, PV = Pulmonalklappe, L(R) AA = linkes (rechtes) Herzohr, L(R)UPV = linke (rechte) obere Pulmonalvene, SCV = obere Hohlvene, MPA = Pulmonalarterienhauptstamm, RPA = rechte Pulmonalarterie, TV = Trikuspidalklappe)

- Klasse 1-Indikation: nach heutigem Wissensstand sinnvolle Indikation mit wahrscheinlich positiven Einfluss auf das Patientenoutcome.
- Klasse 2-Indikation: mögliche Indikation ohne gesicherten positiven Einfluss auf das Patientenoutcome.
- Klasse 3-Indikation: wenig belegte Indikation mit derzeit unklarem Einfluss auf das Patientenoutcome.

Es muß jedoch betont werden, dass auf Grund fehlender Daten diese Indikationsklassen eher eine Expertenmeinung als gesichertes Wissen um die Indikation darstellen. Oft zeigt eine Zuordnung zur Klasse 3 weniger die fehlende Sinnhaftigkeit der

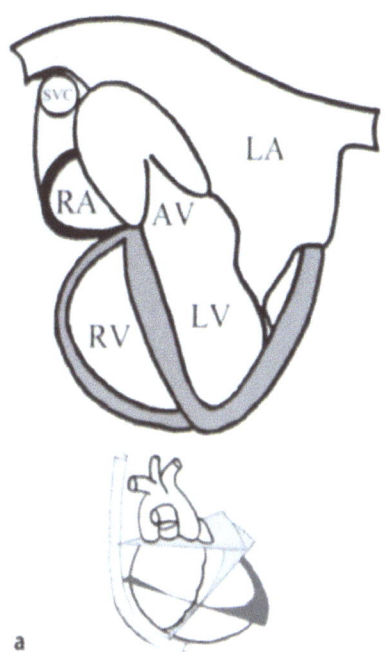 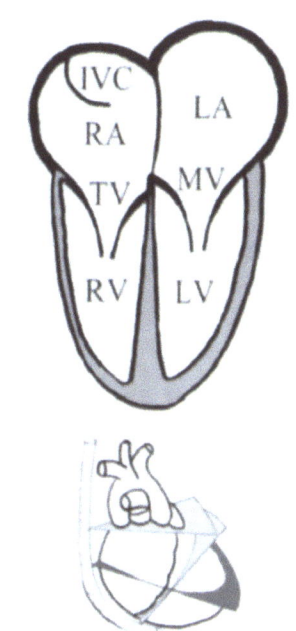 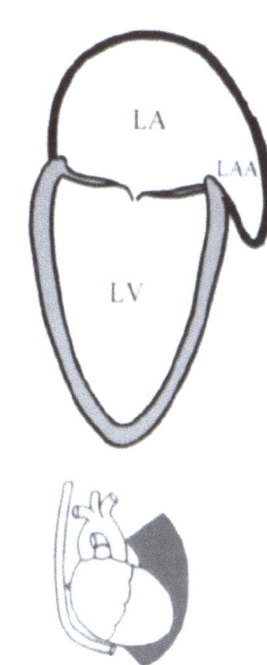

Abb. 5 a–c ▲ **Anatomie der Quer-** (a, b) **und Längsschnitte** (c) **vom mittleren Ösophagus** (modifiziert nach R. Hammentgen: Transösophageale Echokardiographie, Atlas und Lehrbuch). (RA = rechter Vorhof, RV = rechter Ventrikel, LA = linker Vorhof, LV = linker Ventrikel, TV = Trikuspidalklappe, MV = Mitralklappe, AV = Aortenklappe, LAA = linkes Herzohr, SCV = obere Hohlvene, ICV = untere Hohlvene)

**Teilweise fehlen gesicherte Daten und klinische Erfahrung mit TEE.**

TEE, sondern ist vielmehr ein Zeichen für fehlende Daten und klinische Erfahrung mit der TEE in dieser Indikation. Von den 20 Indikationen im Rahmen der Kardiochirurgie wurden 7 als besonders wertvoll (Indikationsklasse 1) angesehen (Tabelle 1).

Nur 2 der 14 möglichen Indikationen im nicht-kardiochirurgischen Patientengut waren nach Expertenmeinung eine Klasse 1-Indikation (Tabelle 2): der Patient mit prolongierter, therapieresistenter, unklarer hämodynamischer Instabilität im Operationssaal und der instabile Patient auf der Intensivstation mit hämodynamischen Problemen, vermuteter Klappenläsion (Endokarditis, Insuffizienz) oder vermuteter thromboembolischer Komplikation.

Eines der Probleme der perioperativen TEE ist die Herausforderung, während der Erstellung einer vollständigen und aussagekräftigen echokardiographischen Untersuchung gleichzeitig eine sichere Anästhesieführung bei einem Hochrisikopatienten zu garantieren. Dies erfordert ein systematisiertes und klares Vorgehen. Die American Society of Echocardiography und die Society of Cardiovascular Anaesthesiologists haben gemeinsam ein ▶ **standardisiertes Vorgehen bei intraoperativer TEE** durch Anästhesisten erarbeitet [21]. Der komplette Untersuchungsgang umfasst insgesamt 20 Standardschnitte in Längs- und Querrichtung. Ziel ist eine komplette echokardiographische Untersuchung (die keine relevante Pathologie übersieht) innerhalb einer akzeptalen Zeitspanne (10 Minuten für den erfahrenen Untersucher).

▶ **Standardisierte intraoperative TEE**

## Globale und regionale Funktion des linken Ventrikels

### Globale Funktion des linken Ventrikels

▶ **Kontraktilitätsstatus des Myokards**

Die globale, systolische Pumpfunktion des Herzens ist primär abhängig vom ▶ **Kontraktilitätsstatus des Myokards,** wird aber auch wesentlich mitbestimmt von Vorlast, Nachlast und Herzfrequenz [9, 15, 17]. Mit Hilfe der TEE lassen sich die meisten dieser Determinanten sowohl qualitativ, als auch quantitativ erfassen.

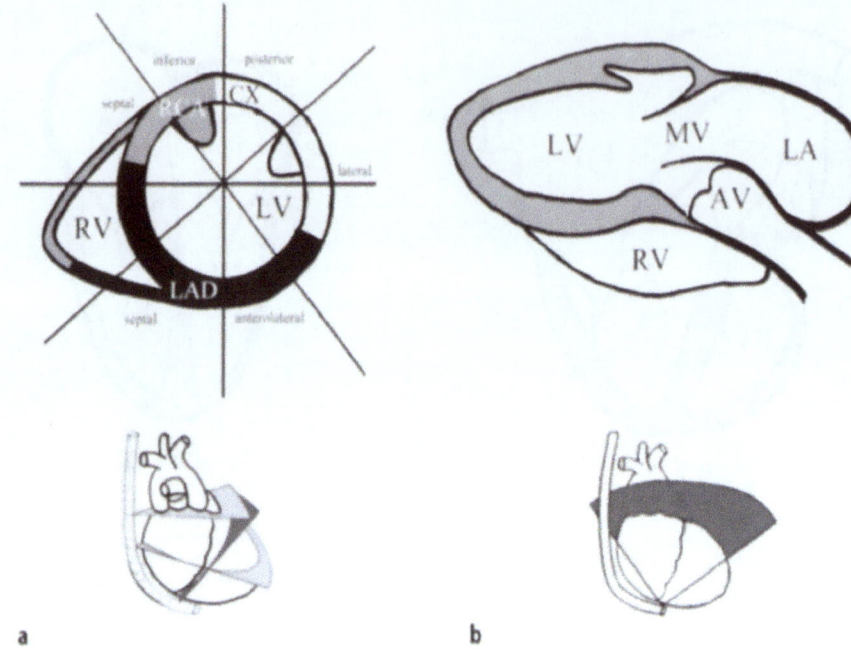

Abb. 6a, b ▲ **Anatomie des Quer-** (a) **und Längsschnittes** (b) **aus dem Magenfundus, transgastrische Schnitte (modifiziert nach R. Hammentgen: Transösophageale Echokardiographie, Atlas und Lehrbuch). (RV = rechter Ventrikel, LA = linker Vorhof, LV = linker Ventrikel, MV = Mitralklappe AV = Aortenklappe. LAD = Ramus interventricularis anterior der linken Koronararterie, CX = Ramus circumflexus der linken Koronararterie, RCA = rechte Koronararterie)**

**Messung der Ventrikelfunktion:**
- fractional area change (FAC)
- fractional shortening (FS)
- ejection fraction (EF)

▶ **Transgastrische Achse**

**FAC-Werte unter 25% sind Zeichen einer hochgradigen systolischen Myokarddysfunktion.**

Die globale Ventrikelfunktion kann rein subjektiv als normal, mäßig, deutlich oder schwer eingeschränkt charakterisiert werden. Sie kann aber auch quantitativ erfasst werden. Zur Quantifizierung werden im wesentlichen drei Messungen angewandt: die „fractional area change" (FAC), das „fractional shortening" (FS) und die „ejection fraction" (EF). Alle drei Messungen werden in der kurzen, ▶ **transgastrischen Achse** durchgeführt, da die Ebene der Papillarmuskeln einerseits verlässlich reproduzierbar eingestellt werden kann, zum anderen ca. 80% des Schlagvolumens aus der Myokardkontraktion dieser Ebene resultieren.

Für die Berechnung der FAC wird im 2D-Bild die endokardiale Zirkumferenz enddiastolisch und endsystolisch unter Aussparung der Papillarmuskeln planimetriert. Die enddiastolische Fläche (EDA) und die endsystolische Fläche (ESA) werden zur FAC verrechnet: (EDA-ESA)/EDA*100. Der Normwert für die FAC beträgt 50–70%. FAC-Werte unter 25% sind Zeichen einer hochgradigen systolischen Myokarddysfunktion.

---

**Tabelle 1**
**Klasse 1-Indikationen für die perioperative TEE beim kardiochirurgischen Patienten***

- Klappenrekonstruktionen
- Korrekturoperationen bei kongenitalen Vitien
- Korrekturoperation bei hypertroph obstruktiver Kardiomyopathie
- Komplexe Klappenchirurgie bei Endokarditis
- Präoperative Notfalldiagnostik bei Aortendissektion
- Intraoperative Beurteilung der Aortenklappe bei Typ A Dissektion
- Intraoperative Überwachung bei Perikardfensterung

*(nach: „Practice Guidelines for Perioperative Transesophageal Echocardiography" der American Society of Anesthesiologists)

**Tabelle 2**
**Mögliche Indikationen für die perioperative TEE beim nicht-kardiochirurgischen Patienten***

| Indikation | Wertung |
| --- | --- |
| Hämodynamisch instabiler Patient, intra- und postoperativ | Klasse 1 |
| Intensivpatient mit vermuteter Klappenpathologie oder Thromboembolie | Klasse 1 |
| Erhöhtes Risiko für perioperative Myokardischämie | Klasse 2 |
| Erhöhtes Risiko für hämodynamische Instabilität | Klasse 2 |
| Überwachung bei hohem Risiko für intraoperative Luftembolie | Klasse 2 |
| Stabiler Patienten mit Pathologie der thorakalen Aorta präoperativ | Klasse 2 |
| Thoraxtrauma, Verdacht auf Herzkontusion | Klasse 2 |
| Thorakale Aortenchirurgie ohne extrakorporale Zirkulation | Klasse 2 |
| Nicht-kardiochirgischer Eingriff bei Endokarditis | Klasse 3 |
| Embolieüberwachung bei orthopädischen Eingriffen | Klasse 3 |
| Echokardiographische Kontrolle nach Aortenruptur | Klasse 3 |
| Nicht-kardiochirgischer Eingriff bei Perikarditis | Klasse 3 |
| Intraoperative Beurteilung von Pleura und Lunge | Klasse 3 |
| Lagekontrolle zentralvenöser/pulmonalarterieller Katheter | Klasse 3 |

*Wertung durch die American Society of Anesthesiologists
Klasse 1-Indikation: nach heutigem Wissensstand sinnvolle Indikation mit wahrscheinlich positiven Einfluss auf das Patientenoutcome. Klasse 2-Indikation: mögliche Indikation ohne gesicherten positiven Einfluss auf das Patientenoutcome. Klasse 3-Indikation: wenig belegte Indikation mit unklarem Einfluss auf das Patientenoutcome.

Messungen des FS werden typischerweise im M-Mode durchgeführt (Abb. 1). Die bessere Darstellung der Endokardgrenzen der Hinter- und der Vorderwand des Herzens im M-Mode ermöglichen die exakte Vermessung des enddiastolischen und endsystolischen Durchmessers (EDD und ESD). Die FS wird berechnet als: (EDD-ESD)/EDD*100. Der Normwert liegt zwischen 28–42%.

In der zweidimensionalen Echokardiographie ist die Bestimmung der EF eine mathematische Kalkulation, bei der die gemessenen Durchmesser auf enddiastolische bzw. endsystolische Volumina (EDV bzw. ESV) hochgerechnet werden. Die Berechnung erfolgt automatisiert an Hand der Teicholz-Gleichung. Der Normwert für die so berechnete EF beträgt 60–80%.

**Der Normwert der FS liegt zwischen 28–42%.**

**Der Normwert für die EF beträgt 60–80%.**

**Es dürfen keine Wandbewegungsstörungen bei der Messung der FS und EF bestehen.**

Grundvoraussetzung für verwertbare Messungen des FS und der EF ist das Fehlen regionaler Wandbewegungsstörungen. Eine regionale Wandbewegungsstörung in der Achse des M-Modes (z.B. Hinterwand) wird falsch niedrige Ventrikelfunktionsparameter ergeben, da normal kontrahierende Abschnitte des Septums und der Lateralwand unberücksichtigt bleiben. Anderseits bleiben regionale Wandbewegungsstörungen außerhalb der M-Modeachse (z.B. Septum) unberücksichtigt und ergeben falsch hohe Ventrikelfunktionsparameter. Fehler in der Durchmesserbestimmung werden bei EF-Berechnungen durch die mathematische Potenzierung des Durchmessers sogar noch weiter aggraviert. Da die ganze Zirkumferenz des Ventrikels in der kurzen Achse in die Berechnung eingeht, ist die Bestimmung der Ventrikelfunktion durch FAC bei regionalen Wandbewegungsstörungen noch am zuverlässigsten. Ausgedehnte regionale Wandbewegungsstörungen im Apexbereich bleiben in der FAC-Bestimmung allerdings ebenfalls unberücksichtigt.

In der Praxis sind visuell qualitative Beurteilungen der systolischen Myokardfunktion durch den Erfahrenen meist von größerer Bedeutung als quantitative Berechnungen, die oft nur für Dokumentationszwecke erhoben werden.

Die Hauptursache für eine reduzierte globale Myokardfunktion ist im klinischen Alltag die koronare Herzerkrankung, welche typischerweise globale und regionale Wandbewegungsstörungen in Kombination aufweist.

### Regionale Wandbewegungsstörungen und Myokardischämie

Verminderte linksventrikuläre Compliance und regionale Wandbewegungsstörungen als Folge einer akuten Myokardischämie sind bereits vor ST-Segmentveränderungen im EKG nachweisbar. Die TEE ist somit theoretisch dem EKG als auch dem Rechtsherzkatheter in der Ischämiediagnostik überlegen [3, 8, 10, 12]. Die regionale systolische Myokardfunktion ist charakterisiert durch:

- die Einwärtsbewegung bzw. radiale Verkürzung eines Myokardsegments zum gedachten Mittelpunkt des Ventrikels und
- die Myokardverdickung in der Systole.

Wandsegmente lassen sich als normokinetisch, hypokinetisch, akinetisch und dyskinetisch charakterisieren (Tabelle 3). Gegenüber einem akinetischen oder dyskinetischen Areal findet sich oftmals ein kompensatorisch hyperkinetischer Myokardbezirk.

Der subendokardiale Blutfluss ist die wesentlichste Determinante der regionalen Myokardfunktion. Eine Hypokinesie findet sich bei einer Abnahme des Blutflusses von etwa 10–20%. Für eine Akinesie oder Dyskinesie muss die Reduktion bereits mehr als 90% betragen. Der beste Indikator der regionalen Myokardfunktion ist die Myokardverdickung, da sie bereits innerhalb von Sekunden nach Blutflussreduktion signifikant abnimmt. Die radiale Verkürzung ist subjektiv leichter beurteilbar, jedoch kann der M-Mode die Beurteilung der Myokardverdickung auch dem weniger Geübten erleichtern.

In der Praxis ist die transgastrische kurze Achse die Schnittebene der Wahl zur raschen notfallmäßigen Beurteilung regionaler Wandbewegungsstörungen. Alle drei Hauptäste des Koronarsystems sind in dieser Schnittebene repräsentiert und ausgedehnte Myokardischämien können verlässlich erkannt werden (Abb. 6). Weitere Einstellungen zur Beurteilung basaler Abschnitte und des Apexbereichs sind allerdings für eine weitergehende Diagnostik unerlässlich. Die American Society of Echocardiography schlägt ein 16-Segmentmodell zur Evaluierung der regionalen Myokardfunktion vor [20]. Für die perioperative Überwachung des koronaren Risikopatienten hat sich allerdings ein ▶ **4- oder 6-Segmentmodell** in der transgastrischen kurzen Achse auch bewährt [6].

Regionale Wandbewegungsstörungen sind nicht immer Zeichen einer Myokardischämie. Differentialdiagnostisch muss eine regionale Wandbewegungsstörung des Septums durch Rechtsherzbelastung, bei linksanteriorem Hemiblock oder bei Schrittmacherträgern von einer septalen Ischämie abgegrenzt werden. Ebenso manifestiert sich myokardiales Stunning als regionale Wandbewegungsstörung (z.B. nach Bypasschirurgie) und muss von einer ischämieinduzierten Wandbewegungsstörung unterschieden werden. Trotzdem ist die TEE in Spezifität und Sensitivität, insbesondere hinsichtlich der Frühdiagnose von Ischämien, anderen perioperativ angewandten Evaluierungsmethoden wie dem EKG oder Rechtsherzkatheter wahrscheinlich überlegen.

---

*Randnotizen:*
- Die KHK verursacht im klinischen Alltag am häufigsten eine reduzierte globale Myokardfunktion.
- Die TEE erkennt eine akute Myokardischämie, bevor typische EKG-Veränderungen entstehen.
- Die transgastrische kurze Achse wird zur Diagnose regionaler Wandbewegungsstörungen herangezogen.
- ▶ 4- oder 6-Segmentmodell
- Die TEE ist eine spezifische und sensitive Methode zur Frühdiagnose von Ischämien.

---

**Tabelle 3**
**Echokardiographische Charakteristika der normalen und gestörten regionalen Funktion des linken Ventrikels**

|  | Radiale Verkürzung | Myokardverdickung |
|---|---|---|
| Normokinesie | > 30% | +++++ |
| Hypokinesie | 10% - 30% | ++ |
| Akinesie | keine | keine |
| Dyskinesie | systolische Zunahme | Verdünnung des Myokards |

## TEE in der Differentialdiagnose des hämodynamisch instabilen Patienten

Eine häufige Indikation für die TEE im Operationssaal oder auf der Intensivstation ist eine prolongierte, therapieresistente hämodynamische Instabilität oder ein akuter Schockzustand. Diese Indikation ist auch in den Richtlinien der American Society of Anesthesiologists eine Klasse 1-Indikation [1]. Der wesentliche Vorteil der TEE liegt in der ▶ **Schnelligkeit**, mit der die häufigsten Ursachen eines therapieresistenten Schocks in der perioperativen Phase diagnostiziert oder ausgeschlossen werden können: Hypovolämie, akutes Linksherzversagen, ausgedehnte Myokardischämie, Pulmonalembolie, Perikardtamponade, Aortendissektion/Aortenruptur. Die Patienten sind typischerweise intubiert, die Untersuchung damit sofort und problemlos durchführbar. Der Transport des instabilen Patienten in die radiologische Abteilung für angiographische oder computertomographische Untersuchungen entfällt. Das zeitaufwendigere Einschwemmen eines Rechtsherzkatheters kann auf einen späteren Zeitpunkt nach Therapiebeginn verschoben werden oder entfällt häufig überhaupt. Ein weiterer Vorteil der TEE ist die ▶ **anatomische Information**, die mit alternativen Monitoringverfahren nicht zu erhalten ist, aber echokardiographisch oft eine einfache Blickdiagnose darstellt: enddiastolische rechts- und linksventrikuläre Dimensionen, Mitralklappeninsuffizienzen nach Myokardinfarkt, Ventrikelseptumrupturen, Perikardtamponaden, Behinderung des links- oder rechtsventrikulären Einflusses durch Vorhofthromben/Vorhoftumoren, dynamische Obstruktionen des linksventrikulären Ausflusstraktes, posttraumatische Klappenläsionen (Tabelle 4).

### Beurteilung der Vorlast und Ventrikelfunktion beim hämodynamisch instabilen Patienten

#### Bestimmung der Vorlast

Die Bestimmung der linksventrikulären Vorlast (Füllungszustand) ist der erste differentialdiagnostische Schritt in der Beurteilung des schockierten oder hämodynamisch instabilen Patienten (Schema 1). Die typischen Zeichen einer reduzierten linksventrikulären Vorlast sind (Abb. 7):

- die gegenseitige Berührung der Papillarmuskeln in der Systole mit einem kompletten, endsystolischen Lumenverlust des linken Ventrikels (▶ „**kissing papillary muscles**").
- die Reduktion der enddiastolische Fläche in der transgastrischen kurzen Achse unter den Ausgangswert zu Beginn einer Operation.
- die Reduktion der enddiastolischen Fläche in der transgastrischen kurzen Achse unter 5,5 cm²/m² Körperoberfläche.

---

**Tabelle 4**
**Vorteile der TEE gegenüber einer Rechtsherzkatheteruntersuchung in der Beurteilung der Myokardfunktion**

- rascher, weniger invasiv
- erkennt mechanische Ursachen für eine reduzierte Herzleistung
  - Klappendysfunktionen
  - erworbene Vorhof- und Ventrikelseptumdefekte
- erkennt Ventrikeldilation mit normalem Schlagvolumen
- erkennt mechanische Obstruktionen für Blutfluss
  - linksventrikuläre Ausflusstraktobstruktion
  - Perikardtamponade
- erkennt Myokardischämie als Ursache der Myokarddysfunktion

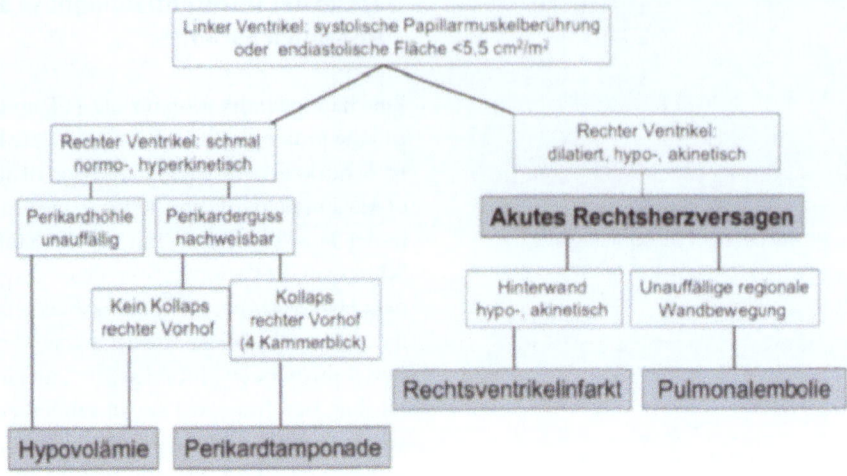

Schema 1 ▲ **Echokardiographische Differentialdiagnose der reduzierten linksventrikulären Vorlast**

Bei Intensivpatienten korrelieren das enddiastolische Volumen und der enddiastolische Druck häufig nicht miteinander.

Die Beurteilung einer ausreichenden linksventrikulären Vorlast (enddiastolische Vordehnung der Herzmuskelfasern) erfolgt beim hämodynamisch instabilen Patienten üblicherweise indirekt durch klinisch messbare Füllungsdrücke (zentralvenöser Druck, pulmonalkapillärer Verschlußdruck). Die physiologischerweise enge Korrelation zwischen enddiastolischen Volumina und enddiastolischen Drücken geht in der perioperativen Phase und beim Intensivpatienten allerdings häufig verloren. Nicht selten ist ein normaler oder erhöhter enddiastolischer Druck des linken Ventrikels mit einer niedrigen linksventrikulären Vorlast vergesellschaftet [18]. Ursache dafür ist neben hohen intrathorakalen und intraabdominellen Drücken (Beatmung, Laparatomie, Peritonitis) vor allem auch eine reduzierte diastolische Funktion des linksventrikulären Myokards mit einer verminderten Compliance aufgrund einer Mehrfachtherapie mit Katecholaminen, Vasopressortherapie oder Sepsis. Die Messung von Füllungsdrücken ermöglicht in all diesen Fällen keine ausreichend sichere Beurteilung der adäquaten ventrikulären Vorlast. Die TEE bestimmt die Vorlast des rechts- und linksventrikulären Myokards direkt durch Messung der enddiastolischen Ventrikelvolumina und ist damit in der Vorlastbeurteilung der indirekten Abschätzung über Druckmessungen deutlich überlegen.

### Bestimmung der Pumpfunktion

Neben der Vorlast ist die systolische links- und rechtsventrikuläre Pumpfunktion des Myokards die zweite echokardiographisch gut erfassbare Determinante der Herzleistung (Schema 2). Sie kann beim schockierten

Abb. 7 ◀ **Aortokoronare Bypassoperation mit Hypotonie und Low Output Syndrom postbypass bei unveränderten Füllungsdrucken.** Transgastrische kurze Achse, endsystolisch oben, enddiastolisch unten. Bilder links vor, Bilder rechts nach Bypass. Typische Zeichen der Hypovolämie: systolische Papillarmuskelberührung und fast kompletter Lumenverlust des linken Ventrikels endsystolisch (re. o.) und reduzierte enddiastolische Fläche (re. u.)

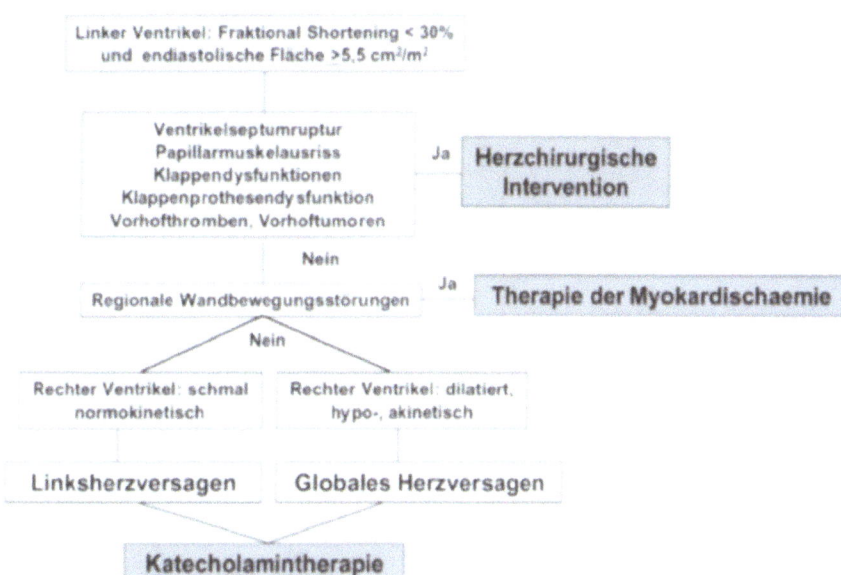

Schema 2 ▲ Echokardiographische Differentialdiagnose der reduzierten systolischen Linksventrikelfunktion

**Störung der Pumpfunktion**
- enddiastolische Ventrikelfläche ↔ · ↑
- systolische Wanddickenzunahme ↓
- Einwärtsbewegung des Endokards ↓

oder hämodynamisch instabilen Patienten innerhalb weniger Minuten sowohl qualitativ als auch quantitativ bestimmt werden. Eine reduzierte Pumpfunktion des Myokards ist echokardiographisch durch eine normale oder erhöhte enddiastolische Ventrikelfläche bei reduzierter systolischer Wanddickenzunahme und Einwärtsbewegung des Endokards gekennzeichnet. Die systolische Funktion des Herzens kann in der Akutsituation wesentlich rascher und weniger invasiv als mit Hilfe eines Rechtsherzkatheters abgeschätzt werden (Tabelle 4). Die TEE ermöglicht auch mechanische Ursachen eines Myokardversagens wie Klappendysfunktionen (Abb. 8) und erworbene Vorhof- und Ventrikelseptumrupturen rasch zu diagnostizieren (Myokardinfarkt, Thoraxtrauma). Hohe Füllungsdrücke und niedriger Herzauswurf im Rechtsherzkatheter können auch durch mechanische Obstruktionen des Blutflusses durch Vorhofthromben, Vorhoftumoren (Abb. 9) oder Perikardtamponaden bedingt sein.

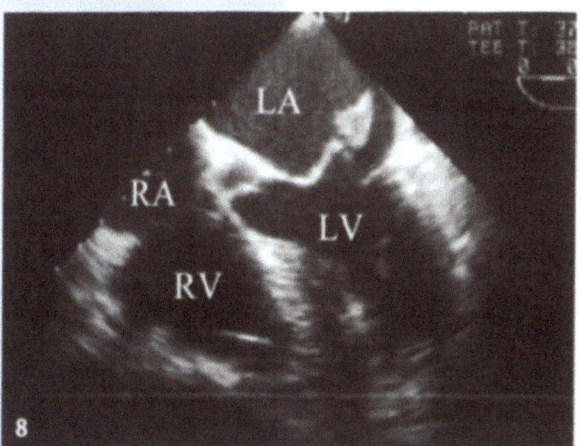
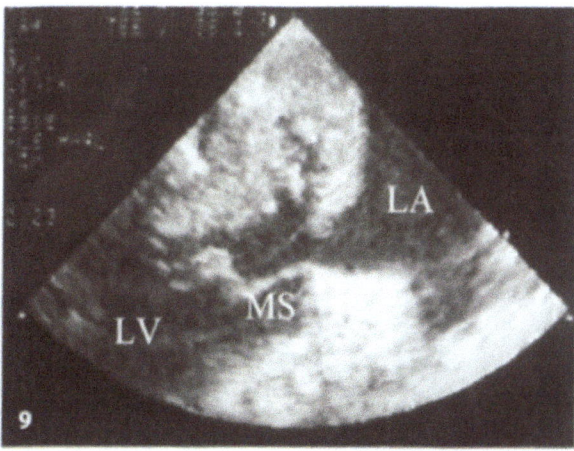

Abb. 8 ▲ Protrahierter kardiogener Schock nach Myokardinfarkt bei akuter Mitralklappeninsuffizienz mit Papillarmuskelausriss. Vierkammerblick. Systolischer Prolaps des vorderen Mitralsegels in den linken Vorhof, der betroffene Papillarmuskel ist systolisch als echodichte, den Sehnenfäden anhaftende Struktur im linken Vorhof sichtbar (LV = linker Ventrikel, LA = linker Vorhof, RV = rechter Ventrikel, RA = rechter Vorhof)

Abb. 9 ▲ Hämodynamisch instabiler Patient mit rezidivierendem Lungenödem. Linksvorhofmyxom. Längsschnitt durch die Mitralklappenebene. Echodichte Masse behindert die diastolische linksventrikuläre Füllung (LV = linker Ventrikel, LA = linker Vorhof, MS = vorderes Mitralsegel)

**Differentialdiagnostische Probleme können mit TEE geklärt werden.**

Diese differentialdiagnostischen Problemfälle können rasch mittels TEE erkannt werden. Ein normales Schlagvolumen (Maß der systolischen Myokardfunktion im Rechtsherzkatheter) kann bei normaler Ventrikelfunktion ebenso gemessen werden wie bei einer reduzierten Auswurffraktion und deutlich erhöhten enddiastolischen Volumina. Diese beiden unterschiedlichen hämodynamischen Profile können mittels TEE rasch differenziert werden.

### Echokardiographische Charakteristika der Perikardtamponade

**Die Diagnose einer Perikardtamponade erfolgt mit der TEE.**

Myokardiales Pumpversagen und Perikardtamponade sind durch einen klinisch ähnlichen Symptomenkomplex mit Hypotonie, Tachykardie und hohen Füllungsdrücken gekennzeichnet. Obwohl theoretisch über das Vorhandensein eines Pulsus paradoxus klinisch differenzierbar, ist die Diagnose einer Perikardtamponade eine typische Domäne der Echokardiographie. Seröse und flüssig blutige Perikardergüsse präsentieren sich in typischer Weise als echoarmer oder echofreier Raum zwischen Epikard und Perikard und sind auch für den weniger Erfahrenen leicht zu diagnostizieren (Abb. 10). In wenigen Einzelfällen kann jedoch die Abgrenzung normaler oder pathologischer kardialer Strukturen zu einem Perikarderguss schwierig sein (Abb. 11, Tabelle 5). Die hämodynamische Relevanz eines Perikardergusses wird typischerweise initial durch den diastolischen Kollaps des rechten Vorhofs, später durch eine permanente Kompression der rechtsseitigen Herzhöhlen (Niederdrucksystem) diagnostiziert (Abb. 12). Bestehen perikardiale Verwachsungen und Verklebungen (postkardiochirurgische Patienten) oder eine pulmonale Hypertonie, kann auch der diastolische Kollaps des linken Vorhofs erstes Zeichen eines hämodynamisch relevanten Perikardergusses sein.

▶ **Hämatoperikard**

Häufig gestaltet sich die Diagnose eines ▶ **Hämatoperikards** dann problematisch, wenn

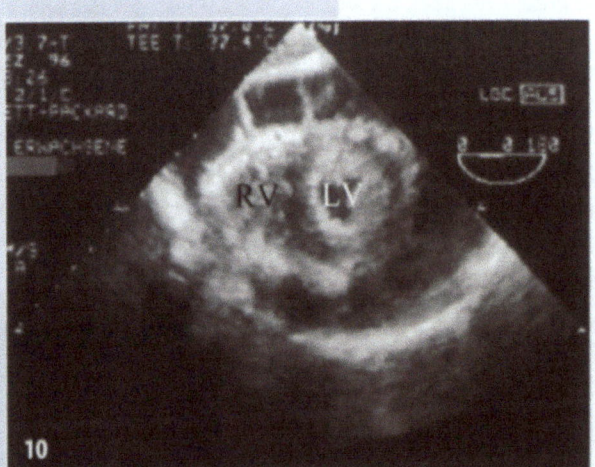
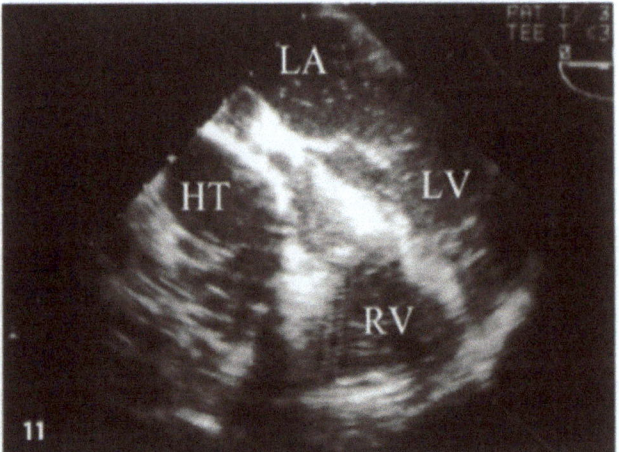
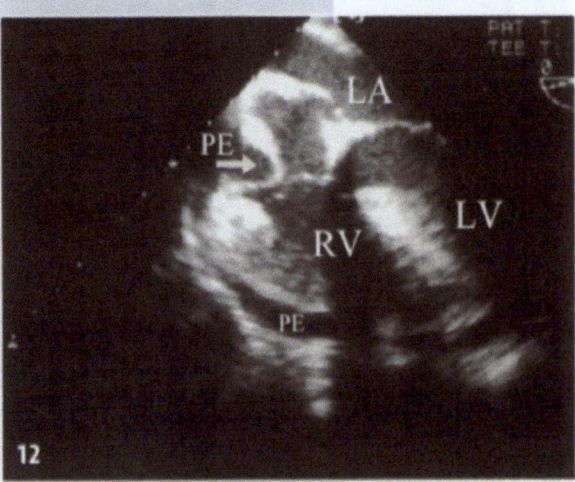

**Abb. 10** ▲ Perikarderguss nach Lebertransplantation. Transgastrische kurze Achse. Typischer echofreier Raum zwischen Epi- und Perikard. Die echodichten, fadenförmigen Strukturen in den hinteren Ergussanteilen sind Fibrinauflagerungen (LV = linker Ventrikel, RV = rechter Ventrikel)

**Abb. 11** ▲ Protrahierter Schock mit Halsvenenstauung. Therapieresistente arterielle Hypoxämie. Vierkammerblick. Massiver rechtsseitiger Hämatothorax, der den rechten Vorhof komplett, den rechten Ventrikel teilweise komprimiert und einen Perikarderguss vortäuscht (!). Echokontrast im linken Vorhof und linken Ventrikel zeigt deutlichen Rechts-Links-Shunt über ein offenes Foramen ovale durch Druckerhöhung im rechten Vorhof an (LV = linker Ventrikel, LA = linker Vorhof, RV = rechter Ventrikel, HT = rechtsseitiger Hämatothorax)

**Abb. 12** ◀ Thorakale Messerstichverletzung mit plötzlicher hämodynamischer Verschlechterung im Schockraum. Vierkammerblick. Typisches Bild der Perikardtamponade mit diastolischem Kollaps der Wand des rechten Vorhofes (Pfeil) (LV = linker Ventrikel, LA = linker Vorhof, RV = rechter Ventrikel, PE = Perikarderguss)

#### Tabelle 5
#### Mögliche differentialdiagnostische Probleme bei Perikardtamponade

- Pleuraerguss, Hämatothorax
- Epikardiales Fettgewebe (Koagel!)
- Koronarsinus
- Persistierende linke, obere Hohlvene
- Aorta descendens

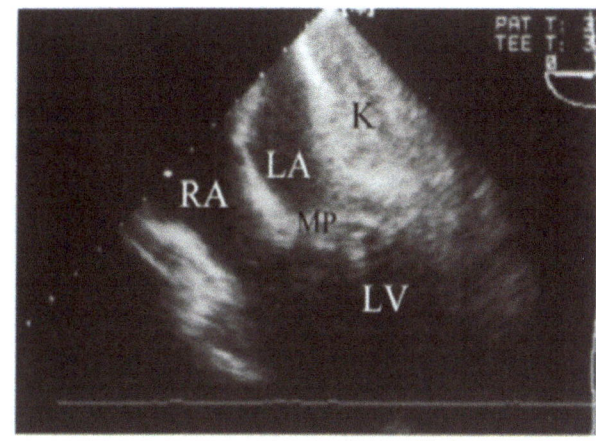

Abb. 13 ▲ Protrahierter Schock nach Mitralklappenersatz. Vierkammerblick. Lokalisierte Kompression des linken Vorhofs durch Blutkoagel (LV = linker Ventrikel, LA = linker Vorhof, RA = rechter Vorhof, MP = Mitralprothese, K = Blutkoagel im Perikard)

Blut in der Perikardhöhle gerinnt (Herzchirurgie, iatrogene Perforationen, Thoraxtrauma). Diese Koagel sind echodicht (ähnliche Echodichte wie Myokard), vom Myokard oft schwer abgrenzbar und oft in atypischer Lokalisation (Abb. 13) zu finden [19].

### Echokardiographische Charakteristika der akuten, schweren Pulmonalembolie

Die echokardiographische Diagnostik der akuten Pulmonalembolie ist indirekter Natur und beruht auf den ▶ **Zeichen der akuten pulmonalen Hypertension** (Tabelle 6). Eine relevante pulmonale Hypertension findet sich in der Regel erst ab einem embolischen Verschluss von mehr als 30% der pulmonalen Gefäßstrombahn. Dies erklärt die geringe diagnostische Sensitivität der Echokardiographie beim hämodynamisch stabilen Patienten. Im Gegensatz dazu liegt die Sensitivität der TEE in der Diagnose einer akuten Pulmonalembolie beim schockierten oder reanimationspflichtigen Patienten bei 80–90% und in über 50% der Fälle gelingt auch ein direkter Embolusnachweis im Bereich des Pulmonalishauptstammes (Abb. 14) oder der rechten Pulmonalarterie [13, 16, 23, 24].

▶ **Zeichen der akuten pulmonalen Hypertension**

**Die Sensitivität der TEE bei der akuten schweren Pulmonalembolie liegt bei 80–90%.**

#### Tabelle 6
#### Häufigkeit echokardiographischer Befunde bei akuter schwerer Pulmonalembolie

| Echokardiographisches Charakteristikum | TEE Ebenen | Häufigkeit |
| --- | --- | --- |
| Vergrößerter, hypo- oder akinetischer rechter Ventrikel | Transgastrische kurze Achse Vierkammerblick | ca. 85 % |
| Abplattung/ Linksverlagerung des Ventrikelseptums | Transgastrische kurze Achse Vierkammerblick | ca. 80 % |
| Paradoxe oder hypokinetische Septumkontraktion | Transgastrische kurze Achse Vierkammerblick | ca. 70 % |
| Erweiterte Pulmonalarterie | Basale Längs- und Querschnitte | ca. 70 % |
| Dilatierter rechter Vorhof, Linksverlagerung des Vorhofseptums | Vierkammerblick | Rechtsherzversagen |
| Höhergradige Trikuspidalinsuffizienz | Vierkammerblick (Farbdoppler) | Rechtsherzversagen |
| Embolusnachweis Hauptstamm/ Rechte Pulmonalarterie | Basale Längs- und Querschnitt | Zentrale Pulmonaolembolie |
| Flottierender Embolus rechter Vorhof | Vierkammerblick | Selten |

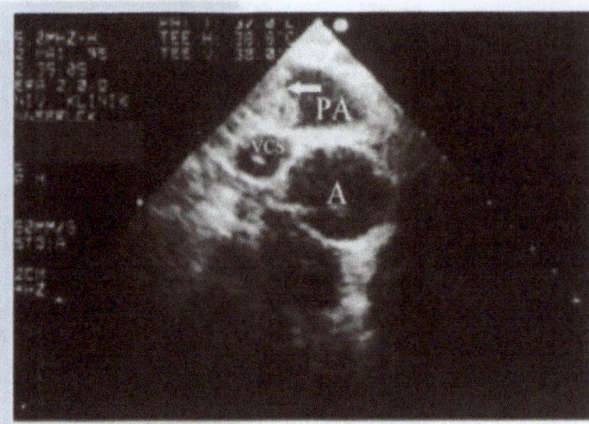

Abb. 14 ◄ **Zentrale Pulmonalembolie mit Verschluss der rechten Pulmonalarterie. Basaler querer Schnitt. Der Embolus in der rechten Pulmonalarterie erkennbar (Pfeil) (A = Aorta, VCS = Vena cava superior, PA = rechte Pulmonalarterie)**

### Echokardiographische Charakteristika der thorakalen Aortendissektion

Die Evaluierung des Patienten mit einer vermuteten, thorakalen Aortendissektion ist eine Domäne der TEE, sowohl in der Akutdiagnostik als auch in der Abklärung chronischer Dissektionen [5, 7]. Die Sensitivität der TEE in dieser Indikation liegt in den Händen des Erfahrenen bei fast 100%. Die TEE erkennt typischerweise nur die extrem seltenen isolierten Dissektionen des proximalen Aortenbogens nicht. Die Spezifität der TEE in der Diagnostik von Aortendissektionen liegt etwas niedriger (ca. 90%) und ist im Wesentlichen auf falsch positive Befunde im Bereich der Aorta ascendens durch Reverberationen (Artefakte durch die Mehrfachreflexion der Schallimpulse an dichten Strukturen, „Geisterechos") und ausgeprägte vorbestehende Aortensklerose zurückzuführen. Die Sensitivität und Spezifität der TEE liegt im Bereich jener von Angiographie und Computertomographie, und die TEE ist daher in vielen Institutionen die diagnostische Methode der Wahl bei thorakaler Aortendissektion.

Die Aortendissektion ist echokardiographisch durch einen ▶ **Intimaeinriss** („entry"), durch ein ▶ **falsches Lumen** zwischen Intima und Media, eine ▶ **Dissektionsmembran** (zwischen falschem und ▶ **wahrem Lumen**) und fakultativ einen oder mehreren Wiedereintrittsstellen („reentry") gekennzeichnet (Abb. 15). Neben der Identifikation dieser echokardiographischen Charakteristika ist häufig auch die Differenzierung zwischen wahrem und falschen Lumen notwendig. Das wahre Lumen ist erkennbar durch:

- systolische Ausdehnung
- typischerweise schmäleres Lumen
- typischerweise größeren intraluminären Flow

**Die Sensitivität der TEE bei thorakaler Aortendissektion beträgt nahezu 100%.**

▶ Intimareinriss („entry")
▶ Falsches Lumen
▶ Dissektionsmembran
▶ Wahres Lumen

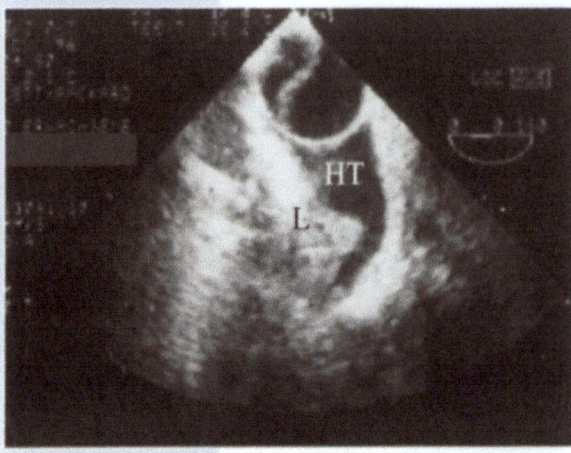

Abb. 15 ◄ **Thorakale Aortendissektion. Querer Schnitt durch die Aorta descendens. Die Dissektionsmembran im Lumen deutlich erkennbar. Hämatothorax links (HT = Hämatothorax, L = kollabierte Lungenabschnitte)**

▶ Daily Typ A
▶ Daily Typ B

In der Differentialdiagnose des instabilen Patienten mit vermuteter Aortendissektion ermöglicht die TEE dem Anästhesisten nicht nur die Bestätigung oder den Ausschluss der Diagnose. Im Falle einer Aortendissektion kann auch zwischen ▶ **Daily Typ A** (Aorta ascendens mitbetroffen) und ▶ **Daily Typ B** Dissektion (auf die Aorta descendens beschränkt) differenziert werden. Daily Typ A Dissektionen erfordern die sofortige Einweisung in ein kardiochirurgisches Zentrum, Typ B-Dissektionen werden an vielen Institutionen primär konservativ therapiert. Überdies gibt die TEE wertvolle Information über den Volumenstatus und die Funktion des linken Ventrikels und ermöglicht bei Typ A-Dissektionen die Diagnose einer begleitenden Aorteninsuffizienz, eines hämorrhagischen Perikardergusses und einer Mitbeteiligung der Koronararterien.

### Echokardiographische Charakteristika der posttraumatischen Aortenruptur

Über 90% aller traumatischen Aortenrupturen liegen an typischer Stelle im Bereich der Aorta descendens unmittelbar nach dem Abgang der linken Arteria subclavia. Selten sind traumatische Aortenrupturen in der Aorta descendens zwerchfellnahe oder im Bereich der Aorta ascendens zu finden. Auf Grund der anatomischen Nähe des Ösophagus zur typischen Prädilektionsstelle traumatischer Aortenrupturen sollte die TEE ein äußerst sensitives Verfahren in der Diagnostik traumatischer Aortenrupturen sein. Andererseits ist die Aorta ascendens eine durch die TEE nur mangelhaft erfasste Region, so dass eine traumatische Aortenruptur an atypischer Stelle alleine durch eine TEE nie sicher ausgeschlossen werden kann. Überraschenderweise variieren Sensitivität und Spezifität der TEE in der Diagnostik traumatischer Aortenrupturen in klinischen Studien in einem weiten Bereich zwischen 60% und beinahe 100% [9, 15, 17]. Dies ist zumindest zum Teil auf die sehr unterschiedliche Ausbildung und Erfahrung der Untersucher in den einzelnen Studien zurückzuführen und zeigt offensichtlich, dass die Diagnostik einer traumatischen Aortenruptur keine diagnostische Fragestellung für den weniger Erfahrenen ist. Fallberichte zeigen eindeutig, dass im Einzelfall besonders bei älteren Patienten mit vorbestehenden arteriosklerotischen Veränderungen, aber auch bei nicht eindeutigem echokardiographischem Befund falsch positive TEE-Diagnosen möglich sind. Deshalb ist nur beim hämodynamisch instabilen, vital bedrohten jungen Patienten mit eindeutigem echokardiographischem Befund die Indikation zur Thorakotomie auf Grund des TEE-Befundes alleine gerechtfertigt. Bei allen anderen Patienten sollte die Diagnose durch ein weiteres bildgebendes Verfahren abgesichert werden. Das echokardiographische Bild der traumatischen Aortenruptur ist komplex. Neben typischen Bildern wie

**Eine Aortenruptur an atypischer Stelle kann durch eine TEE nicht ausgeschlossen werden.**

**Die Diagnose einer Aortenruptur mittels TEE gehört in erfahrene Hände.**

▶ im Lumen frei flottierenden Wandabschnitten unterschiedlicher Dicke, sogenannte „flaps" (Abb. 16)
▶ falschen Aneurysmen
▶ und Aortendissektionen

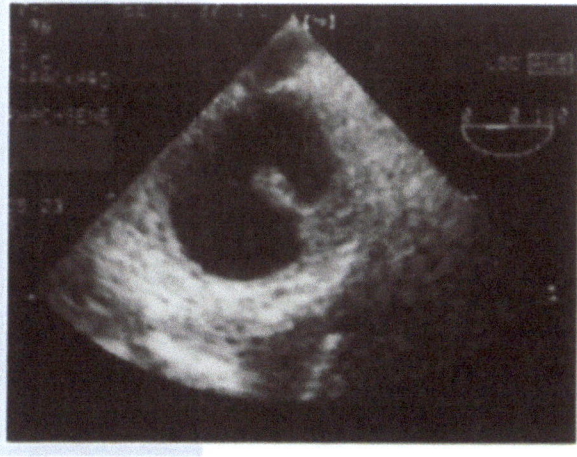

Abb. 16 ◀ Traumatische Aortenruptur. Aorta descendens im Querschnitt knapp unterhalb des Abganges der linken Arteria subclavia. Typische hochmobile, fingerförmige Aortenwandläsion („Flap"). Periaortales Hämatom

**Tabelle 7**
**Typische Befunde bei akuter Mitralklappeninsuffizienz**

- Segelprolaps bei Sehnenfadenausriss (Endokarditis, Trauma)
- Papillarmuskelausriss mit Segelprolaps (Myokardinfarkt)
- Ringdilatation bei unauffälliger Segelmorphologie (Myokardversagen)
- Papillarmuskeldysfunktion, unauffällige Klappenmorphologie (ischämische Mitralklappeninsuffizienz)
- Segelperforation bei akuter Endokarditis

**Tabelle 8**
**Schweregradeinteilung einer Aorteninsuffizienz mittels Farbdopplerechokardiographie**

| Schweregrad | Definition | Maximale diastolische Jetbreite im linksventrikulären Ausflusstrakt |
|---|---|---|
| Grad 1 | Trivial, ohne Bedeutung | Jetbreite bis 25% der Breite des linksventrikulären Ausflusstrakts |
| Grad 2 | Hämodynamisch gut tolerabel | Jetbreite 25–45 % der Breite des linksventrikulären Ausflusstrakts |
| Grad 3 | Hämodynamisch relevant | Jetbreite 45–60 % der Breite des linksventrikulären Ausflusstrakts |
| Grad 4 | Schwer, hämodynamisch gravierend | Jetbreite mehr als 60% der Breite des linksventrikulären Ausflusstrakts |

n.b.: Überdies gelten Regurgitationsjets, die die Spitze des vorderen Mitralsegels oder die Ventrikelspitze erreichen, als hämodynamisch relevant

finden sich auch weniger eindeutige echokardiographische Befunde wie fusiforme Aneurysmen bis hin zur kompletten Lumenobstruktion, Wandhämatomen und periaortalen Hämatomen [9].

### Grundlagen der echokardiographischen Beurteilung von Herzklappen

Die exakte echokardiographische Beurteilung von angeborenen und erworbenen Veränderungen der Herzklappen erfordert spezielle Ausbildung und vertieftes Wissen. Sie sollte Kardiologen oder speziell geschulten Kardioanästhesisten vorbehalten bleiben. Basiskenntnisse in der Beurteilung von Aorten-, Mitral- und Trikuspidalklappeninsuffizienzen sind jedoch auch für die Notfalldiagnostik beim hämodynamisch instabilen chirurgischen Patienten essentiell. ▶ **Akute Klappeninsuffizienzen** nach Thoraxtrauma, Myokardinfarkt, Endokarditis oder Aortendissektion sind wichtige differentialdiagnostische Überlegungen beim schockierten Notfallpatienten. Charakteristische Befunde in der 2D-Echokardiographie weisen auf eine akute Klap-

▶ Akute Klappeninsuffizienz

**Tabelle 9**
**Schweregradeinteilung einer Trikuspidal- und Mitralklappeninsuffizienz mittels Farbdopplerechokardiographie**

| Schweregrad | Definition | Maximale systolische Jetlänge im linken oder rechten Vorhof *, ** |
|---|---|---|
| Grad 1 | Trivial, ohne Bedeutung | Jetlänge bis unmittelbar hinter Klappenebene |
| Grad 2 | Hämodynamisch gut tolerabel | Jetlänge bis 1/3 der Vorhofhöhe |
| Grad 3 | Hämodynamisch relevant | Jetlänge bis 2/3 der Vorhofhöhe |
| Grad 4 | Schwer, hämodynamisch gravierend | Jetlänge bis Vorhofdach oder Rückfluss in Pulmonalvene |

n.b. Überdies gelten Regurgitationsjet mit einer Breite von mehr als 6 mm in ihrem Ursprung in der Klappenebene und Regurgitationsjets mit einer Ausdehnung der Jetfläche von mehr als 6 $cm^2$ als hämodynamisch relevant.
* sehr exzentrisch verlaufende Jets stellen sich in ihrer Längsausdehnung verkürzt dar und erhalten einen Schweregrad zusätzlich.
** Beurteilung der Jetausdehnung am anästhesierten Patienten nur nach vorheriger Normalisierung der Nachlast des linken Ventrikels durch Vasopressorgabe.

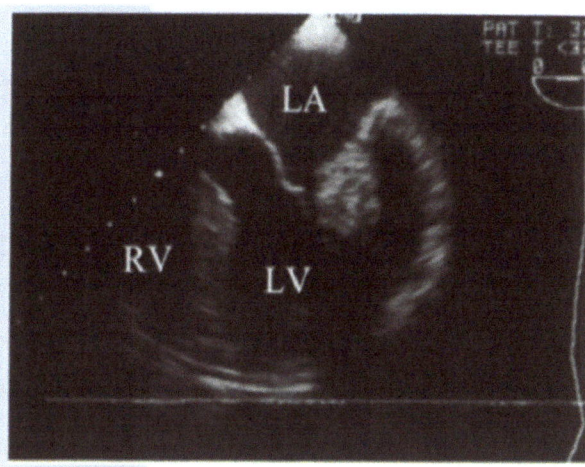

Abb. 17 ◀ Große Klappenvegetation bei Mitralklappenendokarditis. Vierkammerblick. Typische, hochmobile, mäßig echodichte Auflagerung am hinteren Mitralsegel (LV = linker Ventrikel, LA = linker Vorhof, RV = rechter Ventrikel)

peninsuffizienz hin (Tabelle 7), deren Schweregrad mittels Farbdopplerechokardiographie semiquantitativ erfasst wird. Basis der Beurteilung des Schweregrades stellen die Dicke, die Länge und die Fläche des Regurgitationsjets im Verhältnis zur betroffenen Herzhöhle dar (Tabellen 8 und 9). Die Frage nach einer Endokarditis und Klappenvegetationen ist beim septischen Patienten eine häufige Indikation für eine TEE auch in der chirurgischen Intensivstation. Die Abgrenzung der typischerweise hochmobilen, flottierenden, zottig oder unscharf begrenzten Klappenvegetation (Abb. 17) zu einer Klappenringverkalkung, einer Klappensklerose oder myxomatösen Klappendegeneration kann im Einzelfall schwierig sein.

**Die TEE wird beim septischen Patienten zum Ausschluss einer Endokarditis oder Klappevegetationen angewandt.**

## Fragen und Antworten zur Erfolgskontrolle

**1. Was ist der M-Mode und wann ist dessen Anwendung von Vorteil?**

Der M-Mode bringt die Position einzelner echodichter Strukturen entlang einer Zeitachse zur Darstellung. Seine Anwendung ist vorteilhaft zur Vermessung der Herzhöhlen, insbesondere zur Quantifizierung der globalen linksventrikulären Funktion (FS, EF), sowie zur genaueren Beurteilung von regionalen Wandbewegungsstörungen (radiale Verkürzung, Myokardverdickung).

**2. Warum ist die transgastrische kurze Achse die Schnittebene der Wahl zur Beurteilung der globalen und regionalen Ventrikelfunktion und des Volumensstatus?**

Einerseits wegen der verlässlichen Reproduzierbarkeit dieser Schnittebene, andererseits weil der Großteil des Schlagvolumens aus dieser Ebene ausgeworfen wird (80%), und letzlich weil alle drei Koronararterien in dieser Ebene repräsentiert sind.

**3. Welche echokardiographischen Charakteristika sprechen für die hämodynamische Wirksamkeit eines Perikardergusses?**

Hauptkriterium ist der diastolische Kollaps des rechten Vorhofs, in weiterer Folge die Kompression der rechten Herzhöhlen (Niederdrucksystem). Bei lokalisierten Perikardergüssen (im chirurgischen Patientengut häufig) ist grundsätzlich die Kompression jeder Herzhöhle möglich und somit eventuell auch ein diastolischer Kollaps des linken Vorhofs zu finden.

**4. Was sind die wichtigsten echokardiographischen Zeichen der Rechtsherzbelastung, wie z.B. bei der akuten schweren Pulmonalembolie?**

Die wichtigsten echokardiographischen Charakteristika der Rechtsherzbelastung sind: ein vergrößerter hypo- bis akinetischer rechter Ventrikel, die Abplattung und Linksverlagerung des Ventrikelseptums, die paradoxe Septumkontraktion, ein dilatierter rechter Vorhof mit linksverlagertem Vorhofseptum und eine höhergradige Trikuspidalinsuffizienz.

**5. Kann eine Aortenruptur mit 100%iger Sensitivität mittels TEE diagnostiziert werden?**

Nein! Eine Aortenruptur an atypischer Stelle (Aorta ascendens) kann durch die TEE nicht sicher ausgeschlossen werden.

# Literatur

1. (1996) Practice guidelines for perioperative transesophageal echocardiography. A report by the American Society of Anesthesiologists and the Society of Cardiovascular Anesthesiologists Task Force on Transesophageal Echocardiography. Anesthesiology 84:986-1006
2. Ammar T, Konstadt S (1996) Intraoperative transesophageal echocardiographic evaluation of mitral regurgitation. J Cardiothorac Vasc Anesth 10:397-405
3. Battler A, Froelicher VF, Gallagher KP, Kemper WS, Ross J (1980) Dissociation between regional myocardial dysfunction and ECG changes during ischemia in the conscious dog. Circulation 62:735-744
4. Brandt RR, Oh JK, Abel MD, Click RL, Orszulak TA, Seward JB (1998) Role of emergency intraoperative transesophageal echocardiography. J Am Soc Echocardiogr 11:972-977
5. Cigarroa JE, Isselbacher EM, DeSanctis RW, Eagle KA (1993) Diagnostic imaging in the evaluation of suspected aortic dissection. Old standards and new directions. N Engl J Med 328:35-43
6. Couture P, Denault AY, Carignan S, Boudreault D, Babin D, Ruel M (1999) Intraoperative detection of segmental wall motion abnormalities with transesophageal echocardiography. Can J Anaesth 46:827-831
7. Daniel WG, Mugge A (1995) Transesophageal echocardiography. N Engl J Med 332:1268-1279
8. Ellis JE, Shah MN, Briller JE, Roizen MF, Aronson S, Feinstein SB (1992) A comparison of methods for the detection of myocardial ischemia during noncardiac surgery: automated ST-segment analysis systems, electrocardiography, and transesophageal echocardiography. Anesth Analg 75:764-772
9. Goarin JP, Catoire P, Jacquens Y, Saada M, Riou B, Bonnet F, Coriat P (1997) Use of transesophageal echocardiography for diagnosis of traumatic aortic injury. Chest 112:71-80
10. Hopf HB, Tarnow J (1992) Perioperative diagnosis of acute myocardial ischemia. Anaesthesist 41:509-519
11. Kolev N, Brase R, Swanevelder J, Oppizzi M, Riesgo MJ, van der Maaten JM, Abiad MG, Guarracino F, Zimpfer M (1998) The influence of transoesophageal echocardiography on intra-operative decision making. A European multicentre study. European Perioperative TOE Research Group. Anaesthesia 53:767-773
12. Kolev N, Ihra G, Swanevelder J, Spiss CK, Hartmann T, Zimpfer M (1997) Biplane transoesophageal echocardiographic detection of myocardial ischaemia in patients with coronary artery disease undergoing non- cardiac surgery: segmental wall motion vs. electrocardiography and haemodynamic performance. Eur J Anaesthesiol 14:412-420
13. Krivec B, Voga G, Zuran I, Skale R, Pareznik R, Podbregar M, Noc M (1997) Diagnosis and treatment of shock due to massive pulmonary embolism: approach with transesophageal echocardiography and intrapulmonary thrombolysis. Chest 112:1310-1316
14. Loick HM, Poelaert J, Van Aken H (1997) Transesophageal echocardiography in anesthesia and intensive care. The diagnostic importance of transesophageal echocardiography. Anaesthesist 46:504-514
15. Minard G, Schurr MJ, Croce MA, Gavant ML, Kudsk KA, Taylor MJ, Pritchard FE, Fabian TC (1996) A prospective analysis of transesophageal echocardiography in the diagnosis of traumatic disruption of the aorta. J Trauma 40:225-230
16. Patel JJ, Chandrasekaran K, Maniet AR, Ross JJ, Jr., Weiss RL, Guidotti JA (1994) Impact of the incidental diagnosis of clinically unsuspected central pulmonary artery thromboembolism in treatment of critically ill patients. Chest 105:986-990
17. Patel NH, Stephens KE, Jr., Mirvis SE, Shanmuganathan K, Mann FA (1998) Imaging of acute thoracic aortic injury due to blunt trauma: a review. Radiology 209:335-348
18. Poelaert J, Schmidt C, Colardyn F (1998) Transesophageal echocardiography in the critically ill. Anaesthesia 53:55-68
19. Saner HE, Olson JD, Goldenberg IF, Asinger RW (1995) Isolated right atrial tamponade after open heart surgery: role of echocardiography in diagnosis and management. Cardiology 86:464-472
20. Schiller NB, Shah PM, Crawford M, DeMaria A, Devereux R, Feigenbaum H, Gutgesell H, Reichek N, Sahn D, Schnittger I, et al. (1989) Recommendations for quantitation of the left ventricle by two- dimensional echocardiography. American Society of Echocardiography Committee on Standards, Subcommittee on Quantitation of Two-Dimensional Echocardiograms. J Am Soc Echocardiogr 2:358-367
21. Shanewise JS, Cheung AT, Aronson S, Stewart WJ, Weiss RL, Mark JB, Savage RM, Sears-Rogan P, Mathew JP, Quinones MA, Cahalan MK, Savino JS (1999) ASE/SCA guidelines for performing a comprehensive intraoperative multiplane transesophageal echocardiography examination: recommendations of the American Society of Echocardiography Council for Intraoperative Echocardiography and the Society of Cardiovascular Anesthesiologists Task Force for Certification in Perioperative Transesophageal Echocardiography. Anesth Analg 89:870-884
22. Sohn DW, Shin GJ, Oh JK, Tajik AJ, Click RL, Miller FA, Jr., Seward JB (1995) Role of transesophageal echocardiography in hemodynamically unstable patients. Mayo Clin Proc 70:925-931
23. Vieillard-Baron A, Qanadli SD, Antakly Y, Fourme T, Loubieres Y, Jardin F, Dubourg O (1998) Transesophageal echocardiography for the diagnosis of pulmonary embolism with acute cor pulmonale: a comparison with radiological procedures. Intensive Care Med 24:429-433
24. Wittlich N, Erbel R, Eichler A, Schuster S, Jakob H, Iversen S, Oelert H, Meyer J (1992) Detection of central pulmonary artery thromboemboli by transesophageal echocardiography in patients with severe pulmonary embolism. J Am Soc Echocardiogr 5:515-524

M. Max · R. Dembinski · Universitätsklinikum der Rheinisch-Westfälischen Technischen Hochschule Aachen

# Pulmonaler Gasaustausch in Narkose

Störungen des pulmonalen Gasaustauschs unter Narkose werden auch bei Patienten ohne vorbestehende Lungenerkrankungen beobachtet und zählen zu den häufigsten Ursachen der perioperativen Morbidität. Die Einleitung einer Allgemeinanästhesie führt regelmäßig durch eine Tonusänderung der inspiratorischen Muskulatur und eine Verlagerung des Zwerchfells nach kranial zu einer Reduktion der funktionellen Residualkapazität (FRC). Dies hat eine Abnahme der Compliance des respiratorischen Systems sowie eine Minderventilation der abhängigen Lungenbezirke zur Folge, so dass es in diesen Bezirken zur Ausbildung von Kompressionsatelektasen und einer Störung des Gasaustauschs durch Zunahme des intrapulmonalen Shunts kommt, die manchmal auch noch Stunden nach Beendigung der Narkose nachweisbar ist. Die genannten Veränderungen finden sich häufiger und ausgeprägter bei älteren und übergewichtigen Patienten, sind aber mit Ausnahme von Ketamin unabhängig von den eingesetzten Medikamenten und Narkoseverfahren (TIVA, Inhalationsanästhesie) und treten bei spontanatmenden Patienten und unter kontrollierter Beatmung gleichermaßen auf. Die Anwendung von PEEP kann zu einer Wiedereröffnung der atelektatischen Bereiche führen, geht jedoch bei normgewichtigen Individuen nicht mit einer Verbesserung des pulmonalen Gasaustauschs einher. Die Ursachen für die Entwicklung dieser Veränderungen sind noch nicht abschließend geklärt und Wechselwirkungen sowie eine gegenseitige Beeinflussung der Mechanismen bei der Entwicklung der Einschränkungen des pulmonalen Gasaustauschs sind wahrscheinlich. Der folgende Beitrag gibt einen Überblick über verschiedene Aspekte der pulmonalen Gasaustauschstörung unter Allgemeinanästhesie, über deren klinische Relevanz sowie über mögliche Strategien zu ihrer Vermeidung und Therapie.

---

Changes in pulmonary gas exchange during general anesthesia
*Key words:* Positive endexiratory pressure · Atelectasis · Functional residual capacity · Anesthesia

Dr. Martin Max · Klinik für Anästhesie, Universitätsklinikum der Rheinisch-Westfälischen Technischen Hochschule Aachen, Pauwelsstraße 30, 52074 Aachen

## Faktoren der pulmonalen Gasaustauschstörung während Allgemeinanästhesie

### Die funktionelle Residualkapazität (FRC)

#### Physiologische Grundlagen

Die funktionelle Residualkapazität (FRC) ist definiert als das Gasvolumen, das nach normaler Exspiration und in Atemruhelage in der Lunge verbleibt. Beim gesunden, spontanatmenden, wachen Individuum entspricht die FRC etwa 50% der totalen Lungenkapazität und ergibt sich aus den gegensätzlich wirkenden elastischen Rückstellkräften der Lunge und der Thoraxwand. Sie ist unter anderem abhängig von der Schwerkraft und der Lagerung der untersuchten Person. So kommt es in Rückenlage, wahrscheinlich durch den zunehmenden Druck der Abdominalorgane, bereits zu einer Verminderung der FRC um etwa 20% im Vergleich zur stehenden oder sitzenden Position. Der im Wachzustand auch endexspiratorisch bestehende Tonus der respiratorischen Muskulatur verhindert jedoch eine weitere Verlagerung der intraabdominellen Organe in den Thoraxraum und trägt somit etwa 400 bis 800 ml zur funktionellen Residualkapazität bei (Abb. 1) [1].

#### Effekte der Allgemeinanästhesie

Eine der wiederholt gezeigten und heute als gesichert geltenden Veränderungen während Allgemeinanästhesie in Rückenlage, nicht aber in sitzender Position, ist eine ▶ **Einschränkung der funktionellen Residualkapazität** um etwa 20% gegenüber dem wachen, spontanatmenden Individuum [2,3]. Sie ist bereits wenige Minuten nach der Einleitung nachweisbar, zeigt dann im Verlauf keine weitere Zunahme und erreicht manchmal erst Stunden nach Beendigung einer Narkose wieder normale Werte. Während die Angaben für normalgewichtige und pulmonal gesunde Patienten relativ einheitlich sind, kann die FRC bei schwerem Übergewicht (z. B. body mass index [Körpergewicht/Körpergröße²] >40 kg/m²), vorbestehenden chronisch obstruktiven Atemwegserkrankungen und älteren Menschen in Allgemeinanästhesie erheblich stärker reduziert sein. Im Gegensatz dazu ist das Ausmaß der Reduktion weitgehend unabhängig von der ▶ **Auswahl der eingesetzten Medikamente**. So finden sich keine Unterschiede zwischen Narkosen, die intravenös oder inhalativ eingeleitet und fortgeführt werden, und auch der Einsatz von Muskelrelaxantien führt nicht zu einer weiteren Abnahme der FRC. Lediglich beim Einsatz von Ketamin kommt es, möglicherweise durch eine Tonuserhaltung der Atemmuskulatur, nicht zu einer Abnahme der FRC.

Wesentlicher als die Wahl der Medikamente scheint hingegen ▶ **Wahl der anästhesiologischen Technik** für die beobachteten Veränderungen der funktionellen Residualkapazität. So konnte gezeigt werden, dass eine Einschränkung der FRC bei endotracheal intubierten Patienten während kontrollierter Beatmung und unter erhal-

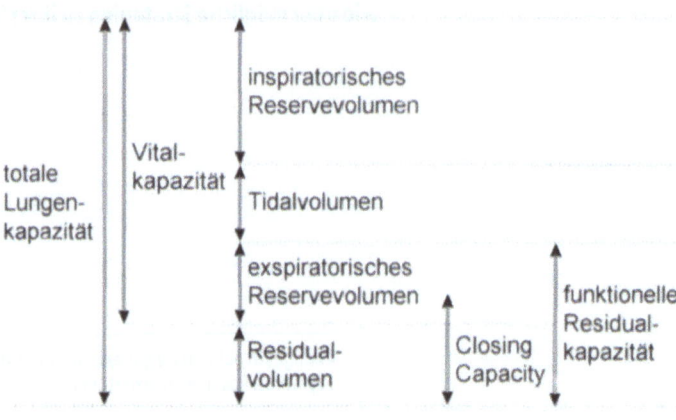

Abb. 1 ▲ **Zusammensetzung der totalen Lungenkapazität**

tener Spontanatmung gleichermaßen auftritt, während Patienten, die über eine dicht sitzende Gesichtsmaske atmeten, keine Veränderung der FRC im Vergleich zu Werten vor der Narkoseeinleitung aufwiesen [4]. Die Ursache für diesen Unterschied wird in dem im Zusammenhang mit der Intubation häufigeren Auftreten von Husten durch unzureichende Muskelrelaxation und der damit verbundenen Irritation der Atemmuskulatur und der Atemwege vermutet.

### Mechanismen der FRC-Abnahme unter Allgemeinanästhesie

Im Wesentlichen werden drei verschiedene Mechanismen als Auslöser dieser Veränderung diskutiert:
- Reduktion der nach außen wirkenden elastischen Rückstellkräfte der Thoraxwand und des Zwerchfells durch Tonusänderung der Atemmuskulatur,
- Zunahme der nach innen gerichteten elastischen Rückstellkräfte der Lunge durch Veränderungen der Lungenmechanik und
- eine Umverteilung des intrathorakalen und intraabdominellen Blutvolumens.

**Effekte der Allgemeinanästhesie auf die Atemmuskulatur.** Als Ursache für die Abnahme der elastischen Rückstellkräfte der Thoraxwand wird ein Tonusverlust der inspiratorisch wirksamen Intercostalmuskulatur und des Zwerchfells vermutet. Während beim wachen, spontanatmenden Patienten am Ende der Exspiration noch eine elektromyographisch darstellbare Restaktivität des Zwerchfells gezeigt werden konnte, war diese nach Einleitung einer Allgemeinanästhesie mit Halothan nicht mehr nachweisbar [1]. Ein solcher narkosebedingter Verlust der endexspiratorischen Muskelaktivität in Rückenlage könnte die von mehreren Autoren beobachtete ▶ **Verschiebung des Zwerchfells nach kranial** in der Folge der Einleitung einer Allgemeinanästhesie erklären. Froese et al. konnten zeigen, dass während der Inspiration bei wachen und spontanatmenden Probanden in Rückenlage hauptsächlich die abhängigen Bereiche des Zwerchfells bewegt werden [5] und laut neueren Untersuchungen dabei einen Anteil von 60–100% des Tidalvolumens generieren können [4, 6].

Die Einleitung einer Allgemeinanästhesie hatte eine Verschiebung der endexspiratorischen Lage insbesondere der abhängigen Bezirke des Zwerchfells nach kranial zur Folge. Während diese bei erhaltener Spontanatmung auch unter Narkose weiterhin die größte Beweglichkeit zeigten, führte die zusätzliche Gabe von Muskelrelaxanzien zu einer Umkehr des ursprünglichen Musters mit vorwiegender Bewegung der nicht abhängigen Zwerchfellanteile und nur noch minimaler Beweglichkeit der abhängigen Bereiche. Neuere computertomographische Studien an anästhesierten Patienten bestätigten die Verschiebung des Zwerchfells nach kranial und berechneten für die damit verbundene Reduktion der FRC einen Wert von etwa 500 ml oder 17% des Wertes vor Einleitung der Narkose [6, 7]. Eine Verschiebung nach kaudal und eine Verminderung der Atelektasen als Bestätigung für die Relevanz des reduzierten Zwerchfelltonus konnte durch die Stimulation des N. phrenicus bei Patienten während Allgemeinanästhesie gezeigt werden [8]. Neben der nach kranial gerichteten Veränderung der endexspiratorischen Position des Zwerchfells fanden Hedenstierna et al. auch eine Abnahme des transversalen Thoraxdurchmessers, der insbesondere in den unteren, zwerchfellnahen Thoraxabschnitten signifikant war und als Folge der veränderten Zwerchfellspannung interpretiert wurde. Andere Autoren vermuteten jedoch, dass auch der ▶ **Verlust der elektromyographisch nachweisbaren endexspiratorischen Aktivität der Intercostalmuskulatur** unter Allgemeinanästhesie unabhängig von der Verschiebung des Zwerchfells zu einer Abnahme des intrathorakalen Volumens und damit der FRC führen könnte. Sie beobachteten eine Reduktion des inneren Thoraxdurchmessers vor allem in den oberen Thoraxabschnitten.

Zusammenfassend lässt sich feststellen, dass es während einer Allgemeinanästhesie zum Tonusverlust der respiratorischen Muskulatur kommt, die als wesentliche Ursache für die Abnahme der FRC angesehen wird (Abb. 2).

**Effekte der Allgemeinanästhesie auf die Lungenmechanik.** Im Gegensatz zu den gut belegten Effekten der Allgemeinanästhesie auf die Atemmuskulatur ist eine ▶ **Abnahme der Compliance der Lunge** als Ursache für die Reduktion der FRC unter Narkose aufgrund des raschen Eintritts dieses Effekts unwahrscheinlich [9]. Daher werden

---

*Marginal notes:*

Mutmaßliche Ursache für die Abnahme der elastischen Rückstellkräfte der Thoraxwand: ein Tonusverlust der inspiratorisch wirksamen Intercostalmuskulatur und des Zwerchfells.

▶ Verschiebung des Zwerchfells nach kranial

▶ Verlust der elektromyographisch nachweisbaren endexspiratorischen Aktivität der Intercostalmuskulatur

▶ Abnahme der Compliance der Lunge

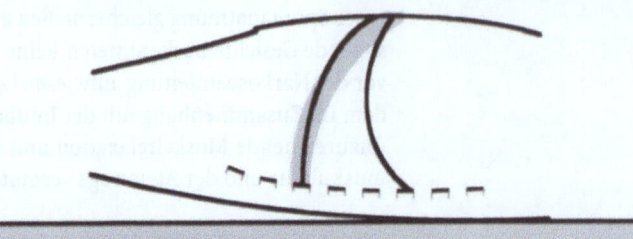

**Abb. 2** ▲ Atmungsabhängige Stellung und Bewegung des Zwerchfells. Die schwarzen Linien zeigen die endexspiratorische und die endinspiratorische Stellung des Zwerchfells bei wachen, spontanatmenden Probanden. Die graue Fläche bezeichnet die diaphragmale Bewegung während kontrollierter Beatmung unter Allgemeinanästhesie mit Muskelrelaxierung (nach Krayer et al. [6])

▶ Anstieg des Atemwegswiderstandes

▶ Persistierende Abnahme der Compliance des respiratorischen Systems

▶ Schädigung des pulmonalen Surfactantsystems

▶ Zunahme des intraabdominellen Volumens oder Drucks

die Veränderungen der Lungenmechanik während Allgemeinanästhesie als *Folge* und nicht als *Ursache* der beschriebenen Änderungen der Lungenvolumina angesehen [10]. Die Reduktion der FRC führt zu einem ▶ **Anstieg des Atemwegswiderstandes**, der aber von der bronchodilatatorischen Wirkung der Inhalationsanästhetika und dosisabhängig auch von Barbituraten egalisiert wird [11]. Daher kommt es bei zunehmendem Gasfluss zu einem Anstieg und bei zunehmendem Lungenvolumen zu einer Abnahme der Resistance in einem Umfang, wie sie auch beim wachen Spontanatmenden in Rückenlage zu finden ist. Bei Patienten mit ausgeprägtem Übergewicht oder einer chronisch obstruktiven Lungenerkrankung, die auch im wachen, spontanatmenden Zustand einen erhöhten Atemwegswiderstand aufweisen, finden sich jedoch auch unter Narkose pathologisch gesteigerte Resistancewerte. Die übrigen für die Allgemeinanästhesie verwendeten Medikamente wie Opiate und Muskelrelaxanzien führen trotz ihrer potentiell bronchokonstriktorischen Effekte zu keiner regelhaften Erhöhung des pulmonalen Atemwegswiderstandes [11].

Einhergehend mit der Reduktion der FRC kommt es nach der Einleitung einer Narkose auch zu einer zuerst raschen und dann langsam ▶ **persistierenden Abnahme der Compliance des respiratorischen Systems**. Grimby et al. untersuchten die Complianceänderungen der verschiedenen Anteile des respiratorischen Systems und die daraus folgenden Veränderungen der Atemmechanik [12]. Unter intravenös eingeleiteter und fortgeführter Allgemeinanästhesie war die Compliance der Thoraxwand höher als die der Lunge, wobei die Werte des knöchernen Thorax über denen der Einheit Zwerchfell-Abdomen lagen. Der Anteil der knöchernen Thoraxwand an der Generierung des Tidalvolumens stieg von 0,4 unter Spontanatmung auf 0,73 unter mechanischer Beatmung. Durch die Vergrößerung der Tidalvolumina im Verhältnis 1:2:3 stieg die Compliance der Thoraxwand an, während sie unter niedrigeren Atemwegsdrücken abnahm, ähnlich wie dies auch von Untersuchungen an wachen, willkürlich entspannten Individuen mit unterschiedlichen Lungenvolumina bekannt ist.

Es wird daher heute angenommen, dass die Veränderungen der Compliance nicht die Ursache, sondern eine Folge der FRC-Verminderung sind. Diese Annahme wird durch eine Untersuchung von Rehder et al. unterstützt, die bei anästhesierten Freiwilligen in sitzender Position weder eine Veränderung der FRC noch der Compliance sahen [3]. Ob das ausgewählte Narkoseverfahren, insbesondere der Einsatz von Opiaten, die eine zusätzliche Thoraxrigidität auslösen können, eine Rolle bei den Veränderungen der Lungenmechanik spielt, ist nicht sicher. Vermutungen, dass die Abnahme der Compliance des respiratorischen Systems unter Allgemeinanästhesie die Auswirkung einer ▶ **Schädigung des pulmonalen Surfactantsystems** im Rahmen der Beatmung oder als direkte Folge der Inhalationsanästhetika sein könnte, haben sich bisher nicht bestätigen lassen.

**Effekte der Allgemeinanästhesie auf die Verteilung des Blutvolumens.** Neben den angesprochenen Veränderungen der Thoraxwand und der Lungenmechanik kann auch die ▶ **Zunahme des intraabdominellen Volumens oder Drucks** zu einer Verschiebung des Zwerchfells nach kranial führen. Eine solche Druck- oder Volumensteigerung ist normalerweise das Ergebnis einer forcierten Exspiration, kann aber auch die Folge einer Zunahme von Gas oder Flüssigkeit im Bauchraum sein wie sie bei

Patienten mit Ileus oder Ascites vorliegt. Ein relevanter Einfluss verstärkter Exspirationsbemühungen auf die Reduktion der FRC unter Narkose kann weitgehend ausgeschlossen werden, da diese auch nach Muskelrelaxierung zu beobachten ist. Veränderungen des intraabdominellen Gas- und Blutvolumens während Allgemeinanästhesie waren Gegenstand mehrerer Untersuchungen.

In einer präoperativ durchgeführten Studie an sechs chirurgischen Patienten während Halothananästhesie fanden Hedenstierna et al. eine durchschnittliche Reduktion der FRC um 500 ml, ohne dass es zu einer Abnahme des transversalen Abdomendurchmessers kam [7]. Die gleichzeitig beobachtete Abnahme des intrathorakalen Blutvolumens um etwa 300 ml sowie die schon früher an sechs Patienten nach intravenöser Narkoseeinleitung gemessenen Umverteilung von 50–150 ml Blut aus den Extremitäten in den Rumpf ließen jedoch einen Anstieg des intraabdominellen Blutvolumens um etwa 400 ml erwarten, der den von Hedenstierna et al. beobachteten unveränderten transversalen Durchmesser des Abdomens hinreichend erklärte. Eine alternativ als Ursache denkbare Zunahme des intraabdominellen Gasvolumens wurde in der gleichen Studie und in Übereinstimmung mit früheren tierexperimentellen Arbeiten mittels Computertomographie ausgeschlossen.

Aufgrund der vorliegenden Daten ist daher eine Zunahme des intrathorakalen Blutvolumens als Ursache der FRC Reduktion sehr unwahrscheinlich. Ob jedoch die Verschiebung des Zwerchfells Ursache oder Folge der Umverteilung des intravasalen Volumens ins Abdomen ist, bleibt unklar. Eine weitere Beeinflussung der Mechanismen durch eine Beatmung mit positiven Atemwegsdrücken und PEEP ist anzunehmen, in ihren Details aber noch nicht untersucht (Abb. 3).

### Folgen der FRC-Reduktion unter Allgemeinanästhesie

Auch wenn die genauen Ursachen noch nicht vollständig aufgeklärt sind, führt die Reduktion der funktionellen Residualkapazität während Allgemeinanästhesie sekundär zu einer Abnahme der Compliance und damit zu einer Änderung der regionalen Ventilationsverteilung. Dies erleichtert die Entwicklung von Atelektasen, von denen ursprünglich angenommen wurde, dass sie miliar, d. h. über die ganze Lunge verteilt auftreten [13]. Neuere computertomographische Untersuchungen legen jedoch eine Lokalisation vorwiegend in den abhängigen Bereichen nahe [2].

**Regionale Ventilationsverteilung, Atelektasenbildung.** Regionale Unterschiede in der intrapulmonalen Verteilung der Ventilation werden im Wesentlichen vom ▶ **gravitationsabhängigen Gradienten des transpulmonalen Drucks** (Pleuradruck – Atemwegsdruck) bestimmt, der bedingt durch das Eigengewicht der Lunge von den nicht abhängigen zu den abhängigen pulmonalen Segmenten zunimmt (~0,25 cm $H_2O \cdot cm^{-1}$). Bei einer Inspiration ausgehend von einer normalen funktionellen Residualkapazität führt dies dazu, dass ein größerer Anteil des Tidalvolumens in die ab-

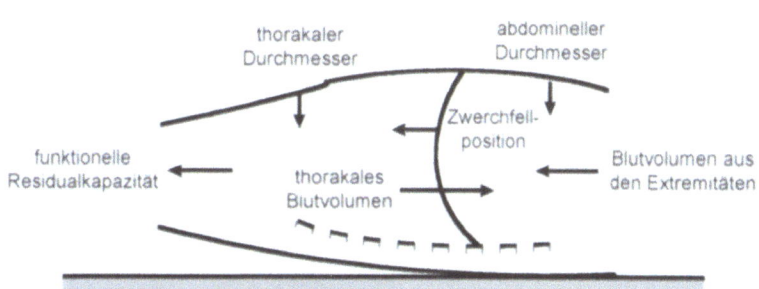

Abb. 3 ▲ Verschiebung von intrathorakalen und intraabdominellen Blut- und Gasvolumina während Allgemeinanästhesie. Nach Einleitung einer Narkose mit kontrollierter Beatmung kommt es durch die Verschiebung der Zwerchfellposition (−500 ml) und die Reduktion des thorakalen Durchmessers (−250 ml) zu einer Umverteilung des intrathorakalen Blutvolumens (−300 ml) und einer Abnahme der funktionellen Residualkapazität (−450 ml). Dem gegenüber steht eine Zunahme des intraabdominellen Blutvolumens durch Umverteilung aus dem Thorax (+300 ml) und den Extremitäten (+100 ml), so dass die Veränderung der Zwerchfellposition nur eine geringfügige Veränderung des abdominellen Durchmessers (−100 ml) bewirkt (nach G. Hedestierna et al. [33])

hängigen Lungenareale gelangt, da diese eine bessere Compliance (Druck-Volumen-Beziehung) aufweisen als die weiter apikal oder ventral gelegenen Lungenabschnitte. Kommt es jedoch zu einer Reduktion des endexspiratorischen Lungenvolumens, so führt dies zu einem weiteren Anstieg des intrapleuralen Drucks in allen Bezirken mit einer Abnahme der Compliance insbesondere der abhängigen Lungensegmente. Daher wird bei der Inspiration der größere Teil des Tidalvolumens in die nicht abhängigen Lungenabschnitte gelangen, während es in den abhängigen Bezirken zu einer Minderbelüftung und zur Ausbildung von Atelektasen kommt (Abb. 4, 5).

Aufgrund der narkosebedingten Abnahme der FRC und der pulmonalen Compliance sind die oben beschriebenen Veränderungen der regionalen Ventilationsverteilung auch während einer Allgemeinanästhesie zu erwarten. Ältere Untersuchungen konnten jedoch keine lobären oder segmentalen Atelektasen in der konventionellen anterior-posterioren Röntgenaufnahme des Thorax identifizieren, so dass für einige Zeit das Konzept einer miliaren Verteilung kleinster Atelektasen in der gesamten Lunge vertreten wurde [13]. Erst die Entwicklung neuerer diagnostischer Methoden erlaubte eine weitere Aufklärung dieser Fragestellung. Brismar et al. untersuchten die ▶ **Entstehung und Lokalisation von Atelektasen** an 24 Patienten und gesunden Freiwilligen vor und nach Narkoseeinleitung mittels Computertomographie [14]. Während bei den wachen und spontanatmenden Probanden keine Auffälligkeiten des Lungengewebes sichtbar waren, kam es unter Allgemeinanästhesie und kontrollierter Beatmung nach wenigen Minuten zur bekannten Verschiebung des Zwerchfells nach kranial und zur Ausbildung halbmondförmiger Verdichtungen in den abhängigen Bezirken beider Lungen, die als Atelektasen interpretiert wurden. Diese Veränderungen traten bei einer inspiratorischen Sauerstofffraktion ($F_iO_2$) von 0,4 und 0,99 gleichermaßen auf und waren unabhängig von der Narkosedauer und dem Alter der Probanden. Aufgrund des raschen Auftretens und der fehlenden Abhängigkeit von der applizierten $F_iO_2$ vermuteten Brismar et al. die Ursache der Atelektasen in einer ▶ **Kompression der abhängigen Alveolarbezirke**. Eine solche Kompression ist als Folge des unter Allgemeinanästhesie erhöhten vertikalen Pleuradruckgradienten (~1,0 cmH$_2$O·cm$^{-1}$) und der veränderten regionalen Gasvolu-

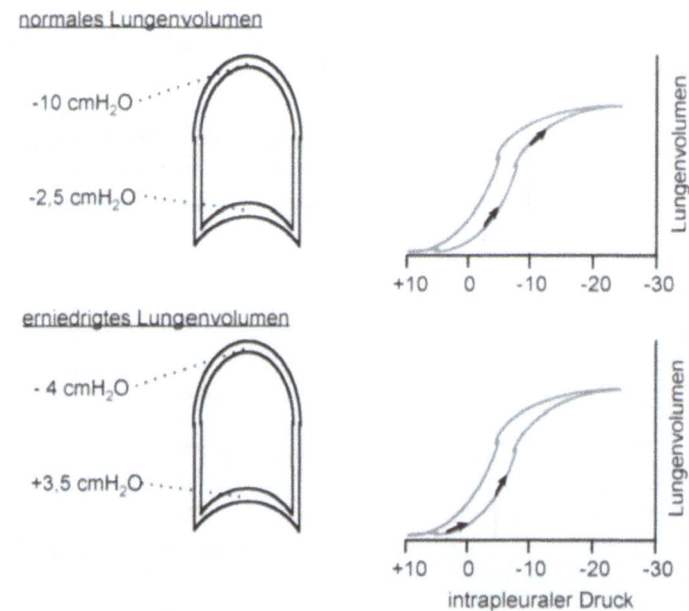

**Abb. 4** ▲ **Schematische Darstellung der Druck-Volumen-Beziehung (Compliance) der Lunge bei verschiedenen endexspiratorischen Lungenvolumina (FRC). Bei einer normalen FRC gelangt der größere Teil des inspiratorischen Tidalvolumens in die abhängigen Lungenbezirke, in denen die Compliance höher als in den nicht-abhängigen Arealen ist. Eine Reduktion der FRC führt zu einer Abnahme der Compliance und damit auch der Belüftung der abhängigen Areale. Das Tidalvolumen gelangt zum größeren Teil in die nicht-abhängigen Lungenbezirke (nach West [35])**

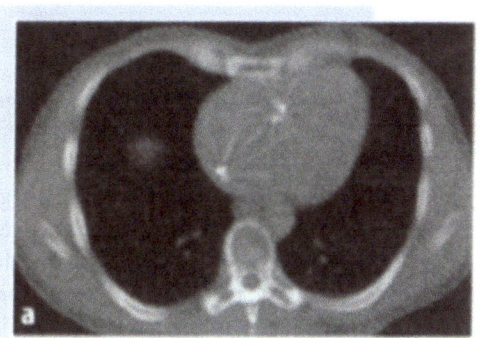
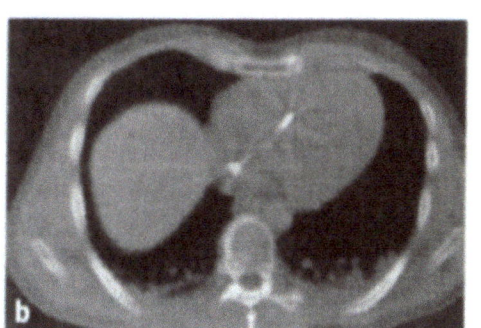

Abb. 5 ◀ Atelektasenbildung unter Narkose. Koronare Schichten einer computertomographischen Aufnahme des Thorax bei einem wachen, spontanatmenden Probanden (a) und nach Einleitung einer Allgemeinanästhesie mit Muskelrelaxierung (b) (aus Hedenstierna et al. [34])

menverteilung der Lunge [15] denkbar und könnte zusätzlich durch eine Übertragung des intraabdominellen Drucks bei relaxiertem Zwerchfell verstärkt werden.

Neuere Untersuchungen belegten das Auftreten solcher Verdichtungen unter Spontanatmung und kontrollierter Beatmung sowohl während intravenöser als auch inhalativer Anästhesie [16]. Bei 90% der untersuchten Patienten waren die Veränderungen auch eine Stunde nach Beendigung der Narkose sichtbar und wurden bei 50% sogar nach 24 Stunden noch nachgewiesen. In einer tierexperimentellen Studie konnten Hedenstierna et al. vergleichbare Verdichtungen zeigen, die sich histologisch als Atelektasen ohne wesentliche Veränderungen der pulmonalen Blutgefäße oder des Interstitiums darstellten [17], so dass eine ähnliche Genese der radiologischen Befunde auch beim Menschen wahrscheinlich ist.

**Verschlusskapazität.** Die pulmonale Verschlusskapazität (Closing Capacity, CC) entspricht dem Lungenvolumen, bei dem es durch eine Abnahme des transpulmonalen Drucks zu einem plötzlichen Verschluss der terminalen Atemwege kommt. In den nachgeschalteten Alveolen führt dies zum Einschluss von Atemgas (▶ air trapping) und kann in der Folge durch die Ausbildung von ▶ Resorptionsatelektasen zu einer Zunahme des pulmonalen Shunts und der alveolo-arteriellen Sauerstoffdruckdifferenz ($AaDO_2$) führen. Die Verschlusskapazität steigt mit zunehmendem Alter, in der Schwangerschaft und bei Adipositas an und übersteigt ab einem gewissen Zeitpunkt das Volumen der FRC, so dass es auch bei Atmung mit physiologischen Tidalvolumina zum Verschluss von Atemwegen in der Exspiration kommt.

Während die unter Allgemeinanästhesie auftretende Verminderung der FRC inzwischen allgemein akzeptiert wird, sind die Angaben über die Veränderung der Verschlusskapazität widersprüchlich. Im Gegensatz zu Hedenstierna et al., die unter Spontanatmung und Thiopentalnarkose unveränderte Werte für die CC fanden [18], berichteten Juno et al. über eine Abnahme der Verschlusskapazität während Allgemeinanästhesie in Abhängigkeit von dem ▶ **Verhältnis von FRC und CC vor Narkoseeinleitung** [19]. Bei Patienten, deren Verschlusskapazität die FRC bereits vor Anästhesiebeginn überstieg, kam es nach Einleitung sowohl zu einer Reduktion der FRC als auch der CC, während Patienten mit einer CC unterhalb der FRC vor Allgemeinanästhesie keine Abnahme der Verschlusskapazität unter Narkose aufwiesen. Diese Veränderungen der Lungenvolumina korrelieren mit den gleichzeitig zu beobachtenden Gasaustauschstörungen. So fanden Dueck et al. bei Patienten, deren FRC nach Einleitung einer Narkose kleiner als die vor Einleitung bestimmte pulmonale Verschlusskapazität war (FRC/CC<1), eine Shuntzunahme um 11,4±8,3%, während Patienten, deren FRC auch nach Beginn einer Allgemeinanästhesie größer als die Verschlusskapazität vor Anästhesieeinleitung war (FRC/CC>1), nur eine Shuntsteigerung um 2,4±2,8% aufwiesen [20].

Zusammenfassend scheint der Verschluss von Atemwegen und das Auftreten von Resorptionsatelektasen für das Auftreten von Gasaustauschstörungen bei manchen Patienten relevant zu sein, die generelle Bedeutung dieses Mechanismus für den Gasaustausch in Narkose ist aber noch unklar. Das Lungenvolumen, ab dem es zu einer Zunahme des pulmonalen Shunts kommt, ist individuell verschieden und hängt wesentlich vom Verhältnis der pulmonalen Verschlusskapazität und der FRC vor der Narkose ab.

▶ „air trapping"
▶ Resorptionsatelektasen

▶ Verhältnis von FRC und CC vor Narkoseeinleitung

## Änderungen der Ventilations-Perfusions-Verhältnisse

Während die unterschiedliche Compliance der abhängigen und nicht-abhängigen Bezirke der Lunge unter normalen Bedingungen zu einer relativ homogenen Verteilung der Ventilation führt, zeigt die pulmonale Perfusion deutliche Unterschiede zwischen den unten und den oben liegenden Segmenten. Dies bedeutet, dass in der gesunden Lunge die Ventilations-Perfusions-Verhältnisse ($V_A/Q$) von oben nach unten abnehmen und zu der auch unter physiologischen Bedingungen zu beobachtenden alveolo-arteriellen Sauerstoffdruckdifferenz ($AaDO_2$) beitragen. Unter pathologischen Bedingungen kann es neben graduellen Einschränkungen der $V_A/Q$-Verhältnisse mit veränderter, aber persistierender Ventilation und Perfusion der Alveolen auch zum Extrem der vollständig aufgehobenen Belüftung bzw. Durchblutung pulmonaler Areale kommen. Diese Veränderungen führen durch Zunahme des intrapulmonalen Rechts-Links-Shunts bzw. des alveolären Totraums zu einer Erhöhung der $AaDO_2$ und einer Zunahme der venösen Beimischung ($Q_{VA}/Q_T$), die auch durch die Gabe von Sauerstoff nicht zu verbessern ist.

Im Gegensatz dazu kann die Oxygenierung in minderventilierten Arealen mit niedrigem $V_A/Q$-Verhältnis durch eine Erhöhung der inspiratorischen Sauerstofffraktion ($F_iO_2$) weitgehend aufrecht erhalten werden. Ein ▶ **Anstieg der $AaDO_2$ unter Allgemeinanästhesie** wurde bereits vor über vierzig Jahren beschrieben und es ist davon auszugehen, dass bei einer $F_iO_2$ unter 0,3 bei einem gewissen Prozentsatz von Patienten bereits mit einer Hypoxämie zu rechnen ist. Als Ursache dieser Beobachtungen sind eine Zunahme des physiologischen Totraums und des pulmonalen Shunts, aber auch graduelle Veränderungen der $V_A/Q$-Verhältnisse wahrscheinlich, die mit Hilfe der "multiple inert gas elimination technique" (MIGET) wiederholt gezeigt werden konnten (Abb. 6).

### Ventilations-Perfusions-Störungen

Eine detaillierte Untersuchung der Ventilations-Perfusions-Veränderungen während Narkose wurde durch die Entwicklung der ▶ **MIGET** ermöglicht. Mit dieser Technik kann der Anteil an pulmonaler Perfusion und Ventilation bestimmt werden, der Areale mit einem bestimmten $V_A/Q$-Verhältnis erreicht. Während einer Allgemeinanästhesie kommt es zu einem Anstieg des pulmonalen Shunts durch die Zunahme atelektatischer Lungenbereiche. Daneben nimmt jedoch auch die Anzahl von Arealen zu, bei der Ventilation und Perfusion zwar erhalten sind, aber in einem Missverhältnis zueinander stehen. Während diese breitere Streuung der beobachteten $V_A/Q$-Verhältnisse bei älteren Menschen im Wachzustand und unter Narkose ausgepräg-

> ▶ **Anstieg der $AaDO_2$ unter Allgemeinanästhesie**
>
> Ursache: Zunahme des physiologischen Totraums und des pulmonalen Shunts.

> ▶ **MIGET**
>
> Nach Einleitung einer Allgemeinanästhesie wurden Anstiege der venösen Beimischung auf etwa 10% gefunden.

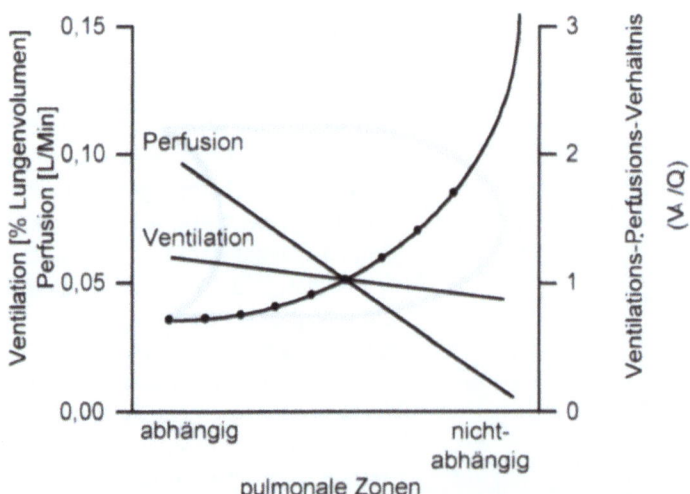

**Abb. 6 ▲ Gravitationsabhängigkeit der Ventilations-Perfusions-Verhältnisse:** Verteilung von Ventilation und Perfusion in abhängigen und nicht-abhängigen pulmonalen Zonen. Während die Ventilation weitgehend homogen verteilt wird, besteht für die Perfusion ein gravitationsabhängiger Gradient (nach West [35])

ter ist als bei jüngeren, besteht zwischen dem Anstieg des pulmonalen Shunts und dem Alter keine signifikante Korrelation [21]. Neben dem Alter können aber noch weitere Faktoren wie vorbestehende pulmonale Erkrankungen und die Art des operativen Eingriffs die Veränderungen von Ventilation und Perfusion beeinflussen. Entsprechend unterschiedlich und schwer vorhersehbar sind auch die Effekte auf die Oxygenierung, die von diesen graduellen Verschiebungen der $V_A/Q$-Verhältnisse ausgehen.

### Rechts-Links-Shunt

Der physiologische Shunt beträgt beim Gesunden etwa 1–2% des Herzzeitvolumens und spielt somit nur eine untergeordnete Rolle für den pulmonalen Gasaustausch. Verschiedene Untersucher fanden nach Einleitung einer Allgemeinanästhesie einen Anstieg der venösen Beimischung auf etwa 10%, der bei einer inspiratorischen Sauerstofffraktion von 0,3–0,4 für eine ausreichende Oxygenierung in der Regel kein Hindernis bedeutet. Etwa die Hälfte der erhöhten venösen Beimischung ist auf echten Shunt zurückzuführen, der durch die Perfusion der unter Narkose auftretenden atelektatischen Lungenareale entsteht. Gunnarsson et al. konnten eine eindeutige Korrelation zwischen der Größe der durch Kompression entstandenen atelektatischen Bereiche und dem Grad des pulmonalen Shunts zeigen [21]. Daneben spielt jedoch auch die ▶ **Perfusion von Alveolarbezirken mit sehr niedrigen $V_A/Q$-Verhältnissen** bei der Entstehung der venösen Beimischung eine Rolle. Während diese Veränderungen bei sonst gesunden Patienten zu keinen schwerwiegenden Beeinträchtigungen des Gasaustauschs führen, kann bei älteren und pulmonal vorerkrankten Patienten die venöse Beimischung erhöht und damit die arterielle Oxygenierung deutlich eingeschränkt sein [22].

### Alveolärer Totraum

Der alveoläre Totraum entsteht durch die Ventilation von Alveolen mit hohem oder unendlichem $V_A/Q$-Verhältnis und ergibt zusammen mit dem anatomischen Totraumanteil den sog. ▶ **physiologischen Totraum** ($V_D$). Sein Anteil an unterschiedlichen Tidalvolumina ($V_T$) bleibt über einen breiten Bereich relativ konstant, so dass in der Regel das $V_D/V_T$-Verhältnis und nicht das absolute Volumen angegeben wird. Während einer Intubationsnarkose kommt es zu einem ▶ **Anstieg des Totraumanteils am Tidalvolumen** von etwa 0,3 auf 0,4 [23]. Dies ist jedoch nicht nur mit einer Zunahme des anatomischen Totraums zu erklären, der durch den endotrachealen Tubus und in Abhängigkeit von der Atemwegscompliance unverändert oder sogar geringer als vor Narkoseeinleitung angegeben wird. Nunn et al. konnten zeigen, dass nach Intubation der physiologische Totraum unterhalb der Carina während Narkose mit erhaltener Spontanatmung oder mechanischer Ventilation etwa 32% des Tidalvolumens beträgt [24]. Dies entspricht den Werten, die bei wachen spontanatmenden Probanden gefunden wurden, wobei hier die Trachea, der Pharynx und der Mundraum mit eingeschlossen sind.

Da eine Zunahme des anatomischen Totraums unterhalb der Carina unwahrscheinlich ist, wird der Anstieg des physiologischen Totraums in diesem Bereich sehr wahrscheinlich durch eine Vergrößerung des alveolären Totraumanteils verursacht sein. Obwohl diese Zunahme während Allgemeinanästhesie seit langem bekannt ist, sind die Gründe für diese Veränderung noch nicht aufgeklärt. Eine Ursache liegt wahrscheinlich in der durch die Abnahme des endexspiratorischen Lungenvolumens verursachten Änderung der regionalen Ventilationsverteilung, die zu einer vermehrten Belüftung der nicht-abhängigen, geringer perfundierten Bereiche führt. Eine Reduktion des Herzzeitvolumens unter Beatmung und eine Senkung des Pulmonalarteriendrucks unter Allgemeinanästhesie in diesen Bereichen führen möglicherweise noch zu einer Verstärkung dieses Effekts [25]. Auf die Oxygenierung hat die zunehmende Totraumventilation keinen Einfluss und auch die $CO_2$-Elimination stellt klinisch aufgrund der in Narkose um bis zu 30% reduzierten Kohlendioxidproduktion beim sonst gesunden Patienten kein Problem dar.

---

▶ Perfusion von Alveolarbezirken mit sehr niedrigen VA/Q-Verhältnissen

▶ Physiologischer Totraum (VD)

▶ Anstieg des Totraumanteils am Tidalvolumen

Inhalationsanästhetika hemmen die hypoxisch pulmonale Vasokonstriktion um 25–30%, ohne dass dies bei pulmonal gesunden Patienten zu einem Abfall des $PaO_2$ führt.

## Hypoxisch pulmonale Vasokonstriktion

Die hypoxisch pulmonale Vasokonstriktion ist eine physiologische Reaktion zur Optimierung der Ventilations-Perfusions-Verhältnisse in minderbelüfteten Lungenarealen. Durch die Reduktion des Blutflusses zu diesen Bezirken werden Ventilation und Perfusion wieder aneinander angepasst und es kommt zu einem Anstieg des arteriellen Sauerstoffpartialdrucks und einer Abnahme der venösen Beimischung. Eine Hemmung der hypoxisch pulmonalen Vasokonstriktion hingegen führt zu einer vermehrten Perfusion schlecht oder gar nicht ventilierter Bezirke und hat einen Anstieg der Areale mit niedrigem $V_A/Q$-Verhältnis und des pulmonalen Rechts-Links-Shunts zur Folge. Normal gebräuchliche Konzentrationen aller Inhalationsanästhetika hemmen die hypoxisch pulmonale Vasokonstriktion um 25–30%, ohne dass dies bei pulmonal gesunden Patienten zu einem Abfall des $PaO_2$ führt. Durch die gleichzeitige negativ inotrope Wirkung kann es zudem zu einer Abnahme des Herzzeitvolumens kommen, die durch daraus resultierende Veränderungen der gemischtvenösen Sättigung zu einer Verstärkung der hypoxisch pulmonalen Vasokonstriktion führt. Durch seine geringe Ausprägung hat dieser Effekt jedoch selten eine klinische Relevanz bezogen auf die unter Narkose zu beobachtende Gasaustauschstörung [26].

## Klinische Relevanz und therapeutische Konzepte

Die Bedeutung respiratorischer Störungen für die perioperative Morbidität hat zu verschiedenen Konzepten zur Vermeidung oder Behandlung dieser Störung geführt. Dabei steht vor allem die ▶ **Rekrutierung und Stabilisierung kollabierter Alveolen** durch die Anwendung eines positiven endexspiratorischen Drucks (PEEP), das Blähen der Lunge mit hohen, intermittierenden Atemwegsdrücken und die Wahl möglichst geringer inspiratorischer Sauerstoffkonzentrationen zur ▶ **Vermeidung von Resorptionsatelektasen** im Vordergrund.

### Anwendung eines positiven endexspiratorischen Drucks (PEEP)

Basierend auf der Beobachtung, dass die Einleitung einer Allgemeinanästhesie rasch zu einer Reduktion der FRC und einer daraus erwachsenden Störung des pulmonalen Gasaustauschs führt, wurde durch die Applikation von PEEP versucht, diese Verminderung der funktionellen Residualkapazität zu verhindern. Brismar et al. konnten zeigen, dass die computertomographisch sichtbaren Verdichtungen in den abhängigen Lungenbezirken unter einem PEEP von 10 cmH$_2$O deutlich kleiner wurden oder sogar ganz verschwanden. Wurde die Beatmung ohne PEEP fortgeführt, traten die Kompressionsatelektasen innerhalb weniger Minuten wieder auf [14]. Trotz des deutlichen, radiologisch messbaren Rückgangs der atelektatischen Bereiche führt dies aber nicht immer zu einer Verbesserung des arteriellen Sauerstoffpartialdrucks.

Pelosi et al. untersuchten den Effekt eines PEEP von 10 cm H$_2$O auf den pulmonalen Gasaustausch und die Lungenmechanik bei norm- und übergewichtigen Patienten, die sich einer Laparotomie unterzogen [27]. In beiden Gruppen resultierte die Anhebung des PEEP von 0 auf 10 cm H$_2$O in einer signifikanten Zunahme des endexspiratorischen Lungenvolumens. Während dies bei den adipösen Patienten mit einer PaO$_2$-Steigerung und einer Verbesserung der Compliance des respiratorischen Systems einherging, blieben beide Parameter bei den Patienten ohne Übergewicht unverändert. Als Grund für die fehlende Auswirkung auf die Lungenfunktion bei normgewichtigen Patienten wird die ▶ **Beeinträchtigung des Herzzeitvolumens** durch einen hohen endexspiratorischen Druck angesehen, die zu einer Aufhebung des Effekts der durch die Wiedereröffnung atelektatischer Bereiche erzielten Verbesserung der Ventilation führt [23, 28]. Bei adipösen Patienten hingegen ist die Rekrutierung kollabierter Lungenareale so ausgeprägt, dass sie trotz einer Einschränkung der hämodynamischen Situation immer noch eine Verbesserung des pulmonalen Gasaustauschs bewirken kann [29]. Über einen Anstieg des arteriellen Sauerstoffpartialdrucks bei älteren Patienten während Allgemeinanästhesie wurde auch bereits beim Einsatz eines PEEP von 5 cm H$_2$O berichtet. Insgesamt sind die Informationen über die Auswirkungen niedrigerer PEEP-Stufen aber begrenzt, so dass eine Aussage über den Sinn eines klinischen Einsatzes nur schwer möglich ist.

Zusammenfassend scheint die Anwendung eines PEEP von 10 cm $H_2O$ zur Verbesserung der Lungenfunktion bei übergewichtigen Patienten, bei denen es nach Einleitung einer Allgemeinanästhesie zu einer Abnahme der Compliance und des endexspiratorischen Lungenvolumens kommt, sinnvoll zu sein, während sie bei Normgewichtigen umstritten und ihr Vorteil für die Verbesserung des Gasaustausches nicht ausreichend belegt ist [27]. Ob bei diesen Patienten die Wahl eines niedrigeren PEEP, z. B. von 5 cm $H_2O$, einen Kompromiss zwischen endexspiratorischer Stabilisierung kollapsgefährdeter Alveolen und der Einschränkung der Herzauswurfleistung darstellen könnte, ist unklar.

*PEEP von 10 cm $H_2O$: Vorteile für Übergewichtige, für Normalgewichtige umstritten.*

### Tidalvolumen

Neben dem PEEP ist auch das applizierte Tidalvolumen bzw. der für seine Erzeugung notwendige Plateaudruck ein wesentlicher Faktor für die Rekrutierung kollabierter alveolärer Bezirke. Da aber das dauerhaft applizierte Tidalvolumen zur Vermeidung iatrogener Lungenschäden auch beim pulmonal Gesunden nicht über 10–12 ml·$kg^{-1}$ liegen sollte, kann der damit generierte Plateaudruck insbesondere bei übergewichtigen Patienten unter dem für die ▶ **Eröffnung der atelektatischen Lungenareale** notwendigen Druck liegen.

Ein alternatives Konzept zur Wiedereröffnung dieser Bereiche wurde bereits 1963 von Bendixen et al. vorgeschlagen [30]. Bei der intermittierenden Verwendung unphysiologisch hoher inspiratorischer Spitzendrücke konnten sie eine Verbesserung der unter Narkose reduzierten Compliance und des arteriellen Sauerstoffpartialdrucks zeigen. Sie deuteten dies als Folge einer Rekrutierung kollabierter Lungenbezirke, in denen die Gleichförmigkeit der mechanischen Beatmung eine fortschreitende Ausbildung von Atelektasen fördert. Daher schlugen sie die intermittierende Beatmung mit hohen Tidalvolumina, sog. Seufzern, vor. Dieses Konzept hat unter dem Begriff des ▶ **„Blähens"** breite Anwendung in der klinischen Praxis gefunden. Dabei soll die Lunge durch die wiederholte, etwa 15 Sekunden dauernde Applikation von ansteigenden, supranormalen Atemwegsdrücken bis zu 40 cm $H_2O$ bis zur Vitalkapazität gebläht werden und so eine Wiedereröffnung kollabierter Areale erreicht werden. Die Effektivität dieses Verfahrens wurde in computertomographischen Studien gezeigt, bei denen es zu einer vollständigen Rückbildung der nach Narkoseeinleitung aufgetretenen Atelektasen kam. Die gleichzeitige Verringerung der alveolo-arteriellen Sauerstoffdruckdifferenz ($P_{A-a}O_2$) bei pulmonal gesunden Patienten ist bei zunehmendem Körpergewicht ausgeprägter und auch noch 40 Minuten nach dem Blähmanöver nachweisbar, auch ohne dass ein PEEP bei der Beatmung der Patienten eingesetzt wurde.

### Inspiratorische Sauerstofffraktion ($F_iO_2$)

Neben dem Konzept der Kompression wurde auch die Resorption von Atemgas schon früh als möglicher Entstehungsmechanismus für Atelektasen während einer Narkose untersucht. Nachdem zuerst eine weitgehende Unabhängigkeit der mit einer Allgemeinanästhesie einhergehenden respiratorischen Störung von der inspiratorischen Sauerstofffraktion vermutet wurde [14], konnte mit Hilfe der Computertomographie in den letzten Jahren wiederholt gezeigt werden, dass das Auftreten von Atelektasen nach einer Narkoseeinleitung durch die anfängliche Beatmung mit reinem Sauerstoff deutlich beschleunigt wird [31]. Dabei scheinen zwei Mechanismen eine Rolle zu spielen. Zum einen führt die ▶ **Präoxygenierung**, d. h. die aus Sicherheitsaspekten betriebene Be-/Atmung von Patienten mit reinem Sauerstoff vor der Intubation, zum Kollaps von Alveolen. Diese Praxis ist möglicherweise auch ein Grund für die zwischen intubierten und mit der Maske beatmeten Patienten beobachteten Unterschiede in der Ausprägung der Gasaustauschstörung. Zum anderen verursacht auch die ▶ **prolongierte Beatmung mit reinem Sauerstoff** eine zunehmende, resorptionsbedingte Ausbildung von Atelektasen [31]. In der klinischen Praxis bedeutet dies, dass die Entscheidung zur Präoxygenierung kritischer getroffen werden sollte. Ist diese Maßnahme wie bei der rapid sequence induction jedoch unumgänglich, kann eine Wiedereröffnung der in wenigen Minuten kollabierten Alveolarbereiche durch ein wiederholtes Blähen erreicht werden. Bei einer Beatmung mit einer $F_iO_2$

▶ **Anwendung eines PEEP**

zwischen 0,3 und 0,4 ist dann kaum mit einem raschen, erneuten Kollaps zu rechnen. Ist eine Erhöhung der inspiratorischen Sauerstoffkonzentration jedoch gewünscht oder aus respiratorischen Gründen unumgänglich, kann durch die ▶ **Anwendung eines PEEP** die Entstehung von Atelektasen signifikant reduziert werden. Dieser Effekt konnte für PEEP-Werte von 10 cm $H_2O$ gezeigt werden. Ob auch niedrigere endexspiratorische Drucke in einer solchen Situation ähnlich wirksam sind, ist bisher nicht bekannt.

Den möglichen Nachteilen der Verwendung reinen Sauerstoffs zu Beginn und während der Narkose stehen die erheblichen Vorteile hoher inspiratorischer Sauerstoffkonzentrationen gegenüber. Im Vergleich zu einer $F_iO_2$ von 0,3, führte die Verwendung einer $F_iO_2$ von 0,8 bei Patienten, die sich einer colorektalen Resektion unterziehen mussten, zu einer signifikanten Abnahme postoperativer Wundinfektionen [32] und einer Reduktion der Inzidenz von postoperativer Übelkeit und Erbrechen. Die Untersuchung der Lungenfunktion und die radiologisch erfasste Inzidenz und Ausprägung von Atelektasen am ersten postoperativen Tag fanden dabei keinen Unterschied in Abhängigkeit von der verwendeten inspiratorischen Sauerstofffraktion.

### Fragen zur Erfolgskontrolle

**1. Welche Mechanismen tragen zur Entstehung der Gasaustauschstörung während Allgemeinanästhesie bei?**

Zu den wesentlichen Ursachen der Gasaustauschstörung wird die Reduktion der funktionellen Residualkapazität (FRC) als Folge eines Tonusverlust der inspiratorischen Muskulatur und der daraus resultierenden Verschiebung des Zwerchfells nach kranial gerechnet. Die Abnahme der FRC führt zu Veränderungen der Lungenmechanik, die die Ausbildung von Kompressionsatelektasen unterstützen. Demgegenüber spielen elektromyographische Veränderungen der Intercostalmuskulatur und Verschiebungen des Blutvolumens wenn überhaupt nur eine untergeordnete Rolle. Die Präoxygenierung oder Beatmung der Patienten mit hohen Sauerstoffkonzentrationen kann durch Resorption des Sauerstoffs im Atemgas zur Entstehung von Resorptionsatelektasen führen, die eine weitere Verschlechterung der alveolo-arteriellen Sauerstoffdruckdifferenz verursachen.

**2. Bei welchen Patienten ist mit einer besonders ausgeprägten Störung des pulmonalen Gasaustauschs zu rechnen?**

Ältere und stark übergewichtige Patienten haben häufig bereits vor der Narkoseeinleitung eine reduzierte funktionelle Residualkapazität, so dass eine weitere Abnahme der FRC nach Narkoseeinleitung das Missverhältnis aus Ventilation und Perfusion zusätzlich verstärkt.

**3. Welche Veränderungen der Ventilations-Perfusions-Verhältnisse treten unter Narkose auf?**

Zum einen kommt es zur Zunahme des pulmonalen Shunts, d. h. der Perfusion nicht ventilierter Lungenareale, zum anderen zu einer Vergrößerung des alveolären Totraums, d. h. der Ventilation nicht perfundierter Alveolen. Zwischen diesen Extremen nimmt die Zahl der Lungenbezirke, bei denen das Ventilations-Perfusions-Verhältnis nicht mehr das sonst vorherrschende Verhältnis von 1 hat, zu. Sämtliche Veränderungen zusammengenommen führen zur Zunahme der venösen Beimischung, d. h. dem Anteil des Herzzeitvolumens, der bei der Passage durch die Lunge nicht mit Sauerstoff aufgesättigt wird.

**4. Welche klinischen Behandlungsansätze gibt es für die unter Allgemeinanästhesie auftretenden Gasaustauschstörungen?**

Durch die Anwendung eines PEEP von 10 cm $H_2O$ kann eine Wiedereröffnung und Stabilisierung der durch die zunehmende Kompression kollabierten Alveolarbezirke erreicht werden. Unter einer solchen Behandlung kommt es bei stark übergewichtigen Patienten auch zu einer Verbesserung des Gasaustauschs, da hier die Folgen der Rekrutierung von Gasaustauschfläche den negativen Effekt auf das Herzzeitvolumen übersteigen. Intermittierendes, kurzzeitiges Blähen der Lunge mit Atemwegsdrücken bis zu 40 cm $H_2O$ kann ebenfalls eine Wiedereröffnung kollabierter Lungenareale bewirken und insbesondere bei übergewichtigen Patienten zu einer Verringerung der alveolo-arteriellen Sauerstoffdruckdifferenz führen. Die Vermeidung hoher inspiratorischer Sauerstoffkonzentrationen auch während der Narkoseeinleitung hat einen präventiven Effekt auf die Entstehung von Resorptionsatelektasen.

### 5. Welche Patienten profitieren besonders von der Anwendung von PEEP?

Besonders übergewichtige Patienten zeigen eine Verbesserung des Gasaustauschs unter Narkose, wenn bei der intraoperativen Beatmung ein PEEP von 10 cm $H_2O$ eingesetzt wird. Bei Normgewichtigen verhindert die gleichzeitige Verminderung des Herzzeitvolumens einen Anstieg des arteriellen Sauerstoffpartialdrucks.

## Literatur

1. Muller N, Volgyesi G, Becker L, Bryan MH, Bryan AC (1979) Diaphragmatic muscle tone. J Appl Physiol 47:279–284
2. Hedenstierna G (1990) Gas exchange during anaesthesia. Br J Anesth 64:507–514
3. Rehder K, Sittipong R, Sessler AD (1972) The effects of thiopental-meperidine anesthesia with succinylcholine paralysis on functional residual capacity and dynamic lung compliance in normal sitting man. Anesthesiology 37:395–400
4. Bickler PE, Dueck R, Prutow RJ (1987) Effects of barbiturate anesthesia on functional residual capacity and ribcage/diaphragm contributions to ventilation. Anesthesiology 66:147–52
5. Froese AB, Bryan Ch (1974) Effects of anesthesia and paralysis on diaphragmatic mechanics in man. Anesthesiology 41:242–255
6. Krayer S, Rehder K, Vettermann J, Didier EP, Ritman EL (1989) Position and motion of the human diaphragm during anesthesia- paralysis. Anesthesiology 70:891–88
7. Hedenstierna G, Strandberg A, Brismar B, Lundquist H, Svensson L, Tokics L (1985) Functional residual capacity, thoracoabdominal dimensions, and central blood volume during general anesthesia with muscle paralysis and mechanical ventilation. Anesthesiology 62:247–254
8. Hedenstierna G, Tokics L, Lundquist H, Andersson T, Strandberg A, Brismar B (1994) Phrenic nerve stimulation during halothane anesthesia. Anesthesiology 80:751–760
9. Wahba RWM (1991) Perioperative functional residual capacity. Can J Anesth 38:384–400
10. Milic-Emili J, Robatto FM, Bates JHT (1990) Respiratory mechanics in anaesthesia. Br J Anaesth 65:4–12
11. Hirshman CA, Bergman NA (1990) Factors influencing intrapulmonary airway calibre during anesthesia. Br J Anaesth 65:30–42
12. Grimby G, Hedenstierna G, Löfström B (1975) Chest wall mechanics during artificial ventilation. J Appl Physiol 38:576–580
13. Bendixen HH, Bullwinkel B, Hedley Whyte J, Laver MB (1964) Atelectasis and shunting during spontaneous ventilation in anaesthetized patients. Anesthesiology 25:297–301
14. Brismar B, Hedenstierna G, Lundquist H, Strandberg A, Svensson L, Tokics L (1985) Pulmonary densities during anesthesia with muscular relaxation – a proposal of atelectasis. Anesthesiology 62:422–428
15. Rehder K, Sessler AD, Rodarte JR (1977) Regional intra-pulmonary gas distribution in awake and anesthetized-paralyzed man. J Appl Physiol 42:391–402
16. Strandberg AA, Tokics L, Brismar B, Lundquist H, Hedenstierna G (1986) Atelectasis during anaesthesia and in the postoperative period. Acta Anaesthesiol Scand 30:154–158
17. Hedenstierna G, Tokics L, Lundh B, Strandberg A, Brismar B, Lundquist H, Frostell C (1989) Pulmonary densities during anaesthesia. An experimental study on lung histology and gas exchange. Eur Respir J 2:528–535
18. Hedenstierna G, McCarthy G, Bergström M (1976) Airway closure during mechanical ventilation. Anesthesiology 44:114–123
19. Juno P, Marsh HM, Knopp TJ, Rehder K (1978) Closing capacity in awake and anesthetized-paralyzed man. J Appl Physiol 44:238–244
20. Dueck R, Prutow RJ, Davies NJH, Clausen JL, Davidson TM (1988) The lung volume at which shunting occurs with inhalation anesthesia. Anesthesiology 69:854–861
21. Gunnarsson L, Tokics L, Gustavsson H, Hedenstierna G (1991) Influence of age on atelectasis formation and gas exchange impairment during general anaesthesia. Br J Anaesth 66:423–432
22. Dueck R, Young I, Clausen J, Wagner PD (1980) Altered distribution of pulmonary ventilation and blood flow following induction of inhalational anesthesia. Anesthesiology 52:113–125
23. Bindslev L, Hedenstierna G, Santesson J, Gottlieb I, Carvallhas A (1981) Ventilation-perfusion distribution during inhalation anaesthesia. Acta Anaesthesiol Scand 25:360–371
24. Nunn FJ, Hill DW (1960) Respiratory dead space and arterial to end-tidal $CO_2$ tension difference in anesthetized man. J Appl Physiol 15:383–
25. West JB, Dollery CT, Naimark A (1964) Distribution of blood flow in isolated lung; relation to vascular and alveolar pressures. J Appl Physiol 19:713–724
26. Eisenkraft JB (1987) Hypoxic pulmonary vasoconstriction and anesthetic drugs. Mount Sinai J Med 54:290–296
27. Pelosi P, Ravagnan I, Giurati G, Panigada M, Bottino N, Tredici S, Eccher G, Gattinoni L (1999) Positive end-expiratory pressure improves respiratory function in obese but not in normal subjects during anesthesia and paralysis. Anesthesiology 91:1221–1231
28. Tokics L, Hedenstierna G, Strandberg A, Brismar B, Lundquist H (1987) Lung collapse and gas exchange during general anesthesia: effects of spontaneous breathing, muscle paralysis, and positive end-expiratory pressure. Anesthesiology 66:157–167
29. Santesson J (1976) Oxygen transport and venous admixture in the extremely obese: Influence of anaesthesia and artificial ventilation with and without positive end-expiratory pressure. Acta Anaesthesiol Scand 20:387–394
30. Bendixen HH, Hedley-Whyte J, Laver MB (1963) Impaired oxygenation in surgical patients during general anaesthesia with controlled ventilation. N Engl J Med 269:991–996
31. Rothen HU, Sporre B, Engberg G, Wegenius G, Reber A, Hedenstierna (1995) Prevention of atelectasis during general anaesthesia. Lancet 345:1387–1391
32. Greif R, Akca O, Horn EH, Kurz A, Sessler DI, and Outcomes Research Group (2000) Supplemental perioperative oxygen to reduce the incidence of surgical-wound infection. N Engl J Med 342:161–167
33. Hedestierna G. et al. (1985) Functional residual capacity, thoracoabdominal dimensions, and central blood volume during general anesthesia with muscle paralysis and mechanical ventilation. Anesthesiology 62:247–254
34. Hedenstierna G. et al. (1986) Correlation of gas exchange impairment to developement of atelectasis during anaesthesia and muscle paralysis. Acta Anaesth Scand 30:183
35. West JB, Respiratory Physiology, 5th edn. Williams & Wilkins

M. Reyle-Hahn[1] · R. Kuhlen[1] · D. Schenk[2]
[1] Klinikum der Rheinisch-Westfälisch Technischen Hochschule Aachen, Klinik für Anästhesie
[2] Klinikum Ernst von Bergmann, Potsdam, Klinik für Anaesthesiologie und Intensivmedizin

# Komplikationen im Aufwachraum

**In der Anästhesie nimmt die Überwachung von Patienten in der unmittelbar postoperativen Phase eine zentrale Stellung ein. Das Vorhandensein und der arbeitstägliche Betrieb von Aufwachräumen stellt hohe Anforderungen an den Ausbildungsstand des betreuenden Personals und die Organisationsstruktur innerhalb des Krankenhauses. Der Aufwachraum bietet für alle postoperativen Patienten, bei denen keine Behandlung auf einer Intensivstation nötig ist, die Sicherheit einer adäquaten postoperativen Überwachung mit der Möglichkeit, zeitgerecht operationsbedingte oder anästhesiologisch bedingte Komplikationen zu therapieren. Im Aufwachraum bzw. in einer „postoperative care unit" (PACU) werden eine Vielzahl von unterschiedlichen Aufgaben erfüllt. Sowohl Patienten nach unauffälligen Allgemein- und Regionalanästhesien als auch kritisch kranke Patienten, Erwachsene und/oder Kinder, müssen zeitgleich ärztlich und pflegerisch betreut werden. Dies stellt besondere Anforderungen an die Qualifikation und Erfahrung des eingesetzten Personals und erfordert eine hohe Flexibilität und Aufmerksamkeit, um den unterschiedlichen Situationen gerecht werden zu können.**

## Geschichte

Seit mehr als 100 Jahren werden Allgemeinanästhesien durchgeführt. Die erste Medizinerin, die sich für eine allgemeine Überwachung von Patienten nach Operationen aussprach, war die Engländerin Florence Nigthingale (1820–1910) im Jahre 1863. Sie formulierte erstmals den Vorteil eines räumlichen Zusammenhangs zwischen Operationseinheit und postoperativer Überwachungsmöglichkeit.

Im angloamerikanischen Sprachraum wurden schon in den 20er und 30er Jahren die ersten Aufwachräume eröffnet. Hier etablierten sich innerhalb von zwei Jahrzehnten die Aufwachräume und fanden international Anerkennung. In den 50er und 60er Jahren kam es durch die zunehmende Komplexität der chirurgischen Eingriffe und die Erweiterung der Behandlungsmöglichkeiten in der postoperativen Intensivmedizin einschließlich der postoperativen Beatmung zu erhöhten Anforderungen an diese postoperativen Überwachungseinheiten. In Deutschland wurde die Notwendigkeit zur Einrichtung von Aufwachräumen zur unmittelbaren postoperativen Überwachung erst vor ungefähr 30 Jahren allgemein anerkannt.

Das Aufgabengebiet der Aufwacheinheiten erweiterte sich in den 80er und 90er Jahren durch die Versorgung und Betreuung von ambulanten Patienten, die meist direkt aus dem Aufwachraum heraus das Krankenhaus verlassen sollten.

Im Jahre 1988 wurden von der American Society of Anesthesiologists erstmals Empfehlungen bezüglich personeller und apparativer Ausstattungsnotwendigkeiten in Aufwachräumen herausgegeben [1].

---

Complications in the recovery room
*Key words:* Postoperative-care · Postoperative complications · Recovery

Dr. M. Reyle-Hahn · Klinikum der Rheinisch-Westfälisch Technischen Hochschule Aachen, Klinik für Anästhesie, Pauwelsstraße, D-52074 Aachen

## Personelle und organisatorische Anforderungen

### Personelle Ausstattung

Mit Fortschreiten der chirurgischen Behandlungsmöglichkeiten und Verschiebung der Alterspyramide des operativen Patientenkollektivs stiegen in den vergangenen Jahren die Anforderungen an den Aufwachraum ständig. Auch wenn die Ausleitungs- und Aufwachphase einer Anästhesie bei den meisten Patienten unkompliziert verläuft, muß in der unmittelbar postoperativen Phase die Erhaltung oder Wiederherstellung der Homöostase der Organfunktionen garantiert und u.U. durch zusätzliche Maßnahmen, wie z.B. Infusions- und medikamentöse Therapie, dafür Sorge getragen werden, daß alle vitalen Funktionen möglichst schnell und ohne Einschränkung wieder hergestellt werden. So besitzt der Aufwachraum heute eine Stellwerk-und Pufferfunktion, in der die Entscheidungen zur weiteren Therapie und dem postoperativen Verbleib des Patienten getroffen werden müssen. Diese Pufferfunktion vermeidet in den meisten Kliniken die unnötige und kostenintensive Verlegung auf eine Intensivstation, wenn eine ausreichende Stabilisierung erreichbar ist. Hieraus ergibt sich aber auch, daß im Aufwachraum üblicherweise eine Vielzahl von Problemen und Komplikationen auftritt und somit eine fachkompetente und personalintensive Betreuung notwendig ist. Dies bedeutet, daß bei normaler Belegung des Aufwachraumes, wie von den meisten Autoren zu diesem Thema empfohlen, eine qualifizierte Anästhesiepflegekraft für drei Patienten und bei intensivmedizinisch zu betreuenden Patienten eine Anästhesiepflegekraft für zwei Patienten zur Verfügung stehen sollte. Weiterhin muß eine den Anforderungen entsprechende ärztliche Betreuung jederzeit verfügbar sein [2, 3].

*Bei normaler Belegung des Aufwachraums eine Pflegekraft auf 3 Patienten; bei intensivmedizinischer Betreuung soll das Verhältnis 1:2 sein.*

*Ärztliche Betreuung muß jederzeit verfügbar sein.*

### Organisatorische Anforderungen

Der Aufwachraum sollte sich in der unmittelbaren Nähe des Operationsbereichs befinden, um einerseits die Transportzeit zwischen Operationssaal und Aufwachraum minimal zu halten und andererseits eine schnelle Versorgung des Patienten bei Auftreten von eventuellen operationsbedingten Komplikationen zu sichern. Weiterhin muß gewährleistet sein, daß in unmittelbarer räumlicher Nähe ▶ **Laborparameter wie Hämoglobinkonzentration, Blutgasanalysen, Blutzucker und Serum-Elektrolyte** bestimmt werden können.

▶ **Bestimmung von Laborparametern**

Zur ▶ **Überwachung der kardiopulmonalen Funktion** sollte an jedem Bettplatz die Möglichkeit zur Ableitung von EKG, einer nicht invasiven manuellen oder automatischen Blutdruckmessung sowie der pulsoxymetrisch gemessenen Sauerstoffsättigung vorhanden sein. In Abhängigkeit von dem behandelten Patientenklientel und Art und Umfang der durchgeführten Operationen kann neben der Temperaturmessung ein ▶ **erweitertes Monitoring** auch als Standardüberwachung notwendig werden. Dies sollte bei der Planung einer postoperativen Aufwacheinheit mit berücksichtigt werden.

▶ **Überwachung der kardiopulmonalen Funktion:**
- EKG
- Nichtinvasiver Blutdruck
- Pulsoxymetr. Sauerstoffsättigung

▶ **Evtl. erweitertes Monitoring**

Darüber hinaus beinhaltet die Ausstattung eines jeden Bettplatzes neben dem Monitoring einen ▶ **Sauerstoffanschluß** und eine ▶ **Absaugeinheit** für Sekret und/oder Thoraxdrainagen. Es versteht sich von selbst, daß im Aufwachraum die notwendige Ausstattung, wie z.B. ▶ **Beatmungseinheit** und ▶ **Defibrillator**, zur Durchführung einer Intubation und Beatmung sowie einer Reanimation im Notfall vorhanden sein muß [4].

▶ **Sauerstoffanschluß**
▶ **Absaugeinheit**
▶ **Beatmungseinheit**
▶ **Defibrillator**

### Komplikationen

Die Anzahl wissenschaftlicher Arbeiten zu Komplikationen im Aufwachraum ist relativ gering. 1992 wurde eine erste große Übersichtsarbeit auf der Grundlage einer Analyse von 18 472 Patienten von Hines et al. veröffentlicht [5]. In dieser Untersuchung zeigte sich, daß die Inzidenz von Komplikationen hoch war und annähernd 24% aller Patienten während ihres Aufenthaltes Ereignisse boten, die eine Intervention des betreuenden Personals notwendig werden ließen.

Die Häufigkeit von im Aufwachraum zu beobachtenden Komplikationen wird in der unmittelbaren postoperativen Phase durch den ASA-Status, den Dringlich-

## Tabelle 1
### Häufigkeit von Komplikationen im Aufwachraum

| Komplikation | |
|---|---|
| Übelkeit und Erbrechen | 8,1–9,8% |
| Ventilationsstörungen | 6,9–8,1% |
| Hypotension | 2,1–2,7% |
| Hypertension | 1,1–2,0% |
| Kardiale Störungen (Bradykardie, Tachykardie, Herzrhythmusstörungen) | 1,4% |
| Vigilanzstörungen | 0,6–2,9% |

▶ Brechzentrum = Formatio reticularis lateralis

▶ Transmittersubstanzen

▶ Serotonin
▶ Dopamin

keitsgrad der Operation sowie die Operationsdauer bestimmt [6] (Tabelle 1). So treten postoperative Ereignisse wesentlich häufiger im Zusammenhang mit Notfalloperationen auf als bei elektiven Eingriffen. Der Einfluß der Anästhesie wird in der Literatur unterschiedlich diskutiert, spielt jedoch im Vergleich zu den oben erwähnten Faktoren eine untergeordnete Rolle. Eine klare Präferenz für ein bestimmtes Anästhesieverfahren und/oder Pharmakon unter spezieller Berücksichtigung der postoperativen Phase existiert derzeit nicht. Im Folgenden sollen die häufigsten im Aufwachraum zu beobachtenden Komplikationen dargestellt werden.

### Übelkeit und Erbrechen

Erbrechen selbst ist ein komplexer Prozeß, der vom ▶ emetischen Zentrum der Formatio reticularis lateralis der Medulla oblongata koordiniert wird. Dieses Zentrum erhält Informationen von der Triggerzone der Chemorezeptoren der Area postrema am Boden des vierten Ventrikels, über das Kleinhirn vom Vestibularapparat, von den höheren Anteilen des Hirnstamms sowie vom Kortex und von visceral afferenten Nerven, die ihren Ursprung im Herzen, bei Männern im Hoden und verschiedenen Orten des Gastrointestinaltraktes nehmen. Die Blut-Hirn-Schranke ist im Bereich der Area postrema nur schlecht entwickelt, so daß die Chemorezeptor-Triggerzone über den Blutkreislauf leicht von emetisch wirksamen Substanzen erreicht werden kann. Nach Stimulierung des emetischen Zentrums wird das Erbrechen durch verschiedene efferente Schaltkreise einschließlich des N. vagus, N. phrenicus sowie der spinal innervierten Abdominalmuskulatur ausgelöst. Erstes Anzeichen ist in der Regel die beginnende Übelkeit. Die Kenntnisse über die neurophysiologischen Abläufe, die zum Erbrechen führen, sind derzeit noch sehr bruchstückhaft.

Für einige der heute gebräuchlichen Substanzen scheinen die Wirkmechanismen jedoch bekannt zu sein. Ein wichtiger ▶ Transmitter im Bereich der afferenten Übertragung von Magen und Dünndarm sowie im Bereich der Chemorezeptoren-Triggerzone und des Nucleus tractus solitarii ist ▶ Serotonin; dieses wirkt über den 5 HT$_3$-Rezeptor. ▶ Dopamin ist über seinen D$_2$-Rezeptor am emetischen

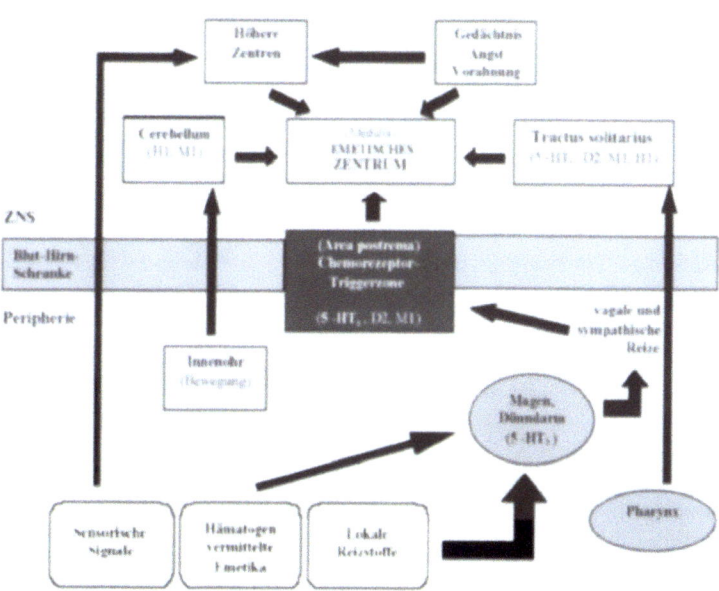

Abb. 1 ▲ **Pathophysiologie von PONV** (modifiziert nach L.L. Brunton: Wasserhaushalt und Motilität; In: Hardmann et al.: Goodman & Gillmann – Pharmakologische Grundlagen der Arzneimitteltherapie, Mc-Graw-Hill London)

Signalprozeß über die Triggerzone und im Nucleus tractus solitarii beteiligt. Die Hemmung dieser Abläufe hat eine antiemetische Wirkung. Histaminerge und cholinerge Synapsen scheinen an der Übertragung zwischen Vestibularapparat und emetischem Zentrum beteiligt zu sein, was einen therapeutischen Ansatzpunkt für diese Substanzen im Rahmen der Reisekrankheit liefert (Abb. 1).

Somit sind postoperative Übelkeit oder Erbrechen multifaktoriell bedingte Ereignisse, welche nahezu untrennbar mit der Anästhesie verbunden sind. In internationalen Übersichtsarbeiten wird die Inzidenz zwischen 20–30% angegeben [7, 8]. Es lassen sich einige Risikofaktoren für eine erhöhte Wahrscheinlichkeit zum Auftreten von postoperativer Übelkeit und Erbrechen festlegen [9] (Tabelle 2).

Im Rahmen der Qualitätssicherung gewinnt dieses Thema für Anästhesisten, Operateure und den Patienten selbst neue Aktualität. Nicht wenige Patienten mit vorbestehenden Erfahrungen in dieser Hinsicht erhoffen sich für zukünftige Anästhesien weniger Probleme.

Zur Prophylaxe und Behandlung der postoperativen Übelkeit stehen unterschiedliche Pharmaka zur Verfügung (Tabelle 3). Die Wirkung beruht auf der antagonistischen Wirkung der Medikamente gegen die verschiedenen PONV-vermittelten Neurotransmitter. Bei einigen Substanzen, wie Dexamethason, Lorazepam und Propofol ist der Wirkmechanismus nicht geklärt. Ob die Kombination verschiedener Antiemetika Vorteile gegenüber der Gabe von Einzelsubstanzen hat, wird in der Literatur kontrovers diskutiert. Jedoch sollte bei Patienten mit einem ▶ **erhöhten Risiko zu PONV** Propofol als Anästhetikum unter Verzicht auf Lachgas angewendet werden. Bei vestibulär vermitteltem Erbrechen hat die Gabe von Antihistaminika Präferenz. Ansonsten sollte ein ▶ **Stufenschema**, wie Benzamide > Neuroleptika > 5-HT$_3$-Antagonisten, im Aufwachraum eingeführt werden.

▶ Erhöhtes PONV-Risiko: Anästhesie mit Propofol erwägen

▶ Stufenschema: Antiemetika

### Respiratorische Komplikationen

#### Verlegung der Atemwege

Die häufigste Ursache einer mechanischen Verlegung der Atemwege in der postoperativen Phase ist die ▶ **Obstruktion des Hypopharynx** durch ein Zurücksinken der Zunge. Ursachen dieser Störung sind meist eine bestehende Restrelaxierung und/oder ▶ **Vigilanzstörungen** des Patienten. Die initiale Therapie ist die Anwendung des ▶ **Esmarch-Handgriffs** in Verbindung mit Einführen eines oralen (▶ **Güdel-Tubus**) oder nasopharyngealen Tubus (▶ **Wendel-Tubus**). Bei der Verwendung der genannten Atemwegshilfen muß damit gerechnet werden, daß sie Würgen und Erbrechen beim Patienten auslösen können.

▶ Obstruktion des Hypopharynx
▶ Vigilanzstörungen

▶ Esmarch-Handgriff
▶ Atemwegshilfen

Blutkoagel als auch zähes Mundsekret können nach Operationen im Bereich der oberen Atemwege zur akuten Verlegung der Luftwege führen. Die initiale Therapie besteht im Entfernen des Sekrets durch manuelle Entfernung oder Absau-

Cave: Blutkoagel, zähes Sekret.

### Tabelle 2
**Faktoren mit Erhöhung des postoperativen Risikos für Übelkeit und Erbrechen [6, 9]**

| | |
|---|---|
| Geschlecht | Frauen>Männer |
| Alter | Frauen <60. Lebensjahr |
| | Männer <50. Lebensjahr |
| Postoperative Übelkeit und/oder Erbrechen bzw. Reisekrankheit in der Anamnese | |
| Raucherstatus | Nichtraucher >Raucher |
| Narkosedauer | Lange Eingriffe >kurze Eingriffe |
| Operationen | Abdominale Operationen |

### Tabelle 3
**Gebräuchliche Pharmaka zur Behandlung von postoperativer Übelkeit und Erbrechen**

| Gruppe | Generic | Dosis | Kommentar |
|---|---|---|---|
| **Dopaminantagonist** (D$_2$-Antagonisten) | Droperidol | 0,5–2,5 mg (10–20 µg/kg) i.v. | 0,625 mg gleich wirksam wie 2,5 mg |
| | Triflupromazin | 5–10 mg i.v. | |
| 5-HT$_3$-Antagonisten | Odansetron | 4–8 mg i.v. | |
| | Dolasetron | (0,1–0,15 mg/kg) i.v. | |
| | Tropisetron | 12,5 mg i.v. | |
| | | 5 mg i.v. | |
| **Benzamide** | Metoclopramid | 0,15–0,3 mg/kg i.v. | |
| **H$_1$-Antagonisten** | Dimenhydrinat | 50–100 mg (0,5–1 mg/kg) i.v. | Sedierung |

gen. Sollte eine akute Obstruktion der oberen Luftwege nicht rasch behandelbar sein, so ist die sofortige erneute Intubation und Beatmung des Patienten notwendig.

### Hypoxämie

Hypoxie ist definiert als Sauerstoffmangel an einem Erfolgsorgan oder auf zellulärer Ebene. Hypoxämie ist definiert als ein erniedrigter Sauerstoffgehalt im arteriellen Blut. Der Grund für eine Hypoxämie kann ein verminderter alveolärer Sauerstoffpartialdruck durch verminderte Sauerstoffkonzentration oder ein reduziertes Atemminutenvolumen sein. Bei normaler oder erhöhter inspiratorischer Sauerstoffkonzentration muß jedoch die sogenannte „Venöse Beimischung" bzw. „venous admixture" erhöht sein. In der unmittelbar postoperativen Phase kann eine Hypoxämie durch eine Vielzahl von Störungen, durch die Art des operativen Eingriffs oder die zur Anästhesie durchgeführte Anästhesietechnik begründet sein.

Zur Diagnose der Hypoxämie ist die ▶ **Pulsoximetrie** zur Bestimmung der Sauerstoffsättigung die Methode der Wahl und sollte als postoperatives Routinemonitoring im Aufwachraum verwendet werden.

Die initiale Behandlung einer akuten Hypoxämie besteht in der Gabe von ▶ **Sauerstoff** über eine Nasensonde oder Gesichtsmaske beim spontanatmenden Patienten und der Therapie der zugrundeliegenden Ursache. Hierbei sollte beachtet werden, daß beim nicht intubierten Patienten eine hohe inspiratorische Sauerstoffkonzentration nur mit einer Gesichtsmaske erreichbar ist. Zusätzlich sollten bei allen Patienten stimulierende ▶ **physikalische Maßnahmen** (Abklopfen, Franzbranntwein etc.) sowie die Anwendung von ▶ **Masken-CPAP** (Continuous Positive Airway Pressure) zur Therapie von vorhandenen postoperativen Atelektasen in Erwägung gezogen werden. Zur Verlaufskontrolle der Hypoxämie sollten regelmäßige Blutgasanalysen durchgeführt werden.

Bleibt die hypoxische Situation des Patienten bestehen, wird die erneute endotracheale ▶ **Intubation** und künstliche Beatmung des Patienten notwendig.

**Diagnose mittels:**
▶ Pulsoximetrie

**Therapie mittels:**
▶ Sauerstoffgabe
▶ Physikalische Maßnahmen
▶ Masken-CPAP
▶ Intubation

### Ventilationsstörungen in Verbindung mit Hypoventilation

Für die meisten chirurgischen Oberbaucheingriffe und Operationen am Thorax ist eine suffiziente ▶ **Schmerztherapie** in der unmittelbar postoperativen Phase von entscheidender Bedeutung, da es in Folge unzureichender Schmerztherapie zur Abnahme der Vitalkapazität durch eine gestörte Spontanventilation kommt.

▶ **Adipöse Patienten** sind durch Abnahme ihrer funktionellen Residualkapazität in Rückenlage gefährdet. Die Mehrzahl der Patienten zeigt eine deutliche Besserung nach Aufsetzen im Bett und zusätzlichen physikalischen atemtheapeutischen Maßnahmen.

Die Möglichkeit eines ▶ **Pneumothorax** oder Hämatothorax sollte nach allen thoraxchirurgischen Eingriffen oder auch Eingriffen im Oberbauch mit der Möglichkeit der Zwerchfellverletzung (z.B. Gastric banding) in Erwägung gezogen werden. Deshalb sollte bei allen Patienten mit vorhandenen postoperativen Ventilationsstörungen die Lunge auskultiert und der erhobene Befund dokumentiert werden.

Während ▶ **laparoskopischer Eingriffe** wird Kohlendioxid ($CO_2$) in den Bauchraum insuffliert und die Bauchhöhle gebläht, um eine bessere Übersicht während der Operation zu erlangen. Am Ende der Operation wird der Großteil der Gase dann manuell ausgedrückt oder abgesaugt. Die verbleibenden Reste des Gases müssen postoperativ resorbiert und konsekutiv abgeatmet werden. Jedoch kann es durch die restliche Blähung des Abdomens zu Ventilationsstörungen kommen.

Eine ▶ **zentrale Atemdepression** kann durch Opioide und/oder die gebräuchlichen volatilen Anästhetika bedingt sein, da beide Substanzgruppen in einer synergistischen Dosis-Wirkungsbeziehung zueinander stehen. Hierbei ist die Vigilanz des Patienten von zusätzlicher, entscheidender Bedeutung. Daher sollte im Aufwachraum auf die Gabe von vigilanzmindernden Substanzen soweit wie möglich verzichtet werden.

Wenn eine postoperative opioidinduzierte Atemdepression vorliegt, kann mit Naloxon (Narcanti®) antagonisiert werden. Hierbei muß jedoch beachtet werden,

**Ursachen:**
▶ Insuffiziente Schmerztherapie
▶ Adipöse Patienten
▶ Pneumothorax
▶ Laparoskopische Eingriffe
▶ Zentrale Atemdepression

**Tabelle 4**
**Synergistisch zu Muskelrelaxanzien wirkende Medikamente (aus [17])**

| Volatile Anästhetika | Antibiotika | Sonstige |
|---|---|---|
| • Isofluran | • Aminoglykoside | • $Ca^+$-Kanal-Antagonisten |
| • Halothan | • Clindamycin | • Opioide |
| • Enfluran | • Glykopeptide | • Lidocain |
| • Desfluran | • Lincomycin | • Chinidin |
| • Sevofluran | • Colistin | • Phenytoin |
| | | • Polymyxin |
| | | • Magnesium |
| | | • Kortikosteroide |

daß die Wirkdauer des Antagonisten deutlich kürzer sein kann als die des verwendeten Opioids. Deshalb sollte ein Patient, der im Aufwachraum antagonisiert wurde, solange dort überwacht werden, bis eine erneute Atemdepression sicher ausgeschlossen werden kann.

Die Aktivität der Plasmacholinesterase (PchE) kann durch eine Vielzahl von endogenen und exogenen Faktoren beeinflußt werden. Zu diesen Faktoren gehören Schwangerschaft, Lebererkrankungen mit Verminderung der PchE-Synthese, Patienten nach Verbrennungen, Niereninsuffizienz sowie Mangelernährung. Ein kleiner Teil der behandelten Patienten (Häufigkeit von 1:1500 bis 1:2000) haben eine genetisch determinierte Enzymvariation der Plasmacholinesterase. Homozygote Patienten fallen intra- und postoperativ durch verlangsamten Abbau des Muskelrelaxans und somit stark verlängerte Wirkdauer (3–8 h) auf. Bei heterozygoten Patienten ist die Wirkdauer jedoch nur leicht verlängert.

▶ **Protrahierte Muskelrelaxation**
▶ **Leberinsuffizienz**

Aber auch nach Gabe von normalen intraoperativen Muskelrelaxansdosen kann eine verlängerte Wirkdauer auftreten. Dies wird als ▶ **protrahierte Muskelrelaxation** definiert. Bei Patienten mit schwerer ▶ **Leberinsuffizienz** kann die Wirkdauer von Pancuronium beispielsweise um bis zu 50% verlängert sein.

▶ **Synergistische Wirkungen**

Weiterhin ist bei der intraoperativen Anwendung von Muskelrelaxantien auf mögliche ▶ **synergistische Wirkungen mit anderen Medikamenten** zu achten. So üben die gebräuchlichen Inhalationsanästhetika (Halothan, Isofluran, Enfluran) einen stabilisierenden Effekt auf die postjunktionale Membran aus und wirken somit synergistisch zu den kompetitiv blockierenden Substanzen. Bestimmte Antibiotika hemmen die Freisetzung von Acetylcholin aus der präganglionären Nervenendigung und führen somit zu einer Verlängerung der neuromuskulären Blockade (Tabelle 4).

▶ **Neugeborene und Kinder**

Bei ▶ **Neugeborenen** und **Kindern** unterscheidet sich die Sensitivität auf nichtdepolarisierende Muskelrelaxantien vom Erwachsenen. Die motorische Endplatte ist erst zwei Monate nach Geburt vollständig ausgereift. Dadurch kommt es bei Früh- und Neugeborenen zur schnelleren posttetanischen Erschöpfung und Wirkungsverstärkung. Da auf der anderen Seite das Verteilungsvolumen bei Früh- und Neugeborenen jedoch größer ist, darf die initiale Dosierung nicht vermindert werden. Weiterhin ist die Sensitivität abhängig von der physiologischen und biochemischen Reife des Kindes. Diese bestimmt die renale Clearance und die Metabolisierungskapazität. Bei ▶ **Schwangeren** kommt es im Verlauf der Schwangerschaft bis ca. sechs Wochen nach der Geburt zu einer Abnahme der Plasmacholinesterase-Aktivität um 20–30% und Wirkungsverlängerung einer neuromuskulären Blockade. Bei ▶ **Hypothermie** des Patienten ist die Wirkung von Pancuronium und Alloferin abgeschwächt, dagegen wird die Wirkung von Vecuronium verstärkt. Atracurium und Cis-Atracurium weisen eine verlängerte Wirkdauer auf, was durch einen verzögerten Reaktionsablauf der Hoffmann-Elimination zu erklären ist.

▶ **Schwangere**

▶ **Hypothermie**

**Cave: Akute Hypokaliämie → Wirkungsverstärkung**

Eine akute Reduktion der extrazellulären Kaliumionen-Konzentration bei normaler intrazellulärer Kaliumkonzentration führt zur Hyperpolarisation und Wirkungsverstärkung einer neuromuskulären Blockade, da das normale Membranruhepotential vom Konzentrationsgradienten zwischen intra- und extrazel-

**Chronische Hypokaliämie → normale Relaxantienwirkung**

▶ **Magnesium**

▶ **Renale Clearance ↓**
→ Wirkungsverlängerung

Bei Verdacht auf Relaxansüberhang:
• Kopf heben lassen
• Willkürlich Extremitäten bewegen lassen
• Grobe Kraft prüfen
• Relaxometrische Prüfung

▶ **Vigilanzminderung**

▶ **Neuromuskuläre Restblockade**
▶ **Zentrale Beeinträchtigung der Schutzreflexe**

▶ **Spontanpneumothorax**
▶ **Intraoperative Beatmungsprobleme**

lulärem Raum abhängig ist. Bei chronischen Kaliumverlust-Syndromen ist nicht mit einer Wirkungsverlängerung zu rechnen, da hier sowohl die intra- als auch extrazelluläre Konzentration abnimmt.

Die präsynaptische Aceteylcholin-Ausschüttung, die postsynaptische Empfindlichkeit der subsynaptischen Membran und die Erregbarkeit der Muskelzellmembran wird durch ▶ **Magnesiumionen** verändert, so daß mit einer Wirkungsverlängerung der neuromuskulären Blockade gerechnet werden muß.

Die meisten nichtdepolarisierenden Muskelrelaxantien sind von der Niere als Ausscheidungsorgan abhängig, wodurch bei ▶ **verminderter renaler Clearance** mit einer entsprechenden Wirkungsverlängerung gerechnet werden muß. Eine Ausnahme bilden hier die Substanzen Atracurium und Cis-Atracurium, deren Elimination nierenunabhängig via Hoffmann-Elimination geschieht.

Seit der zunehmenden Verwendung der intraoperativen Relaxometrie ist das Auftreten von postoperativen Relaxansüberhängen extrem selten festzustellen. Die klinische Diagnose des Relaxansüberhangs ist im Aufwachraum ohne zusätzliche Hilfsmittel nicht immer einfach. Generell sollte bei dem Verdacht auf einen Überhang der Patient zum selbsttätigen Heben des Kopfes, willkürlichen Bewegen der Extremitäten aufgefordert werden. Weiterhin sollte die grobe Kraft geprüft werden. Bestätigt sich nach diesen einfachen klinischen Untersuchungen der Verdacht, sollte zur zusätzlichen Überprüfung eine relaxometrische Prüfung durchgeführt werden. Bei einem Train of Four-Verhältnis kleiner 75% sollte eine Antagonisierung durchgeführt werden. Hierzu kann mit 1 mg Neostigmin oder 10 mg Pyridostigmin in Verbindung mit Atropin eine Antagonisierung der Restblockade erreicht werden. Nach Verwendung von langwirksamen Muskelrelaxantien soll an die Gefahr der Recurarisierung nach vorangegangener Antagonisierung gedacht werden, da in diesem Fall die Halbwertszeit des Antagonisten deutlich kürzer als die des Relaxans ist.

### Aspiration

Eine Aspiration von Mageninhalt kann präoperativ, während der Narkoseeinleitung, intraoperativ, während der Narkoseausleitung oder postoperativ erfolgen. Infolge einer Aspiration kommt es immer zu einer Störung der Oxygenierung. Prinzipiell kann jede ▶ **Vigilanzminderung** des Patienten infolge von Narkoseüberhang oder Sedierung zu einer Aspiration führen. Aber auch nach intraoperativ durchgeführten Oberflächenanästhesien, Nervenblockaden oder operationsbedingten Nervenschädigungen können die respiratorischen Schutzreflexe vermindert oder aufgehoben sein. Weiterhin kommt eine ▶ **neuromuskuläre Restblockade** mit Beeinträchtigung des Glottisverschlusses oder eine ▶ **zentrale Beeinträchtigung** der Schutzreflexe in Betracht.

Bei Verdacht auf eine akute Aspiration von Mageninhalt in Verbindung mit Oxygenierungsstörungen sollte unverzüglich eine Bronchoskopie durchgeführt werden. Hierbei muß auf eine Verlegung des Bronchialbaums durch Speisereste geachtet werden und diese müssen unmittelbar entfernt werden. Auf eine Spülung des Bronchialsystems sollte verzichtet werden, da hierdurch die pulmonale Schädigung noch verstärkt werden kann. Die prophylaktische Gabe von Antibiotika nach einer Aspiration wird kontrovers diskutiert und sollte im Einzelfall von der Schwere und Art der Aspiration abhängig gemacht werden.

### Pneumothorax

Die Entstehung eines Pneumothorax kann unterschiedliche Gründe haben. Klinisch imponiert der akute Pneumothorax durch die subjektive Empfindung des Patienten: Luftnot und/oder inspiratorischer Schmerz. Bei allen Patienten kommt es zu einem Abfall des $PaO_2$ und der peripher-arteriellen Sättigung. Auskultatorisch ist ein einseitig abgeschwächtes Atemgeräusch zu erwarten. Abgesehen vom ▶ **Spontanpneumothorax** bei meist jungen Patienten, stellt das Auftreten von ▶ **intraoperativen Beatmungsproblemen** wie Bronchospasmus, Husten des Patienten während der Operation oder Laryngospasmus nach Extubation ein potentielles Risiko dar. Natürlich ist nach jedem operativen Eingriff im Bereich des Tho-

Tabelle 5
**Einteilung der Lungenembolie [18])**

| | Schweregrad I | Schweregrad II | Schweregrad III | Schweregrad IV |
|---|---|---|---|---|
| Klinik | Diskret, in 80% klinisch stumm, evtl. Dyspnoe, thorakaler Schmerz | Akut auftretende Dyspnoe, Tachypnoe, thorakaler Schmerz, Tachykardie, Angst, evtl. Hämoptyse, Pleuraerguß | | Schocksymptomatik Herz-Kreislauf-Stillstand |
| Blutdruck | Normal | Normal evtl. Hypotonie | Hypotonie | Schwere Hypotonie |
| PA-Mitteldruck (mm Hg) | Normal <20 | Meist normal | 25–30 | >30 |
| $PaO_2$ (mm Hg) bei $FiO_2$ 0,21 | >75 | >75 | <70 | <60 |
| Gefäßobliteration | Periphere Äste | Segmentarterien | 1 PA-Ast **oder** mehrere Lappenarterien | 1 PA-Ast **und** mehrere Lappenarterien (PA-Stamm) |

▶ **Pneumo-/Hämatothorax**

rax an die Möglichkeit zur Entwicklung eines ▶ **Pneumo- oder Hämatothorax** zu denken. Die Symptome beim Pneumothorax sind:
• Luftnot
• Atem*ab*hängiger inspiratorischer Schmerz
• Sättigungsabfall
• Abgeschwächtes Atemgeräusch

Die Therapie des akuten Pneumothorax besteht in der Einlage einer Thorax-Saug-Drainage auf der betroffenen Seite sowie der Gabe von Sauerstoff bei Abfall der $SpO_2$ unter 90%.

### Lungenembolie

Die postoperative Lungenembolie mit den Symptomen
• Luftnot
• Sättigungsabfall
• $CO_2$-Abfall
• Atem*un*abhängiger Schmerz

zählt zu den seltenen postoperativen Komplikationen im Aufwachraum, stellt aber bei Auftreten große Ansprüche an die Organisation und Schulung des Aufwachraumpersonals. Klinisch wird die Lungenembolie nach Grosser et al. [18] in vier Verlaufsformen unterteilt (Tabelle 5).

Die ▶ **Therapie der akuten Lungenembolie** wird vom Ausmaß der pulmonalen Strombahnverlegung bestimmt (▶ **Tabelle 6**). Während bei kleineren Embolien die Behandlung in $O_2$-Gabe und Heparinisierung besteht, muß bei schweren pulmonalen Embolien an die operative Embolektomie und/oder Lysetherapie, unter Abwägung des Blutungs-

Tabelle 6
▶ **Therapie der Lungenembolie**

**Schweregrad I**
• $O_2$-Gabe
• Analgetika
• Heparinisierung PTT >55 s[a]

**Schweregrad II**
• $O_2$-Gabe evtl. Intubation bei schweren Gasaustauschsstörungen
• Analgetika
• Heparinisierung PTT >55 s[a]
• Kardiochirurgische Intervention bei erhöhtem Blutungsrisiko

**Schweregrad III und IV**
• Intubation bei schweren Gasaustauschstörungen meist notwendig
• Kardio-pulmonale Reanimationsmaßnahmen
• Medikamentöse Therapie (Katecholamine, Antiarrhythmika)
• Analgosedierung
• Angiographie und Lyse-Therapie[a]
• Kardiochirurgische Intervention bei erhöhten Blutungsrisiko

[a] *Abhängig von der Art des operativen Eingriffs und nach Absprache mit dem Operateur*

risikos, gedacht werden. In vielen Fällen ist bei einer Verlegung großer pulmonaler Gefäße eine kardiopulmonale Reanimation des Patienten unmittelbar notwendig. Durch die Herz-Druckmassage kann der Embolus dabei in periphere Bezirke der Lunge verlagert werden, um den Anteil der akut erhöhten Totraumventilation und die akute pulmonale Widerstandserhöhung zu reduzieren.

### Kardiozirkulatorische Komplikationen

#### Hypotonie

Hypotone oder hypertone Kreislaufregulationen gehören zu den häufigsten Störungen des kardiovaskulären Systems in der unmittelbar postoperativen Phase. Der langsame Verlust des intravasalen Volumens durch Nachblutungen und/oder Verluste über Drainagen führt zur akuten Hypotonie und stellt den häufigsten Grund eines Volumenmangels bis hin zum Volumenmangelschock dar. Klinisch wird der Blutverlust durch eine periphere Vasokonstriktion, Tachykardie und Hypotension kompensiert. Die Urinausscheidung des Patienten sinkt ab und die Patienten geben ein starkes Durstgefühl an.

Die Sorgfältigkeit der Dokumentation im Aufwachraum sollte mit den Aufzeichnungen von intensivtherapiepflichtigen Patienten identisch sein und in einem engen Zeitraster erfolgen, da gerade in der unmittelbar postoperativen Phase auf den ersten Blick nicht erkennbare Verluste an Blut oder Sekret zu schweren Störungen führen können.

Nicht selten liegt die postoperativ auftretende Hypotonie in der Gabe von vasodilatierenden Substanzen während der Operation und/oder nach der Operation begründet. Der Effekt von verabreichten Vasodilatatoren kann durch einen sich langsam ausbildenden unbemerkten Volumenmangel verstärkt werden.

Die Therapie der akuten Hypotension besteht in der ▶ **Volumengabe** zum Ausgleich des bestehenden Defizits. In der klinischen Routine stehen ▶ **kristalloide oder kolloidale Lösungen** zur Verfügung. Dabei sollte im Einzelfall die Art der infundierten Infusionslösung entsprechend dem jeweiligen Bedarf definiert werden. Sollte die Hypovolämie mit einer klinisch bedeutsamen Anämie einhergehen, so muß im Einzelfall über die Gabe von ▶ **Erythrozytenkonzentraten** entschieden werden.

Die Gabe von Humanalbumin zur Volumensubstitution stellt nach neueren Metaanalysen keinen Vorteil im Vergleich zu Gelatine- oder HES-Lösungen dar, wird aber in der Literatur sehr unterschiedlich bewertet [10, 11]. Vielmehr sollte der Einsatz auf einige wenige Indikationen, wie zum Beispiel beim Verbrennungspatienten, beschränkt werden. Die Verabreichung von ▶ **Fresh Frozen Plasma** sollte nur zur Korrektur von manifesten Gerinnungsstörungen indiziert werden.

#### Hypertension

Das Auftreten einer arteriellen Hypertension ist ein oft zu beobachtendes Problem im Aufwachraum. Die initiale Therapie sollte in der Behebung von kausal erkennbaren Ursachen liegen. So sollte der Arzt den Patienten nach dem Erfolg der Schmerztherapie und subjektiven Befindensstörungen befragen, da hier der häufigste Grund für eine akute Blutdruckerhöhung liegt. Weiterhin kann eine intraoperativ übermäßige Volumensubstitution mit nachfolgender Hypervolämie zu hypertonen Kreislaufzuständen führen. Nach Ausschluß von Hypoxämie, Hyperkapnie und Harnretention sollte die Behandlung unmittelbar erfolgen, da eine akute Hypertonie zu erhöhtem postoperativen Blutverlust, Herzinsuffizienz, Myokardischämie oder zerebralen Komplikationen führt.

Bei Patienten mit bekanntem und vorbehandeltem Hypertonus muß die bisherige Medikation so schnell wie möglich wieder aufgenommen werden. Wenn die bislang meist oral verabreichten Substanzen dem Patienten postoperativ nicht zugeführt werden können, muß mit einer alternativen antihypertensiven Therapie begonnen werden.

---

Ursachen:
- Volumenmangel
- Blutverlust
- Sekretverlust
- Vasodilatatoren

Therapie:
▶ Volumengabe:
   kristalloide/kolloidale Lösungen

▶ Erythrozytenkonzentrate:
   im Einzelfall

▶ Fresh Frozen Plasma:
   Bei manifesten Gerinnungsstörungen

Ursachen:
- Insuffiziente Schmerztherapie
- Subjektive Befindungsstörungen
- Übermäßige Volumensubstitution
- Bekannter Hypertonus

### Tabelle 7
### Medikamente zur Therapie des akuten postoperativen Hypertonus

|  | Wirkungseintritt | Wirkdauer | Dosis | Appl.-Weg | Bemerkungen |
|---|---|---|---|---|---|
| **Nitrate** | | | | | |
| Nitroglycerin | Unmittelbar | Kurz | 30–400 µg/min | i.v. | Kopfschmerz |
| **Ca⁺-Kanal-Antagonisten** | | | 10–20 mg | s.l. | |
| Nifedipin | Oral verzögert | Mittellang | 10–20 mg | p.o. | Orale Trockenheit |
| **β-Blocker** | | | | | |
| Esmolol | Sofort | Mittel | 0,5–1,5 mg/kg | i.v. | Cave: Hypovolämie |
| **Vasodilatatoren** | | | | | |
| Urapidil | Sofort | Kurz- | 10–50 mg | i.v. | Cave: |
| Nitroprussid-Natrium | Sofort | sehr kurz | 0,5–10 µg/kg/min | i.v. | Hypovolämie |

Alle Patienten mit anamnestisch normalen Blutdruckwerten sollten mit kurz wirksamen antihypertensiven Substanzen therapiert werden, da es sich hier meist um eine passagere Störung des Herz-Kreislaufsystems handelt (Tabelle 7).

### Herzrhythmusstörungen

Herzrhythmusstörungen (HRST) können während des gesamten perioperativen Verlaufs auftreten. Die Häufigkeit und der Ursprungsort der HRST bestimmt die Dringlichkeit der Behandlung. Prinzipiell sollte der betreuende Arzt festlegen, ob der Zustand des Patienten klinisch stabil oder instabil ist. Bei kardiovaskulärer Instabilität besteht ein unmittelbarer Handlungsbedarf. Abgesehen von Patienten mit ▶ **anamnestisch bekannten HRST**, kann es in Folge von ▶ **Elektrolytstörungen**, wie beispielsweise Hypokaliämie oder Hypokalzämie, oder ▶ **respiratorischer Fehlfunktion** mit oder ohne Säure-Basen-Veränderungen zum Auftreten von HRST kommen. Bei anamnestisch bekannten HRST des Patienten sollte nur bei instabilen Kreislaufverhältnissen eine unmittelbare Therapie begonnen werden. Postoperative Irritationen des Erregungsbildungs- oder Erregungsleitungssystems kommen vor allem nach ▶ **thoraxchirurgischen oder kardiochirurgischen Eingriffen** vor.

In der postoperativen Phase gehören die ▶ **Sinustachykardie** oder Sinusbradykardie, sowie supraventrikuläre oder ventrikuläre Extrasystolie zu den oft auftretenden Herzrhythmusstörungen.

Eine Steigerung der Herzfrequenz ist postoperativ häufig bei Patienten zu beobachten. Zumeist liegt der Grund in einer ▶ **insuffizienten Schmerztherapie**, zum Teil in Verbindung mit einer bestehenden ▶ **Hypovolämie**.

Patienten können in der akuten postoperativen Phase aber auch unter ▶ **Orientierungsstörungen** wie Agitiertheit oder Desorientierung leiden (ZAS s. u.). Diese Störung produziert beim Patienten Angstgefühle, die oft mit Tachykardien einhergehen. Differentialdiagnostisch sollten die Orientierungsstörungen von akuten hypoxischen Störungen abgegrenzt werden. Milde hypoxische Zustände, wie sie beispielsweise bei niedrigen Hämoglobinkonzentrationen in Kombination mit verminderter kardialer Funktionsreserve des Patienten vorkommen können, führen vielfach zum Erscheinungsbild eines orientierungsgestörten Patienten ohne primär erkennbare Ursache. Weiterhin treten tachykarde HRST gehäuft bei ▶ **Schilddrüsenfunktionsstörungen** oder ▶ **Erkrankungen der Nebennieren** auf.

Die Therapie der Sinustachykardie sollte in erster Linie symptomatisch erfolgen. Von den meisten Patienten wird eine leichte Tachykardie klinisch oder subjektiv problemlos vertragen und sollte nach Ausschluß von Schmerz, Hypovolämie und Hyperthermie weiter beobachtet werden. Bei Patienten mit einer vorbestehenden koronaren Herzkrankung, die klinisch ST-Veränderungen im EKG oder subjektiv pektanginöse Beschwerden zeigen, sollte jedoch eine unmittelbare Therapie eingeleitet werden, um die Sauerstoffbilanz des Herzens zu verbessern. Die

▶ Vorbestehende HRST
▶ Elektrolytstörungen
▶ Respiratorische Fehlfunktion

▶ Kardio-/thoraxchirurgische OP

▶ Sinustachykardie

▶ Insuffiziente Schmerztherapie
▶ Hypovolämie
▶ Orientierungsstörungen

▶ Schilddrüsenfunktionsstörungen
▶ Erkrankungen der Nebennieren

### Tabelle 8
### Klinisch gebräuchliche Antiarrhythmika im Aufwachraum [17]

| | Substanz | Wirkdauer | Dosis initial | Erhaltungsdosis | Bemerkungen |
|---|---|---|---|---|---|
| $Na^+$-Kanal-Blockade | Lidocain | 10–20 min | 3–4 mg/kg i.v. | 1–4 mg/min i.v. | über 20–30 min init. hohe Dosen konvulsiv |
| $Ca^{2+}$-Kanal-Blockade | Adenosin | <10 s | 6–12 mg i.v. | n.a. | Hypotonie bei i.v-Gabe |
| | Verapamil | 3–7 h | 5–10 mg | 80–120 mg/8 h 120–240 mg/24 h | |
| β-Blockade | Propanolol | 4 h | 1–3 mg i.v. | 10–80 mg/8 h | +$Na^+$-Kanal-Blockade |
| | Sotalol | 8 h | n.a. | 80–320 mg/12 h p.o. | +$K^+$-Kanal-Blockade |
| | Esmolol | 5–10 min | 500 µg/kg/min i.v. | 50–200 µg/kg/min i.v. | Hypotonie bei i.v-Gabe |
| Digitalisglykoside | Digoxin | 36 h | 0,1–0,3 mg i.v. | 0,125–0,375 mg/24 h | |

n.a. = nicht angegeben

---

langsame, fraktionierte Gabe von β-Blockern bei unklaren Sinustachykardien ist sinnvoll.

Das Auftreten von ▶ **Sinusbradykardien** in der unmittelbaren postoperativen Phase stellt in den meisten Fällen eine sofort zu behandelnde Bedrohung des Patienten dar. Die häufigste Ursache einer akuten Bradykardie ist die Hypoxie infolge von Hämoglobinreduktion oder akuter Kreislaufinsuffizienz. Aber auch nach erfolgter Opiatgabe oder vorangegangener Antagonisierung des Patienten mit Cholinesterasehemmern kann es zur Bradykardie kommen.

Man sollte allerdings beachten, daß sowohl ▶ **intrazerebrale oder intraokulare Druckanstiege** in vielen Fällen reflektorisch zur Abnahme der Herzfrequenz führen können als auch eine bestehende ▶ **Hypothermie** des Patienten. ▶ **Vagotone Kreislaufregulationen** vor oder bei Erbrechen können ebenfalls zu Bradykardien führen.

Die Therapie der Bradykardie ist abhängig von den kardiovaskulären Auswirkungen. Wenn die Bradykardie zur Kreislaufinsuffizienz führt, sollten folgende Maßnahmen unmittelbar durchgeführt werden.
- Atropin 0,5–2 mg i.v.
- Adrenalin nach Wirkung
- Kardiopulmonale Reanimation
- Anlage eines transkutanen oder passager transvenösen Schrittmachers

In der unmittelbaren postoperativen Phase gehört das Auftreten von supraventrikulären und/oder ventrikulären Extrasystolen ebenfalls zu den häufigen Komplikationen. In den meisten Fällen läßt sich die Ursache jedoch nicht klar definieren. Daher sollte der behandelnde Arzt die Indikation zum Einsatz von Antiarrhythmika sehr eng begrenzen und diese nur in Ausnahmefällen, d.h. wenn der Patient in der Situation akut gefährdet erscheint, einsetzen (Tabelle 8).

### Pectanginöse Beschwerden

Pectanginöse Beschwerden treten postoperativ bei ca. 0,3% der im Aufwachraum behandelten Patienten auf [5, 6]. In einer Vielzahl der Fälle handelt es sich um Patienten mit Erregungszuständen, die wiederum meist auf eine nicht ausreichende Schmerztherapie zurückzuführen sind. Trotzdem wird bei Auftreten von pectanginösen Beschwerden die Ableitung eines 12 Kanal-EKG sowie die Fortführung einer vorbestehenden Medikation empfohlen. Die Abnahme von herzspezifischen Markern wie Troponin T und/oder der Creatin-Kinase (MB) ist bei Verdacht auf Myokardinfarkt indiziert.

### Vigilanzstörungen

Postoperative Vigilanzstörungen gehören zu den häufigsten postoperativen Komplikationen in der täglichen Routine. Hierbei überwiegen die iatrogen induzierten Vigilanzstörungen gegenüber den primär patientenbezogenen Vigilanzstörungen. Die Inzidenz eines postoperativen Narkoseüberhanges läßt sich durch frühzeitige Prämedikation, angepaßte Anästhetikadosierung und Verwendung kurzwirksamer Anästhetika vermindern.

Inzidenzminderung:
- Frühzeitige Prämedikation
- Angepaßte Anästhetikadosierung
- Verwendung kurzwirksamer Anästhetika

#### Prämedikation

Jede Form der medikamentösen Prämedikation, die mit einer Vigilanzminderung einhergeht, kann zu einer Veränderung der postoperativen Aufwachzeiten führen. Dabei ist die Wirksamkeit der Prämedikation abhängig von der enteralen Absorptionsgeschwindigkeit, dem Zeitpunkt der Prämedikation, der verabreichten Dosierung und der Wirkdauer der Substanz.

#### Narkoseüberhang

Generell muß unter dem Stichwort „Narkoseüberhang" der Überhang von Opioiden, volatilen Gasen, Injektionsnarkotika und Muskelrelaxantien unterschieden werden.

Ein ▶ **postoperativer Opioidüberhang** ist gekennzeichnet u.a. durch Atemdepression mit Bradypnoe bis hin zur Apnoe. Ursachen einer postoperativ neu auftretenden Atemdepression kann ein durch die Pharmakokinetik des Opioids bedingter Wiederanstieg durch protrahierte Absorption, Rezirkulation sowie enterale Reabsorption der Opioide sein. Aber auch die Verabreichung von vigilanzmindernden Substanzen wie z.B. Benzodiazepinen kann zur unmittelbaren Ausbildung einer Brady- oder Apnoe führen und sollte im Aufwachraum vermieden werden.

▶ Postoperativer Opioidüberhang → Atemdepression

Als spezifischer Opiatantagonist steht das Medikament ▶ **Naloxon** (Narcanti®) zur Verfügung. Mit einer Wirkdauer von 30–45 min und einer Halbwertszeit von 60 min besteht die Gefahr des sogenannten Rebounds bei deutlich längerer Wirkung des zuvor verwendeten Agonisten. Anwendungsbeschränkungen, wie die eingeschränkte Nutzbarkeit bei Patienten mit koronarer Herzkrankheit, ergeben sich aus den bekannten Nebenwirkungen wie Tachykardie, Hypertonie, Anstieg des myokardialen Sauerstoffverbrauches sowie sofortige Entwicklung einer Entzugssymptomatik bei vorbestehender Drogenabhängigkeit.

▶ Naloxon: Spezifischer Opiatantagonist

Cave: Rebound-Phänomen

Bei vielen Patienten, die spontanatmend aus dem Operationssaal in den Aufwachraum kommen, bestehen noch Restkonzentrationen des verwendeten Inhalationsanästhetikums, so daß bei Patienten mit Komplikationen wie Hypoxämie und Hyperkapnie immer auch an diese Möglichkeit gedacht werden muß. Voraussetzung für die ▶ **Abatmung volatiler Anästhetika** ist eine ausreichende Lungenperfusion. Folglich wird sich bei einem niedrigen Herzzeitvolumen die Eliminationsgeschwindigkeit deutlich erhöhen. Durch Erhöhung des alveolären Atemminutenvolumens nimmt der Konzentrationsgradient zwischen pulmonalarteriellem Blut und Alveolen zu und das volatile Anästhetikum wird schneller eliminiert. Aus diesen Gründen sind Gase mit niedrigen **Blut/Gas-Verteilungskoeffizienten** wie Desfluran oder Sevofluran zu bevorzugen.

▶ Abatmung volatiler Anästhetika

Bevorzugter Einsatz von Gasen mit niedrigen Blut/Gas-Verteilungskoeffizienten.

Überdosierungen und/oder Überhänge nach Gabe von ▶ **Benzodiazepinen** können mit dem spezifischen Benzodiazepinantagonisten ▶ **Flumazenil** (Anexate®) in einer Dosierung von 0,1–0,2 mg als Bolus bis hin zu maximal 3 mg behandelt werden. Da die Wirkdauer von der verabreichten Menge und den spezifischen Eigenschaften des zuvor verabreichten Benzodiazepins abhängt, muß der Antagonist eventuell mehrmals verabreicht werden. Schwerwiegende Nebenwirkungen oder Kontraindikationen sind für Flumazenil bislang nicht bekannt. Prinzipiell sollte eine Antagonisierung nicht prophylaktisch, sondern nur in Ausnahmefällen erfolgen.

▶ Benzodiazepinüberhang
▶ Flumazenil: Spezifischer Benzodiazepinantagonist

### Zentral anticholinerges Syndrom

Das zentrale anticholinerge Syndrom (ZAS) wurde als zusammenhängender Symptomenkomplex 1966 erstmals von Longo et al. beschrieben. Zur Inzidenz des ZAS existieren in der Literatur unterschiedliche Angaben. Diese schwanken zwischen 1–10% [12, 13].

Inzidenz 1–10%.

Die Auslösung eines ZAS ist in der ▶ **Blockade zentraler muskarinerger Neurone** und einer damit verbundenen ▶ **Verringerung des Angebots von Acetylcholin im ZNS** zu sehen.

▶ Blockade zentraler muskarinerger Neurone
▶ Vermindertes Acetylcholinangebot im ZNS

Über die Pathophysiologie und die daraus folgenden Pathomechanismen weiß man aufgrund der Komplexität neuronaler Informationsübertragung und der gegenseitigen inhibitorischen und exzitatorischen Verschaltung verschiedener Neurotransmittersysteme derzeit noch wenig. Die zur Zeit favorisierte Theorie besagt, daß neben den zentralgängigen Anticholinergika auch andere zentral wirksame Pharmaka eine Imbalance in der neurogenen Verschaltung der verschiedenen Transmittersysteme auslösen, was einen relativen Acetylcholin-Mangel am Rezeptor auslöst. Aber auch die durch Benzodiazepine ausgelöste Stimulation des GABA-Rezeptors kann eine Hemmung der Aktivität cholinerger Neurone bewirken. So kann eine Vielzahl der in der modernen Anästhesie und Intensivmedizin gebräuchlichen Medikamente dieses Syndrom auslösen.

Zur klinischen Diagnose des ZAS werden die zentralen von den peripheren Symptomen unterschieden.

▶ Zentrale Symptome

▶ **Zentrale Symptome** des ZAS:
- Desorientiertheit
- Schwindel
- Ataxie
- Halluzinationen
- Erregbarkeit
- Krämpfe
- Störungen des Kurzzeitgedächtnisses
- Amnesie

▶ Periphere Symptome

▶ **Periphere Symptome** des ZAS:
- Tachykardie und/oder Arrhythmie
- Mydriasis
- Sprachschwierigkeiten
- Verminderte Schweißsekretion
- Trockene, rote Haut
- Verminderte Speichelsekretion
- Harnretention

▶ Diagnose des ZAS

Die ▶ **Diagnose des ZAS** kann in den meisten Fällen nur als Ausschlußdiagnose gestellt werden. Zur Sicherung der Diagnose müssen mindestens ein zentrales und zwei periphere Symptome vorhanden sein. Die Indikation zur Therapie ist bei der vitalen Gefährdung oder bei schwerwiegender subjektiver Belastung in Form von Angst oder Desorientiertheit des Patienten gegeben.

▶ Therapie:
Physostigmin (0,04–0,08 mg/kg KG)

Zur ▶ **Therapie** wird der zentrale Cholinesterasehemmer Physostigmin verwendet, der aufgrund seiner tertiären Aminstruktur die Blut-Hirn-Schranke gut passieren kann. Die initiale Dosierung beträgt 0,04–0,08 mg/kg/KG. Da Physostigmin mit 22 min eine kurze Halbwertszeit besitzt, kann bei erneut auftretender Symptomatik die Hälfte der Initialdosis nachgegeben werden bzw. 1–2 mg/h kontinuierlich intravenös bis zur Besserung der Symptomatik appliziert werden.

Die spezifischen Nebenwirkungen des Physostigmin sind Miosis, Bradykardie, zerebrale Krampfanfälle, vermehrte Sekretion im Bronchialsystem, Bronchokonstriktion sowie Übelkeit und Erbrechen. Physostigmin sollte nicht bei Patienten mit vorbestehenden Muskeldystrophien und/oder mit bekannter Erhöhung des Augeninnendrucks (Glaukom), akuten Schädel-Hirn-Traumen und akuten Pestizid-Intoxikationen verabreicht werden.

**Tabelle 9**
**Postoperativer Überwachungsscore nach Aldrete**
(aus [14, 15])

| Untersuchung der | Punktzahl |
|---|---|
| **Aktivität** (Bewegung nach Aufforderung) | |
| 4 Extremitäten | 2 |
| 2 Extremitäten | 1 |
| 0 Extremitäten | 0 |
| **Atmung** | |
| Atmet tief und hustet kräftig | 2 |
| Dyspnoe, hustet schwach | 1 |
| Apnoe | 0 |
| **Kreislauf** (systolischer Blutdruck, SBP) | |
| SBP ±20 mmHg vom Ausgangswert | 2 |
| SPP ±20–50 mmHg vom Ausgangswert | 1 |
| SPP ±50 mmHg vom Ausgangswert | 0 |
| **Bewußtsein** | |
| Wach | 2 |
| Reagiert auf Ansprache | 1 |
| Reagiert nicht | 0 |
| **Hautfarbe** | |
| Normal, rosig | 2 |
| blaß, fleckig, ikterisch | 1 |
| Zyanose | 0 |
| **Gesamtscore** | |
| > 8 Punkte | Entlassung |
| < 8 Punkte | Weitere Überwachung |

### Zerebrale Komplikation

Beim Gesunden wird ein zerebraler Perfusionsdruck von etwa 50 mmHg zur minimalen zerebralen Oxigenierung als ausreichend angesehen. Bei Patienten mit bekannten zerebrovaskulären Erkrankungen oder bekanntem Hypertonus sind jedoch höhere Werte anzustreben, da die Patienten an höhere Mitteldruckwerte adaptiert sind. Bei der Versorgung von Patienten sollte immer darauf geachtet werden, daß intraoperative oder postoperative ▶ **Extremlagerungen** zu einer Beeinträchtigung der zerebralen Perfusion führen können. Technische Fehler, wie beispielsweise akzidentelle Fehlintubation und/oder Applikation eines hypoxischen Gasgemisches, Hypotonie und Hypoventilation, können Ursache einer ▶ **hypoxischen Hirnschädigung** sein. Das direkte postoperative Korrelat stellt hierbei das stark verzögerte Erwachen oder „Nicht-Erwachen" aus der Narkose dar.

Bei anamnestisch bekannter Epilepsie sollte an die Möglichkeit eines ▶ **intraoperativen Krampfanfalls** gedacht werden, da Anfallsepisoden bei schlechter medikamentöser Einstellung auch während der Narkose möglich sind.

Akute Blutdrucksteigerungen durch direkte Laryngoskopie, Intubation und/oder chirurgische Manipulationen können bei unzureichender Narkosetiefe zu ▶ **intrazerebralen Blutungen** führen.

### Verlegung aus dem Aufwachraum

Die Überwachung in der unmittelbar postoperativen Phase sollte neben der Festlegung der weiterführenden Therapie auch die Entscheidung beinhalten, ob der Patient auf eine Normalstation verlegt werden kann oder weitere intensivmedizinische Therapie notwendig ist. Die Verwendung eines postoperativen Scoringsystems wie dem ▶ **Aldrete-Score** hat sich dabei zur postoperativen Verlaufskontrolle bewährt [14, 15] (Tabelle 9).

---

**Minimaler zerebraler Perfusionsdruck:**
ca. 50 mmHg

▶ Patientenlagerung

▶ Hypoxische Hirnschädigung

▶ Intraoperativer Krampfanfall

▶ Intrazerebrale Blutungen

▶ Aldrete-Score

▶ Entlassungskriterien

Allgemeine ▶ **Entlassungskriterien** zur Entlassung auf die Normalstation sind:
- Ansprechbarer, räumlich und zeitlich orientierter Patient
- Schutzreflexe vorhanden
- Suffiziente Spontanatmung und rosige Hautfarbe
- Stabile kardiozirkulatorische Verhältnisse
- Suffiziente Schmerztherapie
- Geringe Nachblutungsgefahr
- Abklingende Nervenblockade

Alle Patienten, die diese Entlassungskriterien nach einer angemessenen Überwachungszeit im Aufwachraum nicht erfüllen, sollten zur weiteren Überwachung auf eine Intensivstation verlegt werden.

## Zusammenfassung

Die Überwachung des Patienten im Aufwachraum stellt einen integralen Bestandteil der direkt postoperativen Phase dar. Das Erkennen und Behandeln von Komplikationen ist ein wichtiger Faktor, der die Sicherheit und den postoperativen Erfolg des durchgeführten Eingriffs für den Patienten bestimmt. So sollte der räumlichen, apparativen und pflegerischen Ausstattung dieses Bereichs große Aufmerksamkeit gewidmet werden. Aber auch die Erfahrung des betreuenden Arztes im Aufwachraum ist von großer Bedeutung zur erfolgreichen Erkennung und Therapie der vielfältigen Komplikationen.

## Fragen zur Erfolgskontrolle

1. Wodurch kann eine protrahierte Muskelrelaxation ausgelöst werden?

- Genetische Determinierung einer atypischen Plasmacholinesterase
- Nierenfunktionsstörungen
- Verminderte hepatische PchE-Synthese
- Neugeborene
- Gravidität bis ca. 6 Wochen nach Entbindung
- Hypothermie
- Elektrolytstörungen
- Arzneimittelinteraktionen

2. Wie sollte ein Bettplatz im Aufwachraum ausgestattet sein und welches Standardmonitoring sollte durchgeführt werden?

**Medizintechnik:**
- $O_2$-Anschluß
- Absaugung
- Defibrillator
- Beatmungseinheit
- Blutgas- und Laboranalysegeräte

**Monitoring:**
- EKG
- Pulsoximeter zur Messung der arteriellen Sauerstoffsättigung ($SpO_2$)
- Nicht invasive Blutdruckmessung (manuell oder automatisch)
- Temperatur (fakultativ)
- Invasive Blutdruckmessung (fakultativ)

3. Durch welche Faktoren wird die Abflutung von volatilen Anästhetika beeinflußt?

- Herzzeitvolumen
- Atemminutenvolumen
- Blut/Gas-Verteilungskoeffizienten des volatilen Anästhetikums

4. Welche Ursachen können zu einer postoperativen Hypoxie führen?

- Hypoventilation
- Erhöhter Sauerstoffbedarf durch Muskelzittern oder erhöhte Körpertemperatur
- Lungenödem
- Atelektasen
- Pneumothorax

- Bronchusobstruktion
- Aspiration
- Lungenembolie
- Niedriges Herzzeitvolumen (Low-Output-Syndrom)

Die Inzidenz eines postoperativen Narkoseüberhanges läßt sich durch frühzeitige Prämedikation, angepaßte Anästhetikadosierung und Verwendung kurzwirksamer Anästhetika vermindern.

**5. Kann die Inzidenz eines postoperativen Narkoseüberhangs vermindert werden?**

## Literatur

1. American Society of Anesthesiologists (1998) Stanards for Postanesthesia Care. Chicago
2. Prien T, Van Aken H (1997) Die unmittelbar perioperative Phase als Bestandteil der Anästhesie. Anästhesist 46 [Suppl 2]:S109–S113
3. Miranda DR, Grimbrère J (1994) Cost containment: Europe. New Horiz 2:357–363
4. Gemeinsame Empfehlung des Engeren Präsidiums des DGAI und des Präsidiums des BDA (1997) Apparative Ausstattung für Aufwachraum, Intensivüberwachung und Intensivtherapie. Anästh Intensivmedizin 38:470–474
5. Hines R, Barash PG, Watrous G, O'Connor T (1992) Complications occurring in the postanesthesia care unit: a survey [see comments]. Anesth Analg 74:503–509
6. Rose DK (1996) Recovery room problems or problems in the PACU. Can J Anaesth 43 (5 Pt 2):R116–R128
7. Biedler A, Wilhelm W (1998) Postoperative nausea and vomiting. Anästhesist 47:145–158
8. Lerman J (1992) Surgical and patients factors involved in postoperative nausea and vomiting. Br J Anaesth 69 [7 Suppl 1]:24S–24S
9. Apfel CC, Greim C, Goepfert C, Grundt D, Usadel J, Sefrin P, Roewer N (1998) Postoperatives Erbrechen. Anästhesist 47:732–740
10. Cochrane Injuries Group Albumin Reviewers (1998) Human albumin administration in critically ill patients: systematic review of randomised controlled trials. BMJ 317:235–240
11. Boldt J (1998) Volumenersatz bei schwerkranken Patienten. Anästhesist 47:778–785
12. Heck M, Fresenius M (1998) Zentral antocholinerges Syndrom: 1:615–618
13. Cook B, Spence AA (1997) Post-operative central anticholinergic syndrome [editorial] [see comments]. Eur J Anaesthesiol 14:1–12
14. Aldrete JA (1995) The post-anesthesia recovery score revisited [letter]. J Clin Anesth 7:89–91
15. Aldrete JA, Kroulik D (1970) A postanesthetic recovery score. Anesth Analg 49:924–934
16. Morin AM, Bezler T, Eberhart LH, Mayer R, Schreiber MN, Kilian J, Georgieff M (1999) The effect of low droperidol dosages on postoperative anxiety, internal tension, general mood and PONV. Anästhesist 48:19–25
17. Dominiak P, Harder S, Paul M, Unger T (1998) Goodman & Gillmann pharmakologische Grundlagen der Arzneimitteltherapie. 9:187–206
18. Grosser KD (1980) Lung embolism. Diagnosis and differential therapeutic problems. Internist (Berl) 21:273–282

G. Schoser · M. Meßmer · Klinik für Anästhesiologie und Operative Intensivmedizin, Zentralklinikum Augsburg

# Perioperative Hypothermie

Die Auskühlung des Patienten in der perioperativen Phase ist ein häufig anzutreffendes Phänomen, das aber oft – vielleicht aus Unkenntnis der pathophysiologischen Folgen – zu wenig Beachtung findet.

Eine perioperative Hypothermie kann das operative Gesamtergebnis negativ beeinflussen. Neben einer veränderten Pharmakokinetik und einem verminderten Patientenkomfort sind vermehrte kardiozirkulatorische Komplikationen, größere Blutverluste mit vermehrten Bluttransfusionen, höhere Wundinfektionsraten und eine längere Hospitalisationszeit Folgen einer perioperativen Hypothermie.

Eine klinisch relevante Auskühlung tritt insbesondere bei längeren Eingriffen, vor allem mit Eröffnung von Abdomen und/oder Thorax, sowie bei Kindern auf. Neben anderen Einflußfaktoren ist die Narkose selbst entscheidend für diese Auskühlung verantwortlich. Sie vermindert die Wärmeproduktion und beeinträchtigt die physiologische Thermoregulation: Wärme fließt vom Körperkern zur Körperschale und geht an die Umgebung verloren. Zusätzlich können die Infusionstherapie, die maschinelle Beatmung und ungünstige Umgebungsbedingungen den Wärmehaushalt beeinflussen.

Prophylaktische Maßnahmen zur Wärmekonservierung können perioperative Wärmeverluste vermeiden oder zumindest vermindern. Zur Therapie der Hypothermie stehen heute effektive Methoden der konvektiven Wärmezufuhr über Warmluftdecken und Durchflußwärmer für Infusionslösungen zur Verfügung.

Abzugrenzen von der perioperativen Hypothermie sind andere Formen der Hypothermie, die Teil einer Behandlungsstrategie sein können. Diese sollen hier nicht behandelt werden. Dazu gehören die akzidentelle Hypothermie in der Notfallmedizin, die Hypothermie während extrakorporalem Bypass bei herzchirurgischen Operationen und die moderate Hypothermie als Therapiekonzept in der Behandlung der zerebralen Ischämie und des Schädel-Hirn-Traumas.

---

**Perioperative hypothermia**
*Key words:* Hypothermia · Temperature regulation · Anaesthesia · Complications · Warming devices · Tutorial

**Dr. med. Michael Meßmer** · Klinik für Anästhesiologie und Operative Intensivmedizin, Zentralklinikum, D-86156 Augsburg, e-mail: zkana.messmer@t-online.de

## Physikalische Grundlagen

Die ▶ **Wärme** eines Objektes entspricht dem Gehalt an kinetischer Energie seiner Moleküle. Die Temperatur ist das Maß für die kinetische Energie der Moleküle: bewegen sich die Moleküle schnell, ist ihre kinetische Energie und damit die Temperatur des Objektes hoch.

Die ▶ **Wärmekapazität** ist das Speichervermögen eines Objektes für Wärme. Sie gibt an, wieviel Energie oder Wärme notwendig ist, um die Temperatur eines Objektes anzuheben, bzw. wieviel Energie oder Wärme verloren wird, wenn die Temperatur eines Objektes abfällt. Das Maß der Wärmekapazität ist die ▶ **Kalorie**: 1 Kalorie erwärmt 1 Gramm Wasser um 1 Grad Celsius (1 °C). Die spezifische Wärmekapazität des menschlichen Körpers, der sich zu über 70% aus Wasser zusammensetzt, beträgt 0,87 Kilokalorien pro Kilogramm Körpergewicht (KG) und °C. Der Abfall der Körpertemperatur von 37 auf 36 °C eines 70 kg schweren Patienten führt zu einem Wärmeverlust von 61 kcal.

Umrechnungsformeln:   1 cal   ~ 4,185 Joule
                      1 Joule = 1 Ws

## Physiologie des Wärmehaushaltes

Der Mensch als ▶ **homöothermes Wesen** hält seine Körperkerntemperatur trotz wechselnder Umgebungstemperatur auf einem konstanten Niveau von etwa 37°C. Stoffwechselprozesse produzieren Wärme (ca. 1 kcal/kg/h), die im gleichen Ausmaß wieder an die Umgebung abgegeben wird. Der ▶ **Grundumsatz** ist diejenige Energiemenge, die allein zur Erhaltung der Organfunktionen produziert wird und beträgt für den Erwachsenen je nach Konstitution 1500 bis 1800 Kilokalorien pro Tag. Durch körperliche Arbeit und Muskelzittern kann der Mensch zusätzlich Wärme produzieren. Der relative Anteil der Muskulatur an der Wärmebildung kann bis zu 90% betragen.

### Wärmeabgabe

Vier verschiedene Mechanismen sind an der Wärmeabgabe beteiligt: Wärmeleitung über Konduktion und Konvektion sowie Evaporation und Radiation. ▶ **Konduktion** ist die Weiterleitung der kinetischen Wärmeenergie von einem ruhenden Medium auf ein anderes, zum Beispiel wenn der Körper auf dem Operationstisch liegt. Die abgegebene Wärmemenge ist abhängig von der Größe der Austauschfläche, dem Temperaturgradienten zwischen den beiden Medien und der Austauschzeit. ▶ **Konvektion** bedeutet Wärmetransport mittels eines bewegten Mediums, wie Flüssigkeit oder Gas. Der Blutstrom transportiert Wärme vom Körperkern zur -peripherie. Der Luftstrom über der Körperoberfläche trägt die über der Haut erwärmte Luftschicht weg.

▶ **Evaporation** ist die Abgabe wärmeenergiereicher Moleküle von einer Flüssigkeitsoberfläche an ein Gas. Das zur Verdunstung notwendige Wasser gelangt an die Oberfläche über die Schweissdrüsen der Haut, über die Alveolarwände in der Lunge oder über das viszerale Blatt des Peritoneums beim eröffneten Abdomen (Perspiratio insensibilis). Welche Wärmemenge abgegeben wird, ist von der relativen Luftfeuchtigkeit abhängig.

Jeder Körper gibt auch Energie in Form von ▶ **Radiation** ab. Gleichermaßen kann er Strahlung z.B. von einem Infrarotstrahler absorbieren und in Wärme umwandeln, bis sich ein Gleichgewicht zwischen absorbierter und in die Umgebung emittierter Strahlung einstellt.

### Konstanthaltung der Körpertemperatur

Die Körperkerntemperatur bleibt konstant, indem die produzierte und aufgenommene Wärme mit der abgegebenen Wärme im Gleichgewicht gehalten wird. Die Thermoregulation garantiert dieses ▶ **Fließgleichgewicht** und entspricht einem Regelkreis mit Rückkoppelung.

▶ Thermorezeptoren
▶ Hypothalamus
Der Hypothalamus ist der zentrale Regler der Thermoregulation.

▶ Neutralzone 0,4 °C

▶ Korrekturmechanismen

▶ Thermorezeptoren finden sich in der Haut, im Rückenmark und im ▶ Hypothalamus. Alle Informationen der Thermorezeptoren erreichen den Hypothalamus als zentralen Regler der Thermoregulation. Der Sollwert im Hypothalamus ist jene Temperatur, bei der sowohl die Wärmerezeptoren als auch die Kälterezeptoren nur minimal erregt werden. Bei einer intakten Thermoregulation werden innerhalb eines schmalen Temperaturbereichs (▶ Neutralzone) von circa 0,4 °C keine Korrekturmechanismen eingesetzt.

Besteht eine Differenz zwischen dem Soll- und dem Istwert, bzw. werden die Schwellenwerte dieses Temperaturbereichs überschritten, setzt der Hypothalamus thermoregulatorische ▶ Korrekturmechanismen in Gang, bis der Sollwert wieder erreicht wird (Abb. 1).

Wärmeabgabe erfolgt in erster Linie durch aktive Vasodilatation und Schwitzen. Auf Kälte hingegen antwortet der Körper mit Vasokonstriktion und Muskelzittern. In der Neonatalperiode induzieren endogene Katecholamine eine zitterfreie Wärmebildung im braunen Fettgewebe.

## Perioperative Wärmebilanz

▶ Verminderte Wärmeproduktion

▶ Intraoperativer Wärmeverlust

Das im Wachzustand vorhandene Fließgleichgewicht wird in Narkose von zwei Mechanismen beeinflußt. Eine um circa 30% ▶ verminderte Wärmeproduktion (ca. 60 kcal/h) und eine vermehrte Wärmeabgabe (ca. 210 kcal/h) bedingen eine negative Wärmebilanz und damit den ▶ intraoperativen Wärmeverlust.

Die Körperkerntemperatur nimmt während der Narkose einen typischen Verlauf. In der ersten Stunde nach Narkosebeginn fällt sie um ca. 1,6 °C rasch ab. Ursache ist zu 80% die Umverteilung der Körperwärme in die vasodilatierte Körperperipherie [18]. Diese Vasodilatation ist Folge der Einflußnahme von Anästhetika auf den Vasotonus und die Thermoregulation. Anschließend fällt die Körperkerntemperatur nur noch um circa 1,1°C pro Stunde ab, bis sich wieder nahezu ein Gleichgewicht zwischen Wärmeproduktion und -verlust auf erniedrigtem Niveau einstellt.

In Narkose Wärmeumverteilung in die Körperperipherie.

### Allgemeinanästhesie

▶ Inhalationsanästhetika

Inhalationsanästhetika vergrößern die thermische Neutralzone.

▶ Temperaturschwellen

Physiologische Vasokonstriktion in Narkose erst bei tieferen Temperaturen.

▶ Inhalationsanästhetika und zentralwirkende Pharmaka verändern die physiologischen Grenzwerte der Thermoregulation im Hypothalamus. Der Bereich der thermischen Neutralzone verzehnfacht sich von 0,4 auf 4 °C und erstreckt sich somit von 34 bis 38 °C. Innerhalb dieses Temperaturbereichs ist der Hypothalamus nicht mehr in der Lage die Körpertemperatur zu regeln. Die physiologische Vasokonstriktion ab ca. 36,5°C unterbleibt bzw. setzt erst ab ca. 34°C ein. Die Vasodilatation infolge verhinderter Vasokonstriktion führt zu einem Abstrom von warmem Blut aus dem Körperkern zur Körperschale. Die Folge ist der perioperative Verlust von Wärme über die Haut.

Die ▶ Temperaturschwellen für Vasodilatation bzw. Vasokonstriktion und Muskelzittern in Narkose sind von der Art des Pharmakons, der Dosis des Phar-

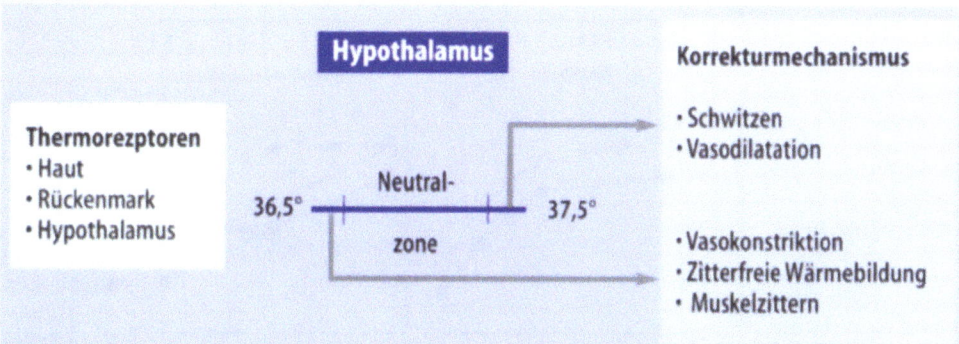

Abb. 1 ▲ Modell der Thermoregulation: Impulse werden von den Thermorezeptoren zum Hypothalamus geleitet und dort verarbeitet. Ist die Neutralzone verschoben oder werden die Schwellenwerte überschritten, werden die Korrekturmechanismen aktiviert (modifiziert nach [26])

makons und dem Alter des Patienten abhängig. In Abb. 2 sind die dosisabhängigen Veränderungen der Temperaturschwellen für thermoregulatorische Korrekturmechanismen von vier Anästhetika dargestellt [25].

▶ **Ältere Menschen** haben eine niedrigere Temperaturschwelle für die thermoregulatorische Vasokonstriktion. In einer Isofluran/Lachgasnarkose liegt sie bei 33,9 °C gegenüber 35,1 °C bei 30-50jährigen Patienten. Daher ist die Gefahr einer tieferen Auskühlung bei älteren Patienten erhöht [15].

Neben der Veränderung der Schwellenwerte erhöhen alle volatilen Anästhetika durch ihre direkt vasodilatierende Eigenschaften den Abstrom von warmen Blut vom Körperkern zur Körperschale. Durch dieses „Pooling" in der Körperperipherie geht vermehrt Wärme über die Haut verloren. Barbiturate wirken zwar ebenso vasodilatierend, ihre kurze Halbwertszeit hält jedoch den Einfluß auf die Wärmebilanz gering.

▶ **Opioide** greifen in geringerem Ausmaß als volatile Anästhetika in die zentrale Thermoregulation ein (s. oben). Mit Pethidin wird dieser Effekt zur Unterdrückung des postoperativen Kältezitterns sogar gesucht.

▶ **Muskelrelaxantien** verhindern Muskelzittern trotz unterschrittener Temperaturschwelle und blockieren damit einen wesentlichen Weg der Wärmeproduktion.

### Rückenmarknahe Verfahren

▶ **Sympathikolyse**, veränderte Thermoregulation und fehlendes Muskelzittern in den betäubten Arealen beeinflussen den Wärmehaushalt auch bei rückenmarknahen Verfahren.

Lokalanästhetika blockieren u.a. die sympathischen Nervenfasern. Die Sympathikolyse führt über eine Dilatation der Hautgefäße der unteren Extremitäten zu vermehrter Wärmeabgabe über die Haut. Diese ▶ **Wärmeumverteilung** ist verantwortlich für den schnellen Temperaturabfall von bis zu 1,5 °C in der ersten Stunde nach Beginn der Spinal- bzw. Periduralanästhesie. Unter Spinalanästhesie ist der Effekt aufgrund des schnellen Wirkungseintritts ausgeprägter [20].

Auch rückenmarknahe Verfahren beeinträchtigen die zentrale Kontrolle der Thermoregulation. Die Hauttemperatur der geblockten Dermatome wird fälschlicherweise als zu hoch wahrgenommen. Der Hypothalamus toleriert daraufhin eine niedrigere Körperkerntemperatur und korrigiert die Temperaturschwellen der thermoregulatorischen Gegenmechanismen in den nicht blockierten Dermatomen nach unten [4].

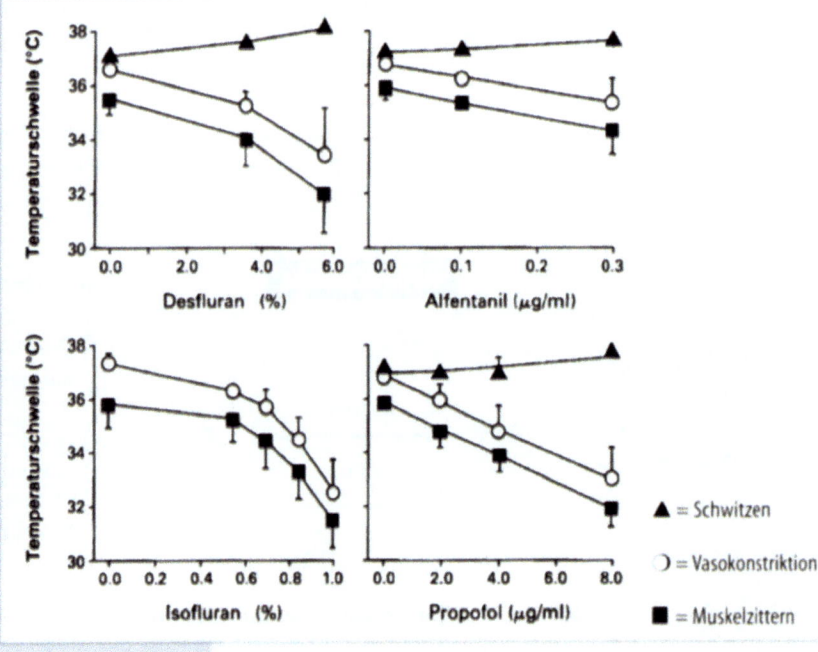

Abb. 2 ◀
Veränderung der Temperaturschwellen (°C, Mittelwert und Standardabweichung) für die thermoregulatorischen Kontrollmechanismen Schwitzen, Vasokonstriktion und Muskelzittern in Abhängigkeit von der Dosis von Desfluran, Isofluran, Alfentanil und Propofol (modifiziert nach [25])

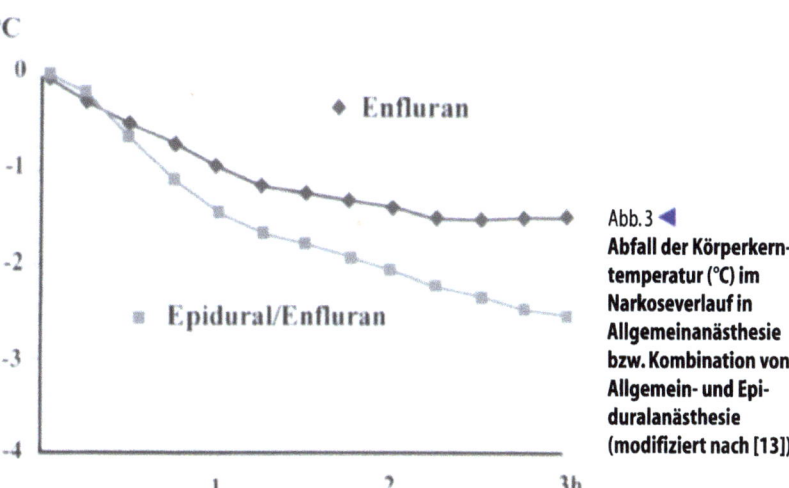

Abb. 3 ◀
**Abfall der Körperkerntemperatur (°C) im Narkoseverlauf in Allgemeinanästhesie bzw. Kombination von Allgemein- und Epiduralanästhesie (modifiziert nach [13])**

▶ **Aufwärmphase**

Die ▶ **Aufwärmphase** nach einer Hypothermie ist bei rückenmarknahen Verfahren zudem verlängert, da ein Großteil der Muskulatur für das thermoregulatorische Zittern ausgeschaltet ist.

**Addition der Wärmeverluste bei Kombination aus Allgemein- und rückenmarknaher Anästhesie.**

Die Kombination von Allgemeinanästhesie und Regionalverfahren führt zur Addition der jeweiligen Wärmeverluste (Abb. 3). Bei einer Allgemeinanästhesie stagniert nach einer gewissen Zeit der Wärmeverlust, und eine Plateauphase wird erreicht, da die Temperaturschwelle für eine Vasokonstriktion überschritten wird. Mit der Kombination beider Verfahren hält der Temperaturabfall jedoch kontinuierlich an, da die sympathikolytisch induzierte Vasodilatation bestehen bleibt [13].

### Maschinelle Beatmung

▶ **Trockene, nicht angewärmte Atemgase**

Bei einer Beatmung mit ▶ **trockenen, nicht angewärmten Atemgasen** müssen diese in der Lunge angefeuchtet werden. Die dazu nötige Verdunstung von körperwarmem Wasser führt zu einer Wärmeabgabe über die Exspiration. Werden die Atemgase jedoch im Beatmungssystem künstlich befeuchtet bzw. werden ein niedriger Gasfluß und Beatmungsfilter mit Feuchteaustauschfunktion verwendet [2], ist der Einfluß der maschinellen Beatmung auf den Wärmeverlust zu vernachlässigen.

▶ **Halboffenes System**

Ein ▶ **halboffenes System** und ein hoher Gasfluß führen dagegen zu einem Wärmeverlust von ca. 1,54 Kilokalorien pro Stunde und pro Liter Atemminutenvolumen. Circa 5 Stunden maschinelle Beatmung reichen dann aus, um die Körpertemperatur eines 70 kg schweren Patienten um ca. 1 °C zu senken.

### Infusionstherapie

▶ **Infusionslösungen**

Ungewärmte oder gekühlte ▶ **Infusionslösungen** werden nach der Körperaufnahme erwärmt bzw. an die Körpertemperatur angeglichen. Dazu verbraucht der Körper Wärme und die Körpertemperatur sinkt. Dieser Abfall der Körperkerntemperatur ist in Abb. 4 in Abhängigkeit der verabreichten Menge unterschiedlich temperierter Flüssigkeit dargestellt. Mit Hilfe von Annäherungsformeln kann dieser Wärmeverlust durch Infusionen und Transfusionen kalkuliert werden [31]. Die zu erwartende Körpertemperatur (T) nach Gabe einer definierten Infusionsmenge mit bekannter Temperatur ist:

$$T (°C) = \frac{KG \times 0{,}87 \times T_{aktuell} + \text{Infusionsmenge in Liter} \times T_{Flüssigkeit}}{\text{Infusionsmenge in Liter} + KG \times 0{,}87}$$

(T = Körpertemperatur [°C] nach Infusion, KG = Kilogramm Körpergewicht, $T_{aktuell}$ = aktuelle Körpertemperatur, L = Liter, $T_{Flüssigkeit}$ = Temperatur der Infusionslösung)

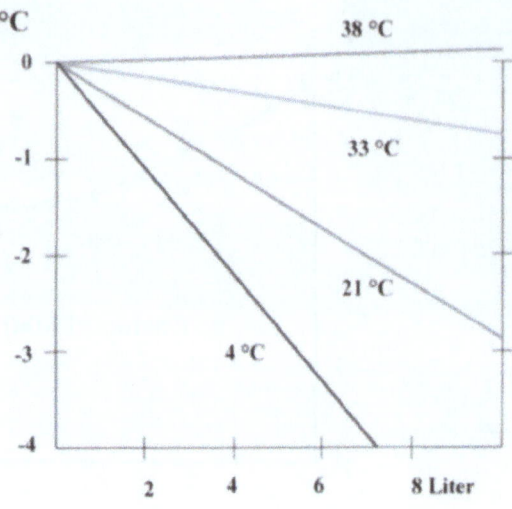

Abb. 4 ◄ Änderungen der Körperkerntemperatur eines 70 kg schweren Patienten in Abhängigkeit von der verabreichten Menge unterschiedlich temperierter Flüssigkeit (nach [25])

Aus dieser Gleichung läßt sich auch die Infusionsmenge errechnen, die die Körpertemperatur um einen bestimmten Betrag abfallen läßt:

Einfacher und für die klinische Praxis daher besser zu verwenden ist eine Näherungsformel:

Ca. 50 ml/kg KG Infusionslösung (20 °C) senken die Körpertemperatur um 1 °C.

D.h. bei einem 70 kg schweren Patienten wird die Körpertemperatur nach 3,5 Liter Infusionlösung mit 20 °C um 1 °C sinken.

### Umgebungsbedingungen

Die vier Mechanismen der Wärmeabgabe können durch die ▶ **Umgebungsbedingungen** des Operationssaals erheblichen Einfluß auf die Wärmebilanz nehmen. Eine niedrige Raumtemperatur beschleunigt den Wärmeverlust durch Radiation, ebenso wie eine mangelnde Körperisolation, die je nach Art des operativen Eingriffs bzw. entblößten Anteils der Körperoberfläche gegeben ist. Ein kalter Operationstisch entzieht dem Körper Wärme durch Konduktion. Im klimatisierten Operationstrakt liegt eine hohe Luftbewegung vor und fördert den Wärmeverlust durch Konvektion, eine niedrige Luftfeuchtigkeit durch Evaporation.

Lösungen zur chirurgischen Hautdesinfektion kühlen das Operationsgebiet. Sind große Körperhöhlen eröffnet, verliert der Patient Wärme durch Evaporation im Rahmen der Perspiratio. Kalte Spüllösungen verursachen einen weiteren Wärmeverlust durch Konduktion.

### Hypothermiedisposition und -häufigkeit

▶ **Kinder** kühlen aufgrund ihrer im Verhältnis zum Körpergewicht großen Oberfläche besonders leicht aus. Die geringere Dicke der Haut mit wenig subkutanem Fett isoliert schlecht. Eine feuchte Hautoberfläche erleichert den Wärmeverlust durch Verdunstung. ▶ **Ältere Menschen** sind durch ihre beeinträchtigte Thermoregulation (s.o.) besonders anfällig für intraoperativen Wärmeverlust. Die Maßnahmen der Gegenregulation setzen erst bei niedrigeren Körpertemperaturen ein.

Bestimmte Krankheitsbilder prädisponieren zu einer intraoperativen Auskühlung: Hypothyreose, aufgrund der stoffwechselbedingten reduzierten Wärmeproduktion; Kachexie, aufgrund der verminderten isolierenden äußeren Fettschichten; dermatologische Erkrankungen, wenn sie mit dilatierten Hautgefäßen einhergehen; Immobilisation durch Erkrankungen des Bewegungsapparates; neurologische Erkrankungen, die zentral oder peripher die Thermoregulation betreffen.

---

▶ Ungünstige Umgebungsbedingungen verstärken die Wärmeabgabe:
- Niedrige Raumtemperatur
- Mangelnde Körperisolation
- Kalter Operationstisch
- Hohe Luftbewegung
- Niedrige Luftfeuchtigkeit
- Hautdesinfektion
- Körperhöhleneröffnung
- Kalte Spüllösungen

▶ Kinder

▶ Ältere Menschen

▶ **Milde Hypothermie**

Milde Hypothermie (36–33 °C) bei 30-80% der Patienten.

Eine Körperkerntemperatur von 36°–33°C wird als ▶ **milde oder leichte Hypothermie** definiert. Über deren Häufigkeit am Narkoseende nach längeren operativen Eingriffen finden sich in der Literatur nur wenige und teilweise widersprüchliche Angaben. Je nach Festlegung der Temperaturgrenze, Meßort, Narkoseverfahren, Narkosedauer, Patientengut, intraoperativer Wärmeprotektion, schwanken die Angaben zwischen 30–80 % [5].

## Temperaturmessung

Um die zentrale Körpertemperatur bzw. Körperkerntemperatur zu kennen, sollte die gemessene Temperatur möglichst der Temperatur in der Region des Hypothalamus entsprechen. Abhängig von der Art des operativen Eingriffs stehen folgende Meßorte zur Verfügung:

▶ Orale und nasopharyngeale Messungen

▶ Ösophageale Messung

▶ **Orale und nasopharyngeale Messungen** werden häufig eingesetzt, zeigen aber große Abweichungen von der Körperkerntemperatur, da sie vielfältigen Störungen ausgesetzt sein können.

Die ▶ **ösophageale Messung** wird am häufigsten verwendet und gilt als Standard zur Messung der Körperkerntemperatur, vorausgesetzt, daß nicht in Nähe des Ösophagus operiert wird [26]. Die rektale Messung kann ebenfalls große Abweichungen von der Körperkerntemperatur aufweisen.

▶ Vesikale Messung

Eine ▶ **vesikale Messung** über einen Verweilkatheter ist zwar teuer, aber besonders dann vorteilhaft, wenn ein postoperatives Temperaturmonitoring erforderlich ist. Die hohe Übereinstimmung mit der Körperkerntemperatur [3] ist nur während laparoskopischer Operationen bzw. Unterbaucheingriffen eingeschränkt.

▶ Pulmonalarterielle Messung

Die ▶ **pulmonalarterielle Messung** hat eine sehr hohe Übereinstimmung mit der Körperkerntemperatur. Sie kann bei liegendem Swan-Ganz-Katheter kontinuierlich abgeleitet werden.

▶ Tympanale Messung

▶ Gehörgangsmessung
▶ Hautmessungen

Die ▶ **tympanale Messung** gibt am genauesten die Temperatur des Gehirns wieder. Eine seltene Gefahr der Sondenanlage ist die Läsion des Trommelfelles. Die ▶ **Gehörgangsmessung** vermeidet diese Gefahr durch kontaktfreie Infarotthermometrie des Trommelfells. ▶ **Hautmessungen** sind nur nützlich, um den Temperaturgradienten zwischen Körperkern und Körperschale zu erfassen und damit auf das Ausmaß einer zirkulatorischen Zentralisation zu schließen.

Standardmethode ist die ösophageale Temperaturmessung. Alternativen: rektal, vesikal oder im Gehörgang.

## Risiken der perioperativen Hypothermie

Im Vordergrund steht die Beeinträchtigung des kardiovaskulären Systems. Ebenso sind ein erhöhter Blutverlust mit vermehrten Bluttransfusionen, eine erhöhte Inzidenz von Wundinfektionen und eine verlängerte Hospitalisationszeit nach perioperativer Hypothermie beschrieben [9, 16, 22]. Zudem kann intraoperativ die Wirkdauer von Medikamenten verlängert sein. Postoperativ ist der Patientenkomfort deutlich beeinträchtigt. „Zittern" und ein allgemeines Kältegefühl wird von vielen Patienten neben Übelkeit und Erbrechen als einziges subjektives, emotional stark negativ besetztes Erlebnis nach Anästhesie angegeben.

### Kardiovaskuläres System

▶ Ausschüttung von Katecholaminen nach Narkose

Die Schwellenwerte der Thermoregulation kehren am Narkoseende wieder in den physiologischen Bereich zurück. Die abrupt aktivierte Thermoregulation induziert Muskelzittern und eine erhöhte ▶ **Katecholaminausschüttung**. Diese erhöhte Ausschüttung von Katecholaminen (vor allem Noradrenalin) verursacht eine periphere Vasokonstriktion und einen Anstieg von Herzfrequenz, systemischem und pulmonalarteriellem Druck [7]. Hypotherme Patienten (<35°C) nach peripherer Bypassoperation haben im postoperativen Verlauf eine signifikant höhere Inzidenz an ischämischen Repolarisationsstörungen im EKG und Angina pectoris [6]. Die Art der Narkose, ob Allgemein- oder Regionalverfahren, hat dabei keinen Einfluß auf die Inzidenz kardialer Komplikationen [6].

Hypothermie erhöht die Inzidenz kardialer Ischämien.

Das Risiko eines kardialen Krankheitsereignisses scheint dabei nicht intraoperativ, sondern v. a. erst postoperativ erhöht zu sein: hypotherme Patienten

(Durchschnittstemperatur 34,5° C) hatten in einer Studie [9] dreimal häufiger pathologische EKG-Veränderungen (Repolarisationsstörungen oder ventrikuläre Tachykardien), oder es kam gehäuft zu kardialen Zwischenfällen, wie instabiler Angina pectoris, Myokardinfarkt oder Herzstillstand. Die myokardialen Ischämien waren nicht mit den Phasen des Muskelzitterns assoziiert, sondern Folge der humoralen Streßantwort. Wurde intraoperativ Wärme zugeführt, war das Risiko einen schwerwiegenden kardialen Zwischenfall zu erleiden um ca. 55 % vermindert [9].

*Myokardischämien sind Folgen der humoralen Streßantwort.*

Muskelzittern steigert den Sauerstoffverbrauch und damit das erforderliche Herzzeitvolumen. Frühere Untersuchungen gaben einen bis zu vierfach gesteigerten Sauerstoffbedarf an. Neuere, genauere Meßmethoden zeigten jedoch, daß der ▶ **$O_2$-Verbrauch durch Kältezittern** in der ersten postoperativen Stunde nur um ca. 40% erhöht ist. Hypotherme Patienten ohne Kältezittern haben den gleichen postoperativen $O_2$-Verbrauch wie normotherme Patienten [8].

Nach der ▶ **Wiedererwärmung** des Patienten zeigt sich eine weitere Problematik: ist der Sollwert der Kerntemperatur wieder erreicht, vermindert sich die periphere Vasokonstriktion. Die damit verbundene erneute Volumenumverteilung führt zur ▶ **Demaskierung einer relativen Hypovolämie,** was eine beträchtliche Volumenzufuhr in der postoperativen Phase erforderlich macht, um hypotensive Phasen zu vermeiden.

### Perioperativer Blutverlust

Eine perioperative Hypothermie führt zu einem erhöhten Blutverlust. Normotherm gehaltene Patienten, die sich einer Hüft-Endoprothesen-Operation oder einer kolorektalen Operation unterziehen mußten, hatten einen geringeren perioperativen Blutverlust und einen geringeren Substitutionsbedarf an Erythrozytenkonzentraten [16, 22]. Zudem war die Infektionshäufigkeit und die Hospitalisationsdauer geringer.

*Perioperativer Blutverlust durch Hypothermie erhöht.*

Als mögliche Ursachen des erhöhten perioperativen Blutverlustes von hypothermen Patienten werden sowohl eine Störung der Thrombozytenfunktion, als auch eine Beeinträchtigung der plasmatischen Blutgerinnung diskutiert. Die Störung der ▶ **Thrombozytenfunktion** wird auf eine defekte Ausschüttung von Thromboxan und eine Veränderung der für die Adhäsion der Thrombozyten wichtigen Oberflächenproteine zurückgeführt [19]. Die Beeinträchtigung des intrinsischen und extrinsischen ▶ **Gerinnungssystems** durch Hypothermie wird laborchemisch in den Standardtests kaum nachgewiesen. Die Tests der plasmatischen Gerinnung werden bei einer Standardtemperatur von 37 °C durchgeführt, das Plasma unterkühlter Patienten wird deshalb aufgewärmt. Die Kapazität der Gerinnungsfaktoren/-Enzyme ist jedoch temperaturabhängig. Hypothermie hemmt die enzymatischen Reaktionsabläufe der Gerinnungskaskade. Werden dieselben Tests mit niedrigeren Temperaturen durchgeführt, treten pathologische Werte auf. Normalwerte täuschen eine falsche Sicherheit vor und werden der klinischen Situation nicht gerecht. Normalwerte sagen nur aus, daß die plasmatische Gerinnung intakt ist, wenn der Patient normotherm wäre [21].

*Normalwerte der plasmatischen Gerinnung bei Hypothermie sind irreführend.*

### Postoperative Wundinfektionen

Die Häufigkeit ▶ **postoperativer Wundinfektionen** ist bei hypothermen Patienten erhöht. Hypotherme Patienten hatten nach einem kolorektalen Eingriff ein dreifach erhöhtes Risiko einer postoperativen Wundinfektion mit Keimnachweis, verglichen mit Patienten, die intraoperativ mittels Wärmedecken normotherm gehalten wurden [16].

*Wundinfektionsrate erhöht.*

Thermoregulatorische Vasokonstriktion führt zur ▶ **Minderperfusion im Operationsgebiet** und senkt dort den arteriellen Sauerstoffgehalt. Die Produktion von Sauerstoffradikalen zur Keimbekämpfung nimmt ab [29], die Infektionsanfälligkeit steigt. Desweiteren ist die bakterizide Kapazität der Granulozyten temperaturabhängig und unter Hypothermie vermindert.

Hypothermie schwächt die ▶ **körpereigene Abwehr** und bietet den Bakterien bessere Wachstumsbedingungen [16]. Auch die Lymphozytenaktivierung und die

Produktion proinflammatorischer Zytokine sind am ersten postoperativen Tag signifikant vermindert, die Plasmacortisolspiegel hingegen erhöht [1]. Neben den unmittelbar immunsuppressiven Effekten der Hypothermie wird darüber hinaus durch Fremdblutgabe wohl eine Immunsuppression induziert, die zu einer erhöhten Inzidenz postoperativer Infektionen führen kann [28].

### Medikamentenwirkung

Hypothermie verringert die gesamte Stoffwechselleistung und damit auch den ▶ **hepatischen und renalen Metabolismus**. Die ▶ **Plasmaclearance** der zur Narkose verabreichten Medikamente nimmt ab und die Wirkungsdauer dieser Medikamente nimmt zu. Zur veränderten Pharmakokinetik und -dynamik wegen einer erniedrigten Körpertemperatur liegen nur wenige Untersuchungen vor.

Die Plasmaspiegel von ▶ **Propofol** sind unter gleicher Dosierung bei hypothermen Patienten (34°C) um 28 % gegenüber normothermen Patienten erhöht, die Wirkdauer von ▶ **Atracurium** wird bei hypothermen Patienten um 60% verlängert [17]. Ein Abfall der Körpertemperatur von 37 auf 35° C verlängert die Wirkdauer von ▶ **Vecuronium** von 28 auf 62 Minuten [10].

### Patientenkomfort

Oft erinnern sich Patienten in Prämedikationsgesprächen an unangenehmes ▶ **postoperatives Muskelzittern** nach früheren Narkosen. Die Inzidenz des thermoregulatorischen Muskelzitterns, meist unmittelbar nach Extubation, ist umgekehrt proportional zur Körperkerntemperatur [11]. Aber auch normotherme und vasodilatierte Patienten haben postoperativ Muskelzittern. Die Ursache dieses nicht thermoregulatorisch bedingten postanästhetischen Zitterns ist weiterhin unklar. Diskutiert werden eine verminderte Aktivität des sympathischen Systems, Schmerzen, Medikamentenwirkung, respiratorische Alkalose, Ausschüttung von Pyrogenen oder eine verminderte Aktivität hemmender Bahnen im Rückenmark [11].

Die ▶ **postoperative Wundheilung** scheint bei hypothermen Patienten aufgrund verminderter Kollagenbildung beeinträchtigt [16]. Minderperfusion infolge der thermoregulatorischen Vasokonstriktion bringt eine verminderte Aktivität der $O_2$-abhängigen katalysierenden Hydroxylasen mit sich und vermindert dadurch die Kollagenbildung. Eine spätere Entfernung des Nahtmaterials und eine längere Krankenhausverweildauer, ebenso wie eine spätere enterale Nahrungszufuhr nach Darmoperationen, waren wichtige Nebenbeobachtungen neuerer Hypothermiestudien [16].

## Welche Körperkerntemperatur sollte nicht unterschritten werden?

Tabelle 1 zeigt die durchschnittlichen postoperativen Körperkerntemperaturen von hypo- bzw. normothermen Patienten prospektiver, randomisierter Studien. Man erkennt, daß vergleichsweise geringe Temperaturabfälle von im Mittel 1,3–1,9 °C in der Lage waren Komplikationen hervorzurufen.

In Abhängigkeit vom Risikoprofil des Patienten läßt sich ein Temperaturgrenzwert ableiten, welcher den Einsatz prophylaktischer und therapeutischer Maßnahmen indiziert. Die Arbeitsgruppe um Sessler empfiehlt eine Körperkerntemperatur von 36 °C nicht zu unterschreiten [25].

## Wie läßt sich Hypothermie vermeiden und therapieren?

### Präoperative Maßnahmen

Die ▶ **Vorwärmung** des noch wachen Patienten mit Radiatoren oder Wärmematten bzw. -decken ist die einfachste Maßnahme. Wird der Patient präoperativ über mindestens 90 Minuten mit einer ▶ **elektrischen Heizdecke** (eingestellt auf 42–43°C) gewärmt, kann eine intraoperative Auskühlung selbst bei einer dreistündigen Operation noch vermieden werden [14]. Wird eine ▶ **Warmluftdecke** eingesetzt, reichen 30 Minuten aus, um jenen Wärmebetrag zuzuführen, welcher im

**Tabelle 1**
**Durchschnittliche postoperative Körperkerntemperaturen von hypo- bzw. normothermen Patienten**

| Autor | Risiko | Durchschnittstemperaturen | |
|---|---|---|---|
| | | Hypotherme Patienten | Normotherme Patienten |
| Kurz et al. [16] | Wundinfektion<br>Blutverlust<br>Verlängerte Hospitalisation | 34,7 °C | 36,6 °C |
| Frank et al. [9] | Kardiale Komplikationen | 35,4 °C | 36,7 °C |
| Schmied et al. [22] | Blutverlust<br>Bluttransfusion | 35,0 °C | 36,6 °C |
| Frank et al. [7] | Noradrenalinspiegel | 35,3 °C | 36,7 °C |

Normalfall in der ersten Narkosestunde durch die periphere Vasodilatation mit Wärmeumverteilung verloren geht [24].

### Intraoperative Maßnahmen

Eine wichtige Maßnahme besteht darin, den Zeitraum zu minimieren, in dem der Patient auskühlen kann: ein kurzes Zeitintervall von Narkoseeinleitung bis zum Operationsbeginn und kurze OP-Zeiten sind auch aus diesem Grunde sinnvoll. Der rasche Temperaturabfall infolge Vasodilatation und Wärmeumverteilung in der ersten Stunde (Abb. 3 und 5) ist dadurch nicht zu verhindern, der anschließende langsame Wärmeverlust kann aber durch aktive Wärmezufuhr behandelt werden.

▶ **Erhöhung der Raumtemperatur**

Die ▶ **Erhöhung der Raumtemperatur** im Operationssaal ist in der Kinderchirurgie sinnvoll, um den Wärmeverlust durch Radiation zu vermindern. In der Erwachsenenchirurgie dagegen wird dieser Effekt auf die Minderung des Wärmeverlustes als äußerst gering angesehen [5].

▶ **Anfeuchtung der Atemgase**

Die ▶ **Anfeuchtung der Atemgase** durch passive Atemluftbefeuchter reduziert ebenso wie ein niedriger Narkosegasfluß den Wärmeentzug durch Wasserverdunstung auf ein Minimum [2]. Eine aktive Aufwärmung der Atemgase zum Erhalt der Körpertemperatur ist damit nur noch bei Benutzung halboffener Narkosesysteme sinnvoll.

▶ **Vorgewärmte Infusionslösungen**

Im Wärmeschrank oder Wasserbad ▶ **vorgewärmte Infusionslösungen** sind nur effizient, wenn größere Mengen infundiert werden. Auf 39°C vorgewärmte Infusionen müssten rasch infundiert werden (>2000 ml/h), damit die am Patienten ankommende Durchschnittstemperatur noch ≥33°C beträgt [23]. Die Wirksamkeit dieser Maßnahme zur Wärmekonservierung ist in der Praxis gering.

▶ **Durchflußwärmer**

Zahlreiche ▶ **Durchflußwärmer** sind heute verfügbar, ihre Leistungsfähigkeit differiert sehr stark. Je nach Flußrate und Länge des Infusionssystems fällt die Temperatur der zugeführten Flüssigkeit auf dem Weg zum Patienten [23] deutlich ab. Ein auf dem Gegenstromprinzip basierendes Gerät erwärmt die Infusionslösungen bis unmittelbar zum Patienten und ermöglicht dadurch eine effektive Flüssigkeitserwärmung über einen weiten Flußbereich, auch bei niedrigen Fließgeschwindigkeiten.

▶ **Isolierung der Körperoberfläche**

Die ▶ **Isolierung der Körperoberfläche** zur Minimierung von Wärmeverlusten ist besonders bei Eingriffen im Kopfbereich oft ausreichend. Dazu bieten sich sich Baumwolldecken, metallbeschichtete Tücher oder Metallfolien an. Sie reflektieren die Körperstrahlung und verringern den konvektiven Wärmeabstrom. Allerdings kann sich unter Metallfolien auf der körperzugewandten Seite Kondenswasser bilden und bei Anwendung von elektrischer Kauterisation zu Verbrennungen führen.

Reichen die oben genannten Maßnahmen nicht aus, muß dem Körper Wärme zugeführt werden. Intraoperativ ist dies durch Konduktion und Konvektion möglich. Wärmezufuhr durch Konduktion kann mit Hilfe von Heizmatten, Matratzen oder Wärmetauscher erfolgen.

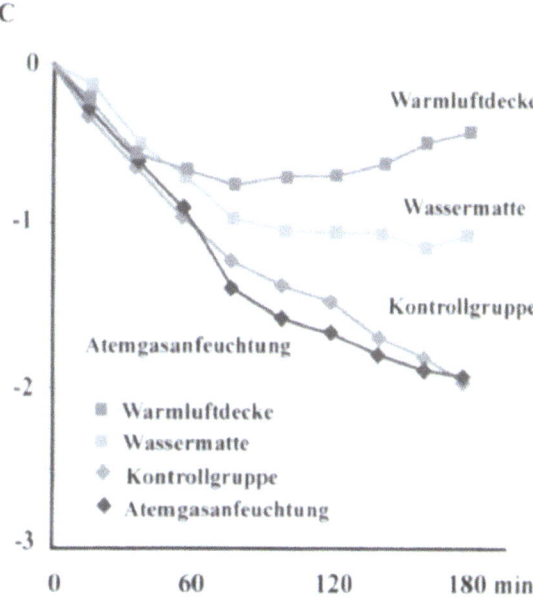

Abb. 5 ◄
**Abfall der Körperkerntemperatur während des Narkoseverlaufes in Abhängigkeit von vier verschiedenen Methoden der Prävention und Therapie der intraoperativen Hypothermie (modifiziert nach [13])**

▶ **Elektrische Heizmatten**
▶ **Warmwassermatratzen**

▶ **Elektrische Heizmatten** und ▶ **Warmwassermatratzen** werden unter den Patienten gelegt. Die Auflagefläche und der damit zum Wärmeaustausch verfügbare Anteil beträgt dabei circa 30 %. Auf den Patienten gelegte Wärmematten steigern deren Effizienz beträchtlich. Ein Nachteil der elektrischen Heizmatten sind mögliche Verbrennungen, hervorgerufen einerseits durch Überhitzung der Matte und andererseits durch verminderte Perfusion der Körperauflagefläche in Rückenlage.

▶ **Ösophagealer Wärmetauscher**

Ein ▶ **ösophagealer Wärmetauscher** ist eine doppellumige, mit warmem Wasser durchströmte Sengstakensonde. Die begrenzte Anwendbarkeit in der Allgemeinanästhesie, geringe Effizienz und hohe Invasivität mit möglichen Komplikationen lassen dieses Verfahren kaum Anwendung finden. Die ▶ **konvektive Wärmetherapie** erfolgt mit einem Warmluftgebläse und vorgeformten Wärmedecken. Je nach Verwendung einer Ganzkörper-, Ober- oder Unterkörperdecke können 30 bis 70% der Körperoberfläche von Warmluft erreicht werden.

▶ **Konvektive Wärmetherapie**

Zahlreiche Studien haben die Effizienz verschiedener Methoden zur Prävention und Therapie der intraoperativen Hypothermie miteinander verglichen. In Abb. 5 sind die Auswirkungen vier verschiedener Behandlungsmethoden auf die Körperkerntemperatur während der Narkose dargestellt. Neben der Kontrollgruppe wurde die Wirksamkeit der Warmluftdecke, der Warmwassermatratze und der Atemgasanfeuchtung untersucht. In der ersten Stunde nach Einleitung einer Allgemeinanästhesie fiel die Körpertemperatur in allen vier Gruppen ab. Allerdings gelang es in den nachfolgenden zwei Stunden nur mit der ▶ **Warmluftdecke** die Körpertemperatur signifikant im Vergleich zur Kontrollgruppe zu erhöhen [12]. Werden intraoperativ zusätzlich zur konvektiven Wärmetherapie die Infusionslösungen mit Durchflußerwärmern angewärmt, steigt im Vergleich zur Kontrollgruppe die Körperkerntemperatur und damit die Wahrscheinlichkeit, daß der Patient am Narkoseende normotherm ist [27].

▶ **Warmluftdecke**

**Optimale Hypothermieprophylaxe: Kombination aus konvektiver Wärmetherapie (Warmluftdecken) und Anwärmung der Infusionen mit Durchflußerwärmern.**

### Postoperative Maßnahmen

Aufgrund der erhöhten Inzidenz an postoperativen kardialen Zwischenfällen [9] bedürfen hypotherme Patienten mit hohem koronaren Risiko der besonderen Aufmerksamkeit. Die abrupt einsetzenden Mechanismen der Thermoregulation können zur erhöhten Streßantwort und ggf. zu myokardialen Ischämien oder anderen kardialen Ereignissen führen. Falls eine Hypothermie <35°C (bei kardialen Risikopatienten <36°C) nicht verhindert werden konnte (Tabelle 1), sollte die Narkose in die postoperative Phase hinein verlängert, und der Patient nachbeatmet und gewärmt werden.

▶ **Medikamentöse Prophylaxe**

Als ▶ **medikamentöse Prophylaxe** des postoperativen Muskelzitterns haben sich Pethidin und Clonidin bewährt. Die spezifische Wirkung von Pethidin wird

Intraoperative Prophylaxe von Wärmeverlust und aktive Wärmezufuhr sind effektiver als postoperative Therapie.

▶ Niederfrequenzradiatoren
▶ Pethidin
▶ Clonidin

1. Welche Ursachen führen zu einem Abfall der Körperkerntemperatur?

2. Welche Patienten sind gefährdet?

3. Welche Gefahren sind mit Hypothermie verbunden?

4. Wie soll intraoperativ Hypothermie behandelt werden?

auf die Veränderung der Temperaturschwelle für thermoregulatorisches Muskelzittern zurückgeführt, während der Wirkmechanismus von Clonidin auf das Muskelzittern ungeklärt ist. Der Patient ist zwar hypotherm, fühlt sich aber nicht beeinträchtigt und zittert nicht.

Extubierte, wache Patienten profitieren weniger von radiativer oder konvektiver Wärmetherapie im Vergleich zur üblichen Baumwollsteppdecke [30]. Die wieder intakte Thermoregulation isoliert den Körperkern durch periphere Vasokonstriktion von der Körperschale und erschwert dadurch die Aufwärmung von außen. Deshalb muß das Hauptaugenmerk auf der prä- und intraoperativen Vermeidung von Wärmeverlusten bzw. der Wärmebehandlung liegen.

Dennoch hat auch postoperative Wärmetherapie ihre Berechtigung sowohl zur Prophylaxe und Therapie des Muskelzitterns als auch zur Minderung der Belastung des Herz-Kreislaufsystems. ▶ **Niederfrequenzradiatoren**, über dem Patientenbett installiert, eignen sich vor allem bei Säuglingen und Kleinkindern. Muskelzittern läßt sich medikamentös wirkungsvoll mit ▶ **Pethidin** (25-50 mg i.v.), ▶ **Clonidin** (0,075-0,150 mg i.v.) und Ketanserin (in Deutschland nicht zugelassen) behandeln.

### Fragen zur Erfolgskontrolle

In Narkose verursachen Anästhetika, Beatmung, ungewärmte Infusionen und äußere Störgrößen, wie niedrige Raumtemperaur, fehlende Isolationsschicht, hohe Luftbewegung und Perspiratio einen Abfall der Körpertemperatur.

Alle Patienten unterliegen dem Risiko auszukühlen. Für gewisse Patienten ist dies eine echte Gefährdung, nämlich für kardiale Risikopatienten, alte Menschen, Kinder und Patienten, die sich einer möglicherweise blutungsreichen Operation unterziehen müssen.

Die Auswirkungen der perioperativen Hypothermie sind: verlängerte Medikamentenwirkung, vasokonstriktorisch induzierte kardiale Komplikationen, gesteigerte Blutverluste mit vermehrten Bluttransfusionen, eine höhere Anzahl an postoperativen Infektionen und als Gesamtauswirkung ein verlängerter Krankenhausaufenthalt.

Perioperative Wärmeverluste können durch eine hohe Raumtemperatur, Isolierung des Patienten, Wärmung und Anfeuchtung der Atemgase, sowie durch Anwärmen von Infusionslösungen verringert werden. Wärme kann am effektivsten aber mit Warmluftdecken und durch den Einsatz von Wärmematten oder Radiatoren zugeführt werden.

## Literatur

1. Beilin B, Shavit Y, Razumovsky J, Wolloch Y, Zeidel A, Bessler H (1998) Effects of mild perioperative hypothermia on cellular immune responses. Anesthesiology 89:1133-1140
2. Bissonnette B, Sessler DI (1989) Passive or active inspired gas humidification in infants and children. Anesthesiology 71:381-384
3. Bräuer A, Weyland W, Fritzl U, Schuhmannl MU, Schmidt JH, Braun U (1997) Bestimmung der Körperkerntemperatur. Anaesthesist 46:683-688
4. Emerick TH, Ozaki M, Sessler DI, Walters K, Schroeder M (1994) Epidural anesthesia increases apparent leg temperature and decreases the shivering threshold. Anesthesiology 81:289-298
5. Frank SM, Beattie C, Christopherson R, Norris EJ, Rock P, Parker S, Kimball AW Jr (1992) Epidural versus general anesthesia, ambient operating room temperature, and patient age as predictors of inadvertent hypothermia. Anesthesiology 77:252-257
6. Frank SM, Beattie C, Christopherson R, Norris EJ, Perler BA, Williams GM, Gottlieb SO (1993) Unintentioned hypothermia is associated with postoperative myocardial ischemia. Anesthesiology 78: 468-476
7. Frank SM, Higgins MS, Breslow MJ, Fleisher LA, Gorman RB, Sitzmann JV, Raff H, Beattle C (1995) The catecholamine, cortisol, and hemodynamic resonses to mild perioperative hypothermia. Anesthesiology 82:83-93
8. Frank SM, Beattie C, Fleisher LA, Olson C, Gorman RB, Higgins MS, Breslow MJ, Sitzmann JV, Beattle C (1995) Multivariate determinants of early postoperative oxygen consumption in elderly patients. Anesthesiology 83:241-249
9. Frank SM, Fleisher LA, Breslow MJ, Higgins MS, Olson C, Kelly S, Beattle C (1997) Perioperative maintenance of

normothermia reduces the incidence of morbid cardiac events. JAMA 227:1127-1137
10. Heier T, Caldwell JE, Sessler DI, Miller RD (1991) Mild hypothermia increases duration of action and spontaneous recovery of vecuronium blockade during nitrous oxide-isoflurane anesthesia in humans. Anesthesiology 74:815-819
11. Hom HP, Sessler DI, Standl T, Schroeder F, Bartz HJ, Beyer JC, Schulte am Esch J (1998) Non-thermoregulatory shivering in patients recovering from isoflurane or desflurane anesthesia. Anesthesiology 89:878-886
12. Hynson, Sessler DI (1992) Intraoperative warming devices: a comparison of three devices. J Clin Anesth 4:194-199
13. Joris JL, Ozaki M, Sessler DI, Hardy AF, Lamy M, McGuire J, Blanchard D, Schroeder M, Moayeri A (1994) Epidural anaesthesia impairs both central and peripheral thermoregulatory control during general anesthesia. Anesthesiology 80:268-277
14. Just B, Trevian V, Delva E, Lienhart A (1993) Prevention of intraoperative hypothermia by preoperative skin-surface warming. Anesthesiology 79:214-218
15. Kurz A, Plattner O, Sessler DI, Huemer G, Redl G, Lackner F (1993) The threshold for thermoregulatory vasoconstriction during nitrous oxide/isoflurane anesthesia is lower in elderly than in young patients. Anesthesiology 79:465-469
16. Kurz A, Sessler DI, Lenhardt R (1996) Perioperative normothermia to reduce the incidence of surgical wound infection and shorten hospitalization. N Engl J Med 334:1209-1215
17. Leslie K, Sessler DI, Bjorksten AR, Moayeri A (1995) Mild hypothermia alters propofol pharmacokinetics and increases the duration of action of atracurium. Anesth Analg 80:1007-1014
18. Matsukawa T, Sessler DI, Sessler AM, Schroeder M, Ozaki M, Kurz A, Cheng C (1995) Heat flow and distribution during induction of general anesthesia. Anesthesiology 82:662-673
19. Michelson AD, MacGregor H, Barnad MR, Kestin AS, Rohrer MJ, Valeri CR (1994) Reversible inibition of human platelet activation by hypothermia in vivo and in vitro. Thromb Haemost 71:633-640
20. Ozaki M, Kurz A, Sessler DI, Lenhardt R, Schroeder M, Moayeri A, Noyes KM, Rotheneder E (1994) Thermoregulatory thresholds during epidural and spinal anesthesia. Anesthesiology 81:282-288
21. Rohrer MJ, Natale AM (1992) Effect of hypothermia on the coagulation cascade. Crit Care Med 20:1402-1405
22. Schmied H, Kurz A, Sessler DI, Kozek S, Reiter A (1996) Mild hypothermia increases blood loss and transfusion requirements during total hip arthroplasty. Lancet 347:289-292
23. Schmidt JH, Weyland W, Fritz U, Brauer A, Rathgeber J, Braun U (1996) Experimentelle Untersuchung zur Effektivität verschiedener Infusions- und Blutwärmeverfahren. Anaesthesist 45:1067-74
24. Sessler DI, Schroeder M, Merrifield B, Matsukawa T, Cheng C (1995) Optimal duration and temperature of prewarming. Anesthesiology 82:674-681
25. Sessler DI (1997) Mild perioperative hypothermia. N Engl J Med. 336:1730-1737
26. Sessler DI (1998) Temperature monitoring. In: Miller RD (ed) Anesthesia, 4th edn. Churchill Livingstone, New York, pp 1363-1382
27. Smith CE, MD, Desai R, Glorioso V, Cooper A, Pinchak AC, Hagen JF (1998) Preventing hypothermia: convective and intravenous fluid warming versus convective warming alone. J Clin Anesth 10:380-385
28. Vamvakas EC (1996) Transfusion-associated cancer recurrence and postoperative infection: meta-analysis of randomized, controlled clinical trials. Transfusion 36:175-186
29. Wenisch C, Narzt E, Sessler DI, Parschalk B, Lenhardt R, Kurz A, Graninger W (1996) Mild intraoperative hypothermia reduces production of reactive oxygen intermediates by polymorphonuclear leukozytes. Anesth Analg 82:810-816
30. Weyland W, Fritz U, Fabian S, Jaeger H, Crozier T, Kietzmann D, Braun U (1994) Postoperative Wärmetherapie im Aufwachraum. Anaesthesist 43:648-657
31. Weyland W, Hintzenstern U (1999) Infusionswärmeverfahren. In: Hintzenstern U (Hrsg.) Lightfaden Infusionspraxis, 2. Aufl. Fischer, Stuttgart, S. 61-66

H. Schulte-Steinberg[1] · I. Euchner-Wamser[1] · M. P. Zalunardo[2] · [1]Klinik für Anästhesiologie und Operative Intensivmedizin, Zentralklinikum Augsburg · [2]Institut für Anästhesiologie, Universitätsspital Zürich

# Anästhesie für laparoskopische Eingriffe

Seit der Einführung der Laparoskopie Ende der 60er Jahre zur Diagnostik in der Gynäkologie wurde das Verfahren für eine stetig wachsende Zahl von diagnostischen und therapeutischen Indikationen weiterentwickelt (Tabelle 1). Die laparoskopische Cholezystektomie ist im abdominalchirurgischen Bereich zum Standardeingriff geworden und hat das offene Verfahren in den Hintergrund gedrängt. Die meisten Untersuchungen über Vor- und Nachteile der Laparoskopie stammen von diesem Eingriff. Dennoch können nicht alle Erkenntnisse, die aus der laparoskopischen Cholezystektomie gewonnen wurden, kritiklos auf andere Eingriffe übertragen werden.

▶ **Postoperative Vorteile**

Laparoskopische Eingriffe, insbesondere im Oberbauch, bieten ▶ postoperative Vorteile, die dem Patienten mit Herz-Kreislauf- oder Lungenerkrankungen nicht vorenthalten werden sollten. Auch adipöse Patienten profitieren von laparoskopischen Eingriffen. Minimal invasive Chirurgie ist aber nicht gleichbedeutend mit minimalem perioperativen Risiko. Nach Anlegen des ▶ Pneumoperitoneums (PP) kann es zu einem vorübergehenden Abfall des Herzzeitvolumens kommen, Atemwegsdrücke und arterieller $CO_2$-Partialdruck steigen an. Die daraus resultierenden Probleme sind im Allgemeinen beherrschbar, so daß ein Versuch zur laparoskopischen Intervention bei entsprechender Indikation unternommen werden kann. Treten gravierende Schwierigkeiten auf, kann schnell auf das offene Verfahren gewechselt werden. Alle wesentlichen pathophysiologischen Veränderungen sind mit Beenden des Pneumoperitoneums reversibel.

▶ **Pneumoperitoneum (PP)**

▶ **Monitoring**

Intraoperativ ist das ▶ Monitoring von zentraler Bedeutung: EKG, Pulsoxymetrie, $PetCO_2$, Blutdruckmessung und Relaxometrie sind unverzichtbar. Bei einem gut relaxierten Patienten ist die Gefahr der Organverletzung bei Anlage des PP geringer; die Operationsbedingungen können auch bei einem niedrigen ▶ intraabdominellen Druck (IAP) ausreichend sein. Die Relaxation sollte bis zum Abschluß der intraabdominellen operativen Maßnahmen aufrecht erhalten werden. Wie beim offenen Vorgehen bedürfen kardiopulmonale Risikopatienten eines erweiterten hämodynamischen Monitoring, um die pathophysiologischen Veränderung unter PP erkennen und therapieren zu können. Wichtige Voraussetzung ist die Kenntnis dieser pathophysiologischen Besonderheiten, die im Folgenden dargestellt werden.

▶ **Intraabdomineller Druck (IAP)**

---

Anesthesia for laparoscopic surgery
*Key words:* Anesthesia · Laparoscopy · Laparoscopic surgery · Pneumoperitoneum · Cardio-pulmonary effects

Dr. Hans Schulte Steinberg · Klinik für Anästhesiologie und Operative Intensivmedizin, Zentralklinikum Augsburg, Stenglinstr. 2, D-86156 Augsburg. E-Mail: zkana.sst@t-online.de

**Tabelle 1**
**Beispiele operativer Eingriffe in laparoskopischer Technik**

| Chirurgie | Kinderchirurgie | Urologie | Gynäkologie |
|---|---|---|---|
| Diagnostik | Diagnostik | Diagnostik | Diagnostik |
| Darmchirurgie | Darmchirurgie | Nephrektomie | Tubenligatur |
| Hernienchirurgie | Hernienchirurgie | Nierenzysten | Adnektomie |
| Leber-/Milzchirurgie | Leber-/Milzchirurgie | Lymphadenektomie | Ovarektomie |
| Fundoplikation | Fundoplikation | Varikozelen-Op | Lymphadenektomie |
| Cholezystektomie | Varikozelen-Op | | Endometriose |
| Ösophaguschirurgie | Pylorusstenose | | Myomenukleation |
| Magenresektion | OP des unvollständigen Hodendeszensus | | Hysterektomie |
| Gastric banding | | | |
| Adrenalektomie | | | |

## Technik

Zur Laparoskopie wird meist ein Gas über eine Verres-Nadel (eine Nadel mit gesicherter Spitze) oder über einen umbilicalen, offen plazierten Trokar in das Abdomen geblasen. Ist das Abdomen prall mit Gas gefüllt, können je nach operativer Notwendigkeit weitere Trokare strategisch plaziert werden. Das Gas hat die Aufgabe, die Bauchdecke von den inneren Organen abzuheben und einen Raum zu schaffen, in dem unter optimaler Sicht operiert werden kann. Alternativ kann statt des Gases auch ein Halteapparat durch eine kleine Inzision nach intrabdominal verbracht werden. Dort wird der Halteapparat (dem Gestänge eines Regenschirms vergleichbar) entfaltet, so daß ebenfalls ein Operationsraum entsteht. Dieser Raum ist aber meist kleiner und schlechter konfiguriert als bei dem Verfahren unter Verwendung eines Gases.

▶ **Insufflation von $CO_2$**

Im klinischen Alltag hat sich die ▶ **Insufflation von $CO_2$** als Standard etabliert. $CO_2$ hat den Vorteil, daß die zur klinischen Manifestation einer Embolie erforderliche Menge an Gas deutlich größer sein muß als bei anderen Gasen, da die Löslichkeit von $CO_2$ im Blut hoch ist. Allerdings muß das im Blut gelöste $CO_2$ dann pulmonal eliminiert werden. Inerte Gase, wie Helium oder Argon, werden nicht resorbiert, haben aber durch häufig auftretende (Mikro-)Embolien und den relativ hohen Anschaffungspreis wesentliche Nachteile.

▶ **„Abdominal wall lift"**

Beim ▶ **„abdominal wall lift"**-System wird eine mit Hilfe eines Trokars eingeführte Haltestange im oberen Abdomen installiert. Durch Zug und gleichzeitiger minimaler $CO_2$-Insufflation kann die Abdominalwand 10-15 cm angehoben werden. Die Hämodynamik wird geringer beeinflußt als bei einem PP ohne Verwendung dieses Systems. Auch pulmonale Komplikationen, postoperative Übelkeit und Erbrechen, postoperative Analgetikaverabreichung und Schulterschmerzen sind weniger häufig [8].

### Vorteile der Laparoskopie gegenüber offenen Eingriffen

Die Vorteile, einen intraabdominellen operativen Eingriff über nur wenige kleine Inzisionen durchführen zu können, betreffen hauptsächlich die postoperative Phase. Das kosmetische Ergebnis ist besser, die postoperative Schmerzintensität sowie der Analgetikabedarf sind nach laparoskopischem Vorgehen deutlich geringer, und die Dauer der Hospitalisierung ist häufig um bis zu 50% reduziert.

Besseres kosmetisches Ergebnis nach Laparoskopie.

▶ **Postoperative Lungenfunktion**

Darüber hinaus beeinträchtigen laparoskopische Eingriffe die ▶ **postoperative Lungenfunktion** deutlich weniger und kürzer als vergleichbare offene Eingriffe. Die forcierte exspiratorische Einsekundenkapazität (FEV1) ist nach laparoskopischer Cholezystektomie (LC) nur um 20-40% reduziert ist, während nach offener Cholezystektomie (OC) eine Reduktion um 40-70% zu finden ist [18]. Präoperative Lungenfunktionswerte werden nach LC schon nach 5 Tagen erreicht, nach OC erst innerhalb von 10-12 Tagen. Die inspiratorische muskuläre Kraft normalisiert sich nach LC deutlich schneller als nach OC. Radiologisch nachgewiesene Atelektasen treten nach LC bei nur 40%, nach OC dagegen bei 90% der Patienten auf (Tabelle

Kürzere Hospitalisierung als bei vergleichbaren offenen Operationen.

Postoperative Lungenfunktion wenig beeinträchtigt, nach 5 Tagen normalisiert.

### Tabelle 2
### Veränderung der Lungenfunktion und deren Dauer nach offenen und laparoskopischen Cholezystektomien [nach 18]

| Veränderung der Lungenfunktion | Offene Cholezystektomie | Laparoskopische Cholezystektomie |
| --- | --- | --- |
| Postop. FEV1 im Vergleich zur präop. FEV1 | - 40-70% | - 20-40% |
| Postop. Normalisierung von FEV1 | 10-12 Tage | 5 Tage |
| MEF25-75% am 2. postoperativen Tag | - 50% | - 25% |
| FRC am 1. postoperativen Tag | - 20% | - 34% |
| Postoperativ radiologisch gesicherte Atelektasen | 90% | 40% |

2). Auch bei anderen laparoskopischen Oberbaucheingriffen konnte für die Lungenfunktion ein ähnlicher Vorteil im Vergleich zum offenen Verfahren nachgewiesen werden. ▶ **Übergewichtige Patienten** mit besonders hohem Risiko für respiratorische Komplikationen scheinen hiervon besonders deutlich zu profitieren.

Nach laparoskopischen ▶ **Unterbaucheingriffen**, unabhängig ob es sich um einen kurzen diagnostischen oder längeren therapeutischen Eingriff handelt, ist die postoperative Lungenfunktionsstörung deutlich geringer als nach ▶ **Oberbaucheingriffen** und betrifft in erster Linie den OP-Tag. Die Schmerzintensität und der Analgetikabedarf sind bei Unter- wie Oberbaucheingriffen jedoch vergleichbar. Beim Oberbaucheingriff kommt es über die rein schmerzvermittelte Beeinflussung der Lungenfunktion hinaus zusätzlich zu einer Beeinträchtigung der Zwerchfellfunktion, die durch Manipulation am und in der direkten Umgebung des Zwerchfells hervorgerufen wird [18].

## Pathophysiologische Veränderungen während Pneumoperitoneum

Durch Insufflation eines Gases in den Bauchraum wird Druck auf die intra- und retroperitonealen Organe ausgeübt. Hierdurch kann es zu direkten Veränderungen an diesen Organen kommen. Zusätzlich wird das Zwerchfell durch den erhöhten Druck im Abdomen nach kranial verlagert. Im Thorax kommt es also ebenfalls zur Druckerhöhung, die sich auf die intrathorakalen Organe auswirken kann.

Weiterhin können die physikochemischen Eigenschaften des Insufflationsgases Auswirkungen auf den Organismus haben. Von allen untersuchten Folgen des PP finden sich die wichtigsten intraoperativ und betreffen hauptsächlich das Herz-Kreislaufsystem und die Lunge.

### Herz-Kreislaufsystem

Die Hämodynamik wird durch die Auswirkungen des intraabdominelle Drucks (IAP) auf die Funktionsbedingungen des Herzens, durch humorale Einflüsse und die ▶ **Lagerung des Patienten** beeinflußt. Flachlage, Kopftief- oder Kopfhochlage, u. U. kombiniert mit Links- oder Rechtsseitenlagerung kommen zum Einsatz.

#### Venöser Rückfluß, Füllungsdrücke und intrathorakales Blutvolumen

Im Tiermodell wurde nachgewiesen, daß der venöse Rückfluß mit steigendem IAP zunimmt, wenn der Druck in der Vena cava inferior (IVCP) größer ist als die Summe von IAP und transmuralem Füllungsdruck. Wird mit weiter steigendem IAP (>15 mmHg) der IVCP überschritten, sistiert der venöse Rückfluß [16]. Bei einem IAP von 12 mmHg beträgt der Fluß in den Femoralvenen nur noch 50%, der Gefäßdurchmesser steigt um 30%. Ein IAP von 15 mmHg sollte nicht überschritten werden.

Sowohl der zentrale Venendruck (CVP) als auch der pulmonale Verschlußdruck (PCWP) nehmen mit steigendem IAP infolge des erhöhten intrathorakalen Drucks unter PP zu. In Kopftieflage ist der Anstieg ausgeprägt, in Kopfhochlage ist er geringer. Der intraluminal gemessene Druck (CVP bzw. PCWP) entspricht jedoch nicht dem transmuralen Vorhofdruck (Vorhofdehnung). Dieser wird sowohl durch den intraluminalen als auch durch den intrathorakalen Druck bestimmt und determiniert unter anderem die Ausschüttung von atrialem natriuretischen Peptid (ANP). Solange der IAP 15 mmHg nicht überschreitet, wird der effektive transmurale Vorhofsdruck nicht verändert und es kommt zu keiner ANP-Ausschüttung [4].

Interessanterweise haben Messungen des intrathorakalen Blutvolumens (ITBV) und pulmonalen Blutvolumens (PBV) gezeigt, daß mit steigendem IAP bei Flachlagerung ITBV und PBV unverändert bleiben [2]. Der Mechanismus ist unklar. Diskutiert wird ein aufgrund verminderter Lungen- und Thoraxcompliance erhöhter Atemwegsdruck, welcher durch mechanische Kompression der Herzhöhlen und intrathorakaler Gefäße einen Abfall von ITBV und PBV verursacht, obwohl der venöse Rückfluß als Folge des PP zunimmt. Bei Kopfhochlagerung kommt es zu einem Abfall von ITBV und PBV, wobei das ITBV nach 20 Minuten beinahe Ausgangswerte erreicht, während PBV erniedrigt bleibt.

### Herzzeitvolumen, arterieller Druck und systemischer Gefäßwiderstand

Die Auswirkungen auf das Herzzeitvolumen (HZV) wurden in verschiedenen Studien uneinheitlich beschrieben. Einige Autoren finden keinen wesentlichen Einfluß, andere ein Absinken des HZV. Das HZV zeigt einen biphasischen Verlauf: eine starke Reduktion (-50%) in den ersten 10-15 Minuten, gefolgt von einer partiellen Normalisierung (-30%) [6] (Abb. 1). Die größte Reduktion des HZV findet direkt nach Insufflation des Gases und vor chirurgischer Stimulation statt. Mit Beginn der chirurgischen Stimulation nimmt – als Ausdruck der chirurgischen Stressreaktion – der Plasmacortisolspiegel zu, zeitgleich mit einem geringen Anstieg des HZV. Die initiale Abnahme des HZV ist also direkt auf den erhöhten IAP und nicht auf chirurgische Maßnahmen zurückzuführen. Mit Beendigung des erhöhten IAP werden die Ausgangswerte sofort wieder erreicht [6]. Bei Umlagerung von der Rückenlage in die Kopfhochlage während PP verändert sich das HZV nicht wesentlich, bei Kopftieflage steigt es leicht an [4].

Auch bei kardial vorerkrankten Patienten der ASA Gruppen III-IV tritt das biphasische Verhalten des HZV auf, wobei der spontane Wiederanstieg des HZV nach 10-15 Minuten PP ausbleiben kann. Auch bei diesen Patienten normalisieren sich die hämodynamischen Parameter nach Ablassen des PP rasch. Bleibt das HZV reduziert, ist dies ein Hinweis auf eine drohende kardiale Dekompensation [3].

Der arterielle Mitteldruck steigt mit Insufflation des PP an, bleibt während des PP erhöht und zeigt nicht den biphasischen Verlauf des HZV. Rückenlage, Kopftieflage und Kopfhochlage unter PP weisen keine wesentlichen Unterschiede auf. Der systemische Gefäßwiderstand (SVR) nimmt unabhängig von der Lagerung bei erhöhtem intraabdominellen Druck (IAP ≥15 mm Hg) zu [6] (Abb. 1). Eine Erhöhung des SVR wurde auch dann gemessen, wenn keine Reduktion des HZV gefunden wurde. Die Steigerung des SVR ist also nicht die reflektorische Antwort auf ein

*Das Herzzeitvolumen sinkt.*

*Sofortige Normalisierung der Hämodynamik nach Ablassen des PP.*

*Mittlerer arterieller Druck steigt.*

*SVR steigt.*

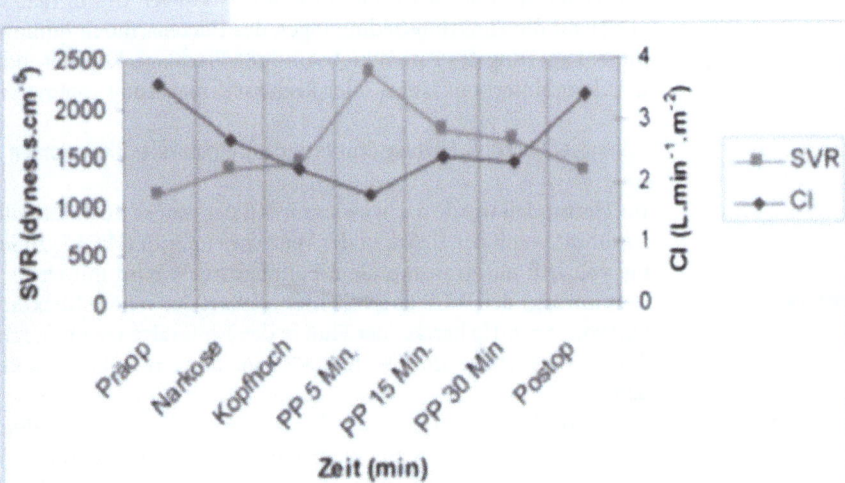

Abb. 1 ◀
**Herzzeitvolumen (CI) und peripherer Gefäßwiderstand (SVR) während und nach laparoskopischer Operation** (modifiz. nach [6]). Mit Beginn des Pneumoperitoneums (PP) steigt der SVR an und der CI fällt ab. Nach 15 Minuten stabilisiert ein teilweiser Wiederanstieg den CI bis zum Beendigen des PP, wo SVR und CI wieder Ausgangswerte annehmen

vermindertes HZV. Für die Erhöhung des SVR werden die direkte Kompression von Arterien und Arteriolen im Abdomen, vor allem aber humorale Faktoren verantwortlich gemacht.

### Humorale Einflüsse auf die Hämodynamik

▶ Vasopressin

Unter PP kommt es zur Zunahme der Plasmakonzentrationen von ▶ **Vasopressin**, Dopamin, Adrenalin, Noradrenalin, Renin und Cortisol [4, 5, 18].

Interessant ist der zeitliche Verlauf der Plasmakonzentration von Vasopressin. Er verläuft parallel zu dem des HZV und SVR, mit initialem hohem Anstieg gefolgt von einer Reduktion auf ein supranormales Niveau. Der Vasopressinanstieg konnte unter anderem mit der mechanischen Stimulation von peritonealen Rezeptoren korreliert werden. Die genaue Ursache des Vasopressinanstieges ist letztlich noch ungeklärt [5].

▶ Noradrenalin

Auch die Plasmakonzentration von ▶ **Noradrenalin** steigt unter PP ausgeprägt an, zeigt jedoch nicht den gleichen biphasischen Verlauf wie bei Vasopressin. Der Noradrenalinanstieg läßt sich mit Clonidin unterdrücken. Der Anstieg im SVR ist dann weniger ausgeprägt, wobei der paralle Verlauf von SVR und Vasopressin erhalten bleibt. Der Mechanismus für die Kathecholaminstimulation ist noch nicht genau geklärt; er scheint jedoch unabhängig von direkter chirurgischer Stimulation zu sein, da zwar der SVR, aber nicht das Stresshormon Cortisol unter PP allein steigt, wohl aber unter chirurgischer Stimulation [5].

Plasmarenin steigt schon nach Narkoseeinleitung als Antwort auf eine Hypotension an und wird durch das PP nicht weiter gesteigert, so daß es keine wesentliche Rolle bei den hämodynamischen Effekten des PP zu spielen scheint.

### Effekte der $CO_2$-Resorption

▶ Hyperkapnie

$CO_2$ wird aus dem PP resorbiert. Eine ▶ **Hyperkapnie** bewirkt durch direkte Vasodilatation eine Reduktion des SVR, während an der pulmonalen Strombahn eine Vasokonstriktion resultiert. Durch indirekte Sympatikusstimulation führt die Hyperkapnie zur Freisetzung von Noradrenalin und Adrenalin. Der für das PP charakteristische Anstieg von SVR und der Abfall des HZV finden sich jedoch schon unmittelbar nach Anlage des PP, also bereits vor einer relevanten $CO_2$-Resorption, und auch dann, wenn der $paCO_2$ in engen physiologischen Grenzen gehalten wird. Insgesamt ist das Ausmaß der hämodynamischen Beeinflussung durch die $CO_2$-Resorption nicht genau erforscht.

#### Pulmonale Veränderungen

Während Allgemeinanästhesie allein wird das Zwerchfell nach kranial verlagert, die Compliance von Lunge und Thorax ($C_{tot}$) werden um ca. 20% reduziert und die funktionelle Residualkapazität (FRC) nimmt – abhängig von der körperlichen Konstitution – um bis zu 50% ab. Die Folge sind Ventilations-Perfusionsstörungen und ein Anstieg des Atemwegsdrucks. Wird der anästhesierte Patient in Kopfhochlage gebracht, steigt die FRC an; die Oxygenierung verbessert sich jedoch nicht regelhaft, da das HZV in dieser Position abnehmen kann.

#### Lungenfunktion unter Pneumoperitoneum

Die Aussagen über die Auswirkungen des PP auf die FRC sind uneinheitlich. Durch Insufflation des PP tritt das Zwerchfell nach kranial, $C_{tot}$ nimmt in Rückenlage um bis zu 43% ab [18]. Eine Kopfhochlage bewirkt keine weitere Veränderung von Ctot, eine Kopftieflage kann eine Abnahme um weitere 20% bewirken. Wurde in Rücken- bzw. Kopfhochlage operiert, steigt $C_{tot}$ nach Beenden des PP sofort auf normale Werte an, nicht aber nach Operation in Kopftieflage.

$C_{tot}$ sinkt, $P_{aw}$ steigt.

Der Atemwegsdruck ($P_{aw}$) nimmt unter PP zu. Da $CO_2$ aus dem PP resorbiert wird, muß das Atemminutenvolumen (AMV) zur Erhaltung einer Normokapnie gesteigert werden, was zu einer weiteren Zunahme des Paw führt. Der Plateaudruck am Ende der Inspiration steigt unter PP als Zeichen der verminderten Compliance um 40-70%. Bei der Laparoskopie ohne Gas finden sich keine wesentlichen Auswirkungen auf die Atemmechanik.

### Oxygenierung

Bei ASA I-II-Patienten hat sich trotz der Veränderungen in der Lungenfunktion kein negativer Einfluß die Oxygenierung finden lassen. Es wird postuliert, daß der erhöhte Atemwegsdruck unter PP zu einem ▶ auto-PEEP führt und so die arterielle Oxygenierung aufrecht erhalten werden kann. Für Patienten der ASA-Klassen III-IV sind Episoden ausgeprägter gemischtvenöser Entsättigung bei erhaltener arterieller Sättigung – wohl infolge eines reduzierten HZV – beschrieben [18].

▶ Auto-PEEP

### Auswirkungen von PEEP

Die kardiopulmonalen Auswirkungen von PEEP unter PP wurden bei Patienten für elektive laparoskopische Cholezystektomie untersucht. Die Kombination von 15 mmHg IAP und 10 cmH$_2$O PEEP führte zu einem Abfall des HZV, einem Abfall des linksventrikulären, enddiastolischen Volumens und der endexspiratorischen $CO_2$-Konzentration. Die Lungencompliance wurde nicht signifikant beeinflußt [7]. Unklar ist, ob auch geringere PEEP-Werte mit einer Reduktion der kardialen Pumpleistung einhergehen. Bei Patienten mit obstruktiver Pneumopathie und intrinsischem PEEP kann die Applikation von PEEP unter PP eher nicht empfohlen werden.

### $CO_2$-Homeostase

Bei der Resorption von $CO_2$ aus dem PP handelt es sich um ein zweizeitiges Geschehen mit initial schneller Resorption nach Insufflation des PP, gefolgt von einer Plateauphase.

$CO_2$ wird aus dem PP resorbiert.

In den ersten 30 Minuten steigt der arterielle $CO_2$-Wert ($PaCO_2$) um ca. 30% an. Um das anfallende $CO_2$ zu eliminieren, muß das AMV um 12-30% gesteigert werden [21]. Eine Erhöhung des Tidalvolumens ist wesentlich effektiver als eine Steigerung der Atemfrequenz, da der relative Anteil der Totraumventilation dabei geringer ist. Aufgrund von Ventilations-Perfusionsstörungen und/oder niedrigem HZV kann sich unter PP eine deutliche Differenz zwischen endexspiratorischem $CO_2$ und $PaCO_2$ (▶ arterio-alveoläre $CO_2$-Differenz) ergeben. Daher muß der $PaCO_2$ besonders bei Risikopatienten der ASA-Klassen III-IV, kontrolliert werden.

Steigerung des Tidalvolumens zur $CO_2$-Eliminierung.

▶ Arterio-alveoläre $CO_2$-Differenz steigt.

▶ Arterio-alveoläre $CO_2$-Differenz

Die aufgenommene Menge an $CO_2$ hängt vom IAP ab. Bei maximalen IAP-Werten von 8-10 mmHg ist die Gefahr der Hyperkapnie, auch beim pulmonal vorgeschädigten Patienten, gering.

Gefahr der Hyperkapnie bei niedrigem IAP (<10 mm Hg) gering.

Mit Beendigung des PP kommt es kurzfristig zur vermehrten $CO_2$-Resorption aus dem Abdomen: mit Rücknahme des IAP steigt der venöse Blutfluß im Abdomen, es wird mehr $CO_2$ durch diesen erhöhten Blutfluß aufgenommen und über die Lunge eliminiert.

Wird die Ventilation unter $CO_2$-PP nicht erhöht, so steigt der $PaCO_2$ in den ersten 40 Minuten eines PP nur um ca. 10 mmHg an. Die Menge an pulmonal eliminiertem $CO_2$ entspricht dann genau der Menge, die über eine Steigerung des AMV unter Beibehaltung einer Isokapnie erreicht worden wäre. Gelingt es also während einer Laparoskopie aus atemmechanischen Gründen nicht eine Normokapnie zu erhalten, so muß trotz einer relativen Hypoventilation meist keine wesentliche Hyperkapnie befürchtet werden [20].

Meist keine klinisch relevante Hyperkapnie trotz relativer Hypoventilation unter $CO_2$-PP.

Bereitet es intraoperativ Schwierigkeiten das resorbierte $CO_2$ zu eliminieren, sollten alle Maßnahmen die zu einer vermehrten Resorption beitragen unterbleiben. Hierzu gehört beispielsweise das Ablassen des PP zur Bergung der Gallenblase mit nachfolgend erneutem PP zur Blutstillung. Ist bei einem pulmonal geschädigten Patienten eine Normokapnie unter vertretbaren Atemwegsdrücken nicht zu erreichen, kommt es zur ▶ Hyperkapnie. Diese wird meist gut toleriert außer von Patienten mit vorbestehender pulmonaler Hypertonie oder einer Neigung zu erhöhtem Hirndruck. Nach Beendigung des PP soll eine Nachbeatmung, bis zum Erreichen des präoperativen $PaCO_2$-Wertes bei normalem AMV durchgeführt werden.

▶ Hyperkapnie

Am Ende des Eingriffs sollte der Operateur möglichst viel $CO_2$ aus dem Abdomen über die letzte intraabdominelle Schleuse mobilisieren, um einer postoperativen Hyperkapnie vorzubeugen.

### Auswirkungen des Pneumoperitoniums auf andere Organsysteme

Mit steigendem IAP nimmt der Blutfluß im ▶ **Gastrointestinaltrakt** ab. Dieser Effekt ist ab einem IAP >15 mm Hg besonders ausgeprägt, so daß auch aus diesem Grund der IAP 15 mmHg nicht übersteigen sollte.

PP verringert den ▶ **renalen Blutfluß**, jedoch ist dieser Effekt mit Beenden des PP voll reversibel. Unter Laparoskopie ohne Gas treten diese Veränderungen nicht auf. Unter $CO_2$-PP kann der ▶ **zerebrale Blutfluß** um bis zu 50% zunehmen und damit auch der intrazerebrale Druck ansteigen. Daher sollten Patienten mit erhöhtem Hirndruck nicht unter $CO_2$-PP operiert werden.

Trotz der ▶ **venösen Stase in den unteren Extremitäten** finden sich keine meßbaren Veränderungen der Gerinnung oder der Fibrinolyse.

## Laparoskopie bei besonderen Patientengruppen

### Kardiale Risikopatienten

Der kardiale Risikopatient muß aufgrund der zu erwartendenden hämodynamischen Veränderungen mittels invasiver ▶ **kontinuierlicher arterieller Blutdruckmessung** überwacht werden. Gleichzeitig wird damit die engmaschige Kontrolle des $PaCO_2$ ermöglicht, da bei Patienten der ASA-Klassen III-IV die Differenz von $EtCO_2$ und $PaCCO_2$ (die arterio-alveoläre $CO_2$-Differenz) erhöht sein kann. Der koronare Risikopatient sollte elektrokardiographisch mit den Ableitungen II und V5 überwacht werden, wobei eine ▶ **ST-Segmentanalyse** wünschenswert ist. Bei stark eingeschränkter Ventrikelfunktion oder pulmonaler Hypertonie kann ein ▶ **pulmonalarterieller Katheter** oder eine intraoperative transösophageale ▶ **Echokardiographie** zur erweiterten hämodynamischen Überwachung angezeigt sein.

Das PP sollte in Rückenlage angelegt werden. Bei Risikopatienten ist eine langsame Insufflation auf einen IAP von 8 bis maximal 10 mmHg von Vorteil. Die Operationsbedingungen sind darunter in fast allen Fällen ausreichend. Keinesfalls sollte ein IAP von 15 mmHg bei diesen Patienten überschritten werden. Erst dann sollte der Patient aus der Rückenlage in die entsprechende Operationslage verbracht werden.

Intraoperative hämodynamische Probleme sind oft auf erhöhte Nachlast (PP) oder verminderte Vorlast (Kopfhochlagerung) mit konsekutivem HZV-Abfall zurückzuführen. Bei entsprechender koronarer Prädisposition kann es in der Folge auch zu ischämischen Ereignissen kommen. Nachlastsenkung durch kontinuierliche Zufuhr von Vasodilatoren, genügende Volumensubstitution oder Nitroglyzerin können die Pumpleistung bereits verbessern. Als weitere Maßnahme können positiv-inotrope Substanzen mit peripher-dilatierender Wirkung wie Dobutamin oder Phosphodiesterasehemmer eingesetzt werden.

Ist die Situation nicht beherrschbar, sollte das PP zügig abgelassen werden, da sich damit die Hämodynamik meist schlagartig normalisiert. Tritt Besserung ein, kann versucht werden mit einem niedrigeren IAP weiter zu operieren, mit intermittierendem PP zu arbeiten oder notfalls auf ein offenes Verfahren umzusteigen. Die Frage, ob bei einem Patienten mit eingeschränkter Herzfunktion der Versuch eines laparoskopischen Eingriffs trotz zu erwartender hämodynamischen Effekte gerechtfertigt ist, muß anhand der Risiken des offenen Eingriffs und unter Abwägen der zu erwartenden postoperativen Komplikationen (Lungenfunktionsstörung, schmerzbedingter Stress) entschieden werden. Die Entscheidung wird vor allem bei Oberbaucheingriffen meist zugunsten des laparoskopischen Verfahrens fallen.

### Laparoskopie bei Schwangeren

Ein PP hat intraoperativ Auswirkungen auf den graviden Uterus. Im Tierexperiment konnte gezeigt werden, daß der Druck in der Amnionflüssigkeit ansteigt, die Uterusdurchblutung und der fetale Blutdruck abfallen. Die Veränderungen sind zwischen 10 und 15 mmHg linear abhängig von der Höhe des IAP. Die PetCO$_2$ Messung erwies sich auch hier als unzuverlässiger Parameter im Vergleich zum PaCO$_2$. Neben der invasiven arteriellen PaCO$_2$ Überwachung wird eine besondere Art der PetCO$_2$ Messung empfohlen, die ▶ „squeeze PetCO$_2$"-Messung. Alle 5 Minuten wird die maschinelle Beatmung unterbrochen und von Hand ein großer Atemhub (~900 ml) appliziert. Der höchste PetCO$_2$-Wert der darauffolgenden Exspiration korreliert gut mit dem PaCO$_2$ [1].

In der Schwangerschaft ist die Cholezystektomie die häufigste nicht-geburtshilfliche Operation (1-8/10000). Bis zu 50% der Cholezystektomien werden laparoskopisch durchgeführt. Bei diesem Vorgehen konnte gegenüber dem offenen Verfahren eine deutlich verkürzte Hospitalisierung, ein reduzierter Analgetikabedarf und eine schnellere Rückkehr zu einer normalen Nahrungsaufnahme gezeigt werden. 2181 Laparoskopien wurden mit 1522 Laparotomien bei Patientinnen vor der 20. SSW verglichen. Das Risiko einer Frühgeburt, eines Mangelgeborenen, einer Fehlbildung und die Einjahresüberlebensrate ist bei beiden Verfahren gleich hoch. Das postpartale Wachstum unterschied sich nicht von dem Durchschnitt der Neugeborenen ohne Operation der Mutter während der Schwangerschaft [14]. Bei regelrechter Durchführung bestehen somit keine Bedenken gegen eine Laparoskopie bei Schwangeren.

### Laparoskopie bei Kindern

Seit Beginn der 90er Jahre wird die laparoskopische Technik auch bei Säuglingen und Kleinkindern durchgeführt [17]. Durch die kleinere abdominelle Höhle wirken sich hohe Drücke stärker auf das Herz-Kreislaufsystem und die Lunge aus. Deshalb soll der IAP einen Wert von 8 mmHg und die Kopfhoch- oder Kopftieflagerung einen Winkel von 15° nicht überschreiten. Die kardio-respiratorischen Veränderungen entsprechen denen bei Erwachsenen. Bleibt der IAP <8 mmHg, tolerieren auch Säuglinge und Kleinkinder ein PP gut. Ausgeprägter und für die kindliche Hämodynamik entscheidender sind vagale Reflexe durch mesenterialen Zug oder abdominelle Dehnung. Die Kontraindikationen gegen ein PP sind strenger zu setzen als bei Erwachsenen. Notfalleingriffe sollten bei Säuglingen und Kleinkindern nicht in endoskopischer Technik durchgeführt werden [17]. Ferner gelten als Kontraindikationen ▶ angeborene Herzfehler und schwerere respiratorische Probleme, beispielsweise ehemalige Frühgeborene mit hyalinen Membranen der Lunge oder ▶ Pneumothorax in der Anamnese.

### Laparoskopie bei Adipositas permagna

Die Auswirkungen des PP auf Hämodynamik und Lungenfunktion sind bei Adipösen mit denen bei Normalgewichten vergleichbar. Bei der offenen sind im Vergleich zur laparoskopischen Cholecystektomie die Krankenhausverweildauer (+4,6 Tage) länger, die Rückkehr zur normalen Kost (+3,1 Tage) später und die Komplikationsraten (+18%) im adipösen Patientengut deutlich höher [6,9]. Bei dem sogenannten „gastric banding" wird laparoskopisch gerade bei extrem übergewichtigen Patienten mit großem Erfolg und komplikationsarm ein aufblasbarer Silikonring cardianah um die Magenwand plaziert. Insbesondere bei Oberbaucheingriffen ist das laparoskopische Vorgehen bei Übergewichtigen von Vorteil.

## Komplikationen

### Kardiale Komplikationen

Schwerwiegende kardiale Komplikationen unter PP sind eher selten. Es gibt einige wenige Fallberichte über Herzstillstand unter PP. Als Ursachen wurden Hyperkapnie, Gasembolien, verminderter venöser Rückfluß, HZV-Abfall und Vagotonus aufgrund peritonealer Distension diskutiert. In den meisten Fällen war die Symptomatik nach sofortigem Ablassen des PP und Reanimationsmaßnahmen reversibel. Interessanterweise waren die Patienten oft jung und kardial unauffällig [15].

### Aspiration

Sowohl bei Unterbauch- als auch bei Oberbauchlaparoskopien kommt es perioperativ in 40-50% der Fälle zum ▶ **Reflux von Magensaft**. Intraoperativ ist die Rate mit 6% eher gering, steigt aber in der postoperativen Phase stark an. Perioperativ sollte eine ▶ **Magensonde** plaziert werden, um das gastrale Volumen gering zu halten und einen Reflux von Magensaft infolge des erhöhten IAP und bei Kopftieflage zu vermeiden. Intraoperativer Reflux kann zur Aspiration führen, insbesondere wenn die Trachea nicht durch einen geblockten Endotrachealtubus gesichert ist.

Die Verwendung einer Larynxmaske zur Laparoskopie wird im angelsächsischen Raum befürwortet. In retroperspektiven Untersuchungen wurden keine wesentlich erhöhten Komplikationsraten beschrieben, allerdings konnte bei Verwendung der Larynxmaske in 10 bis 50% der Fälle eine Kontamination der Trachea gefunden werden. Eine Intubationsnarkose zur Laparoskopie ist das sicherere Verfahren.

### Sekundäre bronchiale Intubation

Mit Insufflation des PP tritt – verstärkt durch eine Kopftieflagerung – das Zwerchfell nach kranial, wodurch auch die Carina nach kranial verlagert wird. Da der Endotrachealtubus am Mundwinkel fixiert ist, kann die Tubusspitze bis zu 3 cm tiefer eindringen. Es besteht die Gefahr einer sekundären einseitigen Intubation. Der Cuff des Tubus sollte also bei der Intubation möglichst knapp unterhalb der Stimmbänder plaziert werden. Bei einem Sättigungsabfall, insbesondere am Anfang einer Laparoskopie, muß die akzidentelle einseitige Intubation ausgeschlossen werden (Tabelle 3).

### Hypothermie

Unter Laparoskopie kommt es ebenso zur Hypothermie wie bei offenen Verfahren. Insbesondere Spülung mit ungewärmter Spüllösung spielt hier eine wichtige Rolle. Bei langen Eingriffen sind daher ▶ **wärmeerhaltende Maßnahmen** (konvektive Warmluftzufuhr) indiziert.

**Tabelle 3**
**Klinische Befunde, Verdachtsdiagnosen und weiterführende Diagnostik bei akuten Beatmungsproblemen während Laparoskopie** (modifiziert nach [19])

| | | | | |
|---|---|---|---|---|
| $SpO_2$ | ⇓ | ⇓ | ⇓ | ⇔ |
| $PetCO_2$ | ⇑ | ⇔ | ⇓ | ⇑ |
| $P_{aw}$ | ⇑ | ⇑ | ⇔ | ⇔ |
| AMV | ⇓ | ⇓ | ⇔ | ⇔ |
| Verdachtsdiagnose | Pneumothorax | Endobronchiale Intubation | $CO_2$-Embolie | Hautemphysem |
| Sicherung der Diagnose | Perkussion Rö-Thorax | Auskultation | Mühlradgeräusch Hypotension EKG-Veränderungen | Palpation |

### Intraabdominelle Rauchentwicklung

Bei der Verwendung von Elektrokautern und insbesondere von Lasern intraabdominell entsteht ▶ **kohlenmonoxidhaltiger (CO) Rauch**. Es kann zur relevanten CO-Absorption durch das Peritoneum und somit zur CO-Vergiftung kommen. Insbesondere bei Laseranwendung sollte der entstehende Rauch nach außen abgelassen werden [12].

### Hautemphysem

Gelangt $CO_2$ nach subkutan, bildet sich ein Hautemphysem und es kann zu vermehrter $CO_2$-Resorption kommen. Meist tritt dies in den ersten 45 Minuten einer Operation auf, ist aber grundsätzlich jederzeit möglich. Eine Eintrittspforte kann eine ▶ **inkorrekt plazierte Insufflationsschleuse** sein, die das $CO_2$ nach subkutan statt nach intraabdominell fördert. Die Schleusenlage kann leicht korrigiert werden. Auch bei operativen Manipulationen am Ösophagus können sich ein Pneumothorax oder Hautemphysem entwickeln. $CO_2$ kann durch die Durchtrittsöffnungen des Diaphragmas nach medistinal gelangen und von dort subkutan in den Hals und Kopfbereich.

Es ist unklar, ab welchem IAP es zur vermehrten Resorption kommt. Als Warnzeichen kann ein übermäßiger $CO_2$-Gasfluß zum Aufrechterhalten des PP dienen. Bei unverhältnismäßiger Resorption sollte die Operation möglichst zügig beendet oder notfalls auf ein offenes Verfahren übergegangen werden. Ein Pneumothorax muß ausgeschlossen werden. Das Atemminutenvolumen wird gesteigert, um das anfallende $CO_2$ zu eliminieren. Jedenfalls sollte der Patient solange beatmet werden, bis normale $PetCO_2$ und $PaCO_2$-Werte bei normalen Atemminutenvolumina erreicht sind [20]. Im Bereich der Halseingeweide kann es im Extremfall zur Atemwegsobstruktion kommen, was eine längere Intubation und Nachbeatmung erfordert. Im Normalfall resorbiert sich das Emphysem in ein bis zwei Tagen, dies kann aber auch bis zu einer Woche dauern.

### Pneumothorax

Ein Pneumothorax kann jederzeit während der Operation auftreten, häufig wird er erst am Ende der Operation bemerkt. Bei Cholezystektomie ist der Pneumothorax häufiger rechtsseitig, bei Manipulation am oberen Magen und unteren Ösophagus ist er eher linksseitig. Meist findet sich auch ein Hautemphysem. Die häufigsten Zeichen sind: Anstieg des $PetCO_2$, plötzlicher Anstieg des Atemwegsdruckes ($P_{aw}$), insbesondere des Plateaudrucks und eine Reduktion der pulmonalen Compliance. Meist fällt die pulsoxymetrisch gemessene Sättigung ($SpO_2$) ab. Klinisch findet sich häufig ein abgeschwächtes Atemgeräusch und ein hypersonorer Klopfschall auf der betroffenen Seite.

Differentialdiagnostisch kommt eine endobronchiale Intubation in Betracht (Tabelle 3). Dabei ändert sich $PetCO_2$ primär nicht. Die endobronchiale Intubation tritt meist früh während der Operation auf, bei der Insufflation des PP bzw. bei Änderungen in der Lagerung.

Gas kann auf verschiedene Weise in den Thorax gelangen: über angeborene Verbindungen von Pleura und Peritoneum, an den Durchtrittsöffnungen des Zwerchfells, entlang des Ligamentum falciforme und entlang der inguinalen Gefäße über das Retroperitoneum. Im Falle eines Pneumothorax muß die $CO_2$-Insufflation sofort abgestellt und eine Thoraxdrainage gelegt werden. Eine dünnlumige Drainage ist hier in der Regel ausreichend. Bei Eingriffen am unteren Ösophagus kann prophylaktisch, soweit dies hämodynamisch toleriert wird, ein PEEP eingesetzt werden, um die Druckdifferenz zwischen dem PP und dem endexspiratorischen intrathorakalen Druck zu vermindern.

### Pneumomediastinum

Selten kann auch ein Pneumomediastinum bei Eingriffen am Zwerchfell auftreten. Differentialdiagnostisch kommen hier der Pneumothorax und die Gasembolie in

Frage. Sind diese ausgeschlossen und ist der Patient trotz Beenden des PP weiter hämodynamisch instabil, muß an diese seltene Komplikation gedacht werden. Bei direkter Manipulation am Zwerchfell ist auch eine ▶ **Perikardtamponade** möglich. Letztlich kann nur die Echokardiographie hier Gewißheit verschaffen. Therapeutisch muß eine Perikardiotomie durchgeführt werden.

### Gasembolie

Eine gefürchtete Komplikation der Laparoskopie ist die Embolie mit dem Insufflationsgas. Die zur ▶ **Embolie** erforderliche Menge an Gas ist bei $CO_2$ fünf mal höher als bei anderen Gasen, was ein gewichtiger Grund für die Verwendung von $CO_2$ ist. Wird das PP mit der Verres-Nadel angelegt, so ist besonders bei voroperierten Patienten mit ▶ **Verwachsungen** die Gefahr der versehentlichen intravasalen Insufflation groß. Auch bei Patienten ohne abdominelle Voroperation sind $CO_2$-Gasembolien durch Gefäßpunktion beschrieben [13]. Eine sicherere Alternative ist in diesen Fällen die ▶ **offene Minilaparotomie** mit Einführung des Insufflationstrokar unter Sicht. Wichtig ist die ausreichende Relaxation des Patienten in dieser Phase, um die Gefahr einer akzidentellen ▶ **Perforation retroperitonealer Gefäße** besonders bei schlanken Patienten zu vermeiden.

Im transösophagealen Echokardiogramm lassen sich häufig Mikroembolien auch ohne Verletzung eines Gefäßes nachweisen. Dies entspricht einer raschen peritonealen Gasaufnahme. Gleichzeitig findet sich meist ein erhöhtes $PetCO_2$.

Während der Operation kann es auch durch direkte Verletzung ▶ **venöser Gefäße** zur vermehrten $CO_2$-Resorption kommen. Bei experimenteller Verletzung einer iliacalen Vene unter PP wurde gezeigt, daß bis zu einem IAP von 10 mmHg Blut aus dem Gefäß austritt und kein $CO_2$ aufgenommen wird. Zwischen einem IAP von 10-25 mmHg wurde $CO_2$ in das Gefäßsystem gespült und oberhalb von 25 mmHg wurde das Gefäß komprimiert.

Bei experimentellen Leberoperationen konnte gezeigt werden, daß $CO_2$ über die verletzten Lebervenen immer aufgenommen wurde. Der portale Blutfluß wird mit steigendem IAP zunehmend behindert, der Durchmesser der angeschnitten Venen nimmt zu. Unter dieser Konstellation wird zum einen mehr $CO_2$ über die Venenöffnung aufgenommen, und zum anderen bleibt bei dem reduzierten Blutfluß mehr Zeit für kleine intravasale $CO_2$-Blasen größere zu bilden; die Gefahr der Gasembolie steigt. Bei einem IAP <8 mmHg scheint dieser Mechanismus geringe Relevanz aufzuweisen, so daß dieser Wert insbesondere bei Leberresektion möglichst nicht überschritten werden sollte.

Die Symptome einer ▶ **massiven Gasembolie** sind plötzliches Abfallen des $PetCO_2$, $SpO_2$-Abfall bei unverändertem Atemwegsdruck, Hypotension, Herzrhythmusstörungen und ein präcordiales Mühlradgeräusch (Tabelle 3). Die Therapie der Gasembolie besteht in sofortiger Beseitigung des PP, steile linksseitige Lagerung und Beatmung mit einer $FiO_2$ 1,0 unter Hyperventilation. Die Evakuation der Luftblase kann eventuell über einen zentralen Venenkatheter erfolgen. Über den erfolgreichen Einsatz der Herz-Lungen-Maschine wurde berichtet.

### Gefäßverletzung

Gefäßverletzung sind selten, können aber katastrophal enden. Am häufigsten werden Gefäße beim Anlegen des PP mit der Verres-Nadel oder einem Trokar verletzt. Potentiell können alle Gefäße bis hin zur Aorta betroffen sein. In aller Regel bedarf es in dieser Situation der offenen Laparotomie mit Gefäßrevision. Hier ist die anästhesiologische Problematik durch den zum Teil erheblichen Blutverlust gekennzeichnet.

### Einschwemmsyndrom

Ein dem Einschwemmsyndrom bei transurethraler Prostataresektion (TUR) ähnlicher Verlauf kann auch bei der Laparoskopie auftreten. Insbesondere bei ▶ **Operationen am Uterus** ist dies beschrieben. Wird bei der Operation intraabdominell viel gespült und wird diese ▶ **Spüllösung** nicht abgesaugt, so wird sie vor allem bei

---

▶ Perikardtamponade

▶ Embolie

▶ Verwachsungen

▶ Offene Minilaparotomie

▶ Perforation retroperitonealer Gefäße

▶ Verletzung venöser Gefäße

Bei Leberresektion: IAP ≤8 mmHg.

▶ Massive Gasembolie

Gasembolie:
$PetCO_2$, $SpO_2$ und RR sinken, Herzrhythmusstörungen, Mühlradgeräusch.

Therapie der Gasembolie:
PP ablassen, Linksseitenlage, $FiO_2$ 1,0, Hyperventilation.

▶ Operationen am Uterus

▶ Spüllösung

größeren Wundflächen resorbiert. Im Gegensatz zur TUR wird beim PP in der Regel zur Spülung keine hypotone Lösung, sondern 0,9% NaCl-Lösung verwendet. Dadurch muß eine massive Hyponatriämie bei Einschwemmung der Spüllösung nicht befürchtet werden. Es kann allerdings zur ▶ **akuten Volumenüberladung** kommen. Die Patienten werden meist durch Zeichen der Herzinsuffizienz mit Lungenödem und Bewußtseinstrübung auffällig.

### Tumormetastasen/Peritonitis

Experimentelle Studien deuten auf einen möglichen Einfluß des PP auf die Aussaat von Metastasen in der Abdominalhöhle und an den Trokareinstichstellen hin. $CO_2$ soll das ▶ **Wachstum von Metastasen** mehr fördern als z.B. Helium, während die gaslose laparoskopische Resektion zwar bezüglich der Tumoraussaat Vorteile bieten soll, aber die Sicht auf das Operationsfeld einschränkt.

Auch in Bezug auf die Entwicklung einer ▶ **postoperativen Peritonitis** ist das laparoskopische Vorgehen bei bestimmten Eingriffen womöglich problematisch. Nach Versorgung von Magenperforationen war die Sepsisrate 12 Stunden post perforationem in der laparoskopisch operierten Gruppe höher als bei konventionell operierten Patienten. Somit können sich im Bereich der Indikation zum laparoskopischen Eingriff in der nahen Zukunft noch Verschiebungen ergeben.

### Schmerz

Trotz der kleinen Hautinzisionen treten auch nach laparoskopischen Eingriffen Schmerzen auf. Deshalb ist auch nach Laparoskopien eine ausreichende Analgesie im Hinblick auf die Atemmechanik von zentraler Bedeutung. Bis zu 80% der Patienten benötigen zur Analgesie postoperativ ▶ **Opioide**. Der primäre ▶ **postoperative Schmerz** ist viszeral. Die Schmerzen der Trokareinstichstellen sind eher von untergeordneter Bedeutung, außer wenn größere Schnitte zur Bergung von reseziertem Material notwendig sind. Die Infiltration der Einstichstellen bzw. eine Rectusscheidenblockade wird zur Bekämpfung dieses Schmerzes propagiert. Auch der frühzeitige Einsatz von Nicht-Opioid Analgetika (z.B. Metamizol) hat sich bewährt.

Eine besondere Form des Schmerzes nach laparoskopischen Eingriffen ist der ▶ **Schulterschmerz**. Nach Cholecystektomie ist er meist rechts lokalisiert, tritt erst nach 24 Stunden in den Vordergrund und hält teilweise 3-4 Tage an. Auslöser ist die ▶ **abdominelle Reizung** des Zwerchfells und die zentrale Fortleitung über den Nervus phrenicus.

Verschiedene Mechanismen werden für die Auslösung von ▶ **Schmerzen nach Pneumoperitoneum** verantwortlich gemacht. Durch den gesteigerten intraabdominellen Druck werden peritoneale und phrenische Nerven des Zwerchfells gedehnt. Kurze Dehnung mit hohem Druck scheint mehr Schmerz auszulösen als länger anhaltender Druck. Es wird empfohlen, einen IAP von 15 mmHg nicht zu überschreiten und insbesondere das Auftreten von höheren Spitzendrücken zu vermeiden.

Die phrenischen Nerven werden von einem azidotischen Milieu gereizt. Der intraperitoneale pH-Wert sinkt unter $CO_2$-PP auf 6,0 ab. Am ersten postoperativen Tag beträgt der pH noch 6,4-6,7 und erreicht erst am dritten postoperativen Tag normale Werte von pH >7,0. Das Ausmaß des pH Abfalls hängt von der Dauer des $CO_2$-PP ab, so daß eine kurze OP-Zeit von Vorteil ist. Weiterhin spielt das postoperativ im Abdomen verbleibende Gas eine wichtige Rolle. Der Versuch am Ende der Operation das Restgas über die zuletzt verbliebene Schleuse zu mobilisieren, oder besser gar aktiv abzusaugen, reduziert die postoperativen Schmerzen. Wird eine Drainage nur zur passiven Ableitung des Restgases plaziert, scheint die Irritation der Drainage den Vorteil der Gasmobilisierung aufzuheben.

Die ▶ **Temperatur des Insufflationsgases** spielt eine untergeordnete Rolle bei der Schmerzentstehung. Um $CO_2$ von Raumtemperatur auf Körpertemperatur zu erwärmen wird nur wenig Energie benötigt, die thermische Reizung der Schmerzrezeptoren ist gering. Wesentlich mehr Energie wird dem Peritoneum jedoch entzogen um das initial trockene $CO_2$ mit Wasserdampf auf die im Abdomen vor-

▶ Wärmeverlust

herrschende Feuchtigkeit zu bringen [10]. Der ▶ **Wärmeverlust** bringt eine ausgeprägte Reizung der Schmerzrezeptoren mit sich, weshalb teilweise empfohlen wird das Insufflationsgas zu befeuchten.

### Postoperative Übelkeit und Erbrechen

Postoperative Übelkeit und Erbrechen (PONV) treten nach laparoskopischen Eingriffen häufig auf. Besonders gefährdet sind Frauen unter dem 30. Lebensjahr, bei gynäkologischen Eingriffe und in der ersten Phase des Menstruationszykluses, bzw. in der Frühschwangerschaft. Unter einem $CO_2$-PP treten die Symptome häufiger auf als nach einem laparoskopischen Eingriff ohne PP. Da die Menge an resorbiertem $CO_2$ eine Rolle zu spielen scheint, sollte die Operationsdauer bei Risikopatienten möglichst kurz zu gehalten werden. Eine spezifisch für laparoskopische Eingriffe geeignete Therapie des PONV ist nicht bekannt. Somit kommen zur Prophylaxe und Therapie des PONV die auch sonst üblichen Medikamente wie Droperidol, Dimenhydrinat, Metoclopramid und 5-HT3-Antagonisten zum Einsatz.

Übelkeit und Erbrechen nach $CO_2$-Pneumoperitoneum häufig.

## Fragen zur Erfolgskontrolle

1. Wie ist die postoperative Lungenfunktion beim laparoskopischen Eingriff im Vergleich zum offenen Verfahren?

Die Lungenfunktion ist nach laparoskopischen Eingriffen weniger beeinträchtigt und erholt sich deutlich schneller als nach offenen Eingriffen. Die Gefahr von postoperativer Atelektasenbildung ist geringer.

2. Welches sind die Hauptauswirkungen eines Pneumoperitoneums auf Herz und Kreislauf?

Bei den gebräuchlichen intraabdominellen Drücken von 15mm Hg und weniger kommt es hauptsächlich zum Anstieg des peripheren Widerstands. Das Herzzeitvolumen kann fallen oder gleich bleiben. Diese Effekte sind vor allem in den ersten 15 Minuten nach Anlegen des Pneumoperitoneums ausgeprägt.

3. Sollte ein massiv adipöser Patient laparoskopisch cholezystektomiert werden?

Besonders übergewichtige Patienten profitieren vom laparoskopischen Vorgehen. Es sollte jedenfalls ein Versuch mit dieser Operationsmethode unternommen werden.

4. Während einer laparoskopischen Cholezystektomie kann bei einem Patienten mit chronisch-obstruktiver Lungenerkrankung das Atemminutenvolumen wegen hoher Atemwegsdrücke und auto-PEEP nicht weiter gesteigert werden. Muß während dieser Operation mit einem massiven Anstieg des arterielle $CO_2$ gerechnet werden?

Nein. Während einer Stunde Pneumoperitoneum mit $CO_2$ kommt es bei konstantem Atemminutenvolumen in der Regel nur zu einem moderaten Anstieg des arteriellen $CO_2$ um ca. 10 mmHg. Der Patient sollte nach Abschluß des Pneumoperitoneums solange beatmet werden, bis er normale endtidale $CO_2$-Werte bei einem den Ausgangswerten entsprechenden Atemminutenvolumen aufweist.

5. Während einer laparoskopischen Fundoplikatio, bei der Patient kontrolliert beatmet wird, fällt die pulsoxymetrische Sättigung ab. Das endtidale $CO_2$ und die Atemwegsdrücke steigen an, während das Atemminutenvolumen abnimmt. Was ist Ihre Verdachtsdiagnose? Was machen Sie?

Es kann sich entweder um eine sekundäre endobronchiale Intubation oder um einen Pneumothorax handeln. Zur Differentialdiagnose sollte die Lunge auskultiert (aufgehobenes Atemgeräusch links: einseitige Intubation) und perkutiert werden (hypersonorer Klopfschall: Pneu). Ist letzteres der Fall wird die weitere $CO_2$-Insufflation abgestellt und eine (dünne) Thoraxdrainage gelegt. Die Lunge wird durch manuelle Beatmung entfaltet und es kann unter PEEP-Beatmung versucht werden, laparoskopisch weiter zu operieren.

## Literatur

1. Bhavani-Shankar K, Steinbrook RA, Mushlin PS, Freiberger D (1998) Transcutaneous $PCO_2$ monitoring during laparoscopic cholecystectomy in pregnancy. Can J Anaesth 45:164-169
2. Hachenberg T, Ebel C, Czorny M, Thomas H, Wendt M (1998) Intrathoracic and pulmonary blood volume during $CO_2$-pneumoperitoneum in humans. Acta Anaesthesiologica Scandinavica 42:794-798
3. Hein HAT, Joshi GP, Ramsay MAE, Fox LG, Gawey BJ, Hellman CL, Arnold JC (1997) Hemodynamic changes during laparoscopic cholecystectomy in patients with severe cardiac disease. J Clin Anaesth 9:261-265
4. Hirvonen EA, Nuutinen LS, Vuolteenaho O (1997) Hormonal responses and cardiac filling pressures in head-up or head-down position and pneumoperitoneum in patients undergoing operative laparoscopy. Br J Anaesth 78:128-133
5. Joris JL, Chiche JD, Canivet LLM, Jacquet NJ, Legros JJY, Lamy ML (1998) Hemodynamic changes induced by laparoscopy and their endocrine correlates: effects of clonidine. J Am Coll Cardiol 32:1389-1396
6. Joris JL, Noirot DP, Legrand MJ, Jacquet NJ, Lamy ML (1993) Hemodynamic changes during laparoscopic cholecystectomy. Anesth Analg 76:1067-1071
7. Kraut EJ, Anderson JT, Safwat A, Barbosa R, Wolfe BM (1999) Impairment of cardiac performance by laparoscopy in patients receiving positive end-expiratory pressure. Arch Surg 134:76-80
8. Lindgren L, Koivusalo AM, Kellokumpu I (1995) Conventional pneumoperitoneum compared with abdominal wall lift for laparoscopic cholecystectomy. Br J Anaesth 75:567-572
9. Miles RH, Carballo RE, Prinz RA, McMahon M, Pulawski G, Olen RN, Dahlinghaus DL (1992) Laparoscopy: the preferred method of cholecystectomy in the morbidly obese. Surgery 112:818-822
10. Mouton WG, Besell JR, Otten KT, Maddern GJ (1999) Pain after laparoscopy. Surg Endosc 13:445-448
11. Odeberg-Wernerman S, Sollevi A (1996) Cardiopulmonary aspects of laparoscopic surgery. Curr Opin Anaesth 9:529-535
12. Ott DE (1998) Carboxyhemoglobin due to peritoneal smoke absorption from laser tissue combustion at laparoscopy. J Clin Laser Med Surg 16:309-315
13. Ploner F, Theiner T (1999) $CO_2$-Gasembolie nach akzidenteller Gefäßpunktion bei laparoskopischer Cholezystektomie. Anaesthesist 48:538-541
14. Reedy MB, Kallen B, Kuehl TJ (1997) Laparoscopy during pregnancy: a study of five fetal outcome parameters with use of the Swedish Health Registry. Am J Obstet Gynecol 177:673-679
15. Shifren JL, Adlestein L, Finkler NJ (1992) Asystolic cardiac arrest: a rare complication of laparoscopy. Obstet Gynecol 79:840-841
16. Takata M, Wise RA, Robotham JL (1990) Effects of abdominal pressure on venous return: abdominal vascular zone conditions. J Appl Physiol 69:1961-1972
17. Terrier G (1999) Anesthesia for laparoscopic procedures in infants and children: indications, intra- and postoperative management, prevention and treatment of complications. Curr Opin Anaesth 12:311-314
18. Whaba RWM, Beique F, Kleiman SJ (1995) Cardiopulmonary function and laparoscopic cholecystectomy. Can J Anaesth 42:51-63
19. Whaba WM, Tessler MJ, Kleiman SJ (1996) Acute ventilatory complications during laparoscopic upper abdominal surgery. Can J Anaesth 43:77-83
20. Wurst H, Finsterer U (1994) $CO_2$-Emphysem bei laparoskopischer Chirurgie. Anaesthesist 43:466
21. Wurst H, Schulte-Steinberg H, Finsterer U (1995) Zur Frage der $CO_2$-Speicherung bei laparoskopischer Cholezystektomie mit $CO_2$-Pneumoperitoneum. Anaesthesist 44:147-150

A. Walther · H.J. Bardenheuer · Klinik für Anaesthesiologie der Universität Heidelberg

# Das abdominale Aortenaneurysma

## Anästhesiologische Besonderheiten und perioperatives Management bei konservativ chirurgischer Therapie

Das abdominale Aortenaneurysma ist eine multifaktorielle Erkrankung, an dessen Entstehung genetische, biochemische, metabolische, mechanische und hämodynamische Faktoren beteiligt sind [1, 2]. Die perioperative Klinikletalität rupturierter abdominaler Aneurysmen ist mit etwa 50 % in den vergangenen Jahrzehnten unverändert geblieben [3], während die perioperative Letalität bei elektivem infrarenalen Bauchaortenersatz von 20% in den 50er Jahren auf aktuell etwa 2-4 % gefallen ist [4]. Nur mit umfangreichen Kenntnissen der anästhesiologischen Besonderheiten ist heute ein optimales perioperatives Management möglich.

Die Arteriosklerose ist der häufigste ätiologische Risikofaktor, die koronare Herzkrankheit die häufigste Begleiterkrankung. Tabelle 1 gibt eine Übersicht der Inzidenz von Begleiterkrankungen bei Patienten mit rupturierten abdominalen Aortenaneurysmen: 85 % liegen infrarenal, Männer sind 5-mal häufiger betroffen als Frauen. Der Altersgipfel infrarenaler Aneurysmen liegt zwischen dem 60. und 70. Lebensjahr.

### Pathophysiologie und Klinik

Bei 1,5 % der Patienten, die älter als 50 Jahre sind, findet sich ein abdominales Aortenaneurysma mit einem Durchmesser von mehr als 5 cm. Das Aortenaneurysma stellt den häufigsten Grund für Operationen an der abdominalen Aorta dar. Die meisten dieser Aneurysmen sind asymptomatisch, manche lösen jedoch dumpfe Rückenschmerzen aus. Pulsationen zwischen Nabel und Xiphoid, Kompressionen des Duodenums mit resultierenden intermittierenden oder partiellen intestinalen Obstruktionen und Thromboembolie sind weitere klinische Zeichen der symptomatischen Aortenaneurysmen.

▶ Symtom: Schmerz

Neuauftretende abdominale ▶ **Schmerzen** oder Rückenschmerzen müssen bei Patienten mit einem zuvor asymptomatischen abdominalen Aortenaneurysma an eine akute Expansion oder eine bevorstehende Ruptur des Aneurysmas denken lassen. Beim symptomatischen Aortenaneurysma besteht die Indikation zur dringlichen Operation. Die operative Letalität liegt dann im Vergleich zur elektiven Operation nur geringfügig höher (Abb. 1).

*Abdominal aortic aneurysm*
*Key words: Incidence · Perioperative management*

Dr. Andreas Walther, Klinik für Anaesthesiologie der Universität Heidelberg, Im Neuenheimer Feld 110, 69120 Heidelberg, e-Mail: Andreas_Walther@med.uni-heidelberg.de

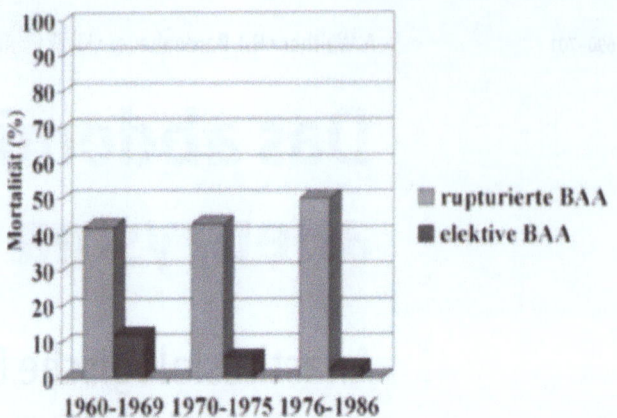

**Abb. 1 ▲ Krankenhausmortalität von Patienten mit rupturiertem abdominalen Aortenaneurysma und nach elektiver Aneursymektomie (mod. nach [1, 2, 5])**

Durchmesser und Expansionsrate des Aneurysmas sind die besten Parameter zur Einstufung der Rupturgefahr des Aneurysmas. Die Inzidenz einer Ruptur liegt bei etwa 10% pro Jahr für Aneurysmen von weniger als 5 cm Durchmesser. Allerdings steigt die ▶ **Rupturinzidenz** mit der Größenzunahme überproportional und liegt bei einem Aneurysmadurchmesser von >7 cm bei mehr als 76% pro Jahr. Bauchaortenaneurysmen mit einem Durchmesser von 6 cm und mehr sowie eine Zunahme des Aneurysmas um mehr als 0,5 cm in sechs Monaten stellen eine ▶ **Indikation** zur elektiven Operation dar [6, 7].

Der übliche operative Zugang bei konservativer chirurgischer Therapie ist transperitoneal über eine mediane Laparatomie. Der Zugang zum Retroperitoneum wird durch Mobilisation des Darms erreicht (cave: Eventeration), der in feuchten Tüchern zur Seite gelagert wird.

Auf die Versorgung eines Aortenaneurysmas mittels **translumalen perkutanen Endografts (TPEG)** und die damit verbundenen anästhesiologischen Besonderheiten wird im Rahmen dieses Beitrags nicht eingegangen.

### Präoperative Vorbereitung

Der Umfang der präoperativen diagnostischen Maßnahmen richtet sich nach der Dringlichkeit der Operation. Bei elektiven Eingriffen ist eine umfassende präoperative Abklärung zu fordern. Dabei liegt das Hauptaugenmerk auf dem kardiovaskulären (KHK, arterieller Hypertonus, kompensierte Herzinsuffizienz), pulmonalen (obstruktive/restriktive Ventilationsstörung) und renalen (vorbestehende Niereninsuffizienz) Organsystem. Das Ausmaß der ▶ **präoperativen Diagnostik** steht im umgekehrten Verhältnis zur Dringlichkeit der Operationsindikation.

**Tabelle 1**
**Begleiterkrankungen bei Patienten mit rupturierten abdominalen Aortenaneurysmen [5]**

| Begleiterkrankung | Häufigkeit (%) |
| --- | --- |
| KHK/Herzinsuffizienz | 50 |
| Arterieller Hypertonus | 30–50 |
| Chronisch obstruktive Lungenerkrankung | 30–40 |
| Zerebrale Gefäßinsuffizienz | 6 |
| Chronisches Nierenversagen | 5 |

## Anästhesiologisches Management

### Prämedikation

▶ Hauptziel: Stressreduktion

Das ▶ **Hauptziel der Prämedikation** ist es, dem Patienten die Angst zu nehmen, um eine Stressantwort mit erhöhter Herzfrequenz, erhöhtem Blutdruck und erhöhtem systemisch vaskulären Widerstand zu vermeiden. Bei Patienten mit begleitender koronarer Herzkrankheit oder arteriellem Hypertonus können o.g. Effekte zu Angina pectoris-Anfällen, Myokardischämien, Herzrhythmusstörungen, ventrikulärer Dysfunktion und Myokardinfarkt führen. Dabei treten myokardiale Ischämien bei mentalen Stressoren schon bei niedrigeren Herzfrequenzen als bei physikalischen Stressoren auf [8].

Zur Reduktion der präoperativen Angst eignet sich hier in besonderem Maße die präoperative anästhesiologische Visite. Darüber hinaus profitieren die Patienten von einer sedierenden und angstlösenden Prämedikation am Vorabend der Operation und am Operationstag.

Am häufigsten ist der Gebrauch von Benzodiazepinen, wie etwa Dikaliumchlorazepat (Tranxilium®) am Vorabend der Operation und Midazolam (Dormicum®) am Operationstag. Opiate, Anticholinergika, Phenothiazine und Barbiturate werden nur selten eingesetzt.

▶ Dauermedikation beibehalten

▶ ß-Blocker

▶ ACE-Hemmer

Die ▶ **Dauermedikation** zur Therapie einer arteriellen Hypertension, koronaren Herzkrankheit oder Herzinsuffizienz sollte nach den üblichen Grundsätzen und in der üblichen Dosierung als Teil der Prämedikation verabreicht werden. Dabei soll die ▶ **ß-Blocker**gabe wegen der Gefahr eines ß-Blocker-Entzugssyndroms weitergeführt werden. Obwohl das Absetzen von ACE-Hemmern zu keinem Rebound-Effekt führt, sollte eine Dauertherapie nicht unterbrochen werden, falls eine ausreichende präoperative Volumenzufuhr sowie ein entsprechendes perioperatives hämodynamisches Monitoring durchgeführt werden können. Abweichend davon sollten ▶ **ACE-Hemmer** vor operativen Eingriffen mit großen Blutverlusten abgesetzt werden. Dies im Besonderen, wenn der Eingriff in kombinierter Allgemein- und rückenmarksnaher Regionalanästhesie durchgeführt werden soll [9].

Bei Patienten mit Diabetes mellitus und autonomer Polyneuropathie ist die Gabe von Metoclopramid zur Verbesserung der präoperative Magenentleerung zu erwägen.

▶ Clonidin

Eine zusätzliche Prämedikation zur Kreislaufstabilisierung durch Reduktion hyperdynamer kardiozirkulatorischer Reaktionen kann ebenfalls erwogen werden. Die präoperative Gabe von ▶ **Clonidin** in einer einmaligen oralen Dosierung von 4-5 μg/kg vermindert die basale Herzfrequenz, unterdrückt die Reflextachykardie nach endotrachealer Intubation, reduziert intraoperative Schwankungen der Herzfrequenz und des arteriellen Blutdruckes und reduziert signifikant den Anästhetikabedarf. In ähnlicher Weise reduziert die perioperative Gabe eines Beta-Rezeptorenblockers die Inzidenz perioperativer myokardialer Ischämien, falls kein Beta-Rezeptorenblocker in der Dauermedikation gegeben wird [10].

### Intraoperatives Monitoring

Das intraoperative Monitoring umfaßt kontinuierliches EKG der Ableitungen II und V5 mit ST-Segmentstreckenanalyse, Pulsoxymetrie, invasive Blutdruck- und ZVD-Messung, regelmäßige Blutgasanalysen, regelmäßige Plasmaelektrolytkontrolle und Kontrolle der Diurese. Ergänzt wird dieses Monitoring durch kontinuierliche Kapnographie. Zur Erkennung myokardialer Ischämien in der Vorder- und Seitenwand des linken Ventrikels hat sich intraoperativ die Brustwandableitung V5 bewährt. Da das "cross-clamping" der Aorta hämodynamische Veränderungen induziert, die über eine akute Nachlaststeigerung zu linksventrikulären Ischämien führen können, ist intraoperativ die kontinuierliche Registrierung der Ableitungen II und V5 zu fordern.

▶ Akute Linksherzdekompensation
• TEE
• Pulmonaliskatheter

Aortales "cross-clamping" kann zur ▶ **akuten Linksherzdekompensation** führen. Die zuverlässigsten Methoden zur Beurteilung der linksventrikulären Funktion sind die transösophageale Echokardiographie (TEE) und der Pulmonalarterienkatheter. Der Nutzen dieses erweiterten Monitorings ist nicht einheitlich zu beurtei-

**Indikation für TEE oder PA-Katheter: manifestierte Myokardinsuffizienz**

len. Bei Patienten mit guter myokardialer Funktion korrelieren Veränderungen im ZVD gut mit Veränderungen des pulmonalkapillären Verschlussdruckes (Wedge-Druck) und der linksventrikulären Funktion, so dass bei diesen Patienten ein PA-Katheter keine Vorteile im Vergleich zum zentralen Venenkatheter bringt. Bei Patienten mit instabiler Angina oder vorausgegangenem Myokardinfarkt korreliert der ZVD nicht immer mit der linksventrikulären Funktion. Daher besteht bei diesen Patienten eine Indikation für den Einsatz von TEE oder PA-Katheter.

### Allgemeinanästhesie

#### Narkoseinduktion

Die wichtigsten Faktoren für die Narkoseinduktion bei Patienten mit kardiovaskulären Erkrankungen sind kardiozirkulatorische Stabilität und Vermeidung von Stress. Eine schonende Narkoseinduktion soll das Ziel der Bemühungen sein. Besonders bei Patienten mit Aortendissektion, expandierendem Aneurysma und koronarer Herzkrankheit sollen Hypertensionen, Tachykardien und andere Faktoren, die zu Myokardischämien führen, vermieden werden. Hypertensive Phasen sind mit einer ▶ **erhöhten Rupturgefahr** des Aneurysmas verbunden. Die Auswahl des Anästhetikums zur Narkoseinduktion ist weniger entscheidend als die Art der Applikation. Eine sanfte und sichere Narkoseinduktion mit orotrachealer Intubation ohne Auslösung eines Husten- oder Würgereizes kann durch die vorsichtige Titration intravenöser Anästhetika oder Inhalationsanästhetika erzielt werden. Zur intravenösen Narkoseinduktion können eine Vielzahl von Medikamenten, wie Thiopental, Etomidate, Propofol, Fentanyl und Sufentanil eingesetzt werden. Bei der Gabe von Opiaten ist zu berücksichtigen, dass in den frühen Stadien der Herzerkrankung ein gesteigerter Sympathikotonus vorliegt. Der erhöhte Sympathikotonus sowie die dadurch erhöhte Spannung der Kapazitäts- und Widerstandsgefäße werden durch Opiate vermindert, so dass es nach Opiatgabe zu einem Blutdruckabfall kommen kann.

Es sei nochmals betont, dass die Aufrechterhaltung einer ausreichenden Organperfusion mit stabiler Hämodynamik während Narkoseinduktion, Laryngoskopie und Intubation sowie in der unmittelbaren Postinduktionsphase hinsichtlich des perioperativen Outcomes wichtiger erscheint, als die Auswahl des Narkotikums oder des Anästhesieverfahrens.

Um Hypertonie und Tachykardie zu vermeiden, können die intravenöse Gabe von Esmolol (Brevibloc®) 0,3-1,5 mg/kg [11] oder von Nitroglyzerin 0,5-1,5 µg/kg/min in Erwägung gezogen werden. Zusätzlich kann eine Anästhesie des Pharynx und der Trachea mit Lidocain (Xylocain®)-Spray durchgeführt werden.

Bei Patienten mit Herzinsuffizienz sind aufgrund der verlängerten Kreislaufzeit ein verzögerter Wirkungseintritt intravenöser Anästhetika und andererseits schnellere Veränderungen der inspiratorischen Anästhetikakonzentration volatiler Anästhetika zu berücksichtigen.

#### Intraoperative Narkoseführung

Zur Aufrechterhaltung der Anästhesie gilt der gleiche Grundsatz wie zur Narkoseinduktion: Die Aufrechterhaltung einer ▶ **stabilen Hämodynamik** bei ausreichender Organperfusion ist hinsichtlich des perioperativen Outcomes wichtiger, als das Anästhesieverfahren oder die Narkoseart.

Bei der Verwendung von Lachgas ist zu bedenken, dass durch Erhöhung des vaskulären Widerstandes über vermehrte myokardiale Ischämien und steigende Pulmonalisdrucke berichtet wurde [12].

#### Regionalanästhesie

In Verbindung mit Berichten über ein verbessertes postoperatives Outcome hat die kontinuierliche Epiduralanästhesie zunehmendes Interesse hervorgerufen. So soll die ▶ **thorakale Epiduralanaesthesie** kardial protektive Effekte haben, die mit einer Dilatation epikardialer Koronararterien und konsekutiv verbesserter links-

▶ Erhöhte Rupturgefahr

▶ Stabile Hämodynamik

▶ Thorakale Epiduralanästhesie

ventrikulärer Funktion während streßinduzierter myokardialer Ischämie erklärt werden. Allerdings wird zum jetzigen Zeitpunkt der Nutzen einer kombinierten Epidural-/Allgemeinanästhesie versus einer alleinigen Allgemeinanästhesie kontrovers diskutiert.

▶ **Cave: Volumenverschiebung**

Bei der Kombination von Allgemein- und Epiduralanästhesie ist kritisch zu bedenken, daß kardiovaskuläre Adaptationsmechanismen bei massiven ▶ **Volumenverschiebungen** in der Clamping- und Declampingphase durch die Sympathikusblockade erheblich beeinträchtigt werden. So zeigten klinische Studien unter Kombinationsanästhesie starke Hypotensionen nach Declamping mit vermehrtem Volumen- und Vasopressorenbedarf.

▶ **Heparin intraoperativ**

Die intraoperative Gabe von ▶ **Heparin** erhöht das Risiko eines spinalen oder epiduralen Hämatoms mit der Gefahr einer neurologischer Schädigung nicht. Die allgemeinen Empfehlungen der DGAI [13] sollten hier berücksichtigt werden. Demnach sollte bei der Gabe von unfraktionierten Heparinen ein Zeitintervall zwischen epiduraler/spinaler Punktion und Antikoagulantiengabe von einer Stunde (low dose Heparin) bzw. 1-2 Stunden (high dose Heparin) eingehalten werden.

### Management des aortalen Cross-Clamping/Declamping

Clamping und Declamping führen zu akuten hämodynamischen Veränderungen, die durch die Höhe der Aortenokklusion, den intravaskulären Volumenstatus, das Vorliegen einer myokardialen Insuffizienz oder Ischämie, den Grad der Kollateralisation im okklusionsabhängigen Stromgebiet und der Anästhesietechnik beeinflußt werden.

▶ **Aortales "cross-clamping"**

Vor ▶ **aortalem "cross-clamping"** erfolgt die Volumensubstitution mit einer Infusionsrate, die den Wedge-Druck im physiologischen Bereich hält und zu einer Diurese von mindestens 1 ml/kg/h führt.

**Cave: Hypoperfusion**

Aortales "cross-clamping" vermindert oder terminiert den Blutfluß distal der Okklusion und erhöht den arteriellen Blutdruck und die Nachlast proximal der Okklusion. Die hauptsächlichen Probleme des "cross-clampings" beinhalten

**Tabelle 2**
**Auswirkungen und Gefahren von Aortenclamping und -declamping auf verschiedene Organsysteme**

| Organsystem | Aortenclamping | Aortendeclamping |
|---|---|---|
| Kardiovaskulär | Akute Linksherzbelastung<br>• Zunahme des SVR<br>• Abnahme von SV und HZV<br>• Cave: Akute Linksherzdekompensation | Abfall SVR<br>Zentrales Hypovolämiesyndrom:<br>• Koronarer Blutfluß ↓<br>• Cave: Declamping Schock |
| Renal | Supra- *und* infrarenales Clamping<br>• Anstieg des renal vaskulären Widerstandes<br>• Abfall des renalen Blutflusses<br>• Abfall der glomerulären Filtrationsrate<br>Suprarenales Clamping (zusätzlich)<br>Ischämie für Dauer der Aortenokklusion<br>• Cave: Akutes Nierenversagen | Zentrales Hypovolämiesyndrom:<br>• Renaler Blutfluß ↓ |
| Viszeral | Hypoperfusion oder Ischämie | Zentrales Hypovolämiesyndrom:<br>• Hepatischer Blutfluss ↓<br>• Mesenterialer Blutfluss ↓ |
| Metabolisch (Muskulatur) | Becken und untere Extremität:<br>• Ischämie oder Hypoperfusion<br>• Anhäufung saurer Metabolite<br>• Vasomotorische Paralyse | Reaktive Hyperämie |
| Spinal | Hypoperfusion oder Ischämie | Zentrales Hypovolämiesyndrom:<br>• Spinaler Blutfluß ↓ |

▶ **Pathomechanismen der ischämisch reduzierten Zellschädigung**

Tabelle 3
▶ **Potentielle Pathomechanismen der Zellschädigung nach Ischämie**

- Verlust zellulärer Energieträger (ATP)

- Zerstörung des Actin-Zytoskeletts

- Funktionsminderung mikrosomaler Membranpumpen
  - Veränderte intrazelluläre Elektrolytkonzentration
  - Intrazelluläre Azidose
  - "Cell swelling"
  - Erhöhtes zytosolisches freies Kalzium

- Enzymaktivierung
  - Phospholipasen
  - Proteasen

- Reperfusionsschaden
  - Leukozyten-induzierte Schädigungen
  - ~Leukozyten/Endothel Interaktion
  - Sauerstoffradikale

1. akute Linksherzbelastung,
2. renale Hypoperfusion bzw. Ischämie der Nieren, der Viszeralorgane und des Rückenmarks,
3. Anhäufung saurer Metabolite in Geweben und Gefäßen distal der Okklusion.

Die Auswirkungen und Gefahren von Aortenclamping und -declamping auf verschieden Organsysteme sind in Tabelle 2 zusammengefaßt. Wesentliche Probleme bedingt die mit Aortenclamping einhergehende Hypoperfusion bzw. Ischämie der betroffenen Organsysteme. Tabelle 3 zeigt einen Überblick der potentiellen Mechanismen, die eine Zellschädigung nach Ischämie bedingen. Prädiktive Variablen für ▶ **Morbidität und Letalität** nicht-rupturierter abdominaler Aortenaneurysmen sind in Tabelle 4 dargestellt.

▶ **Morbidität/Letalität**

Tabelle 4
**Prädiktive Variablen für Morbidität und Letalität nicht rupturierter abdominaler Aortenaneurysmen (modifiziert nach [14])**

| Postoperative Komplikation | Inzidenz (%) | Prädiktive Risikofaktoren |
|---|---|---|
| Myokardinfarkt | 5,2 | Alter, koronare Herzerkrankung, Dauer des Aortenclampings |
| Respiratorische Dekompensation | 8,4 | Chronisch obstruktive Lungenerkrankung, Massivtransfusion, Nachblutung, Myokardinfarkt |
| Renale Komplikationen | 6,0 | Suprarenales Aortenclamping Präoperativ erhöhte Retentionswerte |
| Verlängerte Darmatonie | 11,0 | Aorto-iliakale Verschlußkrankheit Dauer der Beatmung |
| Wundinfekt | 2,0 | |
| Koagulopathie | 1,1 | Massivtransfusion |
| Zerebrovaskuläres Ereignis | 0,6 | |
| Paraplegie | 0,002 | |

## Aortales Cross-Clamping

▶ **Infrarenales "cross-clamping"**
• Vertiefung der Anästhesie
• Gabe von Vasodilatatoren

▶ **Infrarenales "cross-clamping"** erhöht, in Abhängigkeit vom Ort der Aortenokklusion und der linksventrikulären Inotropie, den systemisch vaskulären Widerstand (SVR) um bis zu 40%, vermindert das Schlagvolumen und das Herzzeitvolumen (HZV) um 15-35%. 20% der Patienten zeigen während Aortenokklusion im TEE regionale Wandbewegungsstörungen [15]. Der Anstieg des arteriellen Blutdrucks kann durch präventive Maßnahmen wie Vertiefung der Anästhesie (z.B. Erhöhung der volatilen Anästhetikakonzentration) und Gabe von Vasodilatatoren wie Nitroglyzerin, Phentolamin oder Nitroprussidnatrium gemildert werden. Die Vasodilatation sollte unmittelbar vor Abklemmung der Aorta mit einem Bolus Nitroglyzerin eingeleitet werden, da das Setzen der Klemme am bereits erschlafften Gefäß schonender ist und ein Abrutschen der Klemme verhindert wird. Das linksventrikuläre endsystolische Volumen erhöht sich in dem Umfang, in dem das Schlagvolumen abfällt.

Bei Patienten mit ausreichender myokardialer Perfusion und Funktion ist der linksventrikuläre Füllungsdruck nach infrarenalem "cross-clamping" gewöhnlich unverändert bis leicht reduziert. Patienten mit aortoiliacaler Verschlusskrankheit haben oftmals eine extensive Kollateralisierung der unteren Extremität. Bei diesen Patienten fallen die hämodynamischen Veränderungen nach aortalem "cross-clamping" gewöhnlich deutlich geringer aus. Generell muß beachtet werden, daß der Blutfluß über Kollateralen zur unteren Körperhälfte druckpassiv erfolgt und somit ein ausreichender Perfusionsdruck während der Abklemmphase erforderlich ist.

Patienten mit koronarer Herzerkrankung oder mit verminderter myokardialer Reserve zeigen nach infrarenalem "cross-clamping" häufig die Zeichen einer akuten linksventrikulären Dekompensation. Hämodynamisch findet sich bei diesen Patienten ein deutlicher Abfall des Schlagvolumens und des HZV und ein akuter Anstieg des Wedge-Druckes. Häufig treten gleichzeitig Herzrhythmusstörungen oder EKG-Veränderungen im Sinne einer subendokardialen Ischämie auf. Die Manifestation eines akuten Linksherzversagens findet sich häufiger nach ▶ **suprarenalem "cross-clamping"**. Suprarenales "cross-clamping" geht mit höheren Anstiegen des linksventrikulären (LV) endsystolischen und enddiastolischen Volumens und mit deutlicherer Reduktion der Ejektionsfraktion einher. Dies ist dadurch verursacht, daß bei suprarenaler Abklemmung die Nierenperfusion akut unterbunden wird, die 25% des Herzzeitvolumens beträgt.

▶ **Suprarenales "cross-clamping"**

▶ **Nachlastsenkung Vasodilatoren** (z.B. Nitroglycerin, Nitroprussid)

Bei den Zeichen eines akuten Linksherzversagens oder einer Ischämie nach aortalem "cross-clamping" sollte Nitroglyzerin zur ▶ **Reduktion der erhöhten Nachlast** eingesetzt werden. Nitroglyzerin erhält die physiologische transmurale Verteilung des myokardialen Blutflusses. Weiterhin verhindert die kontinuierliche Applikation von Nitroglyzerin den progressiven Abfall der myokardialen Kontraktilität und des HZV und reduziert den Anstieg des SVR nach aortalem "cross-clamping".

Nitroprussid, ein potenter Vasodilatator zur Senkung des LV enddiastolischen Druckes, kann bei Patienten mit koronarer Herzkrankheit zu einer Umverteilung des Blutflusses zu Ungunsten ischämischer Regionen führen. Dieses Phänomen wird nach Gabe von Nitroglyzerin nicht beobachtet. Ziel der Therapie mit Vasodilatatoren ist es daher, den Wedge-Druck bzw. das LV enddiastolische Volumen auf die Werte vor dem aortalen "cross-clamping" zu bringen. Falls darunter SV und HZV deutlich erniedrigt bleiben, können positiv inotrop wirkende Pharmaka sein.

Chirurgische Manipulation und infrarenales "cross-clamping" führen zum signifikanten Anstieg des reno-vaskulären Widerstandes, zur Abnahme des renalen Blutflusses, der glomerulären Filtrationsrate und konsekutiv der Urinproduktion. Die pathophysiologischen Ursachen sind nicht vollständig geklärt. Intrarenal vaskuläre Reflexe, Embolisation von atheromatösem Material, vermindertes zirkulierendes Blutvolumen und direkte mechanische Traumatisierung der Niere scheinen beteiligt zu sein. Suprarenales "cross-clamping" führt für die Dauer der Aortenokklusion neben den o.g. Veränderungen zusätzlich zur renalen Ischämie.

▶ **Niere**

Infrarenales "cross-clamping" stimuliert die Reninproduktion der ▶ **Niere**, so daß die Renin- und Angiotensinplasmaspiegel intra- und postoperativ erhöht

**Tabelle 5**

**Maßnahmen zur Förderung der Urinproduktion vor, während und nach aortalem Clamping**

| Maßnahmen Allgemein | Medikamentös |
|---|---|
| • Dauer der Aortenokklusion minimieren<br>• Aufrechterhaltung eines ausreichenden Perfusionsdruckes | • Volumengabe (in Abhängigkeit von ZVD und Wedgedruck)<br>• Furosemid (10-50 mg intravenös)<br>• Dopamin (1-3 µg/kg KG/ min)<br>• Mannitol (Osmofundin, 15% – 1 ml/kg KG i.v.)<br>• Präoperative systemische Calziumkanalblockade<br>• Lokale Kalziumantagonistengabe in A. renalis |

sind. Die Reduktion der renalen Perfusion und Funktion nach infrarenalem "cross-clamping" kann durch präoperative Blockade des Renin-Angiotensin-Systems oder durch Blockade des sympathischen Nervensystems bis Th 6 (z.B. mittels Epiduralanästhesie) nicht verhindert werden [16].

▶ **Transitorische Oligurie**

Eine ▶ **transitorische Oligurie** findet sich häufig bei Operationen infrarenaler Aortenaneurysmen. Bei vielen Patienten verschlechtert sich die Nierenfunktion in der frühen postoperativen Phase. Nur wenige Patienten entwickeln ein akutes Nierenversagen, das mit einer erhöhten Letalität einer geht. Obwohl aus der intraoperativen Urinproduktion nicht auf die postoperative Nierenfunktion geschlossen werden kann, findet sich selten eine renale Insuffizienz, wenn die Diurese intraoperativ >1 ml/kg KG/h beträgt. Zur Verbesserung der ▶ **Diurese** (Tabellen 5 und 6) eignet sich die intravenöse Kurzinfusion von Mannitol vor aortalem "cross-clamping" mit dem Erfolg der osmotischen Diurese. Mannitol führt zu einer renalen Vasodilatation und zu einer Rückverteilung des Blutflusses in den renalen Kortex und vermindert dadurch die Reduktion des reno-kortikalen Blutflusses nach aortalem "cross-clamping". Weiterhin konnte gezeigt werden, dass Mannitol experimentell ein akutes Nierenversagen nach vorübergehender renaler Ischämie ver-

▶ **Diurese**

▶ **Diurethika**

**Tabelle 6**

▶ **Pharmakologische Mechanismen zur Förderung der Urinproduktion**

| Maßnahme | Wirkungen |
|---|---|
| • Furosemid | • Renovasodilatation durch Prostaglandin E2-Stimulation<br>• Natriuretische Wirkung |
| • Dopamin | • Verbesserung von renalem Plasmafluss und glomerulärer Filtrationsrate<br>• Natriuretische Wirkung |
| • Mannitol | • Verbesserung von renalem Plasmafluss und glomerulärer Filtrationsrate<br>• Verminderung der Reninsekretion<br>• Stimulation des atrial natriuretischen Peptids (ANP)<br>• Radikalfänger<br>• Osmotische Diurese |
| • Calziumantagonist | • Verbesserung von renalem Plasmafluss und glomerulärer Filtrationsrate<br>• Verminderung der Angiotensin II- / Noradrenalin-induzierten Vasokonstriktion<br>• Verminderung des mitochondrialen und zellulären Calziumoverloads während Reperfusion |

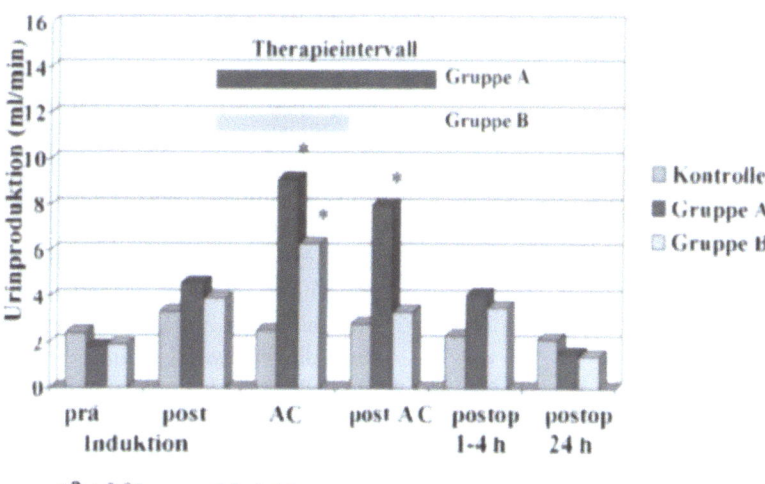

Abb. 2 ▲ **Einfluß der Therapiedauer von Mannitol (200mg/kg/h) und Dopamin (3 µg/kg/min) auf die Urinproduktion während elektivem infrarenalen Aortenclamping (AC). Die Kontrollgruppe erhielt weder Mannitol noch Dopamin. In Gruppe A wurden beide Pharmaka während und nach Aortenclamping appliziert, in Gruppe B wurden die Medikamente nur während der Aortenokklusion infundiert. Modifiziert nach Paul et al. [18]**

hindern kann. Nebenbei besitzt Mannitol durch seine hyperosmolare Wirkung kardioprotektive Eigenschaften [17].

Renal protektive Effekte hat ebenso eine ▶ **optimierte Flüssigkeitstherapie** vor "cross-clamping". Bei einer verminderten Urinausscheidung vor Aortenokklusion und normalem Wedge-Druck sollte der Wedge-Druck um 2–4 mmHg erhöht werden. Andere Verfahren zur Verbesserung der perioperativen Diurese stellen

▶ die Steigerung der intraoperativen renalen Perfusion und der Urinausscheidung mit intravenöser Gabe von ▶ **Furosemid** (10–50 mg) und
▶ die Gabe von ▶ **low-dose Dopamine** (1–3 µg/kg/min) dar.

Abbildung 2 zeigt die Zunahme der Urinausscheidung unter Dopamin- und Mannitoltherapie. Dabei sei allerdings nochmals erwähnt, daß die gesteigerte Diurese nicht auf die glomeruläre Filtrationsrate und somit auf die Nierenfunktion schließen läßt [18]. Die präoperative ▶ **systemische Calciumkanalblockade** mit Nicardipin und die intraoperative Gabe von Verapamil direkt in die A. renalis unmittelbar vor Aortenokklusion sind in der klinischen Routine weniger etabliert.

Gelegentlich kann auch die Okklusion der A. abdominalis zu Ischämien des Rückenmarks führen. Diese Komplikation tritt nach Unterbrechung des Blutflusses zu infrarenal gelegenen und tief abgehenden thorakalen radikulären Arterien oder einer untypisch lokalisierten A. radicularis magna (▶ **A. Adamkiewicz** – entspringt aus A. abdominalis auf Höhe Th 9) auf. Diese Komplikation führt zu einer kompletten schlaffen Paraplegie. Die Inzidenz einer Paraplegie nach Operation eines abdominalen Aortenaneurysmas ist mit 0,25 % niedrig [19]. Das Risiko des einzelnen Patienten steigt mit der Höhe des aortalen "cross-clamping" und prolongierter intraoperativer Hypotension.

Die nahezu vollständige Ischämie des Beckens und der unteren Extremität während "cross-clamping" führt im ischämischen Gewebe zu einem erhöhten anaeroben Metabolismus, speziell der Skelettmuskulatur. Durch Anhäufung von sauren Stoffwechselprodukten kommt es zu einer zeitweiligen vasomotorischen Paralyse und Vasodilatation. Nach Declamping tritt eine reaktive Hyperämie ein.

Zur Verhinderung von Thrombenbildung ist eine milde ▶ **Heparinisierung** (100 IE/kg KG) indiziert. Die Antagonisierung mit Protamin nach Wiederöffnen der Aortenklemme ist in der Regel nicht erforderlich.

▶ **Okklusionszeiten** der Aorta abdominalis von mehr als 45 Minuten gehen mit erhöhter Morbidität und Letalität einher. Die Dauer der Aortenokklusion soll vom Anästhesisten dokumentiert werden.

### Declamping

Vor dem Öffnen der Gefäßklemme und Wiederfreigabe der Zirkulation ist die Vasodilatatorentherapie rechtzeitig zu beenden, da der systemisch vaskuläre Widerstand und der arterielle Blutdruck in der Declampingphase deutlich abfallen können. Während "cross-clamping" kommt es zu einer ischämischen Vasodilatation und Vasomotorenparalyse in der unteren Extremität und im Becken sowie zur Anhäufung anaerober Stoffwechselprodukte in den betroffenen Geweben. Nach dem Öffnen der Aortenklemme verstärken diese Bedingungen in der unteren Extremität den Abfall des systemisch vaskulären Widerstandes und verstärken durch die reaktive Hyperämie die Verteilung des Blutflusses in die untere Extremität. Diese Umverteilung des Blutes führt zu einer Abnahme des zentralen Blutvolumens und einer Abnahme des venösen Rückflusses (▶ **zentrales Hypovolämiesyndrom**), so dass die Preload vermindert wird. Weitere Blutverluste durch den noch nicht durch Fibrin vollständig abgedichteten Kunststoffgraft wirken synergistisch. Wenn das HZV durch verminderte kardiale Füllung fällt, bewirkt die regionale Erhöhung des Blutflusses in der unteren Extremität ein vaskuläres Steal-Phänomen (relativer Volumenmangelschock). Die Folge ist ein Abfall des renalen, hepatischen, mesenterialen und koronaren Blutflusses (Tabelle 2).

Schwere Verläufe werden als ▶ **Declamping Schock** bzw. Torniquetsyndrom bezeichnet. Die Inzidenz dieser Problematik kann durch eine adäquate Flüssigkeitstherapie vor Declamping deutlich reduziert werden. Monitoring des HZV, des intravasalen Volumenstatus mittels ZVD sowie des linksventrikulären Füllungsdruckes erlauben eine schnelle aber dennoch angemessen titrierte Volumentherapie, um den Wedge-Druck auf Werte anzuheben, die den höchsten "cardiac output" und eine optimale ventrikuläre Füllung haben. Unmittelbar vor Declamping empfiehlt sich eine Erhöhung des Wedge-Druckes um 4–6 mmHg über den Ausgangswert des Patienten oder auf den Wedge-Druck, der mit einem optimalem "cardiac output" einhergeht.

Der verminderte venöse Rückfluß und der Abfall des Wedge-Druckes nach Declamping führen nach angepaßter Ventrikelfüllung dann zu einem moderaten bzw. lediglich transitorischen Abfall des HZV. Tritt trotzdem noch ein signifikanter Abfall des "cardiac output" ein, ist der SVR durch alpha-mimetische Vasokonstriktoren anzuheben. Weitere Maßnahmen bestehen in der ▶ **fraktionierten Freigabe** der Zirkulation durch den Chirurgen und gleichzeitiger Korrektur der Azidose durch den Anästhesisten. Bei ausgeprägtem Blutdruckabfall kann man den Operateur auffordern, die Aorta wieder (teilweise) abzuklemmen.

### Erweiterte Volumentherapie

Entsprechend den allgemeinen Transfusionskriterien, stellt bei normovolämischen Patienten ein Blutverlust auf eine Hämoglobinkonzentration von 6–10 g/dl mit Zeichen einer beeinträchtigten Sauerstoffversorgung die ▶ **Indikation zur Bluttransfusion** dar. Zeichen einer beeinträchtigten Sauerstoffversorgung sind
- ausgeprägte Tachykardie und Hypotension bei Blutverlust,
- ansonsten nicht erklärbarer Abfall des Sauerstoffverbrauches >10%,
- bei PA-Katheter: Sauerstoffextraktion >50% und ein $PvO_2$ <32 mmHg,
- neu aufgetretene myokardiale Ischämiezeichen (ST-Senkung > 0,1 mV; ST-Hebungen >0,2 mV; regionale Wandbewegungsstörungen im TEE) [20].

Bei starken Blutverlusten ist mit allen nachteiligen Folgen einer Massivtransfusion zu rechnen. Dazu zählen
- Beeinträchtigung des Gerinnungsstatus,
- Links-Verschiebung der Sauerstoffbindungskurve mit Verschlechterung der Sauerstoffabgabe ins Gewebe,
- Citratintoxikation mit Verschlechterung der LV-Funktion durch relativen Kalziummangel.

Zur Vermeidung von Fremdblut sollte die intraoperative maschinelle Autotransfusion (▶ **Cell-Saver**) genutzt werden.

## Notfall-Management bei rupturierten abdominalen Aortenaneurysmen

▶ Abdominaler Schmerz

▶ Retroperitoneale Ruptur
  → hypovolämischer Schock
  → evtl. Tamponade

▶ Freie Ruptur (4%)

Das häufigste gemeinsame Symptom akut rupturierter abdominaler Aortenaneurysmen ist der ▶ **abdominale Schmerz**. Durch die Ausdehnung eines Aneurysmas und durch den Druck auf paraaortal und retroperitoneal gelegene Spinalnerven klagen die Patienten über Bauch- und Rückenschmerzen, möglicherweise mit Ausstrahlung in die Flanke entlang des N. ischiadicus oder in die Leiste. Tritt eine ▶ **retroperitoneale Ruptur** ein, entwickeln sich die Zeichen eines hypovolämischen Schocks. Durch den Blutdruckabfall und die schmerzbedingte Anspannung der Bauchmuskulatur kann sich das Aneurysma retroperitoneal tamponieren, die Einblutung sistiert. In diesem Zustand muß der Patient ins nächste gefäßchirurgische Zentrum gebracht werden. Bei etwa 4% der Patienten kommt es im weiteren Verlauf zur ▶ **freien Ruptur**.

Der Stellenwert der Gabe hypertoner Kochsalzlösungen im Rahmen der Akut-Volumentherapie (z.B. rupturiertes Bauchaortenaneurysma) kann noch nicht abschließend beurteilt werden. Die Steigerung des mittleren arteriellen Drucks und des Herzminutenvolumens und die Verbesserung der Diurese durch hypertone Kochsalz/Dextran-Lösungen ist nachgewiesen worden. Der Vorteil hypertoner Infusionslösungen besteht darin, dass eine signifikante Volumenwirkung bereits nach Infusion geringer Volumina (4 ml/kg KG) erzielt wird. Durch das geringere Flüssigkeitsvolumen lassen sich möglicherweise auch Komplikationen, wie z. B. Hypothermie, reduzieren [21].

Mit der Gabe von Analgetika sollte Zurückhaltung geübt werden. Zu starke Sedierung und Schmerzfreiheit führen zu einer Relaxation der Bauchmuskulatur. Ein Aneurysma, das bislang nur retroperitoneal rupturiert war, kann dann in die Bauchhöhle perforieren.

Exzessive Volumentherapie, der Gebrauch von Vasopressoren und die Provokation eines Valsalva-Manövers durch die Anlage einer Magensonde beziehungsweise eines Blasenkatheters können den arteriellen Blutdruck erhöhen und zu einer profusen oder freien Blutung in die Bauchhöhle führen. Tabelle 7 gibt einen Überblick über therapeutische Maßnahmen bei Patienten mit abdominalen Aortenaneurysma, die mit einer erhöhten Ruptur- und Blutungsgefahr einhergehen. Prädiktive Faktoren für eine erhöhte Letalität bei rupturiertem abdominalen Aortenaneurysma zeigt Tabelle 8.

### Anästhesiologisches Management

Merke: Enge Kooperation von Anaesthesist und Chirurg

Höchste Priorität besitzen die schnellstmögliche chirurgische Kontrolle der Aorta proximal des Aneurysmas und die hämodynamische Stabilisierung des Patienten mit hypovolämischem Schock. Dazu sollte ein Patient mit rupturiertem abdominalen Aortenaneurysma umgehend in den Operationssaal gebracht werden. Die Letalität ist proportional zu der Zeit, die bis zur Kontrolle der proximalen Aorta vergeht.

Der systolische Blutdruck sollte 80-100 mmHg nicht übersteigen, da sonst die retroperitoneale Tamponade überwunden wird.
Da nach der Narkoseinduktion und der Relaxation mit einer freien Perforation des Aneurysmas in die Bauchhöhle gerechnet werden muß, wird die Narkose erst im Operationszahl eingeleitet, wenn die Operateure zum Hautschnitt bereit am Tisch stehen und der Patient abgewaschen und steril abgedeckt ist.

---

**Tabelle 7**
**Therapeutische Maßnahmen, die bei rupturiertem Aortenaneurysma mit einer erhöhten Ruptur- und Blutungsgefahr einhergehen (modifiziert nach [5])**

- Patientenbewegung
- Pressen oder Husten während Intubation
- Muskelfaszikulationen durch Succinylcholin
- Muskelrelaxation - reduzierter abdominaler Muskeltonus

**Tabelle 8**
**Prädiktive Faktoren für erhöhte Letalität bei rupturiertem abdominalen Aortenaneurysma. Die fett-gedruckten Faktoren sind mit einer Mortalitätsrate von >75 % verbunden (modifiziert nach [5])**

| Akute Risikofaktoren | Prämorbide Risikofaktoren |
|---|---|
| • **Hypotension** | • Alter |
| • **Massivtransfusion** | • Koronare Herzerkrankung |
| • Niedriger Hämatokrit | • Chronisch obstruktive Atemwegserkrankung |
| • Herzinsuffizienz | • Nierenversagen |
| • **Herzstillstand** | • Arterieller Hypertonus |
| • Geringe Diurese | • Weibliches Geschlecht |
| • Verzögerte Diagnosestellung | |
| • Verlängerte Operationsdauer | |
| • Unzureichende chirurgische Erfahrung des Operateurs | |

Vor Narkoseinduktion ist auf eine ausreichende Präoxygenierung zu achten. Für die Auswahl der Medikamente zur Narkoseinduktion gibt es keine einheitliche Empfehlung. Häufig werden jedoch zur Narkoseinduktion Etomidate und Fentanyl oder Sufentanil bevorzugt, da diese Medikamente eine größtmögliche kardiovaskuläre Stabilität versprechen. In speziellen Fällen kann auf Ketamin zurückgegriffen werden. Ketamin bewahrt die myokardiale Kontraktilität und hält die zirkulierenden Katecholaminspiegel aufrecht oder erhöht sie sogar leicht.

Das Monitoring bei einer Notfalloperation kann aufgrund des limitierenden Zeitfaktors zu Beginn der Operation nicht ideal sein. Nichtinvasive Blutdruckmessung und kontinuierliche EKG-Überwachung können vor Narkoseinduktion angelegt werden. Aus Zeitgründen muß unter Umständen auf die Anlage eines zentralen Venenkatheters und einer arteriellen Kanüle vor Narkoseinduktion verzichtet werden. Vor Aortenclamping sollte die Aufmerksamkeit auf die Volumentherapie gerichtet werden und nicht auf die invasive Ausstattung des Patienten.

### Postoperative Phase

▶ Nachbeatmung

Postoperativ ist die Indikation zur ▶ **Nachbeatmung** großzügig zu stellen. Besonders ist auf eine ausreichende Diurese zu achten. Ansonsten gelten die üblichen Grundsätze zur postoperativen Therapie und zur Extubation.

Die Häufigkeit postoperativer Komplikationen bei Notfalloperationen ist in Tabelle 9 zusammengefasst.

Ungeachtet der Diskussion über den intraoperativen Nutzen einer Epiduralanästhesie scheint die postoperative kontinuierliche Epiduralanästhesie zur Schmerztherapie Vorteile hinsichtlich einer geringeren systemischen Sedierung des Patienten, einer verbesserten Atemtherapie, vergrößerten Lungenvolumina und einer besseren arteriellen Oxygenierung zu bieten. Die Inzidenz postoperativer Myokardischämien wird durch die Periduralanästhesie nicht positiv beeinflußt [23].

Einige Patienten entwickeln postoperativ hypertensive Phasen. Die pathophysiologischen Ursachen sind unklar. Möglicherweise spielt hier ein erhöhter Gefäßtonus unter den abklingenden vasodilatatorischen Effekten der Anästhetika eine Rolle. Bei einigen dieser Patienten finden sich postoperativ gleichzeitig erhöhte Katecholamin- und ADH-Spiegel. Die intravenöse Gabe von 3–5 µg/kg Clonidin vermag die Freisetzung dieser Mediatoren zu inhibieren und die Inzidenz von postoperativer Hypertonie und Tachykardie zu reduzieren [24].

Die einige Tage postoperativ auftretende Hypertonie ist mit einer Flüssigkeitsmobilisierung aus dem extravasalen Kompartiment zu erklären und oft mit geringen Diuretikagaben ausreichend zu therapieren.

**Tabelle 9**
**Postoperative Komplikationen nach rupturiertem abdominalen Aortenaneurysma (modifiziert nach [22])**

| Postoperative Komplikationen | Inzidenz (%) | Letalität (%) |
|---|---|---|
| Reoperation | 36 | 72 |
| Multiorganversagen | 27 | 96 |
| Pneumonie | 22 | 27 |
| Intestinale Ischämie | 17 | 71 |
| ARDS | 11 | 73 |
| Isoliertes Nierenversagen | 7 | 57 |
| Neurovaskuläre Komplikationen | 7 | 71 |
| Herzstillstand | 5 | 100 |
| Protheseninfekt | 2 | 50 |

## Fragen zur Erfolgskontrolle

1. Nennen Sie die häufigsten Begleiterkrankungen von Patienten mit abdominalen Aortenaneurysmen.

KHK/ Herzinsuffizienz, arterieller Hypertonus, COPD.

2. Beschreiben Sie die pathophysiologischen kardiovaskulären Veränderungen und die damit verbundenen Gefahren während Aortenokklusion und Reperfusion.

Aortenokklusion: Akute Linksherzbelastung (Zunahme des SVR, Abnahme von SV und HZV), Cave: Akute Linksherzdekompensation. Reperfusion: Abfall SVR (Zentrales Hypovolämiesyndrom, Abnahme des koronarer Blutflusses), Cave: Declamping Schock

3. Nennen Sie die vier wesentlichsten medikamentösen Maßnahmen zur Verbesserung der Nierenfunktion (im Sinne einer Erhöhung der Urinproduktion) vor, während und nach Aortenokklusion.

Volumengabe (in Abhängigkeit von ZVD und Wedgedruck), Furosemid (10-50 mg intravenös), Dopamin (1-3 µg/kg KG/ min), Mannitol (Osmofundin, 15% - 1ml/kg KG i.v.).

4. Beschreiben Sie die Wirkungsmechanismen von Mannitol auf des reno-vaskuläre System.

1. Verbesserung des renalen Plasmaflusses und glomerulären Filtrationsrate,
2. Verminderung der Reninsekretion, 3.)Stimulation des atrial natriuretischen Peptids (ANP), 4.)Radikalfänger und 5.)osmotische Diurese.

5. Erklären Sie den Begriff "zentrales Hypovolämiesyndrom" im Hinblick auf die Reperfusionsphase nach aortalem "cross-clamping".

Während "cross-clamping" kommt es zu einer ischämischen Vasodilatation und Vasomotorenparalyse in der unteren Extremität und im Becken und zur Anhäufung anaerober Stoffwechselprodukte in den betroffenen Geweben. Nach dem Öffnen der Aortenklemme verstärken diese Bedingungen den Abfall des systemisch vaskulären Widerstandes und verstärken durch die reaktive Hyperämie die Verteilung des Blutflusses in die untere Extremität. Diese Umverteilung des Blutes führt zu einer Abnahme des zentralen Blutvolumens und einer Abnahme des venösen Rückflusses (zentrales Hypovolämiesyndrom).

## Literatur

1. He CM, Roach MR (1994) The composition and mechanical properties of abdominal aortic aneurysm. J Vasc Surg 20:6-13
2. Sonesson B, Hansen F, Lanne T (1997): Abdominal aortic aneurysm: A general defect in the vasculature with focal manifestions in the abdominal aorta? J Vasc Surg 26:247-254
3. Ernst CB (1993): Current concepts: Abdominal aortic aneurysm. N Engl J Med 328:1167-1172
4. Lloyd WE, Paty PSK, Darling RC III, Chang BB, Fitzgerald KM, Leather RP, Shah DM (1996): Results of 1000 consecutive elective abdominal aortic aneurysm repairs. Cardiovasc Surg 4:724-726
5. Brimacombe J, Berry A (1993): A Review of Anaesthesia for ruptured abdominal aortic aneurysm with special emphasis on preclamping fluid resuscitation. Anaesth Intens Care 21:311-323
6. • Szilagyi DE, Smith RF, DeRusso FJ, Elliott JP, Sherrin FW (1966) Contribution of abdominal aortic aneurysmectomy to prolongation of life. Ann Surg 164:678-699
7. Nevitt MP, Ballard DJ, Hallett JW (1989) Prognosis of abdominal aortic aneurysm: A population based study. N Engl J Med 321:1009-1014
8. Rozanski A, Bairey CN, Krantz DS, Friedman J, Resser KJ, Morell M, Hilton-Chalfen S, Hestrin L, Bietendorf J, Berman DS (1988) Mental stress and the induction of silent myocardial ischemia in patients with coronary artery disease. N Engl J Med 318:1005-1012
9. Roth A, Angster R, Forst H (1999) Begleitmedikation. Notwendigkeit, Nebenwirkungen und Interaktionen in der perioperativen Phase. Anästhesist 48:267-283
10. Wallace A, Layug B, Tateo I, Li J, Hollenberg M, Browner W, Miller D, Mangano DT (1998) Prophylactic atenolol reduces postoperative myocardial ischemia. McSPI Research Group Anesthesiology 88:7-17
11. Miller DR, Martineau RJ, Wynands JE, Hill J (1990) Bolus administration of esmolol for controlling the hemodynamic response to tracheal intubation: The canadian multicentre trial. Can J Anaesth 38:849-858
12. Hohner P, Backman C, Diamond G, Friedman A, Haggmark S, Johansson G, Karp K, Reiz S (1994) Anaesthesia for abdominal aortic surgery in patients with coronary artery disease. Part II: Effects of nitrous oxide on systemic and coronary haemodynamics, regional ventricular function and incidence of myocardial ischemia. Acta Anaesthesiol Scand 38:793-804
13. Gogarten W, Van Aken H, Wulf H, Klose R, Vandermeulen E, Harenberg J (1997) Rückenmarksnahe Regionalanästhesien und Thromboembolieprophylaxe/ Antikoagulation. Empfehlungen der Deutschen Gesellschaft für Anästhesiologie und Intensivmedizin, Oktober 1997. Anästh Intensivmed 38:623-628
14. Johnston KW (1989) Multicenter prospective study of nonruptured abdominal aortic aneurysm. Part II. Variables predicting morbidity and mortality. J Vasc Surg 9:437-447
15. Gewertz BL, Kremser PC, Zarins CK, Smith JS, Ellis JE, Feinstein SB, Roizen MF (1987): Transesophageal echocardiographic monitoring of myocardial ischemia during vascular surgery. J Vasc Surg 5:607-613
16. Gamulin Z, Forster A, Simonet F, Aymon E, Favre H (1986) Effects of renal sympathetic blockade on renal hemodynamics in patients undergoing major aortic abdominal surgery. Anesthesiology 65:688-692
17. Willerson JT, Powell J, Guiney TE, Stark JJ, Sanders CA, Leaf A (1972) Improvement in myocardial function and coronary blood flow in the ischaemic myocardium after mannitol. J Clin Invest 51:2989-2998
18. Paul MD, Mazer CD, Byrick RJ, Rose DK, Goldstein MB (1986) Influence of mannitol and dopamine on renal function during elective infrarenal aortic clamping in man. Am J Nephrol 6:427-434
19. Shenaq SA, Svensson (1993) Paraplegia following aortic surgery. Cardiothorac Vasc Anesth 7:81-94
20. Spahn DR, Schanz U, Pasch T (1998 Perioperative Transfusionskriterien. Anästhesist 47:1011-1020
21. Dontigny Z (1992) Small-volume resuscitation. Can J Surg 35:31-33
22. Tromp Meesters RC, van derGraaf Y, Vos A, Eikelboom BC (1994) Ruptured aortic aneurysm: early postoperative prediction of mortality using an organ failure score. Brit J Surg 81:512-516
23. Bois S, Couture P, Boudreault D, Lacombe B, Fugere F, Girard D, Nadeau N (1997): Epidural analgesia and intavenous patient-controlled analgesia result in similar rates of postoperative myocardial ischemia after aortic surgery. Anesth Analg 85:1233-1239
24. Quintin L, Roudot F, Roux C, Macquin I, Basmaciogullari A, Guyene T, Vaubourdolle M, Viale JP, Bonnet F, Ghignone M (1991) Effect of clonidine on the circulation and vasoactive hormones after aortic surgery. Br J Anaesth 66:108-115

# Perioperative Arrhythmien

## Vermeidung, Erkennung, Bewertung, Therapie

**Die Vermeidung, Erkennung, Bewertung und Therapie perioperativer Herzrhythmusstörungen gehören im Sinne der Erhaltung stabiler Kreislaufverhältnisse und der Patientensicherheit zu den zentralen Aufgaben des Anästhesisten und Intensivmediziners. Der Detektionsgrad intraoperativer Rhythmusstörungen hängt von Qualität und Dauer des EKG-Monitorings ab. So wird dieser in einer Multizenterstudie an mehr als 17.000 Patienten unter Allgemeinanästhesie mit über 70% angegeben [16]. Schwerwiegende, rhythmusassoziierte Komplikationen ergaben sich jedoch nur in 1,6%. In selektierten Hochrisikogruppen oder bei großen Herz- oder Thoraxeingriffen liegt diese Detektionsrate jenseits der 90% und die daraus resultierende Komplikationsrate deutlich über den oben genannten 1,6% [16]. Daraus wird vordergründig abgeleitet, dass Herzrhythmusstörungen zwar relativ häufige Ereignisse sind, diese aber am Kollektiv gemessen nur selten zu ernsthafteren Problemen führen.**

### Krankheitswert

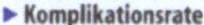
Komplikationsrate

Die ▶ **Komplikationsrate** steigt jedoch, wenn
- signifikante Komorbidität besteht,
- große, risikoreiche Eingriffe durchgeführt werden, oder es zur
- Kombination der beiden letzteren kommt.

So stellt sich also die Frage, ob eine bestimmte, diagnostizierte Arrhythmie den konkreten Patienten mit seiner Komorbidität und unter den gegebenen perioperativen Umständen gefährdet oder nicht. Diese Beurteilung ist also stets eine Individualentscheidung. Lautet die Antwort ja, oder wahrscheinlich ja, dann besteht Behandlungsbedarf, um das perioperative Risiko des Patienten zu senken [4]. Im Wesentlichen zentriert sich diese Risikosenkung auf die hämodynamischen Konsequenzen der Rhythmusstörung und auf die Gefahr, dass die Arrhythmie in eine lebensbedrohliche Form übergehen kann. Vermutet man hämodynamische Konsequenzen, dann ist ein invasives Druckmonitoring indiziert.

---

Perioperative arrhythmias

Keywords: Anesthesia · Cardiac arrhythmias · Amiodarone · Perioperative risk

Abkürzungen: CKB: Ca-Kanalblocker (Verapamil, Diltiazem); CAST: cardiac arrhythmia suppression trial; AICD: automatic implantable cardioverter defibrillator: WPW: Wolff Parkinson White; CABG: coronary artery bypass grafting; PTCA: percutaneous transluminal coronary angioplasty; HTX: Herztransplantation; KI: Kontraindikation

**Dr. Martin N. Vicenzi**
Universitätsklinik für Anästhesie und Intensivmedizin, Landeskrankenhaus und Universitätsklinikum Graz, Auenbruggerplatz 29, A-8036 Graz, Österreich; E-mail: martin.vicenzi@kfunigraz.ac.at

▶ **Determinanten der hämodynamischen Verschlechterung**

▶ **Determinanten der hämodynamischen Verschlechterung** sind:
- Vorhof und Kammerfrequenz,
- Dauer der Tachykardie oder Bradykardie und
- Verlust der atrialen Transportfunktion.

Der Verlust der koordinierten, sequentiellen Vorhof-Ventrikelkontraktion durch einen Knotenrhythmus bei einem sonst herzkreislaufgesunden Patienten wird ohne wesentliche hämodynamische Konsequenzen bleiben und daher keine Maßnahmen erfordern. Bei einem Patienten mit hochgradiger Aortenklappenstenose jedoch kann daraus ein 40%iger Verlust an Herzzeitvolumen resultieren, welcher im Extremfall nicht mehr ausreichende Koronar- und Endorganperfusion zur Folge hat und daher nach rascher, aggressiver, therapeutischer Intervention verlangt [36].

In einer Studie an 70 nicht-kardiochirurgischen Patienten mit struktureller Herzkrankheit und präexistierenden ventrikulären Arrhythmien kam es intra- und postoperativ zu einer Reduktion dieser Arrhythmien. Inzidenz der Arrhythmien und klinisches Outcome korrelierten aber nicht [26]. Ein weiteres Dilemma ergibt sich aus der Tatsache, dass eine antiarrhythmische Therapie leicht auf ihre Wirksamkeit hin getestet werden kann, dass die vorhandene Wirksamkeit jedoch nichts über die Langzeitprognose des Patienten aussagt. So ist beispielsweise die LOWN-Klassifizierung ventrikulärer Arrhythmien nicht als Prognoseparameter von Rhythmusstörungen geeignet. Nur für wenige therapeutische Interventionen oder Pharmakotherapien konnten bislang klar erkennbare Verbesserungen der Morbidität und Mortalität nachgewiesen werden. Dies gilt am ehesten für Schrittmacherstimulation, AICDs, Amiodaron und β-Rezeptorenblocker [15, 20, 22, 27, 30]. Letztere aber üben ihren positiven Langzeiteffekt auch über nicht rhythmusassoziierte Effekte aus. Ferner wurde in CAST und Folgestudien nachgewiesen, dass die Reduktion von ventrikulären Arrhythmien durch die Dauertherapie mit bestimmten Antiarrhythmika der Klasse 1 sogar mit erhöhter Mortalität einherging, so dass die Langzeitanwendung von Antiarrhythmika kritischer beurteilt werden muss [14, 19, 37]. Ob dieser negative Effekt auch bei perioperativer Kurzzeittherapie besteht ist jedoch unbekannt.

Perioperative Rhythmusstörungen finden sich gehäuft bei Patienten mit strukturellen Herzerkrankungen wie KHK/Myokardinfarkt, Klappenerkrankungen, kongenitalen Herzfehlbildungen, Kardiomyopathien, WPW, Sick-Sinus-Syndrom und Syndromen mit langem QT-Intervall [17]. Oftmals führen transiente, nichtkardiogene Entgleisungen bei solchen Patienten perioperativ zu schwerwiegenden Arrhythmien (Tabelle 1).

LOWN-Klassifizierung ventrikulärer Arrhythmien ist nicht als Prognoseparameter von Rhythmusstörungen geeignet.

**Tabelle 1**
**Potentielle Auslöser perioperativer Arrhythmien**

| | |
|---|---|
| Stressoren, Schmerz, Angst | Hyperkoagulabilität |
| Vegetative/metabolische Störungen | Große Volumenverschiebungen |
| Laryngoskopie, Intubation | Elektrolytentgleisung (K, Mg) |
| ZVK-Anlagen | Katecholamine |
| Schrittmacherfehlfunktionen | Hyperkapnie |
| Myokardsensibilisierung durch Anästhetika | Ischämie, Hypoxie, Anämie |

▶ **Antiarrhythmische Therapieprinzipien**

Daher sind oberste ▶ **antiarrhythmische Therapieprinzipien**:
- die adäquate Behandlung kardialer Komorbidität,
- das Vermeiden, bzw. Behandeln perioperativer Arrhythmieauslöser,
- die Gabe adjuvanter antiarrhythmischer Substanzen (z. B. K-, Mg-Gabe) und erst danach
- die Verabreichung spezifischer Antiarrhythmika oder
- die Anwendung von invasiv-technischen Maßnahmen wie Schrittmacher, Ablationstechniken, Kardioversion/Defibrillation, AICD-Implantation.

▶ **Mechanismen von Herzrhythmusstörungen**

Die ▶ **Mechanismen von Herzrhythmusstörungen** spielen sich letztendlich auf zellulärer Ebene ab, involvieren eine Vielzahl an Ionenkanälen und Untertypen und beinhalten im Wesentlichen eine oder mehrere der folgenden Komponenten [4]:

- veränderte normale Automatizität primärer und latenter Schrittmacherzentren,
- abnormale Automatizität in partiell depolarisiertem myokardialen Gewebe,
- durch frühe oder späte Nachdepolarisation ausgelöste, getriggerte Aktivität und
- Kreiserregung durch verschiedene, auch akzessorische (aberrante) Leitungspfade.

Die Verwendung und Empfehlung spezifischer Antiarrhythmika gegen spezielle Arrhythmien basierte bis vor einer Dekade größtenteils auf Empirie. In den frühen 90er Jahren sammelte eine Gruppe von Kardiologen, bekannt als „Sicilian-gambit-Evidenz", pathophysiologische Mechanismen für Therapieprinzipien und Strategien antiarrhythmischer Behandlungen [21, 25, 28, 33, 35]. Mittlerweile stehen mehr als ein Dutzend namhafter Publikationen aus dieser Gruppe zur Verfügung, und dieser Artikel versucht die Vorschläge und ▶ **Erkenntnisse der „Sicilian-gambit-Gruppe"** zu beachten und einzuarbeiten. Zudem stehen in letzter Zeit mehr und mehr große Multizenterstudien über antiarrhythmische Therapieerfolge perioperativ und bei Langzeittherapie zur Verfügung [8, 23, 27, 37].

### Spezifische Vorhof und Knotenarrhythmien

Die ▶ **Diagnose spezifischer Arrhythmien** wird durch systematische Beachtung folgender Prinzipien erleichtert:
- Frequenz von Vorhof und Ventrikel,
- Regularität,
- Vorhandensein von P-Wellen,
- zeitliche Beziehung der P-Wellen zum QRS Komplex,
- QRS Breite/Aberration.

▶ **Sinusrhythmus** ist der normale Herzrhythmus, angepasst in Frequenz an den individuellen Patienten und dessen Zustand. Das Unvermögen, die Frequenz beim Erwachsenen unter stärkster körperlicher Arbeit über 100 zu steigern, ist als pathologisch zu werten.

▶ **Sinustachykardie** mit klinischer Relevanz besteht bei einer Frequenz über 100 Schlägen/min im Schlaf. Sinustachykardie ist das klassische Beispiel einer gesteigerten normalen Automatizität. Therapeutika, welche die Phase-4-Depolarisation verlangsamen wie Esmolol oder Edrophonium sind daher Erfolg versprechend.

▶ **Sinusbradykardie** liegt bei einer Frequenz unter 50 vor, hat aber bei trainierten Personen in Ruhe keinen Krankheitswert. ▶ **Phasische (atemabhängige) Sinusarrhythmie** ist ebenso physiologisch.

▶ **Nichtphasische Sinusarrhythmie** hingegen ist abnormal und oftmals ein Zeichen der Sinusknotendysfunktion, eines Alterungsprozesses des Schrittmacherzentrums oder einer Digitalisintoxikation.

▶ **Sinusknotendysfunktion** als organische Entität für Sinusbradykardie, Sinusknotenpause, sinoatrialen Block und Sinusknotenstillstand manifestiert sich demzufolge klinisch in großer Bandbreite. Oftmals springt ein untergeordnetes Schrittmacherzentrum ein (sog. Escape) und produziert am EKG das Bild des wandernden Schrittmachers oder paroxysmaler Vorhoftachykardien. Perioperativ findet man diese EKG-Muster oft nur transient in Verbindung mit autonomen Regulationsstörungen und getriggert durch Interventionen. Eine Tachykardie fördernd wirken Antimuskarinergika (Anticholinergika) und β-1-Rezeptoragonisten. Patienten mit schwerer symptomatischer Bradykardie stellen evtl. eine Schrittmacherindikation dar, wobei perioperativ transvenöse, transkutane und transösophageale Zugänge prophylaktisch und therapeutisch zur Verfügung stehen.

▶ **Bradykardie-Tachykardie-Syndrom** wird mit β-Blockern oder einem anderen, frequenzsenkenden Antiarrhythmikum bei gleichzeitiger Schrittmacherstimulation mit hämodynamisch akzeptabler Frequenz behandelt.

▶ **Atriale Tachykardie** mit Frequenzen um 100–250 entstammt dem Vorhofmyokard, nicht aber dem Sinus- oder AV-Knoten. Bei der sog. *„uniformen Variante"* existiert nur eine P-Wellenmorphologie, während *die multiforme atriale Tachykardie* zumindest 3 verschiedenartige P-Wellen aufweist. PR-Variation ist möglich, bei höheren Frequenzen besteht oft ein AV-Block. Mechanismen sind gesteigerte normale, abnormale oder getriggerte Aktivität des Vorhofmyokards. Kurze und seltene Episoden stellen zumeist keine Indikation zur Behandlung dar. Kontrolle der Kammerfrequenz und kausale Behandlung der Ursachen sind die Therapiekonzepte. In erster Linie werden β-Blocker oder CKB vom Verapamil/Diltiazem Typ eingesetzt. Nur die durch Kreiserregung verursachten seltenen Formen sprechen auf Schrittmacherüberstimulation, Kardioversion oder Adenosin an. Magnesiumgabe, Flecainid oder Amiodaron stellen Alternativen dar.

▶ **AV-Knotenrhythmus** ist ein nichtparoxysmaler Rhythmus mit unsichtbaren oder retrograden P-Wellen bei Frequenzen bis 70 Schlägen/min. Der QRS-Komplex ist schmal. Die Version mit Frequenzen bis 130 Schlägen/min nennt man *akzelerierten AV-Rhythmus, nonparoxysmale AV- oder Knotentachykardie*. Häufig treten sie bei Digitalisintoxikation, akutem Myokardinfarkt, in der Herzchirurgie und bei rheumatischem Fieber auf. Sie sind das klassische Beispiel abnormaler Automatizität. Prinzipielle ▶ **therapeutische Ansätze** betreffen – abgesehen von der Kausaltherapie – die Bremsung der Phase-4-Depolarisation durch Esmolol oder CKB. Zumeist ist die hämodynamische Beeinträchtigung beträchtlich, weil die Synchronität von Vorhof und Ventrikel gestört ist. Bei CABG-Patienten hat sich Esmolol als hilfreich erwiesen, vor allem wenn Ischämie und Katecholamintherapie kausal involviert sind. Atropin oder Ephedrin sind eher unzuverlässig und können auch die Kammerfrequenz weiter beschleunigen. Deswegen besteht hier die großzügige Indikation für temporäre Schrittmacherüberstimulation.

▶ **Paroxysmale supraventrikuläre Tachykardien** stellen eine heterogene Gruppe an Arrhythmien mit Frequenzen von 120–300 Schlägen/min dar, die zumeist im Kindes- oder Jugendlichenalter auftreten. In ca. 45 % der Fälle ist eine AV-Knoten-Kreiserregung und in ca. 45 % Kreiserregung durch ein akzessorisches Leitungsbündel die Ursache der Tachykardie. In 10 % stellen Sinusknoten und intraatriale Kreiserregung ▶ (= **paroxysmale atriale Tachykardie**) die Ursache dar. Patienten mit ▶ **WPW-Syndrom** haben Präexzitation und paroxysmale Tachykardien. In ca. 80 % dieser Patienten ist ein (>90 % orthodrom) akzessorisches Leitungsbündel, in 15–30 % Vorhofflimmern und in ca. 5 % Vorhofflattern die Ursache der Tachykardie.

▶ **Paroxysmale supraventrikuläre Tachykardien ohne WPW** sprechen entweder auf vagale Manöver oder auf Pharmaka an, die die AV-Knoten-Refraktärität erhöhen (Adenosin, β-Blocker, CKB). Diese Therapeutika gelten für alle paroxysmalen supraventrikulären oder atrialen Tachykardien mit schmalem QRS und Kreiserregung durch den Sinusknoten oder das Atrium. Bei Kreislaufinstabilität ist rasche Kardioversion angezeigt. Adenosin hat in dieser Situation einige Vorteile gegenüber CKB, da es gleich potent, aber extrem kurz wirksam ist und nicht stark negativ inotrop und vasodilatierend wirkt.

Bei ▶ **paroxysmaler supraventrikulärer Tachykardie mit WPW und schmalem QRS** sollten Digitalis oder CKB (Verapamil, Diltiazem) nicht angewendet werden, da alle die Kammerfrequenz bei Vorhofflattern/Flimmern erhöhen können. Zudem wird bei Patienten mit orthodrom akzessorischem Leitungsbündel und paroxysmaler supraventrikulärer Tachykardie evtl. Vorhofflattern/Flimmern ausgelöst. Daher bleiben bei diesen Patienten nur vagale Manöver, β-Blocker, Adenosin und Kardioversion als therapeutische Konzepte empfehlenswert.

▶ **Paroxysmale supraventrikuläre Tachykardie mit WPW und breitem QRS** (also der antidromisch-präexzitatorische Typ) bedingt oft differentialdiagnostische Verwechslungen mit atrialen und supraventrikulären Tachykardien mit aberranter ventrikulärer Leitung oder mit Kammertachykardien. Als spezifische Pharmaka kommen (intravenös) nur Lidocain, Procainamid oder Amiodaron in Frage, meist ist aber rasche Kardioversion indiziert.

▶ **Vorhofflattern** ist eine paroxysmale, flüchtige Rhythmusstörung, die in Vorhofflimmern oder Sinusrhythmus übergeht. Vorhofflattern ist das klassische Beispiel einer Makrokreiserregung, die durch Erhöhen der Vorhofleitung und Refraktärität antagonisiert werden kann. Das Überleitungsverhältnis zur Kammer (QRS-Komplexe) ist entweder variabel oder fixiert. Eine Variante (Typ 1) mit Frequenzen unter 340 Schlägen/min spricht auf Schrittmacherstimulation an, während das beim etwas rascheren Typ 2 nicht der Fall ist.

Typischerweise neigen Patienten mit chronischen Lungenerkrankungen, dilatativen oder toxischen Kardiomyopathien und Patienten nach Herzoperationen besonders zu Vorhofflattern. Hier sind Schrittmacherüberstimulation bzw. elektrische Kardioversion schon primär indiziert. Pharmaka sind eher unzuverlässig, Esmolol und Edrophonium erzielen noch am ehesten eine Kontrolle der Ventrikelfrequenz. Digitalis sollte nur in Verbindung mit CKB oder β-Blocker eingesetzt werden. Sowohl CKB als auch Digitalis verkürzen aber die Refrakterität des Vorkofmyokards und akzessorischer Leitungsbündel bei Patienten mit WPW und sind bei diesen kontraindiziert. ▶ **Ibutilide** ist eine neuere Substanz der Klasse 3a, um Vorhofflattern in Sinusrhythmus zu konvertieren. Antiarrhythmika der Klassen 1a oder c oder 3 sind erfolgreich zur Sekundärprävention. Allerdings sind 1a- (Procainamid) und 1c-Antiarrhythmika (Propafenon, Flecainid) bei Patienten mit KHK und eingeschränkter Linksventrikelfunktion aufgrund der ventrikulären Proarrhythmie kontraindiziert (s. Tabelle 9). Wegen antimuskarinerger Effekte können Klasse-1a-Pharmaka die AV-Knotenleitung unerwünscht beschleunigen.

Bei ▶ **Vorhofflimmern** unterscheidet man *paroxysmale* von *chronischen Formen*. Es stellt die häufigste Manifestation des Sick-Sinus-Syndrom dar und ist als typische Mikrokreiserregung assoziiert mit ischämischer oder dilatativer Kardiomyopathie, chronischen Lungenerkrankungen, Bluthochdruck und Herzoperationen.

Die ▶ **paroxysmale Form** wird von Patienten, die besonders auf die koordinierte Vorhof-Ventrikelkontraktion angewiesen sind, schlecht toleriert und führt rasch zu therapiebedürftiger hämodynamischer Verschlechterung. Solche Zustände sind stark reduzierte Pumpfunktion, hypertrophiertes Myokard, alle Formen der Aortenklappenstenosen und der hypertroph-obstruktiven Kardiomyopathien. Häufig findet man im EKG bei Vorhofflimmern das Ereignis ventrikulärer Aberration (sog. ▶ **Ashman-Phänomen**), wobei ein Schlag mit kurzem Zyklus einem mit langem Zyklus folgt und aufgrund noch teilweiser Refrakterität als Rechtsschenkelblockbild QRS imponiert. Es besteht ein jährliches 5% Thromboembolierisiko bei Patienten mit paroxysmalem Vorhofflimmern ohne Antikoagulation. Deswegen wird eine 3- bis 4-wöchige Antikoagulation vor elektiver Kardioversion empfohlen. Echokardiographischer Ausschluss intrakardialer Thromben umgeht diese Wartefrist.

Die Kardioversion zu Sinusrhythmus ist am erfolgreichsten bei paroxysmalem oder weniger als 2 Tage bestehendem Vorhofflimmern und solange die Vorhöfe noch normal dimensioniert, also nicht dilatiert sind. Ventrikelschrittmacherstimulation ist bei bradykardem Vorhofflimmern indiziert. Edrophonium, β-Blocker und CKB, evtl. in Verbindung mit Digitalis, werden zur raschen Kontrolle der Kammerfrequenz verwendet, sofern nicht das Vorliegen eines Präexzitationssyndroms den Einsatz dieser Substanzen verbietet. Procainamid, Flecainid, Propafenon und Amiodaron dienen der Sekundärprävention, auch bei Patienten mit WPW, wobei es Hinweise gibt, dass Amiodaron am erfolgreichsten ist. Letztendlich sind implantierbare Vorhofdefibrillatoren, verschiedene chirurgische Therapien und Katheterablationstechniken in Entwicklung.

### Spezifische Kammerarrhythmien

Ventrikuläre Extrasystolen, Couplets, Salven und kurzdauernde (<30 s) Kammertachykardie weisen nicht unbedingt auf strukturelle Herzkrankheiten hin, bleiben oft unbemerkt und ohne hämodynamische Konsequenzen und stellen daher nicht unbedingt eine Indikation zur Behandlung dar. Nur bei Patienten mit ischämischer, dilatativer oder hypertropher Kardiomyopathie besteht eine gewisse Korrelation zur Langzeitprognose [7, 12, 13, 32]. Ob dies generell für den perioperativen Bereich auch gilt, ist offen, wenn man Ergebnisse einer Multizenterstudie betrachtet, in der 6,3% an Arrhythmieinzidenz nur 0,62% an arrhythmieassoziierter Morbidität/Mortalität gegenüberstehen [16].

Neuauftretende ventrikuläre Arrhythmien im perioperativen Bereich bei augenscheinlich kardial gesunden Patienten sollen aber den Anästhesisten an unbemerkte Herzkrankheiten, Myokardischämien, Säure-Basen-, Elektrolytentgleisungen und toxische Nebenwirkungen anderer Therapien denken lassen. Es ist zu beachten, dass moderne, balancierte Narkoseverfahren auf diese Rhythmusstörungen eher antiarrhythmisch wirken [26]. Die Behandlungsindikation ist sehr kontrovers, besteht also hier besonders auf der individuellen Beurteilung der Komorbidität, der Nutzen-Risiko-Abwägung und der genauen Beurteilung der hämodynamischen Auswirkungen [11].

Bei Patienten mit akutem Myokardinfarkt und kurzdauernden Episoden von Kammertachykardien besteht allerdings erhöhtes relatives Risiko [6] und daher –

zwar unbewiesen, aber deduktiv – am ehesten eine Indikation zu antiarrhythmischen Therapiemaßnahmen. In erster Linie kommen β-Blocker zum Einsatz, weil perioperativ eine adrenerge Komponente wahrscheinlich ist. Lidocain und Procainamid stehen an weiterer Stelle, bei Therapieresistenz, schwerem hämodynamischen Verfall und bei Patienten mit höhergradig reduzierter Ventrikelfunktion ist intravenöses Amiodaron indiziert. Bei der seltenen repetitiven idiopathischen monomorphen Kammertachykardie sind Verapamil und Adenosin erfolgreich.

▶ **Idioventrikularrhythmus** (Frequenz bis zu 60) und ▶ **akzelerierter Idioventrikularrhythmus** (= langsame Kammertachykardie, Frequenzen 60–100) sind uniforme Kammerarrhythmien mit breitem QRS. Supraventrikuläre Fusionssystolen sind möglich. Sie entstehen aus einem Kammerfokus mit veränderter normaler oder abnormaler Automatizität und sind häufige Rhythmusstörungen bei akutem Myokardinfart. Digitalistoxizität, Reperfusion einer Koronararterie und verschiedenste Kardiomyopathien sind ebenfalls damit vergesellschaftet. Speziell bei Patienten mit ventrikulärer Dysfunktion besteht oft starke hämodynamische Beeinträchtigung. Atropin wirkt evtl. im Sinne der Vorhoffrequenzerhöhung unterdrückend, andere Antiarrhythmika sollten nur mit Vorsicht eingesetzt werden, solange hämodynamische Stabilität besteht und Zeichen der Organminderperfusion (z. B. Oligurie) fehlen. AV-sequenzielle Schrittmacherstimulation stellt die Therapie der Wahl dar.

▶ **Langdauernde** (>30 s) **monomorphe Kammertachykardie** mit Frequenzen von 100–250 Schlägen/min ist eine typische Arrhythmie durch Makrokreiserregung (Reentrytachykardie) 2–4 Tage nach akutem Myokardinfarkt. 90% der Patienten mit dieser Reentrytachykardie haben eine KHK mit eingeschränkter Linksventrikelfunktion. Unter 2 Tagen nach Infarkt sind hingegen polymorphe Kammertachykardien oder Kammerflimmern typisch. Als Therapieprinzipien stehen Veränderungen der ventrikulären Leitung und Refraktärität im Vordergrund (Tabelle 2).

**Tabelle 2**
**Seltenere Formen der Kammertachykardie**

**Leitungsbündelkammertachykardie**

- Idiopathische, monomorphe Kammertachykardie
- Rechtsventrikuläre Ausflusstrakt-Kammertachykardie
- Arrhythmogene Rechtsventrikeldysplasie-Kammertachykardie
- Idiopathische linksventrikuläre Kammertachykardie

Lidocain ist das Mittel erster Wahl bei nicht unmittelbar drohendem Kreislaufkollaps. Kardioversion ist der nächste Schritt, wenn Procainamid oder Bretylium wegen der assoziierten Hypotension vermieden werden sollen. Unmittelbare Indikation zur Kardioversion besteht bei schwerer Hypotension schon primär. Zur Sekundärprävention zählt die kontinuierliche Applikation von Lidocain, wenn es initial erfolgreich war, ansonsten sollte Procainamid oder Bretylium verabreicht werden, wobei Procainamid bei chronischer Infarzierung effektiver ist als Lidocain. Besteht weiterhin Therapieresistenz, erfolgt die Zufuhr von intravenösem Amiodaron. Letztendlich verbleibt die Implantation eines AICD in Verbindung mit zumeist Amiodarondauertherapie bei Patienten mit rezidivierenden Episoden von Kreislaufkollaps durch monomorphe Kammertachykardie das Mittel letzter Wahl.

▶ **Polymorphe Kammertachykardie** (mit normalem QT Intervall) und ▶ **Torsade-de-pointes-Tachykardie** (mit QT-Verlängerung) sind bei Frequenzen bis zu 200 Schlägen/min oft ohne schwere hämodynamische Folgen, da die meisten Episoden selbstlimitierend sind. Allerdings besteht hier die Gefahr der Degeneration zu Kammerflimmern und zu schwerwiegenden Kreislauffolgen bei Frequenzen über 200 Schlägen/min. Als Mechanismus steht eine durch frühe Nachdepolarisationen getriggerte Aktivität im Vordergrund, die durch Verkürzung des Aktionspotentials und Antagonisieren früher Nachdepolarisationen therapiert wird. Die Langzeitprognose ist hier schlechter als bei der monomorphen Form. Da häufig eine manifeste KHK besteht, stellen Heparin, Nitrate, β-Blocker, intraaortale Ballonpumpe, akut PTCA und CABG kausale Therapien dar.

Weiterhin sollte vor allem bei unbekanntem QT-Intervall hochdosiert Magnesiumsubstitution versucht werden. Bei polymorpher Kammertachykardie mit Bradysystolie bieten sich temporäre Schrittmacherstimulation und Isoproterenol an, letzteres aber nicht bei KHK. ▶ **Torsade de pointes mit erworbenem langen QT-Syndrom** (= bradykardie- oder pausenabhängige Torsade) spricht bei Bradysystolie gut auf Schrittmacherstimulation oder Isoproterenol (nicht bei KHK) an. Magnesiumgabe sollte unbedingt versucht werden. Zudem gibt es zahlreiche Pharmaka (Klasse-1a-, -1c- und Klasse-4-Antiarrhythmika, Sotalol, Amiodaron, Antibiotika, Chemotherapeutika, Antidepressiva, Diuretika, Alphaantagonisten) und Erkrankungen (Hirnblutung, Enzephalitis, Mitralprolaps, Myokarditis, Kardiomyopathien), die Torsaden begünstigen können. Diese gilt es zu vermeiden oder zu behandeln [4].

Bei resistenten Fällen kann ein Klasse-1b-Antiarrythmikum oder Bretylium versucht werden. ▶ **Torsade-de-pointes-Tachykardie mit kongenitalem langen QT-Syndrom**, auch adreno-abhängige Torsade genannt, resultiert zumindest zu einem Teil aus Gendefekten, die die Inaktivierung von Na- und K-Strömen der Zellmembran betreffen. Primär wird mit β-Blockern behandelt und neuere Entwicklungen lassen auf den Erfolg sog. K-Kanalöffner (z. B. Nicorandil) hoffen. Alle Substanzen, die die QT-Zeit verlängern, sind jedoch kontraindiziert, Verapamil ist hier eine Alternative. Führt die Torsade zu Bradysystolie, bietet sich nur Schrittmacherstimulation an. Bei völliger Therapieresistenz kommt als Mittel letzter Wahl die linksseitige zervikothorakale Sympathektomie in Frage.

▶ **Kammerflattern und Kammerflimmern** ist die überwiegende Ursache für den plötzlichen Herztod. In ca. 75 % besteht eine KHK und meistens geht dem Kammerflimmern eine Episode an Kammertachykardie voran. Die Arrhythmie bedeutet immer Erliegen der Kreislauffunktion und Organperfusion, ist also nach wenigen Minuten irreversibel organschädigend. Die einzig anerkannt erfolgreiche ▶ **Akuttherapie** ist die Defibrillation mit 200, dann 300, dann 360 J. Der präkordiale Faustschlag ist nur bei Fehlen eines Defibrillators empfehlenswert. Bis zur erfolgreichen Defibrillation müssen kardiopulmonale Wiederbelebungsmaßnahmen durchgeführt werden. Generell ist der Erfolg von der Dauer des Kammerflimmerns und dessen Grob- oder Feinschlägigkeit abhängig. Pharmaka dienen nur der Sekundärprophylaxe und umfassen Lidocain, Procainamid, Bretylium und Amiodaron, wobei letzteres in bestimmten Subpopulationen wahrscheinlich effektiv lebenverlängernd wirkt [8,9,10]. Als therapeutische Langzeitmaßnahme bietet sich die Implantation eines AICD an.

▶ **Blockbilder** bestehen immer dann, wenn zeitweise oder dauernd die Weiterleitung eines neuen Impulses durch noch bestehende Refraktärität vom vorigen Impuls blockiert oder behindert wird. So entstehen klinisch oft unbedeutende Blockbilder wie der AV-Block Grad 1, aber auch höhergradige Blöcke wie die Typen Wenckebach und Mobitz des Grades 2, und der komplette AV-Block (Grad 3). Grad-2-Blöcke können hämodynamisch bedeutsam sein, Grad-3-Blöcke sind es meistens, da vielfach mit schwerer Bradykardie assoziiert. Bifaszikuläre Blöcke können dem kompletten AV-Block vorangehen, degenerieren aber nur selten zum totalen AV-Block (Tabelle 3).

Ursache für höhergradige, erworbene, chronische Blockbilder ist überwiegend eine idiopathische Fibrosierung des Reizleitungssystems. Der akute Myokardinfarkt kann (zumeist temporäre) Blockbilder induzieren. Perioperative Ereignisse prädisponieren aber nicht generell zu einer Progression von Grad 2 zu Grad 3. Trotzdem gilt die Empfehlung, bei diesen Patienten bradykardisierende Pharmaka wie CKB und Amiodaron nur mit Vorsicht mit volatilen Anästhetika zu kombinieren [4]. Die AV-Knotenverzögerung durch β-Blocker hängt sehr stark vom adrenergen Tonus ab. Diese Substanzen werden aus Furcht vor extremen Bradykardien bei diesen Personen wohl eher zu zurückhaltend eingesetzt, als es adäquates Monitoring und Wissen um Antagonisierbarkeit zuließen. Temporäre perioperative Schrittmacherstimulation, sei es transkutan, transösophageal oder mittels transvenösem Schrittmacher, ist immer indiziert, wenn bradykardiebedingt die Organperfusion vermindert ist. Daher sollte ein solches Schrittmachersystem zumindest rasch einsetzbar in der Nähe sein. Das gilt auch für Patienten mit Linksschenkelblock während des Einschwemmens eines Pulmonaliskatheters.

---

▶ Torsade de pointes mit erworbenem langen QT-Syndrom

▶ Torsade-de-pointes-Tachykardie mit kongenitalem langen QT-Syndrom

▶ Kammerflattern und Kammerflimmern

▶ Akuttherapie: Defibrillation

Kammerflattern und Kammerflimmern: Überwiegende Ursache für den plötzlichen Herztod.

▶ Blockbilder

**Tabelle 3**
**Blockbilder**

| Formen | Therapiemaßnahmen |
| --- | --- |
| AV-Block Grad I | Keine |
| AV-Block Grad II | Versuch mit Atropin oder β-Mimetikum, |
| • Wenckebach | ansonsten Schrittmacherstimulation |
| • Mobitz | |
| AV-Block Grad III | Primär zumeist Schrittmacherstimulation |
| Bifaszikuläre Blöcke | Standby/Schrittmacherstimulation |

## Pharmaka zur Behandlung von Arrhythmien

Intravenös applizierbare Pharmaka zur Behandlung von Arrhythmien stehen im perioperativen Bereich an erster Stelle, weil
- der Anästhesist und Intensivmediziner den Umgang mit hochpotenten, intravenös applizierbaren Substanzen gewohnt ist,
- die Applikation nicht oder gering invasiv ist und
- ein (oft zentraler) Venenzugang ohnehin aus anderen Gründen gelegt wird.

Am sinnvollsten sind Substanzen, die raschen Wirkungseintritt, gute Steuerbarkeit, wenig Nebenwirkungen oder Kontraindikationen und kurze Abklingzeiten aufweisen (Tabelle 4). Da in den eingangs genannten Therapieprinzipien klare Prioritäten ein stufenweises Vorgehen vorgeben, sollen nun adjuvante antiarrhythmische Pharmaka vor spezifischen erwähnt werden. Genaue Dosierungen und Anwendungshinweise finden sich in Tabelle 8. Eine Übersicht über prinzipielle Indikationen bei spezifischen Arrhythmien zeigt Tabelle 9.

**Tabelle 4**
**Mechanismen antiarrhythmisch wirksamer Pharmaka**

- Beeinflussung von Schrittmacherströmen
- Verminderung intrazellulärer Ca-Überladung
- Alteration von Ca-Plateau- oder K-Repolarisationsströmen
- Beeinflussung der Fortleitung oder Refraktärzeiten von Fasern, die für Kreiserregung nicht leitend sind

### Adjuvante antiarrhythmische Pharmaka

▶ **Kalium** wird sowohl zur Substitution bei Kaliummangel (Untergrenze 3,5 mval/l) als auch als adjuvantes Antiarrhythmikum eingesetzt [40]. Hypokaliämie ist oft verursacht durch Fehl- oder Unterernährung, Dialyse, Diuretika, Hyperventilation, Insulin- und β-Agonistentherapie. Absinken des Plasmakaliumspiegels reflektiert einen bereits erheblichen Kaliummangel intrazellulär, der nicht innerhalb kurzer Zeit durch intravenöse Substitution ausgeglichen werden kann.

Hypokaliämie, ähnlich wie Digitalis oder β-Mimetika, verursacht sowohl verstärkte Automatizität als auch veränderte Repolarisation in Fasern, die Kreiserregung leiten können, mit der Folge, dass Tachyarrhythmien begünstigt werden. Es scheint jedoch weniger der absolute Kaliumwert als ein individueller Wert und der Zeitraum des Abfalls oder Anstiegs von Bedeutung zu sein. Darüber hinaus soll ein Eingriff unter Anästhesie nicht generell wegen Hypokaliämie verzögert werden, außer es bestehen bereits typische Tachyarrhythmien oder weitere Risikofaktoren wie Hypertonus mit Diuretikatherapie, Digitaliseinnahme, akuter Myokardinfarkt, Alkoholentzug oder Intoxikation oder ein unlängst stattgehabter kardiochirurgischer

Eingriff. Bei der intravenösen Kaliumtherapie ist zu beachten, dass die rasche intravenöse Zufuhr (>20–40 mval/h) Sinusknotenarrest, AV-Blockierungen und Kammerflimmern auslösen kann. Die Injektion in kleine, periphere Venen ist schmerzhaft. Dennoch stellt die Kaliumzufuhr als Substitution oder adjuvante Maßnahme ein Standbein der Behandlung von Tachyarrhythmien dar.

▶ **Magnesium** beeinflusst stark den Ionentransport über die Zellmembranen, ebenso wie eine Reihe intrazellulärer Enzymsysteme [18]. Es aktiviert die Na-K-Pumpe und erhält den Ca-Gradienten durch eine ATPase. Die Arrhythmien bei Magnesiummangel sind denen bei K-Mangel oder Digitalisüberdosierung ähnlich. Serummagnesiumspiegel können aber bei beträchtlichem intrazellulären Magnesiummangel noch normal sein. Mangelzustände sind vielfältig begründet, von Unter- und Fehlernährung, Alkoholismus bis hin zu Medikamenten (z. B. Chemotherapeutika, Schleifendiuretika). Als Adjuvans ist Magnesium bei einer Vielzahl von supraventrikulären und ventrikulären Tachyarrhythmien verwendet worden. Zu empfehlen ist die intravenöse Zufuhr bei Tachykardien durch Hypomagnesämie, Hypokaliämie und Digitalisintoxikation und als nachgewiesen effektive antarrhythmische Therapie bei der Torsade-de-pointes-Tachykardie mit erworbenem langen QT-Intervall. Als Nebenwirkungen der intravenösen Magnesiumzufuhr sind Hypotension, Sinusknotenarrest und Bradykardie zu nennen. Ferner verlängert Magnesiumgabe die Wirkung der Muskelrelaxanzien und wirkt synergistisch mit β-Blockern, Verapamil, Diltiazem und volatilen Anästhetika auf die Herzkreislauffunktionen.

▶ **Adenosin** ähnelt in der Wirkung Ca-Antagonisten vom Verapamil/Diltiazemtyp (CKB), stimuliert kardiale Adenosin-1-Rezeptoren und steigert somit den Kaliumstrom. Es verkürzt die Dauer des Aktionspotentials, hyperpolarisiert das Membranpotential, antagonisiert die katecholamininduzierte Aktivierung der Adenylzyklase und vermindert den einwärts gerichteten Ca-Strom und die erregungsbildenden Ströme des Sinusknotens. Kardiale Effekte sind wegen rascher intrazellulärer Aufnahme extrem kurzlebig. Zudem ist Adenosin ein potenter Koronardilatator und wird daher zur Austestung der koronaren Flussreserve verwendet.

Einsatzgebiet ist wie bei CKB vornehmlich die Termination paroxysmaler supraventrikulärer Tachykardien und die Differentialdiagnostik von Tachykardien mit schmalem oder breitem QRS und fehlenden P-Wellen. Allerdings sollte a priori bei Tachykardien mit verbreitertem QRS bei Patienten mit struktureller Herzkrankheit an Kammertachykardien gedacht werden und diese als solche rasch behandelt werden (s. Tabelle 9).

Adenosin ist weniger gefährlich als CKB bei (fehldiagnostizierter) Kammertachykardie, bei durch antidromische Kreiserregung des akzessorischen Leitungsbündels entstehender paroxysmaler supraventrikulärer Tachykardie, bei Vorhofflimmern/Flattern oder sinoatrialen Tachykardien mit Präexzitation des QRS. Ferner wirkt Adenosin nicht auf die akzessorische orthodrome Leitungsbahn bei Kreiserregungstachykardie, verlangsamt aber die retrograde Leitung durch akzessorische Bündel oder den AV-Knoten und kann daher eine durch antidrome AV-Knoten Kreiserregung entstehende supraventrikuläre Tachykardie beenden. Adenosin sollte nur als rascher Bolus appliziert werden, da ansonsten die vasodilatierende Wirkung mit Reflextachykardie im Vordergrund steht.

Dipyridamol steigert die Effekte von Adenosin, weil die Aufnahme von Adenosin in die Erythrozyten und die Gefäßendothelzellen gehemmt wird, ebenso wie die totale kardiale Denervation nach HTX. Methylxanthine wie Theophyllin oder Koffein sind rezeptorspezifische Antagonisten. Adenosin kann Hitzewallungen, Brustschmerzen und Bronchokonstriktion verursachen (Tabelle 5).

**Tabelle 5**
**Besonderheiten und Nebenwirkungen von Adenosin**

- Beschleunigung der Kammerfrequenz bei Vorhofflimmern und bestehendem WPW-Syndrom
- Induktion von Vorhofflimmern
- Beschleunigung der Kammerfrequenz oder Bradykardie/Asystolie bei Vorhofflattern
- Auslösen polymorpher Kammertachykardie
- Transiente Asystolie bei Sinusknotendysfunktion, CKB oder β-Blockertherapie

▶ **Digitalispräparate** hemmen die Na-K-Pumpe, so dass es über den Anstieg des intrazellulären Ca zur Steigerung der Kontraktilität kommt. Die therapeutische Breite ist gering, toxische Arrhythmien sind ebenfalls auf intrazelluläre Ca-Überladung zurückzuführen. Bei vermuteter Überdosierung, den entsprechenden EKG-Veränderungen und dem klinischen Bild ist die Spiegelbestimmung indiziert. Ferner wirkt Digitalis in therapeutischer Konzentration vagomimetisch und steigert somit die AV-Knoten-Refraktärität. In toxischen Mengen steigert es den Sympathikotonus und verkürzt somit die Refraktärzeit im Atrium und in akzessorischen Leitungsbündeln. Digitalis verringert zwar die Kammerfrequenz, steigert aber evtl. die Vorhoffrequenz bei Vorhofflattern. Zudem kann Digitalis die Kammerfrequenz bei Patienten mit WPW und Vorhofflattern/Flimmern unerwünscht erhöhen.

▶ **Indikationen für Digitalis** sind die chronische Herzinsuffizienz und die Kontrolle der Kammerfrequenz bei Vorhofflattern und Vorhofflimmern. Die Kombination mit CKB oder β-Blockern steigert die Wirksamkeit auf die Kontrolle der Kammerfrequenz bei Vorhofflattern und Vorhofflimmern. Eine gleichzeitige Chinidintherapie und – je nach Präparation – eine eingeschränkte Nierenfunktion erfordern eine Verminderung der Dosis. Digitalisintoxikation kann ein breites Spektrum an Arrhythmien induzieren. Diese Schwelle ist bei akuten (metabolischen) Imbalanzen herabgesetzt, daher sollten sie vor Therapiebeginn möglichst korrigiert werden.

▶ **Symptome und Arrhythmien bei Digitalisüberdosierung:**
- Übelkeit, Farbensehen,
- Vorhoftachykardie mit AV-Blockierung,
- Bigeminie,
- AV-Knotentachykardie,
- AV-Blockbilder.

In schweren Fällen entwickelt sich eine Hyperkaliämie, oft mit therapieresistenten Bradykardien. Der spezifische Digitalisantikörper kann hier trotz hoher Kosten als „ultima ratio" indiziert sein. Er steigert die renale Elimination der Substanz. Mildere Formen der Digitalisintoxikation sprechen je nach Arrhythmie auf Antimuskarinergika, Phenytoin, Lidocain, K- oder Magnesiumgabe an.

▶ **Antimuskarinergika (Anticholinergika)** wie Atropin, Ipratropium oder das nur geringstgradig ZNS-gängige Glykopyrrolat beschleunigen die Herzfrequenz und die AV-Knotenüberleitung. Frequenzsteigernde Effekte fehlen oft im frühen Kindes- und hohen Erwachsenenalter. Transiente Bradykardie, oft nur wenige Schläge vor dem Einsetzen der Tachykardie unter Vagusblockade, ist auf die unterschiedlichen Affinitäten zwischen prä- und postsynaptischen muskarinischen Rezeptoren zurückzuführen. Der Einsatz von Antimuskarinergika ist auf milde Bradyarrhythmien beschränkt. Der frequenzbeschleunigende Effekt ist schwer steuerbar, exzessive Frequenzanstiege sind möglich. Der Einsatz von Antimuskarinergika bei Patienten mit eingeschränkter Koronarreserve ist daher vorsichtig zu wählen. Grundsätzlich gilt bei diesen Patienten, mit der niedrigst möglichen Frequenz adäquate Hämodynamik zu erreichen. β-Mimetika sind generell potenter und vorhersehbarer in ihrer Wirkung, steigern aber ebenso den myokardialen Sauerstoffverbrauch.

▶ **Edrophonium** führt zur Akkumulation von Acetylcholin an muskarinischen und nikotinischen Rezeptoren, bremst daher die Sinusknotenfrequenz und verlängert die Leitung durch den AV-Knoten und dessen Refraktärität. Effekte auf Vorhof- und Ventrikelleitung, auf Kontraktilität und Gefäßtonus fehlen. Hypersekretion und Bronchokonstriktion können bei Patienten mit chronischen Lungenkrankheiten oder Asthma bronchiale auftreten. Indikationen für Edrophonium sind die Termination von paroxysmalen supraventrikulären Tachykardien mit oder ohne WPW. Darüber hinaus kann es zur differentiellen Diagnostik von Breit- und Schmalkomplextachykardien eingesetzt werden.

### Spezifische Antiarrhythmika

Eine wesentliche unerwünschte Eigenschaft vieler Antiarrhythmika ist die ▶ **Proarrhythmie,** definiert als die Aggravierung bestehender Rhythmusstörungen oder die Induktion neuer Arrhythmien unter therapeutischen Wirkspiegeln. Proarrhythmie ist also keine toxische, sondern eine potentiell gefährliche Nebenwirkung im engeren

Sinn, die trotz richtig indizierter und dosierter Antiarrhythmikagabe auftreten kann 31, 34]. Proarrhythmie lässt sich am individuellen Patienten nicht vorhersehen, wohl aber sind am Patientenkollektiv verschiedene Zustände und Komorbiditäten als assoziiert nachweisbar (Tabelle 6).

> **Tabelle 6**
> **Klassische Proarrhythmien**
>
> - Torsade-de-pointes-Tachykardie unter Chinidin und auch Amiodaron
> - Induzierte 1:1-Vorhof-Kammerüberleitung bei Vorhofflattern und Klasse-1c-Antiarrhythmika
> - Ventrikuläre Proarrhythmie unter Sotalol, Klasse 1c (bis 20% bei ischämischer Herzkrankheit), Acetylprocainamid und (selten) bei Lidocain

Spezifische Antiarrhythmika können, obwohl veraltet und mit ungenügender Trennschärfe, nach dem klassischen Vaughan-Williams-Schema eingeteilt werden. Es erleichtert zumindest den Überblick und versucht gewisse Wirkmechanismen in Substanzgruppen zu vereinen.

▶ **Klasse-1-Antiarrhythmika** nach Vaughan Williams blockieren verschiedene myokardiale, geöffnete Na-Kanaluntertypen in Abhängigkeit von deren Zeitkonstante zur Erholung von der Blockade. Solche Na-Antagonisten, die rasch Kanäle blockieren, deren Zeitkonstante mit 300–1500 ms intermediär lang ist, werden unter der ▶ **Klasse 1a** zusammengefasst. Dazu zählen Procainamid, Disopyramid und Chinidin. Alle, aber vor allem das nur oral applizierbare Chinidin, blockieren auch K-Repolarisationsströme, besitzen also auch Eigenschaften der Klasse 3. Demnach verlangsamen sie die Weiterleitung, verlängern die Aktionspotentialdauer und die Repolarisation und steigern die effektive Refrakterität in Vorhof und Ventrikelmyokard.

Die bradykardisierende Wirkung auf den Sinusknoten und die verlängerte Leitung durch den AV-Knoten sind durch Antimuskarinergika antagonisierbar. Daher sollte der Einsatz bei Patienten mit Sinusknotendysfunktion oder AV-Block zurückhaltend erfolgen. Die elektrophysiologischen Eigenschaften sind bei Procainamid und Disopyramid deutlicher ausgeprägt bei höheren Herzfrequenzen („use dependence"). Chinidin hingegen verlängert die Dauer des Aktionspotentials bei langsamer Herzfrequenz stärker („reverse use dependence"). Hauptindikationen sind Vorhof- und Ventrikeltachyarrhythmien verursacht durch Kreiserregung. 1:1-AV-Überleitung wird bei Patienten mit Vorhofflattern begünstigt, ebenso wie ein frequenzsteigernder Effekt auf den Ventrikel bei Patienten mit Vorhofflimmern. Alle 3 Substanzen sind vasodilatierend und negativ-inotrop, können also schwerwiegende Hypotension auslösen. Die intravenöse Gabe von Chinidin und Disopyramid verbietet sich aus diesem Grund. Procainamid wird renal eliminiert (bis 70%) und in der Leber zu N-Acetylprocainamid umgebaut, welches hauptsächlich Klasse-3-Eigenschaften besitzt. Chronische Procainamidtherapie und die Therapie bei reduzierter Nierenfunktion sollte durch Plasmaspiegelbestimmungen überwacht werden. Ferner ist gerade der azetylierte Metabolit ein klassisches Beispiel für ventrikuläre Proarrhythmie.

Substanzen, die inaktivierte und geöffnete Na-Kanäle mit kurzer (300–400 ms) Zeitkonstante zur Erholung vom Block besetzen, zählt man zur ▶ **Klasse 1b**. Hierzu gehören Lidocain, Mexiletin, Tocainid und Phenytoin. Letzteres besitzt allerdings nur schwache 1b-Eigenschaften und wirkt hauptsächlich durch die Reduktion des zentral-efferenten Sympathikotonus antiarrhythmisch. Dieser Mechanismus macht Phenytoin besonders bei tachykarden, digitalisinduzierten Arrhythmien wirksam. Langsame Injektion in eine zentrale Vene ist bei Phenytoin empfehlenswert.

Klasse-1b-Antiarrhythmika wirken besonders bei hoher Herzfrequenz und in depolarisierten, also beispielsweise ischämischen und hypoxischen Myokardfasern. Alle sind bei Vorhofarrhythmien unwirksam. Im Kammermyokard verkürzen sie die Aktionspotentialdauer und Refraktärzeit durch Blockade von sich langsam inaktivierenden Na-Strömen (Plateauphase), beziehungsweise durch Augmentation von K-Repolarisationsströmen. ▶ **Lidocain** hyperpolarisiert Purkinjefasern, die durch Dehnung oder extrazellulären K-Mangel depolarisiert sind. Deswegen steigt die Leitungsgeschwindigkeit und sinkt die Refraktärzeit. Daher kann Lidocain also Kreiserregung entweder begünstigen (bi-wird zu unidirektionalem Leitungsblock) oder unterbrechen (unidirektionaler Leitungsblock verschwindet). Signifikante Effekte auf Sinus- und AV-Knoten fehlen zwar, aber bei Sinusknotendysfunktion kann Lidocain das Ersatzschrittmacherzentrum evtl. supprimieren (veränderte normale Automatizität). Abnormale, durch Depolarisation induzierte Automatizität wird hingegen nicht unterdrückt. Zu beachten ist die bei Überdosierung vorhandene ZNS-Toxizität von Lidocain. Lidocain bietet sich also therapeutisch bei primären Kammertachyarrhythmien im Rahmen des akuten Myokardinfarktes, bei chronischen Myokardischämien und im Rahmen kardiochirurgischer Eingriffe ebenso an wie zur Prophylaxe.

Mexiletin und Tocainid sind Strukturanaloga des Lidocain mit besserer oraler Verfügbarkeit. Ihre Kombination mit Klasse-1a-Substanzen kann die Wirksamkeit noch steigern.

Zur ▶ **Klasse 1c** gehören die Substanzen Propafenon, Flecainid und Moricizin. Sie blockieren sowohl Na-Kanäle mit langer Erholungszeit von der Blockade (1,5–10 s), als auch Ca- und K-Kanäle. Daher reduzieren sie die Automatizität des Sinusknoten und verlängern die Leitungszeiten im AV-Knoten, im His-Purkinje-System und Kammermyokard. Im EKG zeigen sich also verlängerte PR, QRS und QT Zeiten. Bei normaler Frequenz sind Effekte auf die Aktionspotentialdauer und Refrakterität gering.

▶ **Flecainid** verlängert aber bei schneller Frequenz die Dauer des Aktionspotentials im Vorhof. Deshalb ist Flecainid auch ausgezeichnet wirksam und indiziert bei paroxysmaler atrialer Tachykardie, allerdings nur, wenn eine strukturelle Herzkrankheit ausgeschlossen wird.

Die Wirkung von Klasse-1c-Antiarrhythmika auf Kammertachyarrhythmien ist vergleichsweise eher gering und mit proarrhythmogenen Effekten behaftet. Proarrhythmie unter Klasse-1c-Therapie wurde bei Patienten mit asymptomatischen, chronischen ventrikulären Arrhythmien eindrucksvoll aufgezeigt (CAST) [1, 2]. Die arrhythmogene Mortalität war in der Verumgruppe verdreifacht und besonders Patienten mit ventrikulärer Dysfunktion scheinen davon betroffen zu sein. Daher gelten Klasse-1c-Antiarrhythmika bei Kammertachyarrhythmien und begleitender struktureller Herzerkrankung heute als kontraindiziert.

▶ **Propafenon** besitzt auch zusätzlich schwache Ca-Kanal blockierende und sehr schwache β-Rezeptoren blockierende Eigenschaften. Indikationen für Propafenon sind die paroxysmale atriale Tachykardie mit und ohne WPW, die tachykarde Flimmerarrhythmie, und lebensbedrohliche Kammertachyarrhythmien ohne wesentliche strukturelle Herzkrankheit. Allerdings gibt es relativ neue Hinweise, dass Amiodaron hier überlegen ist. ▶ **Moricizin** ist bei lebensbedrohlichen Kammertachyarrhythmien unter oben genannter Einschränkung einsetzbar.

▶ **Ajmalin/Prajmalin** kann als ein weiteres Antiarrhythmikum der Klasse 1 betrachtet werden. Es ist ein Reserpinderivat, verringert die Frequenz der Phase-0-Depolarisation und verlängert die Aktionspotentialdauer. Die Refraktärzeit akzessorischer Leitungsbündel wird verlängert. Daher ist Haupteinsatzgebiet das WPW-Syndrom, um festzustellen, ob das akzessorische Bündel lange oder kurze Refraktärzeit besitzt.

▶ **Klasse-2-Antiarrhythmika** blockieren kardiale β-Rezeptoren. Aufgrund von Vasodilatation und negativer Inotropie gehören β-Blocker zu den Standardtherapeutika der antihypertensiven Therapie. Sie sind kompetitive Antagonisten und als Razemat und d-Form-Antiarrhythmika, wie z. B. Propranolol, Metoprolol, Esmolol, Atenolol, Acebutolol u. a. Die relativ schwach β-blockierende Substanz ▶ **Sotalol** besitzt vornehmlich Klasse-3-Eigenschaften. Zusätzlich Na-Kanal-antagonisierende Wirkung haben ▶ **Labetalol, Metoprolol, Propranolol** und **Pindolol**.

Intrinsisch β-agonistisch wirken ▶ **Labetalol** und ▶ **Pindolol** und zusätzlich α-blockierend wirkt ▶ **Labetalol**. Aufgrund der sehr kurzen Halbwertzeit und der hervorragenden Titrierbarkeit bietet sich als Erstsubstanz der β-1-Antagonist ▶ **Esmolol** an.

Am effektivsten wirken β-Blocker antiarrhythmisch, wenn eine digitalis- oder katecholamininduzierte Komponente an der Arrhythmie beteiligt ist. Sie verringern die Automatizität des Sinusknoten und latenter Schrittmacherzentren. Sie verhindern depolarisationsinduzierte, also abnormale Automatizität und verstärken bzw. verlängern Sinusknoten- und AV-Knoten-Refrakterität und Leitungszeit. Da z. B. chronisches Herzversagen, kardiochirurgische Eingriffe und Myokardinfarkt mit erhöhten Katecholaminspiegeln einhergehen, erscheinen die β-Blocker gegen ventrikuläre und supraventrikuläre Arrhythmien besonders geeignet.

---

▶ Klasse 1c:
Propafenon, Flecainid, Moricizin

▶ Flecainid

Klasse-1c-Antiarrhythmika:
Bei Kammertachyarrhythmien und begleitender struktureller Herzerkrankung kontraindiziert.
▶ Propafenon

▶ Moricizin

▶ Ajmalin/Prajmalin

Haupteinsatzgebiet ist das WPW-Syndrom.

▶ Klasse-2-Antiarrhythmika:
Propranolol, Metoprolol, Esmolol, Atenolol, Acebutolol

▶ Sotalol

▶ Labetalol, Metoprolol, Propranolol, Pindolol

▶ Esmolol

Abgesehen von akut antiarrhythmischer Wirkung gibt es gerade im perioperativen Bereich einen nachgewiesen effektiven Vorteil für die Morbidität und Mortalität der mit β-Blocker behandelten Patienten [27, 41]. β-Blocker sollen beim kardialen Risikopatienten und bei großen Eingriffen großzügig eingesetzt werden. Auch sollte die präoperative β-Blockertherapie perioperativ nicht unterbrochen werden, schon allein wegen des „rebound-Phänomens".

> β-Blocker sollen perioperativ beim kardialen Risikopatienten und bei großen Eingriffen großzügig eingesetzt werden.

Mögliche ▶ **Nebenwirkungen der β-Blocker** sind:
- arterieller Vasospasmus/periphere Vasokonstriktion (durch unantagonisierte Alpharezeptorenstimulation);
- Herzversagen, v. a. bei eingeschränkter Ventrikelfunktion (bei rascher, intravenöser Applikation);
- Bronchospasmus (bei Asthma bronchiale);
- schwere Bradykardien und AV-Blockierung (bei Sinusknotendysfunktion);
- verlängerte neuromuskuläre Blockade mit Succinylcholin.

▶ **Klasse-3-Antiarrhythmika** sind biochemisch und pharmakologisch gesehen eine äußerst heterogene Gruppe, die generell K-Repolarisationsströme blockieren. Im Vorhof, in Purkinje-Fasern und im Kammermyokard wird die Dauer des Aktionspotentials verlängert und die Refrakterität gesteigert. Heute zeichnet sich die ▶ **Klasse 3a** ab mit Substanzen wie ▶ **Ibutilid,** ▶ **Dofetilid** und ▶ **Azimilid,** die im Gegensatz zu anderen, mit multiplen Mechanismen behafteten (also 3b), reine K-Kanal antagonistische Affinitäten besitzen. So ist Ibutilide seit wenigen Jahren zugelassen, um Vorhofflimmern/Flattern, das kürzer als 90 Tage besteht, zu Sinusrhythmus zu konvertieren [4].

Ein unspezifischerer Vertreter der Klasse-3-Substanzen ist ▶ **Bretylium**, welches sich selektiv in Sympathoganglien und postganglionären Nervenendigungen anreichert. Konsekutiv kommt es zu initialer Freisetzung endogener Katecholamine, welche bestehende Arrhythmien vorerst aggravieren können (Proarrhythmie). Danach verhindert Bretylium die Noradrenalinfreisetzung. Es depletiert jedoch nicht endogene Katecholamine, es interferiert nicht mit der sympathischen Übertragung und schwächt auch nicht die Empfindlichkeit auf adrenerge Reize. Indiziert ist Bretylium zur Sekundärprophylaxe des Kammerflimmerns, vor allem im Rahmen des akuten Myokardinfarkts. Bretylium ist bei wiederholter Kammertachykardie indiziert, wenn Lidocain, Procainamid und Magnesium erfolglos bleiben.

▶ **Sotalol** vereinigt Eigenschaften eines β-Blockers mit denen der Klasse 3 [3]. Sympathomimetische und Na-Kanal-antagonistische Eigenschaften fehlen. Sotalol wird zur chronischen, oralen Therapie ventrikulärer Arrhythmien eingesetzt. Gegen supraventrikuläre Arrhythmien ist es ebenfalls in Verwendung, allerdings gibt es hier teilweise kontroverse Ergebnisse. Nebenwirkungen konzentrieren sich auf die dosisabhängigen eines β-Blockers. Zusätzlich besteht aber signifikante, ventrikuläre Proarrhythmie in Form von Torsade de pointes in einem Ausmaß von Klasse-1a- oder -1c-Antiarrhythmika. Neuerdings ist eine optisch reine Form, das d-Sotalol erhältlich, welches die unerwünschten Wirkungen des Razemats (also die „typischen" β-Blockerwirkungen wie negative Inotropie und Chronotropie, Vaso- und Bronchospasmus) minimieren soll.

▶ **Amiodaron** ist der Prototyp eines Antiarrhythmikums mit Vielfacheigenschaften. Ursprünglich als Koronartherapeutikum entwickelt, ist es mit keiner anderen Substanz verwandt oder vergleichbar und besitzt auch einzigartige pharmakodynamische und pharmakokinetische Eigenschaften. Zudem kann es heute als wohl höchstpotentes Antiarrhythmikum gegen die größte Vielfalt an Tachyarrhythmien angesehen werden. Der perioperative Einsatz ist aber nicht problemlos [5], wobei es Hinweise in der Literatur gibt, dass Amiodaron kardiale Morbidität und Mortalität positiv beeinflussen kann [29, 30]. Studien dazu gibt es in größerem Ausmaß, seit 1995 die Substanz zur intravenösen Applikation in den USA freigegeben wurde [9, 10]. Amiodaron besitzt elektrophysiologische Eigenschaften aller 4 Klassen:

> Amiodaron: Höchstpotentes Antiarrhythmikum.

- Als Na-Antagonist zeigt Amiodaron „use dependence" und verbreitet den QRS-Komplex. Daher verlangsamt es die Frequenz von Kammertachykardien und steigert demnach die hämodynamische Toleranz derselben (Klasse-1-Effekte).
- Amiodaron ist ein nichtkompetitiver (α- und) β-Rezeptorenblocker. Daher verlangsamt Amiodaron die Rate der Automatizität, verlängert die AV-Knotenleitung und die Refraktärität. Amiodaron soll gegen den plötzlichen Herztod schützen (Klasse-2-Effekte) [8, 10].

- Anti-K-Kanal-Eigenschaften sind zumindest mit höheren Dosierungen vorhanden. Ihnen wird die QT-Verlängerung bei chronisch oraler Gabe angelastet, welche pro- als auch antiarrhythmisch sein kann. Bei intravenöser Kurzzeitgabe fehlt diese Verlängerung häufig. Es steigert die Refrakterität von Vorhof, aberranten Leitungsbündeln und Kammern und ist dadurch bei paroxysmalen supraventrikulären Tachykardien und Vorhofflattern/Flimmern mit WPW effektiv (Klasse-3-Effekte).
- Anti-Ca-Kanal-Effekte umfassen neben den typischen elektrophysiologischen Veränderungen auch negative Inotropie und Vasodilatation. Amiodaron reduziert die Kammerfrequenz bei Vorhofflattern/Flimmern, antagonisiert bei AV-Knoten-Kreiserregung paroxysmale supraventrikuläre Tachykardien und supprimiert Torsade-de-pointes-Tachykardien, falls diese durch frühe Nachdepolarisationen getriggert sind (Klasse-4- Effekte).

Die pharmakokinetischen Eigenschaften von Amiodaron sind für den perioperativen Gebrauch eher hinderlich:
- Aufgrund schlechter Lösungseigenschaften ist Amiodaron mit einem Lösungsvermittler versetzt, meistens einem Polysorbat (Tween 60 oder 80), evtl. in Verbindung mit Äthanol. Polysorbat ist per se ein potenter Vasodilator, besitzt aber keine antiarrhythmischen Eigenschaften.
- Amiodaron wird hepatisch metabolisiert zu Desethylamiodaron, einer Substanz, die selbst antiarrhythmische Potenz besitzt, der aber ein Teil der Langzeittoxizität angelastet wird. Trotz hepatischer Elimination ist in der Regel keine Dosisanpassung bei Leberschäden indiziert.
- Die schlechte Bioverfügbarkeit und große Lipophilie erfordert eine Aufsättigungsdosis im Grammbereich, es kommt zur Akkumulation, die Gewebespeicherung ist groß und die terminale Eliminationshalbwertszeit kann Wochen bis Monate betragen. Serumspiegel korrelieren schlecht mit der Effektivität und sind routinemäßig überflüssig.

**Amiodaron besitzt signifikante Organtoxizität.**

Amiodaron besitzt signifikante Organtoxizität. Veränderungen der Schilddrüsenfunktion, der Leberfunktion, Korneaeinlagerungen und Dermatosen sind typische Nebenwirkungen der Langzeittherapie. 50 % aller Patienten haben zumindest eine solche nach einem Jahr oraler Gabe. Die gefährlichsten sind wohl die Pneumonitis und das ARDS. Letzteres kann auch bei Kurzzeitgabe und perioperativ in der Lungenchirurgie und beim Einsatz der Extrakorporalzirkulation begünstigt sein. Der Beginn der Therapie nach kardiochirurgischen Eingriffen erscheint aber sicher.

Amiodaron wird intravenös empfohlen:
- zur Konversion von kurzbestehendem Vorhofflimmern zu Sinusrhythmus,
- bei therapieresistenten ventrikulären Tachyarrhythmien, bei denen Lidocain, Procainamid oder Bretylium versagen.

▶ **Perioperative Anwendung von Amiodaron**

Zur ▶ **perioperativen Anwendung von Amiodaron** können folgende Empfehlungen gegeben werden:
- Rasche intravenöse Aufsättigung kann durch einen Stufenplan erreicht werden, Gewichtsdosierung ist bei Erwachsenen unnötig: Am ersten Tag gibt man 150 mg zentralvenös in 10 min, danach 360 mg in 6 h, danach 540 mg in 18 h kontinuierlich. Weitere 150-mg-Bolusdosen können zusätzlich gegeben werden. An zumin-

---

**Tabelle 7**
**Indikationen für Klasse-4-Antiarrhythmika**

- Paroxysmale supraventrikuläre Tachykardien wegen Sinus- oder AV-Knotenkreiserregung
- Reduktion der Kammerfrequenz bei tachykardem Vorhofflattern/Flimmern
- Multifokale atriale Tachykardie vor allem bei Patienten mit COPD
- Kammertachykardie bei vasospastischer Angina pectoris
- Langdauernde Kammertachykardie bei Patienten ohne strukturelle Herzkrankheit

dest 2–4 weiteren Tagen infundiert man 720 mg pro 24 h. Mit diesem Regime sind erste antiarrhythmische Effekte nach 1–30 min zu erwarten. Die antiarrhythmische Potenz steigert sich während der ersten 12–24 h.
- Konversion zu oralem Amiodaron hängt von der Dauer oben genannter Infusionstherapie ab. Unter 1 Woche i.v. beträgt die orale Dosierung 800–1600 mg pro Tag. Bei 1–3 Wochen i.v. 600–800 mg pro Tag und über 3 Wochen i.v. Therapie 400 mg pro Tag.
- Vasodilatation und negative Inotropie können bei eingeschränkter Ventrikelfunktion und zu rascher Bolusinjektion Hypotension und Herzversagen begünstigen. Volatile Anästhetika verstärken diesen Effekt ebenso wie die AV-Blockierung und den Sinusknotenarrest.
- Proarrhythmie ist möglich (Torsade de pointes), aber selten. Allerdings ist Amiodaron bei jeder Form des langen QT-Syndroms kontraindiziert. Die QT-Zeit sollte also vor Therapiebeginn bekannt sein.
- Supraventrikuläre Tachyarrhythmien, vor allem bei eingeschränkter Ventrikelfunktion, sprechen auf Amiodaron an, selbst wenn andere Antiarrhythmika versagen.
- Für präoperativ bestehende Kammerarrhythmien sollte Amiodaron in der Lungenchirurgie vermieden werden. Bei diesen Patienten soll Amiodaron auch postoperativ nicht begonnen werden.
- Intraoperative Amiodarontherapie kann bei deletären, therapieresistenten Kammertachyarrhythmien lebensrettend sein.

**Tabelle 8**
**Intravenös applizierbare, antiarrhythmisch wirksame Substanzen**

| Substanz | Einmalige Gabe | Kontinuierliche Gabe |
|---|---|---|
| Adenosin | 6 mg (evtl. 12 mg) rascher Bolus bis 2× zentralvenös | ∅ |
| Atropin | 0,5–2 mg (ZNS-Toxizität bei höherer Dosis) | ∅ |
| Glykopyrrolat | 0,2–1 mg | ∅ |
| Digoxin | 0,5–1 mg alle 12–24 h | ∅ |
| Edrophonium | 5–30 mg über 30 min | 0,25 mg/min |
| Mg-Sulfat | 16–32 mval in 60 min | bis 16 mval/h |
| K-Chlorid | 20 mval in 30–60 min | maximal 40 mval/h langsam |
| Procainamid | 10–15 mg/kg initial | 2–6 mg/min |
| Lidocain | 1 mg/kg initial, bis 4 mg/kg in 30 min | 1–4 mg/min |
| Mexiletin | 100–250 mg Bolus | 1–2 mg/kg/h |
| Phenytoin | 100 mg alle 5 min bis maximal 1 g | ∅ |
| Flecainid | 1 mg/kg langsam; 0,5 mg/kg nach 20 min, evtl. 2×; maximal 420 mg/24 h | ∅ |
| Propafenon | 35–140 mg langsam | 0,2–0,5 mg/min |
| Ajmalin | 50 mg langsam | 1 mg/kg/h |
| Esmolol | 0,5–1 mg/kg/min repetitiv | 0,05–0,1 mg/kg/min |
| Metoprolol | 5–15 mg über 20 min | ∅ |
| Propranolol | 1 mg/min bis zu 3× | ∅ |
| Ibutilide | 1 mg in 10 min, maximal 2 mg | ∅ |
| Amiodaron | 150 mg in mindestens 10 min (Bolus) | dann 360 mg in 6 h, dann 540 mg in 18 h, dann 720 mg pro 24 h |
| Bretylium | 5–10 mg/kg in 10–30 min bis maximal 30 mg/kg | ∅ |
| Verapamil | 5–10 mg initial, 10 mg alle 30 min | bis maximal 100 mg/24 h |
| Diltiazem | 20 mg initial, Repetition von 25 mg nach 15 min | ∅ |

**Tabelle 9**
**Indikationen/Kontraindikationen spezieller antiarrhythmischer Therapien**

| Spezifische Arrhythmie | Bevorzugt | Alternativ | Letztes Mittel | Kontraindiziert |
|---|---|---|---|---|
| Sinusknotendysfunktion | Antimuskarinergika | β-Mimetika | SM | |
| Bradykardie-Tachykardie-Syndrom | β-Blocker oder CKB | zusätzlich SM | | |
| Atriale Tachykardie | β-Blocker oder CKB<br>Kardioversion<br>Adenosin | SM<br>Amiodaron | Flecainid | |
| AV-Knotenrhythmus | SM<br>β-Mimetika | Antimuskarinika | | |
| Akzelerierten AV Rhythmus | β-Blocker oder CKB | | | |
| Paroxysmale supraventrikuläre Tachykardie ohne WPW | Adenosin<br>β-Blocker oder CKB | Kardioversion | | |
| Paroxysmale supraventrikuläre Tachykardie mit WPW und schmalem QRS | β-Blocker oder Adenosin | Kardioversion | Ajmalin | Digitalis<br>CKB |
| Paroxysmale supraventrikuläre Tachykardie mit WPW und breitem QRS | Lidocain<br>Procainamid | Amiodaron<br>Kardioversion | | |
| Vorhofflattern | SM<br>Kardioversion | β-Blocker<br>Edrophonium<br>CKB<br>zusätzlich Digitalis | Ibutilid<br>Procainamid<br>Flecainid<br>Propafenon | 1a und c bei KHK |
| Vorhofflimmern | SM<br>Kardioversion | β-Blocker<br>Edrophonium<br>CKB<br>zusätzlich Digitalis | Procainamid<br>Flecainid<br>Propafenon<br>Amiodaron | 1a und c bei KHK |
| Ventrikuläre Extrasystolen, Couplets, Salven und kurzdauernde (<30 s) Kammertachykardie | β-Blocker | Lidocain<br>Procainamid | Amiodaron | |
| Repetitive idiopathische monomorphe Kammertachykardie | Verapamil | Adenosin | | |
| Idioventrikularrhythmen | Antimuskarinergika<br>SM | | | |
| Langdauernde (>30 s) monomorphe Kammertachykardie | Lidocain<br>Kardioversion | Procainamid<br>Bretylium | Amiodaron<br>AICD | |
| Polymorphe Kammertachykardie, Torsade-de-pointes-Tachykardie | Mg | Heparin<br>Nitrate<br>β-Blocker<br>IABP<br>PTCA<br>CABG | SM<br>(β-Mimetika; KI bei KHK) | |
| Torsade de pointes mit erworbenem langen QT-Syndrom | Mg<br>SM | (β-Mimetika; KI bei KHK) | Lidocain<br>Mexiletin<br>Bretylium | Amiodaron |
| Torsade-de-pointes-Tachykardie mit kongenitalem langen QT-Syndrom | β-Blocker<br>SM | Verapamil | (Nicorandil) | Amiodaron |
| Kammerflattern und Kammerflimmern | Defibrillation | Lidocain<br>Procainamid<br>Bretylium | Amiodaron | |

*SM = Schrittmacher*

- Postoperativ ist Amiodaron (außer Lungenchirurgie) auch in der Kardiochirurgie sicher und äußerst effektiv, auch bei Patienten mit stark reduzierter Ventrikelfunktion oder Kardiomyopathie.
- Amiodarongabe ist prinzipiell eine sinnvolle Begleittherapie bei Patienten mit AICDs.
- Erwähnenswert ist, dass mindestens 2 zu Amiodaron strukturverwandte Substanzen derzeit in Entwicklung sind, die weitaus attraktivere pharmakokinetische Eigenschaften besitzen [24, 38, 39].

▶ **Klasse-4-Antiarrhythmika**
Diltiazem, Verapamil

▶ **Klasse-4-Antiarrhythmika**, sog. Ca-Antagonisten oder Ca-Kanalblocker (CKB) verzögern die Erholung des inaktivierten Ca-Kanals vom L-Typ. Dadurch verlangsamen sie die Sinusknotenfrequenz, verlängern die Leitungszeit und die Refraktärität des AV-Knoten. Im Wesentlichen sind nur Diltiazem und Verapamil antiarrhythmisch wirksam, da bei Ca-Antagonisten vom Nifedipintyp reflexbedingt diese elektrophysiologischen Eigenschaften klinisch keine Rolle spielen (Tabelle 7).

Nicht verwendet sollten CKB bei Patienten mit WPW und Vorhofflattern/Flimmern werden, wenn die Refraktärzeit des akzessorischen Leitungsbündels unbekannt oder kurz ist, weil in dieser Konstellation Kammerflimmern ausgelöst werden kann. Gründe hiefür sind eine begünstigte atrioventrikuläre Überleitung durch das akzessorische Bündel, wenn die Refraktärität des AV-Knoten erhöht wird. Weiterhin weil CKB die Leitung und Refraktärität des akzessorischen Bündels nicht verlängern und die CKB bedingte Vasodilatation eine Reflextachykardie induzieren kann, die wiederum die Leitung durch das akzessorische Bündel steigert und dessen Refraktärität verkürzt. Sinusknotenarrest, AV-Blockierungen, Vasodilatation und herabgesetzte Kontraktilität sind klassische unerwünschte Wirkungen der CKB. Diese Effekte werden durch Inhalationsanästhetika begünstigt bzw. verstärkt (Tabellen 8 und 9).

## Literatur

1. Akhtar M, Breithardt G, Camm AJ, Coumel P, et al., (1990) CAST and beyond. Implications of the cardiac arrhythmia suppression trial. Task force of the working group on arrhythmias of the European Society of Cardiology. Circulation 81: 1123–1127
2. Akiyama T, Pawitan Y, Greenberg H, Kuo CS, et al., (1991) Increased risk of death and cardiac arrest from encainide and flecainide in patients after non-Q-wave acute myocardial infarction in the cardiac arrhythmia suppression trial. CAST investigators. Am J Cardiol 68: 1551–1555
3. Anderson JL, Prystowsky EN (1999) Sotalol: an important new antiarrhythmic. Am Heart J 137: 388–409
4. Atlee JL (1997) Perioperative cardiac dysrhythmias: diagnosis and management. Anesthesiology 86: 1397–1424
5. Balser JR (1997) The rational use of intravenous amiodarone in the perioperative period. Anesthesiology 86: 974–987
6. Cheema AN, Sheu K, Parker M, Kadish AH, et al., (1998) Nonsustained ventricular tachycardia in the setting of acute myocardial infarction. Tachycardia characteristics and their prognostic implications. Circulation 98: 2030–2036
7. Cohn JN, Johnson GR, Shabetai R, Loeb H, et al., (1993) Ejection fraction, peak exercise oxygen consumption, cardiothoracic ratio, ventricular arrhythmias, and plasma norepinephrine as determinants of prognosis in heart failure. Circulation 87: 5–16
8. Connolly SJ (1999) Prophylactic antiarrhythmic therapy for the prevention of sudden death in high-risk patients: drugs and devices. Eur Heart J 1: C31-C35
9. Connolly SJ (1999) Evidence-based analysis of amiodarone efficacy and safety. Circulation 100: 2025–2034
10. Connolly SJ (1999) Meta-analysis of antiarrhythmic drug trials. Am J Cardiol 4: 90R-93R
11. Discher TJ, Kumar P, Miller SM, Mayer RC (1994) Antiarrhythmic drugs should be used to suppress ventricular ectopy in the perioperative period. J Cardiothorac Vasc Anesth 8: 699–703
12. Duffee DF, Shen WK, Smith HC (1998) Suppression of frequent premature ventricular contractions and improvement of left ventricular function in patients with presumed idiopathic dilated cardiomyopathy. Mayo Clin Proc 73: 430–433
13. Eckardt L, Haverkamp W, Johna R, Bocker D, et al., (2000) Arrhythmias in heart failure: current concepts of mechanisms and therapy. J Cardiovasc Electrophysiol 11: 106–117
14. Epstein AE, Hallstrom AP, Rogers WJ, Liebson PR, et al., (1993) Mortality following ventricular arrhythmia suppression by encainide, flecainide, and moricizine after myocardial infarction. The original design concept of the cardiac arrhythmia suppression trial (CAST). JAMA 270: 2451–2455
15. Farre J, Romero J, Rubio JM, Ayala R, et al., (1999) Amiodarone and „primary" prevention of sudden death: critical review of a decade of clinical trials. Am J Cardiol 11: 55D-63D
16. Forrest JB, Cahalan MK, Rehder K, Goldsmith CH, et al., (1990) Multicenter study of general anesthesia. II. Results. Anesthesiology 72: 262–268
17. Ghali JK, Kadakia S, Cooper RS, Liao YL (1991) Impact of left ventricular hypertrophy on ventricular arrhythmias in the absence of coronary artery disease. JACC 17: 1277–1282
18. Gomez MN (1998) Magnesium and cardiovascular disease. Anesthesiology 89: 222–240
19. Greene HL, Roden DM, Katz RJ, Woosley RL, et al., (1992) The cardiac arrhythmia suppression trial: first cast... then cast-II. JACC 19: 894–898
20. Julian DG, Camm AJ, Frangin G, Janse MJ, et al., (1997) Randomised trial of effect of amiodarone on mortality in patients with left-ventricular dysfunction after recent myocardial infarction: EMIAT. European myocardial infarct amiodarone trial investigators. Lancet 349: 667–674
21. Katritsis D, Camm AJ (1994) Antiarrhythmic drug classifications and the clinician: a gambit in the land of chaos. Clin Cardiol 17: 142–148
22. Kennedy HL (1997) Beta-blocker prevention of proarrhythmia and proischemia: clues from CAST, CAMIAT, and EMIAT. Am J Cardiol 80: 1208–1211
23. Klein H, Auricchio A, Reek S, Geller C (1999) New primary prevention trials of sudden cardiac death in patients with left ventricular dysfunction: SCD-HEFT and MADIT II. Am J Cardiol 11: 91D-97D
24. Kulier AH, Novalija E, Hogan Q, Vicenzi MN, et al., (1999) The effects of the new antiarrhythmic E 047/1 on postoperative ischemia-induced arrhythmias in dogs. Anesth Analg 89: 1393–1399
25. Levy S, Ricard P (1997) Using the right drug: a treatment algorithm for regular supraventricular tachycardias. Eur Heart J 18: C27-C32
26. Mahla E, Rotman B, Rehak P, Atlee JL, et al., (1998) Perioperative ventricular dysrhythmias in patients with structural heart disease undergoing noncardiac surgery. Anesth Analg 86: 16–21
27. Mangano DT, Layug EL, Wallace A, Tateo I (1996) Effect of atenolol on mortality and cardiovascular morbidity after noncardiac surgery. Multicenter study of perioperative ischemia research group. N Engl J Med 335: 1713–1720

28. Mehta Y, Swaminathan M, Juneja R, Saxena A, et al., (1998) Profiles of aprindine, cibenzoline, pilsicainide and pirmenol in the framework of the sicilian gambit. J Cardiothorac Vasc Anesth 12: 221–224
29. Naccarelli GV, Wolbrette DL, Dell'Orfano JT, Patel HM, et al., (2000) Amiodarone: What have we learned from clinical trials? Clin Cardiol 23: 73–82
30. Naccarelli GV, Wolbrette DL, Patel HM, Luck JC (2000) Amiodarone: clinical trials. Curr Opin Cardiol 15: 64–72
31. Packer DL, Munger TM, Johnson SB, Cragun KT (1997) Mechanism of lethal proarrhythmia observed in the cardiac arrhythmia suppression trial: role of adrenergic modulation of drug binding. Pacing Clin Electrophysiol 20: 455–467
32. Roghi A, Palmieri B, Crivellaro W, Sara R, et al., (1999) Preoperative assessment of cardiac risk in noncardiac major vascular surgery. Am J Cardiol 15: 169–174
33. The 'Sicilian Gambit'. A new approach to the classification of antiarrhythmic drugs based on their actions on arrhythmogenic mechanisms. The task force of the working group on arrhythmias of the European Society of Cardiology. (1991) Eur Heart J 12: 1112–1131
34. Skanes AC, Green MS (1996) What have clinical trials taught us about proarrhythmiä Can J Cardiol 20B–26B
35. Starmer CF (1997) The cardiac vulnerable period and reentrant arrhythmias: targets of anti- and proarrhythmic processes. Pacing Clin Electrophysiol 20: 445–454
36. Steinbach KK, Merl O, Frohner K, Hief C, et al., (1994) Hemodynamics during ventricular tachyarrhythmias. Am Heart J 127: 1102–1106
37. Touboul P (1999) A decade of clinical trials: CAST to AVID. Eur Heart J 1: C2–C10
38. Verduyn SC, Vos MA, Leunissen HD, Opstal JM van, et al., (1999) Evaluation of the acute electrophysiologic effects of intravenous dronedarone, an amiodarone-like agent, with special emphasis on ventricular repolarization and acquired torsade de pointes arrhythmias. J Cardiovasc Pharmacol 33: 212–222
39. Vicenzi MN, Mahla E, Neuray M, Gombotz H (2000) Severe ventricular dysrhythmias after cardiac surgery treated with the fast acting amiodarone derivative E 047/1 (Abstract). Eur J Anaesthesiol 19: (A 522) 159
40. Wahr JA, Parks R, Boisvert D, Comunale M, et al., (1999) Preoperative serum potassium levels and perioperative outcomes in cardiac surgery patients. Multicenter study of perioperative ischemia research group. JAMA 281: 2203–2210
41. Wallace A, Mangano DT (1997) Use of beta-blockade to prevent death after noncardiac surgery. West J Med 166: 203–204

## Fragen zur Zertifizierten Fort- und Weiterbildung

**1. An erster Stelle der antiarrhythmischen Therapie stehen:**

a) der Ausgleich von K- oder Mg-Mangelzuständen,
b) die Anwendung spezifischer Antiarrhythmika,
c) das Vermeiden perioperativer Arrhythmieauslöser,
d) die Behandlung kardialer Begleiterkrankungen,
e) der Einsatz von Schrittmachern.

**2. Das Bradykardie-Tachykardiesyndrom wird behandelt durch:**

a) Verapamil,
b) β-Blocker,
c) Kombination aus Schrittmacherstimulation und β-Blocker,
d) Adenosin,
e) Kardioversion.

**3. Zur Therapie paroxysmaler supraventrikulärer Schmalkomplextachykardien beim WPW-Syndrom eignen sich:**

a) Verapamil,
b) Diltiazem,
c) Digitalispräparate,
d) Lidocain,
e) β-Blocker.

**4. Welche Substanz soll bei Torsade-de-pointes-Tachykardien mit langem QT- Intervall vermieden werden:**

a) Mg,
b) Amiodaron,
c) β-Blocker,
d) Nicorandil,
e) Flecainid.

**5. Kammerflimmern wird initial behandelt durch:**

a) Amiodaron,
b) Lidocain,
c) Schrittmacherstimulation,
d) Defibrillation,
e) akut-PTCA.

**6. Welche Aussage trifft auf Amiodaron nicht zu:**

a) Amiodaron hat eine sehr lange Halbwertzeit;
b) Amiodaron ist in hohem Maße proarrhythmogen;
c) Amiodaron vereint Eigenschaften der Klasse 1, 2, 3 und 4;
d) Amiodaron wirkt innerhalb der ersten 30 min;
e) Amiodaron benötigt initial intravenöse Aufsättigungsdosen.

**Die richtigen Antworten:**
1d; 2c; 3e; 4b; 5d; 6b

# Anästhesie nach Organtransplantation

**Marco P. Zalunardo** · Institut für Anästhesiologie, Universitätsspital Zürich

Verbesserte Überlebensrate und Lebensqualität von Organempfängern.

▶ Interdisziplinäre Zusammenarbeit

Steigende Anzahl transplantierter Patienten.

Reduziertes perioperatives Risiko bei normaler Transplantatfunktion.

▶ Infektionsrisiko
▶ Pathophysiologie des transplantierten Organs
▶ Pharmakologische und pathophysiologische Auswirkungen der Immunsuppression
▶ Interaktion von Immunsuppressiva mit Anästhetika
▶ Transplantatabstoßung

Die Transplantationsmedizin hat in den letzten zwei Jahrzehnten bezüglich Überlebensrate und Lebensqualität von Organempfängern gewaltige Fortschritte zu verzeichnen. Dies ist hauptsächlich durch die Einführung effizienter Immunsuppressiva und neuer chirurgischer Techniken begründet. Eine wichtige Voraussetzung für diese Entwicklung war die enge ▶ interdisziplinäre Zusammenarbeit zwischen medizinisch-diagnostischen, chirurgischen, anästhesiologischen und intensivmedizinischen Experten. Einen wesentlichen Beitrag dazu leistet das durch moderne Monitoringtechnik und spezialisiertes Fachwissen optimierte anästhesiologische Management.

Obwohl das Organspenderangebot in den einzelnen Ländern sehr unterschiedlich ist, steigt die Anzahl Transplantationen weltweit kontinuierlich [1]. Aufgrund der ständig wachsenden Anzahl organtransplantierter Patienten werden immer häufiger Anästhesisten, die sich in der täglichen Praxis nicht unmittelbar mit Transplantationen beschäftigen, mit der „Anästhesie nach Transplantation" konfrontiert. Die Kenntnis der spezifischen Problematik ist deshalb auch für Nicht-Spezialisten von praktischem Wert.

Im Gegensatz zum Zustand vor Transplantation ist bei transplantierten Patienten die Funktion vitaler Organe ausreichend. Damit ist das perioperative Risiko für Komplikationen wesentlich reduziert. Das anästhesiologische Management transplantierter Patienten unterscheidet sich nicht grundsätzlich vom üblichen Prozedere für Patienten der ASA Klassen I bis III. Trotzdem können bei unsachgemäßem Vorgehen schwerwiegende Komplikationen auftreten. Deshalb bedürfen folgende Aspekte spezieller Beachtung: ▶ Infektionsrisiko, ▶ Pathophysiologie des transplantierten Organs (klinische Auswirkungen der Denervation transplantierter Organe, Beeinflussung mitbeteiligter Organsysteme, etc.),
▶ pharmakologische und pathophysiologische Auswirkungen der Immunsuppression (Hypertension, Diabetes, Neurotoxizität, Niereninsuffizienz, Infekt, etc.),
▶ Interaktion von Immunsuppressiva mit Anästhetika und ▶ Transplantatabstoßung. Diese Aspekte werden im Folgenden dargestellt.

---

**Anesthesia after organ transplantation**
*Key words:* Anesthesia · Transplantation surgery · Transplantation

Dr. med. Marco P. Zalunardo · Institut für Anästhesiologie, Universitätsspital Zürich, Rämistrasse 100, CH-8091 Zürich; e-mail: marco.zalunardo@ifa.usz.ch

## Der transplantierte Patient

### Präoperative Beurteilung

Die wesentlichen Aspekte der präoperativen Beurteilung beinhalten:
- Anhaltspunkte für eine Infektion
- Organfunktion des transplantierten Organs
- Funktion anderer vitaler Organsysteme
- Anhaltspunkte für eine Abstoßung

*Infektionen sind Hauptfaktor für die Morbidität und Mortalität.*
▶ **Cytomegalievirusinfektion**

Infektionen sind nach wie vor ein Hauptfaktor für die Morbidität und Mortalität von Organempfängern. Die meisten Infektionen sind bakteriell. In der unmittelbar postoperativen Phase ist die ▶ **Cytomegalievirusinfektion** aufgrund der höchsten Morbidität und Mortalität aller Infektionen nach Transplantation von großer Bedeutung [2]. Je stärker die Immunsuppression, desto häufiger treten Infekte auf. Trotzdem ist vor allem in der Anfangsphase nach Transplantation eine zu geringe Dosierung der Immunsuppressiva wegen der Gefahr einer Abstoßung zu vermeiden. Der richtige Mittelweg muss oft abseits von Protokollen und Richtlinien im Einzelfall entschieden werden. Bei starker Immunsuppression fehlen häufig die klassischen Symptome eines Infektes. Deshalb sollte bei den geringsten Anzeichen von Fieber, Leukozytose, Peritonitis, etc. ein Infektherd gesucht und ausgeschlossen werden.

*Klassische Symptome einer Infektion fehlen häufig.*

Tabelle 1 zeigt die minimal erforderlichen Untersuchungen, um die Funktion des transplantierten Organs und anderer Organsysteme zu prüfen. Abgesehen von Abstoßung und Infektion sind folgende ▶ **Erkrankungen nach Transplantation** häufig: Niereninsuffizienz, gastrointestinale Ulzera und Erkrankungen des Pankreas und des hepatobiliären Systems. Eine gestörte Funktion des transplantierten Organs deutet prinzipiell auf eine Abstoßung oder ein mechanisches Hindernis im Bereich Transplantatgefäße hin.

▶ **Begleiterkrankungen**

### Anästhesiologisches Management

Die Prämedikation erfolgt in üblicher Weise, wobei bei der Prämedikationsvisite ein besonderes Augenmerk auf die ▶ **psychische Verfassung** des Patienten gelegt werden sollte. Die neue Situation nach Transplantation erfordert Einiges an geistiger Flexibilität und Stabilität. Es ist zu bedenken, dass die Patienten einen lang-

▶ **Psychische Verfassung**

**Tabelle 1**
**Präoperative Untersuchungen**

| Untersuchung | Transplantation von: | | | |
|---|---|---|---|---|
| | Leber | Lunge | Herz | Andere Organe |
| Hkt, Hb, Lc, Tc | X | X | X | X |
| Na, K, Ca, Mg | X | X | X | X |
| Leberfunktionstests | X | X | X | X |
| Amylase, Lipase | X | X | X | X |
| BZ, Hst, Kreatinin | X | X | X | X |
| PT, PTT | X | X | X | X |
| Urinanalyse | X | X | X | X |
| EKG | - | - | X | ± |
| Arterielle BGA | - | X | - | - |
| Lungenfunktion | - | X | - | - |
| Echokardiogramm | - | ± | X | - |

Modifiziert nach [4, 5]. Hkt: Hämatokrit; Hb: Hämoglobin; Lc: Leukozyten; Tc: Thrombozyten; Na: Natrium; K: Kalium; Ca: Kalzium; Mg: Magnesium; Leberfunktionstests: Aspartataminotransferase, Alaninaminotransferase, Alkalische Phosphatase; Bilirubin; Gamma-glutamyltransferase, Eiweiß; BZ: Blutzucker; Hst: Harnstoff; PT: Prothrombinzeit (Quick); PTT: Partielle Thromboplastinzeit; BGA: Blutgasanalyse; X: untersuchen; -: nicht untersuchen; ±: im Einzelfall entscheiden

jährigen Leidensweg hinter sich haben, sozusagen über Nacht geheilt wurden, ein „fremdes" Organ in sich tragen, weiterhin ohne Medikamente nicht überleben und ständig mit dem Risiko der Abstoßung und Infektion leben müssen. Hinzu kommen die psychischen Nebenwirkungen der Immunsuppressiva (Albträume, Depression, Euphorie, Steroidpsychose).

Es gibt keine speziellen Kontraindikationen sowohl für die Allgemeinanästhesie, wie auch für die Regionalanästhesie bei diesem Patientengut. Patienten unter Azathioprin und Antileukozytenglobulin können eine Thrombozytopenie entwickeln, wodurch eine rückenmarksnahe Anästhesie allenfalls unmöglich gemacht wird. Epidurale Applikation von Bupivacain führt zu einer höheren Plasmakonzentration bei Nierentransplantierten verglichen mit nicht urämischen Patienten für Nierenoperationen [3]. Nichtsteroidale Antirheumatika sollten vermieden werden, da sie einerseits die Nephrotoxizität von Cyclosporin verstärken und andererseits zu gastrointestinalen Blutungen (v. a. bei Steroidtherapie) und Leberfunktionsstörungen führen können [4].

Das Monitoring richtet sich in erster Linie nach dem ▶ **Risikoprofil des Patienten** und den ▶ **Anforderungen des chirurgischen Eingriffs**. Bei invasiven Maßnahmen sollte auf absolute Sterilität geachtet werden. Die Immunsuppressiva müssen auch am Operationstag unbedingt verordnet werden. Eine zusätzliche perioperative Steroiddosis bei Patienten, die Corticosteroidimmunsuppression erhalten, wird generell nicht empfohlen. Kürzlich steroidentwöhnte Patienten bilden dabei eine Ausnahme [4-7].

### Immunsuppressiva

Die Kenntnis der wichtigsten Charakteristika der Immunsuppressiva ist für das anästhesiologische Management von großem Vorteil. Tabelle 2 zeigt eine Zusammenstellung der gebräuchlichsten Immunsuppressiva, Tabelle 3 häufige Nebenwirkungen. Pharmakologie, Nebenwirkungen und allfällige Interaktionen der Immunsuppressiva mit Anästhetika werden in der Folge zusammengefasst.

### Cyclosporin

Cyclosporin ist ein Polypeptid, welches initial als Antimykotikum entwickelt wurde, bis man auf seine immunmodulatorischen Eigenschaften aufmerksam wurde. Cyclosporin wirkt gegen die T-Zell vermittelte Abstoßung via Calcium-vermittelte Signalvorgänge, welche eine frühe T-Zell Aktivierung verhindern. Gleichzeitig verhindert Cyclosporin die klonale Expansion von alloreaktiven T-Zellen. Die orale Bioverfügbarkeit von Cyclosporin liegt bei 30%. Die Halbwertszeit beträgt 8 Stunden. Die Metabolisierung erfolgt durch ▶ **Cytochrom P450**. Bei verminderter Cytochrom P450-Aktivität können die Cyclosporinblutspiegel an-

**Tabelle 2**
**Immunsuppressiva**

| Wirkstoff | Besonderheiten | Immunologischer Effekt |
|---|---|---|
| Cyclosporin | HWZ: 8 Std., Cytochrom P450 abhängig | Verhindert T-Zell vermittelte Abstoßung |
| Tacrolimus | HWZ: 8 – 24 Std., Cytochrom P450 abhängig | Verhindert T-Zell vermittelte Abstoßung |
| Mycophenolate Mofetil | „Prodrug", wird zu aktiver Mycophenolsäure metabolisiert | Hemmung der Purinsynthese |
| Azathioprine | Größeres Nebenwirkungsspektrum als Mycophenolsäure | Hemmung der Purinsynthese |
| Monoklonale Antikörper | OKT3 kann das Cytokine Release-Syndrom verursachen | Antikörper gegen CD3, IL-2, etc. Rezeptoren von aktivierten T-Lymphozyten |
| Steroide | Dosis-, und zeitabhängige Nebenwirkungen | T-Lymphozyten, Cytokine |

*HWZ: Halbwertszeit, IL: Interleukin*

**Tabelle 3**
Nebenwirkungen der Immunsuppressiva

| Immunsuppressivum | Nebenwirkungen | | | | | | | | |
|---|---|---|---|---|---|---|---|---|---|
| Cyclosporin | Nephro | Hypert | Hepa | Neuro | Ging | Hyperk | Hypom | Hyperu | Lypro |
| Tacrolimus | Nephro | Hyperk | Neuro | Nausea | Flush | Diabet | Psych1 | Lypro | |
| Mycophenolat Mofetil | KMD | Leukop | Nausea | Diarr | | | | | |
| Azathioprin | KMD | Leukop | Throp | Anämie | Hepa | Panc | Nausea | Diarr | |
| Monoklonale Antikörper (OKT3) | Fieber | Nausea | Luoed | Hypert | Hypot | Neuro | Nephro | | |
| Steroide | Lypro | SWT | Diabet | Hypert | Hypok | Hypoc | Ulc | Osteop | Psych2 |

Modifiziert nach [7, 11]. Nephro: Nephrotoxizität; Hypert: arterielle Hypertonie; Hepa: Leberfunktionsstörung; Neuro: Neurotoxizität; Ging: Gingivahyperplasie; Hyperk: Hyperkaliämie; Hypom: Hypomagnesiämie; Hyperu: Hyperurikämie; Lypro: Lymphoproliferative Erkrankung; Diabet: Diabetes mellitus/Hyperglykämie; Psych1: Albträume, Stimmungsschwankungen; KMD: Knochenmarksdepression; Leukop: Leukopenie; Diarr: Diarrhoe; Throp: Thrombopenie; Panc: Pankreatitis; Luoed: Lungenoedem; Hypot: arterielle Hypotonie; SWT: Salz- und Wasserretention; Hypok: Hypokaliämie; Hypoc: Hypokalzämie; Ulc: Peptische Ulcera; Osteop: Osteoporose; Psych2: Euphorie, Depression, Steroidpsychose

▶ Nephrotoxizität
▶ Leberfunktionsstörungen

steigen. Neben der ▶ **Nephrotoxizität** kann Cyclosporin auch zu dosisabhängigen ▶ **Leberfunktionsstörungen** führen. Es kommt zu einer Erhöhung von Bilirubin und Leberenzymen, die nach Dosisreduktion reversibel ist. Weitere klassische Nebenwirkungen sind arterielle Hypertonie, Neurotoxizität, Gingivahyperplasie, Elektrolytstörungen und lymphoproliferative Erkrankungen [8, 9].

### Tacrolimus (FK506)

Tacrolimus ist ein Metabolit des Streptomyces tsukubaensis. Seine immunmodulatorische Wirkung wurde erstmals 1987 bei Ratten entdeckt. Der Wirkmechanismus ist demjenigen von Cyclosporin ähnlich. Tacrolimus hat eine orale Bioverfügbarkeit von 10-60% mit einem maximalen Blutspiegel nach 1-2 Stunden und einer Halbwertszeit von 8 bis 24 Stunden. Wie Cyclosporin wird Tacrolimus durch das Cytochrom P450-System metabolisiert. Zusätzliche Medikamente oder Anästhetika, die die Cytochrom P450 Aktivität beeinflussen, können zu veränderten Tacrolimus-Blutspiegeln führen (Tabelle 4).

**Blutspiegel von Cyclosporin und Tacrolimus können durch Medikamente beeinflusst werden.**

Klinische Vergleichsstudien zwischen Cyclosporin und Tacrolimus bei Nierentransplantierten haben ergeben, dass das Einjahresüberleben von Patient bzw. Transplantat unter beiden Substanzen ähnlich ist. Die Anzahl und der Schweregrad von akuter Abstoßung war jedoch in der Tacrolimusgruppe signifikant geringer. Das Dreijahresüberleben von Patient und Transplantat war ebenfalls vergleichbar, aber die Anzahl Transplantatversagen war in der Tacrolimusgruppe seltener. Dagegen war das Neuauftreten von Diabetes mellitus in der Tacrolimusgruppe häufiger [10, 11]. Bei Lungentransplantierten scheint Tacrolimus in der Einjahresüberlebensrate sogar überlegen zu sein (92,3% vs. 70,6%). Diabetes mellitus (57% v. 23%) und Niereninsuffizienz (27% v. 15%) traten jedoch häufiger auf [12, 13].

▶ Nephro- und Neurotoxizität

Bedeutende ▶ **Nephro- und Neurotoxizität** wurden auch für Tacrolimus beschrieben. Eine mögliche Erklärung für die Neurotoxizität ist die Inhibition der Calcineurinphosphatase, die Ätiologie der renalen Vaskulopathie ist jedoch unklar. In diesem Zusammenhang sind auch ▶ **Hyperkaliämien** beschrieben.

▶ Hyperkaliämien
▶ Kardiomyopathie, Anämie, Nausea, chronische Diarrhoe, Diabetes mellitus

▶ **Kardiomyopathie, Anämie, Nausea, chronische Diarrhoe und Diabetes mellitus** sind weitere Nebenwirkungen. Im Vergleich zu Cyclosporin treten arterielle Hypertonie und Hypercholesterinämie weniger häufig auf, und Gingivahyperplasie und Hirsutismus kommen bei chronischer Tacrolimusmedikation überhaupt nicht vor [8].

### Mycophenolat Mofetil

Ende der 80er Jahre konnte ein verlängertes Transplantatüberleben bei Ratten unter Mycophenolat Mofetil nachgewiesen werden. Mycophenolat Mofetil wird durch

**Tabelle 4**
**Pharmaka, die die Blutspiegel von Cyclosporin und Tacrolimus beeinflussen**

| Pharmaka | Blutspiegel | Mechanismus |
|---|---|---|
| Carbamazepin | ↓ | Cytochrom P450 + |
| Phenobarbital | ↓ | Cytochrom P450 + |
| Phenytoin | ↓ | Cytochrom P450 + |
| Isoniazid, Rifampicin | ↓ | Cytochrom P450 + |
| Norfloxacin | ↓ | Cytochrom P450 + |
| Ciprofloxacin | ↑ | Cytochrom P450 - |
| Erythromycin | ↑ | Cytochrom P450 - |
| Fluconazol | ↑ | Cytochrom P450 - |
| Ketoconazol | ↑ | Cytochrom P450 - |
| Metoclopramid | ↑ | Cytochrom P450 - |
| Orale Kontrazeptiva | ↑ | Cytochrom P450 - |
| Diltiazem | ↑ | Cytochrom P450 - |
| Verapamil | ↑ | Cytochrom P450 - |
| Nicardipin | ↑ | Cytochrom P450 - |
| Isofluran | ↓ | Absorptionsrate - |

*Cytochrom P450 +: Durch Aktivierung von Cytochrom P450 kommt es zu einem Abfall der Blutspiegel von Cyclosporin und Tacrolimus; Cytochrom P450 -: Durch Inhibition von Cytochrom P450 kommt es zu einem Anstieg der Blutspiegel von Cyclosporin und Tacrolimus; Absorptionsrate -: Isofluran reduziert die Absorptionsrate von oral verabreichtem Cyclosporine bei Ratten [12]*

▶ Inhibitor der Inosin Monophosphat Dehydrogenase

▶ Nebenwirkungen

Plasmaesterasen in Mycophenolsäure, den eigentlich aktiven Metaboliten hydrolysiert. Mycophenolsäure ist ein hochselektiver und reversibler ▶ **Inhibitor der Inosin Monophosphat Dehydrogenase**, ein Schlüsselenzym der Purinsynthese. Dies führt zu einer Verarmung an Guaninnukleotiden, die für die Proliferation von Lymphozyten unentbehrlich sind. Als ▶ **Nebenwirkungen** der Therapie sind Diarrhoe, Erbrechen, Infektionen und Leukopenie beschrieben.

### Azathioprin

▶ Phosphoribosyl-Pyrophosphat-Aminotransferase

Azathioprin kann Pankreatitis, Leberfunktionsstörungen und Knochenmarksdepression verursachen.

Azathioprin wurde bereits Jahre vor Mycophenolat Mofetil routinemässig zur Immunsuppression eingesetzt und hat eine ähnliche Wirkung. Es hemmt die ▶ **Phosphoribosyl-Pyrophosphat-Aminotransferase**, die ebenfalls essentiell an der Purinsynthese beteiligt ist. Azathioprin kann Leberfunktionsstörungen und Pankreatitis verursachen und führt zu einer Knochenmarksdepression, die sich gelegentlich in Leukopenie, Thrombopenie oder makrozytärer Anämie äußern kann. Vergleichsstudien mit Mycophenolat zeigen, dass die Einjahresüberlebensrate höher und die Abstoßungstherapien in der Mycophenolatgruppe reduziert waren. Opportunistische Infektionen waren jedoch in der Mycophenolatgruppe signifikant häufiger [8].

### Monoklonale Antikörper

▶ Cytokine Release-Syndrom

Der erste kommerziell erhältliche monoklonale Antikörper war OKT3 anfangs der 80er Jahre. OKT3 wird zur Induktions- und Abstoßungstherapie verwendet. OKT3 ist ein nichthumanes Protein und interagiert mit dem CD3-Rezeptor von Lymphozyten. Deshalb kommt es zu bedeutenten Nebenwirkungen, wie zum Beispiel dem ▶ **Cytokine Release-Syndrom**, das sich in Symptomen wie Fieber, Lungenödem, Niereninsuffizienz oder epileptischen Anfällen äußern kann. Die wichtige Rolle des Interleukin-2-Rezeptorsystems bei der Lymphozytenproliferation und die selektive Expression dieses Rezeptors auf aktivierten T-Lymphozyten führte zur Entwicklung spezifischer Antikörper gegen diesen Rezeptor. Diese neueren IL-2-Rezeptor Antikörper haben deutlich weniger Nebenwirkungen. Cytokine Release-Syndrome wurden bisher nicht beschrieben und die Infektrate ist vergleichbar mit Plazebo.

### Steroide

Die Steroide sind ein Grundpfeiler der kombinierten Immunsuppression. Prednison ist ein weitverbreitetes Immunsuppressivum und wird oft in hoher Dosierung gegen akute Abstoßungsreaktionen eingesetzt. Kortikosteroide wirken auf ▶ **verschiedenen Ebenen des Immunsystems**, im Speziellen auf der Ebene der T-Lymphozyten. Daneben haben sie großen Einfluss auf Cytokine und andere Mediatoren des Immunsystems. Die gut dokumentierten Nebenwirkungen sind dosis- und zeitabhängig (Tabelle 3).

▶ Verschiedene Ebenen des Immunsystems

### Interaktion von Anästhetika mit Immunsuppressiva

Immunsuppressiva können das pharmakologische Verhalten vieler Anästhetika beeinflussen. Bei Patienten, die Cyclosporin weniger als 4 Stunden präoperativ erhalten haben, sind subtherapeutische Blutspiegel beschrieben [14]. Ursachen sind wahrscheinlich verzögerte Magenentleerung und Absorption vom proximalen Dünndarm, was im Tierversuch in Isoflurananästhesie nachgewiesen werden konnte [15]. Propofolinfusion verändert die Cyclosporinspiegel beim Menschen nicht. Cyclosporin scheint jedoch die Pentobarbitalanästhesie und die Fentanylanalgesie bei Ratten zu verstärken. Der dabei zugrundeliegende Mechanismus ist unklar. Cyclosporin verstärkt die Wirkung von Muskelrelaxantien wie Pancuronium, Vecuronium und Atracurium im Tierversuch. Eine verlängerte Muskelrelaxation beim Menschen ist deshalb nicht auszuschließen. Die Dosierung dieser Relaxantien sollte dementsprechend angepasst werden.

Muskelrelaxantien können unter Cyclosporin länger wirken.

## Transplantatabstoßung

Die Abstoßung eines transplantierten Organs ist ein komplexer Vorgang, der die Präsentation und die Erkennung von fremdem Antigen, die Integration von mitstimulierenden Molekülen und die Erzeugung von Effektorzellen oder Zytokinen umfasst. Es würde den Rahmen dieses Weiterbildungsartikels sprengen, diese Vorgänge im Detail darzustellen. Der Anästhesist, der einen transplantierten Patienten betreut, sollte in erster Linie Kenntnis der Zusammenänge zwischen Abstoßung und Organfunktionsstörung haben, zumal die Leistungsfähigkeit von Herz, Lunge, Leber, Niere und Pankreas eine wesentliche Rolle für das perioperative anästhesiologische Management spielt.

### Hyperakute Abstoßung

Die hyperakute Abstoßung entsteht auf der Basis von vorbestehenden ▶ **zytotoxischen Antikörpern gegen Transplantat-Antigen**. Die Inzidenz dieser Konstellation konnte durch den präoperativen cross-match der HLA-Identität zwischen Spender und Empfänger drastisch reduziert werden. Zudem wurde eine schlechtere Langzeitüberlebensrate des Transplantats mit präoperativem HLA mismatch nachgewiesen [16, 17]. Klinisch ist die hyperakute Abstoßung durch eine ausgedehnte intravaskuläre Thrombose nach Reperfusion gekennzeichnet. Differentialdiagnostisch können ein Perfusionsschaden des Gefäßendothels oder Kälteagglutinine ebenfalls eine akute Thrombose verursachen.

▶ Zytotoxische Antikörper gegen Transplantat-Antigen

### Akute Abstoßung

Bei mehr als 50% aller Organempfänger tritt eine akute Abstoßung während der Lebenszeit des transplantierten Organs auf. Die akute Abstoßung kann jederzeit nach Transplantation auftreten. Sie ist durch eine akute Funktionsstörung gekennzeichnet. Differentialdiagnostisch kommen weitere Auslöser in Betracht: Medikamententoxizität, Transplantatinfarkt, systemischer Infekt (Cytomegalievirus, Hepatitis B/C/D) und Dehydratation. Bei Lebertransplantierten sind auch Anomalien der Gallenwege in Betracht zu ziehen [9, 18].

Die akute Abstoßung kann jederzeit nach Transplantation auftreten.

**Tabelle 5**
**Diagnostische Tests für die akute Transplantatabstoßung**

| Organ | Test |
|---|---|
| Herz | Echokardiogramm (Ejection Fraction), Koronarangiographie, Endomyokardbiopsie |
| Lunge | Lungenfunktionstests, Bronchoskopie, bronchalveoläre Lavage, transbronchiale Biopsie |
| Leber | Serumbilirubin, Leberfunktionstests, Leberbiopsie, Cholangiographie |
| Niere | Serumkreatinin, glomeruläre Filtrationsrate, Nierenbiopsie |
| Pankreas | Blutzuckerspiegel, glykosyliertes Hämoglobin (HbA1C), Insulin release assay |
| Dünndarm | Urinamylase, endoskopische Biopsie |

*Modifiziert nach [7, 18]*

Schnelle Diagnose und Therapie einer akuten Abstoßung sind essentiell für das Langzeitüberleben des Transplantates. Verschiedene klinische, biochemische und histologische Diagnoseverfahren werden dabei angewendet (Tabelle 5).

### Chronische Abstoßung

Durch das verbesserte Management der akuten Abstoßung ist die chronische Abstoßung zu einer wichtigen Ursache eines Transplantatverlustes geworden. Die chronische Abstoßung kann nicht exakt definiert werden, da allgemein gültige Kriterien für die Diagnostik fehlen. Klinisch handelt es sich um eine fortschreitende Funktionsverschlechterung des Transplantats über Monate oder Jahre, was schließlich zu einem Transplantatversagen führt. Morphologisch ist die chronische Abstoßung durch eine progressive ▶ **Verengung aller röhrenförmigen Strukturen** (Gefäße, Bronchioli, Gallenwege) charakterisiert. Dabei entstehen Krankheitsbilder wie progressive Glomerulosklerose in Nierentransplantaten, Bronchiolitis obliterans in transplantierten Lungen oder beschleunigte Koronarsklerose in Herztransplantaten.

Im Folgenden werden die organspezifische Pathophysiologie und für das anästhesiologische Management relevante Besonderheiten nach verschiedenen Transplantationen behandelt.

### Anästhesie nach Herztransplantation

#### Pathophysiologie des transplantierten Herzens

Das transplantierte Herz ist denerviert und hat demzufolge weder sympathische, parasympathische noch sensorische Innervation. Das Herz schlägt in Ruhe bei einer konstanten Frequenz von 90 bis 100 pro Minute. Der eigene Schrittmacher des Organempfängers bleibt in Fällen der biatrialen Anastomosentechnik intakt, so dass im EKG zwei frequenzunabhängige P-Wellen zu sehen sind. Das Aktionspotential des Empfängerschrittmachers wird jedoch nicht über die chirurgische Naht weitergeleitet.

In der Folge sind ▶ **Vorhofflimmern und AV-Überleitungsstörungen** häufig. Seit mehreren Jahren wird immer häufiger die ▶ **bicavale Anastomosentechnik** bevorzugt, bei der die Spendervorhöfe intakt bleiben und der Empfängerschrittmacher reseziert wird. Der Barorezeptorreflex fehlt und Carotissinusmassage, Valsalva-Manöver oder Intubationsstress haben keinen Effekt auf die Herzfrequenz. Das erhöhte Herzminutenvolumen bei Arbeit wird vor allem durch einen ▶ **Anstieg des Schlagvolumens** erreicht. Dauert die Arbeit länger als 4-5 Minuten wird die Herzfrequenz durch ▶ **Katecholaminausschüttung vom Nebennierenmark** angehoben. Dementsprechend haben auch exogene direkt wirkende Stimu-

---

*Die chronische Abstoßung kann nicht exakt definiert werden.*

▶ *Verengung aller röhrenförmigen Strukturen*

*Biatriale Anastomosentechnik: zwei frequenzunabhängige P-Wellen im EKG.*

▶ *Vorhofflimmern und AV-Überleitungsstörungen*
▶ *Bicavale Anastomosentechnik*

▶ *Anstieg des Schlagvolumens*
▶ *Katecholaminausschüttung vom Nebennierenmark*

lanzien einen ungehinderten Effekt, wohingegen parasympathisch oder sympathisch wirkende Agenzien, wie zum Beispiel Atropin oder Pancuronium wenig oder gar keinen Effekt zeigen. Die Druck/Volumenbeziehung des linken Ventrikels bleibt weitgehend erhalten, was die Voraussetzung für den Kompensationsmechanismus des Herzminutenvolumens ist. Eine partielle Reinnervation scheint bereits nach einem Jahr möglich zu sein [19].

▸ **Arrhythmien nach Herztransplantationen sind häufig.**

Arrhythmien sind mit einer Inzidenz von bis zu 50% eine häufige Komplikation unmittelbar nach Herztransplantation. Konventionelle Antiarrhythmika sind wirksam, viele haben jedoch negativ inotrope Eigenschaften. Permanente Schrittmacher sind bei 11% der Patienten nötig, wobei in seltenen Fällen auch eine Abstoßung der Grund für Bradyarrhythmien sein kann. 3 Monate nach Transplantation verschwinden die Rhythmusstörungen in der Regel.

### Anästhesiologisches Management

Nach Herztransplantation müssen 15-30% der Organempfänger mit einem nicht kardialen Eingriff rechnen. Wie eingangs erwähnt, sollte bei der Prämedikation ein besonderes Augenmerk auf Infekte oder Zeichen einer Abstoßung gelegt werden. Der herztransplantierte Patient hat keine pektanginösen Beschwerden (Denervation). Zeichen der kardialen Leistungsverminderung können aber klinisch erfasst werden.

▸ **Konstante Preload**

Bei größeren Eingriffen wird die invasive arterielle Blutdruckmessung empfohlen. Die Aufrechterhaltung eines ▸ **konstanten Preloads** ist eminent wichtig, da das Schlagvolumen und damit das Herzminutenvolumen in verstärktem Maße davon abhängig ist. Auch ein Absinken des peripheren Gefäßwiderstandes kann nicht mit Reflextachykardie kompensiert werden. Je nach Komplexität und Größe des chirurgischen Eingriffs und dem aktuellen Zustand des Patienten sollte demnach das Monitoring ausgebaut werden. Die Jugularvenen auf der rechten Seite sollten für die Einlage von zentralvenösen Kathetern oder Pulmonalarterienkathetern verschont werden, da dieser Zugang meist für Endomyokardbiopsien reserviert ist. Die ▸ **transoesophageale Echokardiographie** ist ein weniger invasives Monitoringverfahren, welches wertvolle Informationen über Füllungszustand, Kontraktilität und Ischämie des linken Ventrikels liefert und alternativ oder ergänzend eingesetzt werden kann. Blutverlust und periphere Vasodilatation sollten schnell und effizient behandelt werden. Bradykardien sollten mit Adrenalin oder Ephedrin behandelt werden. Regionalanästhesie ist keinesfalls kontraindiziert. Die medikamentöse Sympathikolyse kann bekanntlich zu einem Preloadabfall führen, der speziell von Herztransplantierten schlecht toleriert wird.

▸ **Transoesophageale Echokardiographie**

▸ **Regionalanästhesie kann zu Preloadabfall führen.**

## Anästhesie nach Lungentransplantation

### Pathophysiologie der transplantierten Lunge

Im Gegensatz zur en bloc-Transplantation von Lunge und Herz bleibt bei der Einlungentransplantation oder der sequentiellen bilateralen Lungentransplantation die Innervation der Carina erhalten. Damit ist auch der ▸ **Hustenreflex** und die ▸ **mukoziliäre Clearance** vorhanden, welche vor stiller Aspiration, Sekretretention und Pneumonie schützen. In Tierversuchen konnte eine Reinnervation nachgewiesen werden, beim Menschen ist dieser Nachweis ausstehend. Die Funktion und der Tonus der kleinen Luftwege sind von der Denervation kaum beeinflusst. Es gibt auch keinen Hinweis dafür, dass die Atemfrequenz oder der Atemrhythmus wach oder schlafend beeinflusst werden. Bei Einlungentransplantierten kommt es zu einer ▸ **Umverteilung der Perfusion und Ventilation** (60-70%) zu Gunsten der transplantierten Lunge. Die präoperative Hyperkapnie normalisiert sich innerhalb des ersten Monats. Der arterielle $CO_2$-Antwort ist normal, ebenso die physiologische Veränderung des Atmungsmusters unter Hypoxie oder Hyperkapnie. Bemerkenswert ist auch der rasche Abfall der pathologisch erhöhten Lungenvolumina nach Transplantation. Dies ist sehr wahrscheinlich durch die veränderte Atemmechanik bedingt.

▸ **Hustenreflex**
▸ **Mukoziliäre Clearance**

▸ **Umverteilung der Perfusion und Ventilation**

### Anästhesiologisches Management

Häufige Indikationen für chirurgische Eingriffe nach Lungentransplantation sind Bronchoskopie, bronchoalveoläre Lavage und Lungenbiopsie. Nasennebenhöhleneingriffe bei Patienten mit Mukoviszidose und Operationen bei Pankreatitis, Cholezystitis, sowie lymphoproliferative Erkrankungen werden ebenfalls nicht selten durchgeführt. Aufgrund der intensiveren Immunsuppression treten lymphoproliferative Erkrankungen nach Lungentransplantationen wesentlich häufiger auf.

Auch hier ist bei der Prämedikation auf Zeichen der Abstoßung oder Infektion zu achten. ▶ **Trockener Husten und Dyspnoe** 8 bis 12 Monate nach Transplantation sind suggestiv für eine ▶ **Bronchiolitis obliterans**. Die Bronchiolitis obliterans ist einerseits eine Manifestation der chronischen Abstoßung, kann aber auch mit akuter Abstoßung oder rezidivierenden Zytomegalievirusinfektionen einhergehen. Jede ▶ **Verschlechterung der Lungenfunktion** kann durch eine ▶ **Abstoßung** oder eine ▶ **Pneumonie** bedingt sein. Deshalb sollten elektive Eingriffe nur nach Ausschluss dieser Komplikationen durchgeführt werden. Die Unterscheidung von Abstoßung und Infektion ist gerade bei Lungentransplantierten schwierig. Thoraxröntgen und bronchioalveoläre Lavage sind oft nicht genügend aussagekräftig, so dass eine Biopsie durchgeführt werden muss.

Obwohl auf Keimfreiheit bei der Intubation solcher Patienten geachtet werden muss, gibt es keine Hinweise, dass eine strenge Asepsis (sterile Laryngoskope und Kreissysteme) indiziert wäre. Auch hier richtet sich das intraoperative Monitoring nach dem Eingriff und dem Zustand des Patienten. Falls eine Einlungenbeatmung mittels Doppellumentubus notwendig ist – zum Beispiel für eine thorakoskopische Biopsie oder eine Revision – ist die direkte visuelle Platzierung des Tubus mit Hilfe des Bronchoskopes indiziert, um Verletzungen im Bereich der trachealen oder bronchialen Anastomosen zu vermeiden. Bei rund 15% der Patienten kommt es im Verlauf nach Transplantation zu Komplikationen der Anastomosen aufgrund von Stenosen, Granulationen oder Bronchomalazie [20].

Beim hämodynamischen Management sollte exzessive Flüssigkeitszufuhr vermieden werden, da die vaskuläre Permeabilität bei der transplantierten Lunge pathologisch ist und sich deshalb rasch ein Lungenoedem entwickeln kann.

### Anästhesie nach Lebertransplantation

#### Pathophysiologie der transplantierten Leber

Im Gegensatz zum Herz scheint die Denervation der Leber (zumindest im Tierversuch) keine hämodynamischen Konsequenzen zu haben. Die Leberfunktion normalisiert sich im Verlauf der ersten zwei Wochen nach Transplantation. Der ▶ **Funktionsparameter Serumbilirubin** steigt initial leicht an, sollte aber spätestens nach drei Monaten wieder normalisiert sein. Persistierend hohe Spiegel sprechen für eine Abstoßung, eine Gallenwegsobstruktion oder eine Hepatitis C-Infektion. Der Serumaspartataminotransferasespiegel (AST) bleibt jedoch wesentlich länger erhöht; bei 50% der Patienten über ein Jahr. Die Gerinnungsfaktoren haben häufig nach 3 Wochen normale Aktivität, während die antikoagulatorischen Proteine (Protein C, S, Antithrombin III, Heparin Cofactor II) verzögert ansteigen. Dieses ▶ **koagulatorische Missverhältnis** verbessert sich innerhalb der ersten zwei Wochen nach Transplantation. Auch eine ▶ **Thrombopenie** kann in der ersten Woche persistieren. Sie führt in der Regel nicht zu einer vermehrten Blutungsbereitschaft.

Die hyperdyname Kreislaufsituation, die bei vielen Leberempfängern vor Transplantation besteht und durch ein hohes Herzminutenvolumen und einen tiefen peripheren Gefäßwiderstand charakterisiert ist, normalisiert sich innert Monaten postoperativ. Das ▶ **hepatopulmonale Syndrom**, definiert als Trias von Leberzirrhose, gestörtem Gasaustausch mit Hypoxämie und pulmonalvaskulärer Dilatation mit intrapulmonalem Shunt, ist zumindest partiell in der Regel reversibel. Die Hypoxämie, welche vor allem aufgrund des Ventilations/Perfusionsmismatches bedingt durch Pleuraergüsse, Aszites, Zwerchfelldysfunktion und er-

**Hepatopulmonales Syndrom meist partiell reversibel.**

höhter closing capacity entsteht, ist innerhalb von Monaten reversibel. Die Verbesserung der Hypoxämie, die durch die vorbestehenden intrapulmonalen Shunts bedingt ist, braucht hingegen wesentlich länger und kann sogar persistieren [21, 22]. Die Niereninsuffizienz im Rahmen des hepatorenalen Syndroms ist postoperativ meist reversibel.

### Anästhesiologisches Management

In der frühpostoperativen Phase kann das anästhesiologische Management relativ anspruchsvoll sein, da die pathophysiologischen Veränderungen des Kreislaufs, des Gasaustausches, der Nierenfunktion und des Elektrolythaushaltes noch persistieren. In dieser Phase sind abdominelle Eingriffe wegen eines Gallenwegslecks oder eines intraabdominellen Abszesses nicht selten. Auch hier sollte vor elektiven Eingriffen eine Abstoßung ausgeschlossen werden. Neben klinischen Parametern wie Fieber, erneutes Auftreten von Ikterus, Pruritus, Ödemen und Aszites sollten die enzymatischen Leberfunktionsparameter routinemäßig überprüft werden. Die

▶ **AST**

▶ AST ist der zuverlässigste Indikator für eine suffiziente Immunosuppression. Ein kontinuierlicher Anstieg des Enzyms deutet auf eine Abstoßung hin. Dasselbe gilt für den Anstieg von Bilirubin und Prothrombinzeit (Quick) und für den Abfall der Serumeiweißkonzentration. Differentialdiagnostisch muss bei Leberfunktionsstörung natürlich auch eine Infektion in Betracht gezogen werden.

▶ **Hepatitis C-Reinfektion**

▶ **Leberbiopsie und Histologie**

Eine ▶ **Hepatitis C-Reinfektion** tritt in mehr als 50% der Fälle auf. Auch Zytomegalievirusinfektionen sind häufig [23,24]. Für die definitive Diagnose ist häufig eine ▶ **Leberbiopsie und Histologie** unumgänglich. Der Hämatokrit sollte nicht allzu hoch gehalten werden (<28%), um die Gefahr von thrombotischen Komplikationen der arteriellen Anastomose zu verringern [25]. Mit Ausnahme von Halothan können bei normaler Leberfunktion Inhalationsanästhetika und andere Medikamente, die in der Leber metabolisiert werden dem lebertransplantierten Patienten sicher verabreicht werden. Man ist allenfalls geneigt, Medikamente zu vermeiden, die die Leberperfusion vermindern (z.B. Propanolol oder Cimetidin). Doch auch hierfür gibt es gemäß aktueller Literatur keine Empfehlung [4-7].

**Hämatorit unter 28% nach Lebertransplantation.**

## Anästhesie nach Nieren- und Nieren-Pankreastransplantation

### Pathophysiologie der/des transplantierten Niere/Pankreas

Trotz kompletter Denervation bleiben der renale Plasmafluss und die Kaliumexkretion konstant, während Natrium- und Bikarbonatexkretion erhöht sind. Erythropoetinkonzentrationen steigen nach Transplantation signifikant an. Biochemische Marker der Nierenfunktion sind das Serumkreatinin, die Kreatininclearance bzw. die glomeruläre Filtrationsrate. Proteinurie, Azotämie und arterielle Hypertonie können Zeichen einer chronischen Abstoßung sein.

Nach Pankreastransplantation normalisiert sich der Blutzuckerspiegel in der Regel rasch. Aufgrund der Steroidimmunsuppression und des perioperativen Stresszustandes kann jedoch eine exogene Insulinzufuhr notwendig werden. Biochemische Marker der Pankreasfunktion sind Serumamylase und –lipase, Urinamylase, sowie Serumamyloid A.

### Anästhesiologisches Management

**Nierentransplantation ist die häufigste Organtransplantation.**

Die Nierentransplantation ist die häufigste Organtransplantation. Deshalb wird ein Anästhesist immer wieder mit nierentransplantierten Patienten konfrontiert. Diese Patientenpopulation sollte nicht unterschätzt werden, da sie oftmals ein ernstzunehmendes Risikoprofil mit sich bringen. Der kardiovaskuläre Tod ist in dieser Patientengruppe die häufigste Todesursache. Über 50% der Patienten entwickeln postoperativ eine Hypertonie. Arterielle Hypertonie, zusammen mit vorbestehenden Risikofaktoren wie Diabetes mellitus, Arteriosklerose oder Hyperlipidämie erhöhen die kardiovaskuläre Morbidität und Mortalität bei diesen Patienten signifikant. Selbstverständlich sollten nephrotoxische Medikamente, aber auch Diuretika vermieden werden. Hypovolämie sollte rasch erkannt und

**Nephrotoxische Medikamente, Diuretika und Hypovolämie vermeiden.**

effizient behandelt werden. Die meisten Nierenempfänger haben eine um mindestens 20% reduzierte Nierenfunktion (Immunsuppressiva, chronische Abstoßung). Deshalb sollten nierengängige Anästhetika möglichst vermieden werden. Obwohl für Thiopental eine verlängerte Wirkungszeit nachgewiesen ist, wird es auch heutzutage noch oft bei diesen Patienten gebraucht. ▶ **Propofol** ist das Einleitungsanästhetikum der Wahl. ▶ **Morphin und Meperidin** sollten vorsichtig dosiert werden, da ihre Metabolite bei Nierentransplantierten akkumuliert werden. Zur Muskelrelaxation sollte vorzugsweise ▶ **Atracurium** verwendet werden.

Die kombinierte Nieren-Pankreastransplantation wird vor allem bei Patienten mit insulinpflichtigem Diabetes mellitus Typ I durchgeführt. Sie ist die Organtransplantation mit den meisten chirurgischen Komplikationen. Intraabdominelle Infektionen und Abszesse, Anastomosenleckage und Gefäßthrombosen kommen in einzelnen Zentren in bis zu 35% der Fälle vor [26].

### Anästhesie nach kombinierter Organtransplantation

Nach der Nieren-Pankreastransplantation ist die häufigste kombinierte Organtransplantation nach wie vor die Herz-Lungentransplantation. Vergleichsweise selten werden kombinierte Leber-Nierentransplantationen (z.B. bei primärer Oxalurie) und kombinierte Lungen-Lebertransplantationen (z.B. bei Mukoviszidose) durchgeführt [6].

Das anästhesiologische Management bei Herz-Lungentransplantierten ist komplex, da die pathophysiologischen Veränderungen beider Organe berücksichtigt werden müssen. Die Hämodynamik wird einerseits vom denervierten Herz (▶ **Preloadabhängigkeit, fehlende Reflexmechanismen**) andererseits von der Volumenempfindlichkeit der transplantierten Lunge (▶ **vermehrte Gefäßpermeabilität**) bestimmt. Hinzu kommt der ▶ **fehlende Hustenreflex** aufgrund der denervierten Carina.

## Besonderes

### Transfusionen

Bluttransfusionen bei organtransplantierten Patienten sollten äußerst streng indiziert werden. Zytomegalievirusinfektionen, virale Reaktivierung oder Graft versus Host-Reaktionen können deletäre Folgen haben. Die ▶ **Erythrozytenpräparate** sollten leukozytendepletiert sein oder mittels Leukozytenfilter appliziert werden [27]. Es gibt Hinweise, dass massive Bluttransfusionen bei Lebertransplantationen zu vermehrten Komplikationen (Infektionen, gastrointestinale und abdominelle Komplikationen) und schlechterer Überlebensrate führen [28]. Ein zu hoher Hämatokrit kann zudem ▶ **Thrombosen der Gefäßanastomosen** begünstigen [25].

### Schwangerschaft

Weibliche Organempfänger können erfolgreich Schwangerschaften austragen ohne das Transplantat zu gefährden. Im Rahmen einer ▶ **Sectio caesarea** für die Geburt oder bei Notfalloperationen kann eine Anästhesie erforderlich werden. Alle Immunsuppressiva passieren die Plazenta. Teratogene Eigenschaften sind nicht zu erwarten, obwohl noch nicht auf große Fallzahlen zurückgegriffen werden kann. Es kommt zu ▶ **erhöhtem Risiko** von niedrigem Geburtsgewicht, einem passager kompromittierten Immunsystem und anderen toxischen Effekten auf Leber, Pankreas und Lymphozyten. Die Schwangerschaft kann den Cyclosporinspiegel signifikant absinken lassen. Bei Nieren-, Herz- oder Herz-Lungentransplantierten ist die Komplikationsrate für Präklampsie, Frühgeburt und postpartaler Abstoßung erhöht. Tacrolimus scheint weniger Komplikationen als Cyclosporin zu verursachen.

## Fragen zur Erfolgskontrolle

1. **Welche Punkte sollen bei der präoperativen Beurteilung eines transplantierten Patienten berücksichtigt werden? Warum?**

   - Anhaltspunkte für eine Infektion, da Infektionen ein Hauptfaktor für postoperative Morbidität und Mortalität sind und in diesem Fall keine elektiven Eingriffe durchgeführt werden sollten.
   - Organfunktion des transplantierten Organs, da die Leistungsfähigkeit vitaler Organe von Bedeutung ist und die verschlechterte Organfunktion ein Zeichen für eine beginnende Abstoßung sein kann.
   - Funktion anderer vitaler Organsysteme, da die Organsysteme kohärent sind und andere Organsysteme auch durch Immunsuppressiva beeinträchtigt werden können.
   - Anhaltspunkte für eine Abstoßung, da eine rasche Diagnose und Therapie für das Transplantatüberleben wichtig ist und elektive Chirurgie verschoben werden sollte.

2. **Was sind die Unterschiede zwischen akuter und chronischer Transplantatabstoßung?**

   - Die akute Abstoßung kann jederzeit auftreten und ist durch eine akute Transplantatfunktionsstörung charakterisiert. Zur Diagnose werden klinische, biochemische und vor allem histologische Verfahren angewendet.
   - Die chronische Abstoßung ist charakterisiert durch langsame, fortschreitende Organfunktionsverschlechterung und eine progressive Verengung der röhrenförmigen Strukturen (z.B. progressive Glomerulosklerose in Nierentransplantaten, Bronchiolitis obliterans in transplantierten Lungen oder beschleunigte Koronarsklerose in Herztransplantaten).

3. **Wie toleriert und kompensiert ein herztransplantierter Patient einen akuten Volumenverlust?**

   - Sehr schlecht, da das Herzminutenvolumen nur über ein gesteigertes Schlagvolumen vergrößert wird und keine reflektorische Herzfrequenzsteigerung stattfindet.

4. **Worin besteht das „Airway Management" eines kürzlich bilateral Lungentransplantierten für eine thorakoskopische Lungenbiopsie?**

   - Mit Hilfe eines Doppellumentubus nach links. Intubationsvorgang: Zuerst Intubation des endobronchialen Cuffs, anschließend Einführung des Bronchoskopes in das bronchiale Lumen und Vorschieben des Tubus unter Sicht.

### Literatur

1. (1998) UNOS database. Annual report
2. Boden MD, Dummer JS (1997) Infections after organ transplantation. J Intensive Care Med 12: 166-186
3. Hammouda GE, Yahya R, Atallah MM (1996) Plasma bupivacaine concentrations following epidural administration in kidney transplant recipients. Reg Anesth 21: 308-311
4. Kostopanagiotou G, Smyrniotis V, Arkadopoulos N, Theodoraki K, Papadimitriou L, Papadimitriou J (1999) Anesthetic and perioperative management of adult transplant recipients in nontransplant surgery. Anesth Analg 89: 613-622
5. Steib A, Freys G, Otteni JC (1993) Anesthésie pour chirurgie non spécifique chez le patient transplanté. Ann Fr Anesth Réanim 12: 27-37
6. Sharpe MD (1996) Anaesthesia and the transplanted patient. Can J Anaesth 43: R89-R93
7. Alhashemi JA, Gelb AW, Sharpe MD (1999) Anesthesia for the transplanted patient. In: Sharpe MD, Gelb AW (eds) Anesthesia and transplantation. Butterworth Heinemann, Boston Oxford Auckland Johannesburg Melbourne New Delhi, 1st edn, S 323-336
8. Gummert JF, Ikonen T, Morris RE (1999) Newer immunosuppressive drugs: a review. J Am Soc Nephrol 10: 1366-1380
9. Hullett DA, Little DM, Sollinger HW (1999) Biology of immunosuppression and immunosuppressive agents. In: Sharpe MD, Gelb AW (eds) Anesthesia and transplantation. Butterworth Heinemann, Boston Oxford Auckland Johannesburg Melbourne New Delhi, 1st edn, S 389-403
10. Miller J, Rirsch JD, Deierhoi M, Vincenti F, Filo RS (1999) FK 506 in kidney transplantation: results of the U.S.A. randomized comparative phase III study. The FK 506 Kidney Transplant Study Group. Transplant Proc 29: 304-305
11. Jensik SC (1998) Tacrolimus (FK506) in kidney transplantation: three-year survival results of the US multicenter, randomized, comparative trial. FK 506 Kidney Transplant Study Group. Transplant Proc 30: 1216-1218
12. Kur F, Reichenspurner H, Meiser BM, Weiz A, Furst H, Muller C, Vogelmeier C, Schwaiblmaier M, Briegel J, Reichart B (1999) Tacrolimus (FK 506) as primary immunosuppressant after lung transplantation. Thorac Cardiovasc Surg 47: 174-178
13. Davies M (1994) Immunosuppressive drugs. In: Neuberger J, Lucey MR (eds) Liver transplantation: practice and management. BMJ Publishing Group, London, 1st edn, S 190-209

14. Brown MR, Brajtbord D, Johnson DW, Ramsay MA, Paulsen AW (1989) Efficacy of oral cyclosporine given prior to liver transplantation. Anesth Analg 69:773-775
15. Gelb AW, Freeman D, Robertson KM, Zhang C (1991) Isoflurane alters the kinetics of oral cyclosporine. Anesth Analg 72: 810-804
16. Sheldon S, Yonan NA, Aziz TN, Hasleton PS, Rahman AN, Deiraniya AK, Campbell CS, Dyer PA (1999) The influence of histocompatibility on graft rejection and graft survival within a single center population of heart transplant recipients. Transplantation 68: 515-519
17. Van Saase JL, Van der Woude FJ, Thorogood J, Hollander AA, Van Es LA, Weening JJ, Van Bockel JH, Bruijn JA (1995) The relation between acute vascular and interstitial renal allograft rejection and subsequent chronic rejection. Transplantation 59: 1280 1285
18. McCaughan G (1994) Immunological complications. In: Neuberger J, Lucey MR (eds) Liver transplantation: practice and management. BMJ Publishing Group, London, 1st edn, S 176-189
19. Bernardi L, Bianchini B, Spadacini G, Leuzzi S, Valle F, Marchesi E, Passino C, Calciati A, Vigano M, Rinaldi M (1995) Demonstrable cardiac reinnervation after human heart transplantation by carotid baroreflex modulation of RR interval. Circulation 92: 2895-2903
20. Kshettry VR, Kroshus TJ, Hertz MI, Hunter DW, Shumway SJ, Bolman RM, 3rd (1997) Early and late airway complications after lung transplantations: incidence and management. Ann Thorac Surg 63: 1576-1583
21. Eriksson LS, Soderman C, Ericzon BG, Eleborg L, Wahren J, Hedenstierna G (1990) Normalization of ventilation/perfusion relationships after liver transplantation in patients with decompensated cirrhosis: evidence for a hepatopulmonary syndrome. Hepatology 12: 1350-1357
22. Krowka JM (1990) Hepatopulmonary Syndrome: an evolving perspective in the era of liver transplantation. Hepatology 11: 138-142
23. Shuhart MC, Bronner MP, Gretch DR, Thomassen LV, Wartelle CF, Tateyama H, Emerson SS, Perkins JD, Carithers RL Jr (1997) Histological and clinical outcome after liver transplantation for hepatitis C. Hepatology 26: 1646-1652
24. Sido B, Hofmann WJ, Otto G, Amann K, Arnold JC, Herfarth C (1993) Cytomegalovirus infection of the liver graft early after transplantation: incidence and clinical relevance. Transpl Proc 25: 2671-2672
25. Tisone G, Gunson BK, Buckels JA, McMaster P (1988) Raised hematocrit: a contributing factor to hepatic artery thrombosis following liver transplantation. Transplantation 46: 162-163
26. Gruessner RW, Sutherland DE, Troppmann C, Benedetti E, Hakim N, Dunn DL, Gruessner AC (1997) The surgical risk of pancreas transplantation in the cyclosporine era: an overview. J Am Coll Surg 185: 128-144
27. Spahn DR, Schanz U, Pasch T (1998) Perioperative Transfusionskriterien. Anaesthesist 47: 1011-1020
28. Palomo-Sanchez JC, Jimenez C, Moreno-Gonzales E, Garcia I, Palma F, Loinaz C, Gonzalez-Ghamorre A (1998) Effects of intraoperative blood transfusion on postoperative complications and survival after orthotopic liver transplantation. Hepatogastroenterology 45: 1026-1033

# Kardioprotektion in der perioperativen Phase bei nichtkardialen Eingriffen

M. Zaugg • Institut für Anästhesiologie, Universitätsspital Zürich

Weltweit müssen sich Millionen von Patienten mit koronarer Herzkrankheit (KHK) oder Verdacht auf eine KHK einem nichtkardialen operativen Eingriff unterziehen. Etwa 5–15% dieser Patienten erleiden schwerwiegende kardiovaskuläre Komplikationen, die jährlich zusätzliche Gesundheitskosten in Milliardenhöhe verursachen. Eine optimale perioperative Kardioprotektion ist deshalb aus menschlicher und gesundheitspolitischer Sicht von enormer Tragweite.

Die präoperative Evaluation jedes einzelnen Patienten stellt einen wichtigen Eckpfeiler in der perioperativen Kardioprotektion dar. Sie erlaubt, Hochrisikopatienten zu erkennen und notwendige therapeutische Interventionen wie eine prophylaktische medikamentöse Kardioprotektion mit β-Blockern oder $\alpha_2$-Agonisten, eine Koronarangioplastie oder gar eine koronare Revaskularisation einzuleiten. Nach den Richtlinien des American College of Physicians sollte jeder Patient mit KHK oder Risikofaktoren für eine KHK – vorausgesetzt er hat kein Asthma oder relevante bradykarde Herzrhythmusstörungen – perioperativ β-blockiert werden. Diese Empfehlung basiert auf den Resultaten neuer Studien, die eine 10-fach verminderte kardiovaskuläre Komplikationsrate und ein deutlich verbessertes Langzeitüberleben nach perioperativer β-Blockade bei kardialen Risikopatienten aufzeigen konnten. Der kardioprotektive Effekt von β-Blockern und $\alpha_2$-Agonisten liegt im Wesentlichen in der Verhinderung stressinduzierter Tachykardien, welche insbesondere postoperativ Myokardischämien provozieren. Schließlich zählen zu den perioperativen kardioprotektiven Maßnahmen auch eine optimale Schmerztherapie, das Vermeiden von hämodynamischen Abnormitäten, eine aggressive Therapie der Hypothermie, eine optimale Volumen- und Elektrolytsubstitution, eine Hemmung der Hyperkoagulabilität und das Sistieren des perioperativen Nikotinabusus.

Die folgenden Ausführungen beziehen sich im Wesentlichen auf das perioperative Management von Patienten, die sich einem elektiven nichtkardialen operativen Eingriff unterziehen müssen.

---

Cardioprotection in patients undergoing noncardiac surgery
**Key words:** Cardioprotection · Noncardiac surgery · Cardiovascular morbidity and mortality · Myocardial ischemia · Tachycardia · β-Adrenergic antagonists · $\alpha_2$-Agonists · Tutorial

**Dr. M. Zaugg** • UniversitätsSpital Zürich, Institut für Anästhesiologie, Rämistrasse 100, CH-8091 Zürich, E-mail: michael.zaugg@ifa.usz.ch

## Die perioperative kardiovaskuläre Morbidität und ihre Kosten

▶ **Koronare Herzkrankheit**

In den nächsten Jahre verdoppelt sich die Anzahl der Patienten mit koronarer Herzkrankheit, die sich einem chirurgischen Eingriff unterziehen müssen.

Nach wie vor ist die ▶ **koronare Herzkrankheit** (KHK) die häufigste Todesursache in industrialisierten Ländern. Beinahe jeder zweite Mensch stirbt hier an den Folgen einer KHK. Da die Prävalenz der KHK exponentiell mit dem Alter der Patienten zunimmt und der Prozentsatz der über 65-jährigen Patienten in den kommenden Jahren von 25% auf 35% ansteigen wird, ist mit einer Verdopplung der Patienten zu rechnen, die sich einem nichtkardialen operativen Eingriff unterziehen müssen und gleichzeitig an einer KHK leiden [21]. Weltweit müssen sich pro Jahr über 100 Mio. Patienten einem nichtkardialen chirurgischen Eingriff unterziehen. Schätzungsweise haben davon 25 Mio. eine manifeste KHK oder zumindest mehrere Risikofaktoren für eine KHK. Schwerwiegende ▶ **perioperative kardiovaskuläre Komplikationen**

▶ **Perioperative kardiovaskuläre Komplikationen**

Perioperative Komplikationen verursachen enorme Zusatzkosten.

wie Myokardinfarkt, instabile Angina pectoris, postoperative Herzinsuffizienz oder kardialer Herztod sind bei ca. 5–15% dieser Patienten zu erwarten. Ein einziger perioperativer Myokardinfarkt führt in den USA zu zusätzlichen Kosten von US$ 20.000, was die Gesundheitsbudgets jährlich insgesamt mit Milliarden von Dollars schwer belastet. Über vergleichbare finanzielle Belastungen wurde in westeuropäischen Ländern berichtet.

Mit zunehmender Sensitivität und Spezifität der Herzenzymdiagnostik (kardiales Troponin I und T) werden die bisher verwendeten Kriterien zur Diagnose eines perioperativen Myokardinfarkts (EKG-Befund + CK-MB-Anstieg) mehr und mehr in Frage gestellt, und die Inzidenz des perioperativen Myokardinfarktes oder Myokardschadens wird je nach angewandten Diagnosekriterien immer höher [23]. Eine kürzlich publizierte Studie über die Inzidenz des perioperativen Myokardinfarktes bei Patienten mit KHK fand – bei Berücksichtigung des Troponin T als alleinigem Diagnosekriterium – eine perioperative Myokardinfarktrate von 20,7% [1]. Obwohl viele dieser Infarktpatienten klinisch asymptomatisch bleiben, müssen wir heute annehmen, dass die Langzeitprognose nicht wesentlich besser ist als bei klinisch symptomatischen perioperativen Infarkten [1]. Die im Verlauf der Hospitalisation dieser Patienten zusätzlich durch diagnostische und therapeutische Interventionen anfallenden Kosten werden in Zukunft die Gesundheitsbudgets noch mehr belasten. Um so bedeutsamer ist es daher, dass eine optimale perioperative Kardioprotektion bei allen kardialen Risikopatienten konsequent durchgeführt wird.

## Pathophysiologische Veränderungen in der perioperativen Phase und die postoperative Myokardischämie

▶ **Perioperative Riskofaktoren**

Neben den anerkannten, aber schwierig zu beeinflussenden ▶ **perioperativen Risikofaktoren** wie Herzinsuffizienz, Myokardinfarkt innerhalb der letzten 6 Monate, instabile Angina pectoris, linksventrikuläre Hypertrophie, Alter über 65 Jahre, aktuelles Rauchen, Diabetes mellitus, arterielle Hypertonie, Hypercholesterinämie und Niereninsuffizienz, stellt die ▶ **postoperative myokardiale Ischämie** einen potentiell vermeidbaren Risikofaktor für schwerwiegende kardiovaskuläre Komplikationen dar. Die postoperative Myokardischämie ist praktisch immer mit einer Tachykardie vergesellschaftet. Sie führt zu einer 9-fach erhöhten "kardialen" Komplikationsrate während der Hospitalisation und einer 2,8-fach erhöhten "kardialen" Komplikationsrate im postoperativen Langzeitverlauf [25]. Postoperative Myokardischämien sind etwa doppelt so häufig wie prä- oder intraoperative Ischämien und zählen bezüglich Dauer und Schweregrad der ST-Senkung zu den gefährlichsten Ischämien in der perioperativen Phase [26]. Mehr als 90% der postoperativen Ischämien verlaufen klinisch stumm.

▶ **Postoperative Myokardischämie**

Die postoperative Myokardischämie ist praktisch immer mit einer Tachykardie vergesellschaftet.

Pathophysiologisch liegt den postoperativen Myokardischämien ein erhöhter stressinduzierter myokardialer Sauerstoffbedarf zu Grunde. Schmerz, Hypothermie und Gewebetrauma aktivieren praktisch alle neuroendokrinen und inflammatorischen Regelkreise, die dann ihre „exzitotoxischen" Effekte auf das kardiovaskuläre System voll entfalten. Dabei kommt der Aktivierung des sympathischen Nervensystems eine ganz zentrale Rolle zu (Abb. 1). So kann ein ausgeprägter Sympathikotonus mit verminderter Herzfrequenzvariabilität und persistierender „Downregulation" von β-Adrenozeptoren bis über eine Woche postoperativ nach größeren Abdominal- und Thoraxeingriffen nachgewiesen werden. Ebenso stellen die Extubation und die

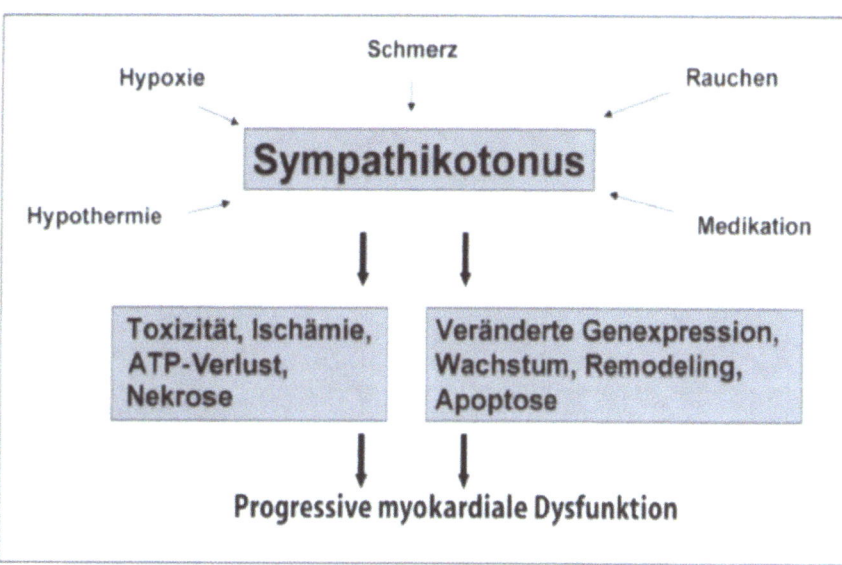

Abb. 1 ▲ Perioperative Stressoren führen zur Aktivierung des sympathischen Nervensystems. Katecholamine und inflammatorische Mediatoren werden in hohen Konzentrationen ausgeschüttet und entfalten ihre "exzitotoxische" Wirkung am kardiovaskulären System. Ein länger anhaltender Sympathikotonus führt zu Änderungen in der Genepression. Hypertrophie, Zelltod (Apoptose und Nekrose) und geometrische Umstrukturierung des Myokards ("remodeling") sind die Folge

unmittelbar anschließende postoperative Phase, die bekanntlich mit den höchsten perioperativen Katecholaminserumspiegeln einhergehen, die gefährlichsten Zeitperioden dar, eine Myokardischämie zu entwickeln.

In der anästhesiologischen Literatur wird immer wieder auf die Wichtigkeit der perioperativen Kontrolle des autonomen Nervensystems hingewiesen (▶ **perioperative Sympathikolyse**) [11]. Roizen stellt in einem Editorial die treffende Frage: *„Should we all have a sympathectomy at birth? Or at least preoperatively?"* [37]. Die Ausschüttung von Katecholaminen führt zu Nachlasterhöhung, Herzfrequenz- und Kontraktilitätssteigerung und zur Aktivierung des Gerinnungssystems (erhöhte Thrombozytenzahl und Thrombozytenfunktion, verminderte Fibrinolyse, erhöhte prokoagulatorische Faktoren wie von Willebrand Faktor VIII). Schließlich können entzündliche Veränderungen zur Instabilität von arteriosklerotischen Plaques im Bereich der Koronarien führen.

In der Entstehung der postoperativen Myokardischämie kommt der ▶ **stressinduzierten Tachykardie** eine ganz zentrale Rolle zu (Abb. 2). Bedenkt man, dass eine Herzfrequenzsteigerung um nur gerade 25 Schläge pro Minute eine Reduktion der diastolischen Füllungszeit um 50% verusacht, so ist nicht weiter erstaunlich, dass Patienten mit signifikanten Koronarstenosen praktisch mit 100%-iger Wahrscheinlichkeit eine Ischämie erleiden, wenn die Herzfrequenz 100 Schläge pro Minute überschreitet [13]. Diese sogenannte ▶ **„Ischämieschwelle"** der Herzfrequenz ist jedoch individuell sehr verschieden und kann bei gewissen Patienten nur unwesentlich über der Ruhefrequenz liegen. Tachykardien führen auch zu einer paradoxen Vasokonstriktion in arteriosklerotischen Koronarien und nicht – wie in gesunden Koronarien – zur kompensatorischen Dilatation [31].

## Strategien zur perioperativen Kardioprotektion

Im Folgenden werden die heute möglichen Maßnahmen zur perioperativen Kardioprotektion bei kardialen Risikopatienten besprochen. Ein besonderes Augenmerk soll der medikamentösen Kardioprotektion mit β-Blockern und $\alpha_2$-Agonisten geschenkt werden. Mögliche zukünftige Strategien in der perioperativen Kardioprotektion werden anschließend kurz erläutert.

Zu den wichtigsten kardioprotektiven Maßnahmen in der perioperativen Phase gehören:

**Abb. 2** ▲ **Hauptdeterminanten des myokardialen Sauerstoffverbrauchs. Insbesondere in der postoperativen Phase verursachen Tachykardien einen Anstieg des myokardialen Sauerstoffverbrauchs und begünstigen so myokardiale Ischämien (DBD=diastolischer Blutdruck, LVEDD=linksventrikulärer enddiastolischer Druck)**

Die individuelle kardiovaskuläre Risikoabschätzung jedes Patienten mit der Option, weitere diagnostische und/oder interventionelle präoperative Maßnahmen einzuleiten, die der Reduktion des kardiovaskulären Risikos dienen.

Auf den ersten Blick erscheint die Prävention einer kardiovaskulären Komplikation mittels ▶ **präoperativer Evaluation** vielversprechend. Zu diesem Zweck wurden ▶ **Risikoindizes** konstruiert (Goldman [14], Detsky [8], Lee [19]), die die Abschätzung des individuellen kardialen Risikos erlauben sollten. Die Nützlichkeit dieser Indizes ist allerdings kontrovers und im Alltag der meisten Anästhesisten von geringer Bedeutung geblieben. Ein pragmatisches Vorgehen in der Evaluation des kardialen Risikopatienten wurde kürzlich von Mangano vorgeschlagen (Abb. 3) [24]. Das Vorhandensein oder Nichtvorhandensein einer koronaren Herzkrankheit und der funktionelle Status bestimmen die Aggressivität des perioperativen Managements. Dabei sind die Anwesenheit oder das Fehlen einer KHK oder assoziierter Risikofaktoren und der funktionelle Status des Patienten die zentralen Parameter, von denen jede weitere Entscheidung über eine nichtroutinemäßige präoperative Abklärung und über die Aggressivität des perioperativen Managements abhängig gemacht wird. Hat der Patient eine KHK oder assoziierte Risikofaktoren, jedoch einen guten funktionellen Status, sind keine weiteren Abklärungen nötig und ein konservatives Vorgehen mit optimaler medikamentöser Einstellung und elektrokardiographischer und hämodynamischer Überwachung ist absolut ausreichend.

Alle Patienten mit einer koronaren Herzkrankheit oder Risikofaktoren für eine koronare Herzkrankheit sollten, sofern sie keine Kontraindikation haben, perioperativ mit β-Blockern behandelt werden. Zum konservativen Management zählt insbesondere auch die großzügige Anwendung einer perioperativen β-Blockade. Nach den Richtlinien des American College of Physicians (1997) sollte eine perioperative Atenolol-Behandlung bei Patienten mit KHK oder Risikofaktoren für eine KHK, wie

▶ Alter über 65 Jahre,
▶ arterielle Hypertonie,
▶ Hypercholesterinämie,
▶ Diabetes mellitus,
▶ Nikotinabusus,

außer bei klinisch manifestem Asthma oder relevanten bradykarden Herzrhythmusstörungen, unbedingt eingeleitet werden (Tabelle 1) [44]. Ist der funktionelle Status des Patienten nicht evaluierbar, eine KHK oder Risikofaktoren für eine KHK jedoch vorhanden, so soll der chirurgische Eingriff zu Gunsten weiterer nichtroutinemäßiger Untersuchungen verschoben werden. Je nach Zustand des Patienten können Fahrradergometrie, Dipyridamol-Thallium-Szintigraphie, Stressechokardiographie oder

---

▶ Präoperative Evaluation
▶ Risikoindizes

Das Vorhandensein oder Nichtvorhandensein einer koronaren Herzkrankheit und der funktionelle Status bestimmen die Aggressivität des perioperativen Managements.

Alle Patienten mit einer koronaren Herzkrankheit oder Risikofaktoren für eine koronare Herzkrankheit sollten, sofern sie keine Kontraindikation haben, perioperativ mit β-Blockern behandelt werden.

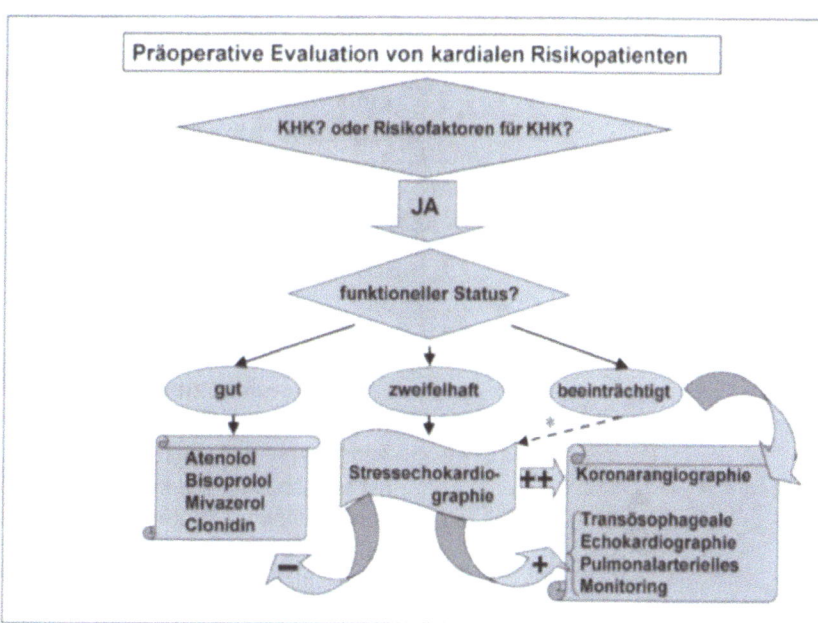

Abb. 3 ▲ Das Vorhandensein einer koronaren Herzkrankheit oder Risikofaktoren für eine koronare Herzkrankheit und der funktionelle Status des Patienten bestimmen im Wesentlichen, ob weitere präoperative Abklärungen indiziert sind, und welches perioperative Management eingeleitet werden soll (Medikamente, Monitoring). (*Bei schlechtem funktionellem Status und dem Vorhandensein von koronaren Risikofaktoren wird vor einer Koronarangiographie zuerst ein Stresstest durchgeführt). Schema modifiziert nach Mangano

▶ Stresstest

▶ Koronarangiographie
▶ Koronarangioplastie

Holter-EKG zum Einsatz kommen. Ist der ▶ **Stresstest** negativ, kann konservativ – wie oben beschrieben – vorgegangen werden. Ist der Test jedoch positiv, so soll der operative Eingriff verschoben werden, um den Patienten optimal medikamentös einzustellen.

Zusätzlich sollte der Patient ein intraoperatives Ischämiemonitoring mit transösophagealer Echokardiographie und gegebenenfalls pulmonalarterieller Druckmessung erhalten. Eine intensive Überwachung von EKG und Herzenzymen sollte bis mindestens 72 Stunden postoperativ durchgeführt werden. Im Falle eines positiven Stresstests sollten eine ▶ **Koronarangiographie** mit möglicher ▶ **Koronarangioplastie** oder sogar eine koronare Revaskularisation vor dem operativen Eingriff in Betracht gezogen werden. Bei vorhandener KHK oder Risikofaktoren für eine KHK und zusätzlich schlechtem funktionellen Status sind keine weiteren unnötigen präoperativen Tests zu veranlassen. In diesem Falle wird direkt eine „aggressive" Abklärung mit Koronarographie eingeleitet.

Patienten mit bekannter KHK scheinen insbesondere dann von einer präoperativen koronaren Revaskularisation zu profitieren, wenn es sich um Eingriffe im Bereich des Thorax, Abdomens und um vaskuläre Eingriffe handelt [10]. Interessanter-

**Tabelle 1**
**Atenolol für nichtkardiale Chirurgie**

| | |
|---|---|
| • Koronare Herzkrankheit | • Dosierung von Atenolol |
| • Koronare Risikofaktoren | – 5–10 mg i.v. alle 12 Stunden* |
| – Arterielle Hypertonie | • Vor Einleitung |
| – Aktives Rauchen | • Unmittelbar nach Operation |
| – Hypercholesterinämie | – 50–100 mg p.o. pro Tag |
| – Alter >65 Jahre | • Postoperativ tgl., solange hospitalisiert |
| – Diabetes mellitus | |

*Cave: Atenolol sollte nur verabreicht werden, falls die Herzfrequenz >55 Schläge/min und der systolische Blutdruck >100 mmHg sind!

weise konnte eine kürzlich publizierte (allerdings retrospektive) Studie zeigen, dass eine Koronarangioplastie >90 Tage vor dem operativen Eingriff das Risiko für eine kardiovaskuläre Komplikation deutlich senken kann, hingegen eine Koronarangioplastie <90 Tage vor dem operativen Eingriff keine deutliche Senkung des kardiovaskulären Risikos mit sich bringt [34]. Weitere klinische Studien sind jedoch nötig, um die Nützlichkeit der präoperativen Koronarangioplastie oder koronaren Revaskularisation endgültig zu beweisen.

### Eine optimale perioperative Schmerztherapie

Eine optimale Analgesie senkt die Häufigkeit der Myokardischämie. Eine optimale perioperative Schmerztherapie vermag den perioperativen Sympathikotonus zu dämpfen, kann ihn jedoch nicht vollständig unterdrücken. Mangano konnte zeigen, dass der Schweregrad und die Häufigkeit von postoperativen Ischämien nach myokardialer Revaskularisation mit intensivierter postoperativer ▶ **Analgesie** signifikant reduziert werden können (kontinuierliches i.v. Sufentanil 1 µg·kg$^{-1}$·h$^{-1}$ vs Bolus i.v. Morphin 1–10 mg/30 min) [28]. Die Patientenzahl dieser Studie war jedoch zu klein, um einen Unterschied in der kardiovaskulären Morbidität oder Mortalität zwischen den verschiedenen Analgesietechniken nachzuweisen. Zu vergleichbaren Resultaten kam auch eine kanadische Studie mit kardialen Risikopatienten, bei denen eine verminderte Häufigkeit von postoperativen Ischämien (−30%) unter postoperativer epiduraler Morphinapplikation (epidurales Morphin 0,1 mg·kg$^{-1}$ alle 12 Stunden versus i.v. Morphin) nachgewiesen wurde [2].

Diese Beobachtungen und die Tatsache, dass die thorakale Epiduralanästhesie heute gar eine ernsthafte Option in der Behandlung der therapierefraktären instabilen Angina pectoris darstellt, könnten nun vermuten lassen, dass Regionalanästhesien oder Kombinationsanästhesien (Regionalanästhesie plus Vollnarkose) mit einer geringeren kardiovaskulären Morbidität und Mortalität einhergehen. Diese Annahme wurde jedoch bis heute nicht bewiesen. Nur eine einzige Studie von Yaeger mit 53 kardialen Risikopatienten konnte eine signifikante Reduktion der kardialen Morbidität in einer Regionalanästhesie plus Allgemeinnarkose-Gruppe im Vergleich zur Allgemeinnarkose-Gruppe nachweisen [48]. Größere Studien konnten jedoch keinen Unterschied bezüglich kardialer Morbidität und Mortalität zwischen Regional- oder Kombinationsanästhesie einerseits und Allgemeinnarkose andererseits nachweisen [5]. Dies soll jedoch nicht vergessen lassen, dass Regionalanästhesien die postoperative Lungenfunktion deutlich verbessern und die Verschlussrate nach peripheren vaskulären Eingriffen vermindern.

### Vermeidung von hämodynamischen Abnormitäten in der perioperativen Phase

Obwohl die Kontrolle der Hämodynamik zu einer der Hauptaufgaben des Anästhesisten gehört, und die Korrelation zwischen ▶ **intraoperativen hämodynamischen Abnormitäten** und perioperativen kardiovaskulären Komplikationen intuitiv klar erscheint, ist nur sehr wenig über die Auswirkungen intraoperativer hämodynamischer Unzulänglichkeiten auf die kardiovaskuläre Komplikationsrate im postoperativen Kurz- wie Langzeitverlauf bekannt. Eine kürzlich publizierte Studie von Reich untersuchte mit multivariater logistischer Regression unabhängige intraoperative hämodynamische Prädiktoren für den postoperativen Myokardinfarkt, den zerebrovaskulären Insult und die perioperative Mortalität bei über 2000 Patienten, die sich einer koronaren Revaskularisation unterziehen mussten [36].

Dabei fand Reich, dass in der Präbypass-Phase eine pulmonalarterielle Hypertension ein Prädiktor für eine generell erhöhte postoperative Mortalität war, Bradykardie und Tachykardie hingegen Prädiktoren für eine erhöhte postoperative Myokardinfarktrate waren. Während der Bypass-Phase stellte die arterielle Hypotension einen unabhängigen Prädiktor für eine generell erhöhte Mortalität dar, wohingegen in der Postbypass-Phase Tachykardie und pulmonalarterielle Hypertension mit einer erhöhten kardiovaskulären Morbidität und Mortalität einhergingen. Dass die Therapie intraoperativer hämodynamischer Abnormitäten eine Verminderung der kardiovaskulären Komplikationsrate mit sich bringt, ist anzunehmen, konnte jedoch bisher nie bewiesen werden.

---

Eine optimale Analgesie senkt die Häufigkeit der Myokardischämie.

▶ **Analgesie**

Regionalanästhesie und Allgemeinnarkose sind gleichwertig bzgl. perioperativer kardiovaskulärer Mortalität.

▶ **Intraoperative Hämodynamik**

▶ Postoperative Hämodynamik

Viel eindrucksvoller ist die Korrelation ▶ **postoperativer hämodynamischer Abnormitäten** mit einer erhöhten kardiovaskulären Morbidität und Mortalität. So zeigen viele perioperative β-Blocker- und $\alpha_2$-Agonisten-Studien deutlich, dass die postoperative Tachykardie und das erhöhte Produkt aus Herzfrequenz und Blutdruck als Maß für den myokardialen Sauerstoffverbrauch mit Herzmuskelschaden und erhöhter kardiovaskulärer Komplikationsrate einhergehen.

### Aggressive Therapie der perioperativen Hypothermie

▶ Hypothermie

Obwohl tierexperimentelle Daten einen zerebroprotektiven Effekt einer milden perioperativen ▶ **Hypothermie** aufzeigen, fehlen bisher gleich ermutigende Resultate am Menschen. In Gegenteil, Frank konnte eindrücklich zeigen, dass eine nur milde perioperative Hypothermie von 35,5°C Körperkerntemperatur (vs 36,7°C=Normothermie) zu einer massiven Erhöhung der kardialen Morbidität (+55%) führt [12].

Normothermie senkt die perioperative Moribidität und Mortalität sehr effizient.

Normothermie senkt die perioperative Moribidität und Mortalität sehr effizient. Pathophysiologisch induziert die Hypothermie ein vermehrtes Ausschütten von Katecholaminen, die den myokardialen Sauerstoffverbrauch ungünstig beeinflussen. Besonders gefährdet bezüglich perioperativer Hypothermie sind ältere Patienten und Patienten mit Kombinationsanästhesie (Regionalanästhesie plus Allgemeinnarkose). Jede Hypothermie führt auch zu Blutungsstörungen, vermehrten Wundinfekten, einer Suppression des Immunsystems und einer verlängerten Aufwachphase mit „shivering". Die effizienteste Art, eine perioperative Hypothermie zu vermeiden, ist der routinemäßige Gebrauch von Warmluftdecken.

### Optimale Elektrolyt-, Flüssigkeits-, Sauerstoff- und Sauerstoffträgertherapie

Auf eine adäquate Substitution von $K^+$ und $Mg^{2+}$ sollte im Speziellen geachtet werden, um ischämieinduzierende Rhythmusstörungen zu vermeiden [15]. Eine Unterstützung des ▶ **myokardialen Metabolismus** durch Glukose/Insulin/Kalium-Infusionen mag insbesondere bei Diabetikern gerade auch in der perioperativen Phase von Nutzen sein [20]. Daneben gehört eine optimierte Flüssigkeitstherapie mit entsprechendem Monitoring (Klinik, Diurese, zentraler Venenkatheter, evtl. pulmonalarterieller Katheter) während der ganzen perioperativen Phase zum fundamentalen Management des kardialen Risikopatienten.

▶ Myokardialer Metabolismus

Restriktiver Umgang mit Fremdblut ist anzuraten.

Restriktiver Umgang mit Fremdblut ist anzuraten. In Anbetracht der wohl baldigen klinischen Verfügbarkeit künstlicher Sauerstoffträger und des immer noch beträchtlichen Risikos einer Infektübertragung bei Bluttransfusionen, sollte in Zukunft noch restriktiver mit dem Gebrauch von Fremdblut umgegangen werden [40]. Mit der intra- und postoperativen Applikation von höheren Sauerstoffkonzentrationen ($FI_{O_2}$ bis 0,8) darf jedoch insbesondere bei abdominellen Eingriffen großzügig umgegangen werden, da die Gefahr der Atelektasenbildung nur unwesentlich höher ist als bei einer $FI_{O_2}$ von 0,3. Zusätzlich reduziert die Applikation von Sauerstoff die Herzfrequenz per se, verhindert periodische Desaturierungen, fördert die Wundheilung und vermindert die postoperative Nausea.

### Hemmung der perioperativen Hyperkoagulabilität

▶ Heparin

Viele Studien betonen die Wichtigkeit einer perioperativen Prophylaxe der tiefen Venenthrombose mit niedrig dosiertem ▶ **Heparin** oder niedrig molekularem Heparin. Bei Patienten mit Schenkelhalsfrakturen senkt niedrig dosiertes Heparin die Häufigkeit der tiefen Venenthrombose um 60%. Epiduralanästhesien vermindern die postoperative Hemmung der Fibrinolyse und scheinen daher einen gewissen Vorteil bezüglich der Entwicklung einer postoperativen arteriellen Thrombose zu bieten (Gefäßeingriffe an den unteren Extremitäten). Interessanterweise vermögen auch β-Blocker und $\alpha_2$-Agonisten die Katecholamin-induzierte Aggregation von Thrombozyten zu vermindern. Zusätzlich reduzieren $\alpha_2$-Agonisten auch die postoperative Fibrinogenkonzentration.

▶ Perioperative Hämostase
▶ Ketorolac

Die ▶ **Modulation der Hämostase** durch nichtsteroidale Antirheumatika insbesondere bei Höchstrisikopatienten scheint sinnvoll, ist jedoch wegen der erhöhten Blutungstendenz nicht unumstritten. Beattie konnte in Patienten mit Hüft- und Kniegelenksersatzoperationen zeigen, dass der Zusatz von ▶ **Ketorolac** zum Morphin-

PCA die Häufigkeit von Myokardischämien signifikant senkt [3]. Unklar ist jedoch, ob dieser Effekt durch eine verbesserte Analgesie oder den antithrombotischen Effekt von Ketorolac bedingt ist.

### Sistieren des perioperativen Nikotinabusus

Nikotinabusus erhöht die Sympathikusaktivität durch eine vermehrte Freisetzung und eine verminderte Clearance von Katecholaminen an den Nervenendigungen. Perioperatives Rauchen ist mit einem erhöhten Kohlenmonoxidspiegel im Blut, einer erhöhten Herzfrequenz und einem erhöhten Blutdruck vergesellschaftet, welche auch bei Patienten ohne kardiales Risiko zu vermehrten ischämieähnlichen EKG-Veränderungen führen.

### Medikamentöse Kardioprotektion mit $Ca^{2+}$-Antagonisten und Nitropräparaten

Der Nutzen des Einsatzes von $Ca^{2+}$-Antagonisten und Nitropäparaten zur präventiven Therapie perioperativer Myokardischämien wird in der Literatur kontrovers diskutiert. Während für ▶ **Diltiazem**, ein bradykardisierender $Ca^{2+}$-Antagonist, eine verminderte intraoperative Häufigkeit von Myokardischämien bei Koronarkranken nachgewiesen wurde, verursacht der kurzwirksame Dihydropyridin $Ca^{2+}$-Antagonist ▶ **Nifedipin** eine ▶ **reflektorische** Aktivierung des sympathischen Nervensystems und verursacht so eine unerwünschte ▶ **Tachykardie**. Dihydropyridin $Ca^{2+}$ Antagonisten und Nitropräparate sollten nur mit äußerster Vorsicht zur Prophylaxe der Myokardischämie eingesetzt werden. Aus diesem Grund und der nachgewiesenermaßen mit Nifedipin erhöhten Mortalität nach akutem Myokardinfarkt sollte die Anwendung von Nifedipin in der perioperativen Phase vermieden werden.

Ähnlich kontroverse Resultate wurden für die prophylaktische antiischämische Anwendung von ▶ **Nitropräparaten** gefunden. Während Dodd bei prophylaktischer i.v.-Applikation von 0,9 µg·kg$^{-1}$·min$^{-1}$ Nitroglyzerin bei kardialen Risikopatienten keine verminderte Häufigkeit der perioperativen Ischämie nachweisen konnte [9], berichtet Coriat über eine signifikante Verminderung der Myokardischämien bei i.v.-Applikation von 1,0 µg·kg$^{-1}$·min$^{-1}$ Nitroglyzerin in einem vergleichbaren Patientengut [7]. Pathophysiologisch interessant ist, dass auch Nitropräparate hypotensionbedingte reflektorische Tachykardien auslösen können, welche ihrerseits Ischämien provozieren.

### Prophylaktische medikamentöse Kardioprotektion mit β-adrenergen Antagonisten (β-Blockern)

Der Gebrauch von β-Blockern erfährt in der Kardiologie augenblicklich eine überwältigende Renaissance im medikamentösen Management der primären und sekundären Prophlaxe des Myokardinfarktes [18,39]. Die Sekundärprophylaxe mit β-Blockern nach Myokardinfarkt sollte auch bei alten Patienten, Diabetikern, COPD-Patienten und herzinsuffizienten Patienten konsequent durchgeführt werden. Immer deutlicher wird, dass gerade früher „untertherapierte" Patientengruppen wie Patienten mit „Non-Q-wave"-Infarkt, alte Patienten (>80 Jahre), Diabetiker, COPD-Patienten und herzinsuffiziente Patienten (EF <20%) massiv, d.h. mit einer Mortalitätssenkung um die 40%, von einer β-Blocker-Therapie profitieren [16].

Auch in der Therapie der Patienten mit schwerer Herzinsuffizienz haben sich β-Blocker bewährt und stellen heute einen Eckpfeiler der Herzinsuffizienztherapie schlechthin dar [6]. So konnte die kürzlich publizierte CIBIS-II Studie eine Mortalitätssenkung um 32% bei Patienten der NYHA Klasse III-IV mit einer Auswurffraktion von <35% nach einer 1,3 Jahre dauernden Therapie mit ▶ **Bisoprolol** nachweisen [6]. Interessanterweise haben β-Blocker zusätzlich einen nierenschützenden Effekt bei Patienten mit Herzinsuffizienz. ß1-selektive Blocker werden kardiopulmonal gut vertragen. In Anbetracht dieses enormen Benefits fällt es schwer zu verstehen, dass immer noch viele Patienten mit erlittenem Myokardinfarkt oder therapiebedürftiger Herzinsuffizienz (und fehlenden Kontraindikation für β-Blocker) ohne β-Blocker-Therapie zu elektiven operativen Eingriffen zugewiesen werden.

▶ Nutzen-Risiko-Verhältniss der β-Blockade-Therapie

Im perioperativen Management von kardialen Risikopatienten besteht aktuell ein gravierender „Untergebrauch" des β-Blockers [47], dies trotz mittlerweile klar nachgewiesener Senkung der perioperative kardiovaskulären Morbidität und Mortalität durch perioperative β-Blocker-Therapie. Der praktizierte „Untergebrauch" liegt wohl in einer Fehleinschätzung des ▶ **Nutzen-Risiko-Verhältnisses der perioperativen β-Blocker-Therapie**. Dabei spielen Ängste vor erhöhter Atemwegsirritabilität, hämodynamischer Instabilität und postoperativer Herzinsuffizienz eine bedeutende Rolle.

Dass diese Ängste aber nicht gerechtfertigt sind, insbesondere bei Gebrauch eines $β_1$-selektiven Blockers, zeigen die Resultate der neueren Studien. $β_1$-selektive Blocker beeinträchtigen zwar die systolische Herzfunktion (Verminderung der endsystolischen Elastance (Elastance$_{es}$=deltaP/deltaV endsystolisch) im suffizienten wie insuffizienten Herzmuskel, verbessern andererseits aber die ventrikuloarterielle Koppelung (Senkung der Nachlast) und lassen die passive diastolische Funktion des Ventrikels unbeeinträchtigt („chamber stiffness") (Abb. 4) [17]. Diese Konstellation garantiert eine gute hämodynamische Verträglichkeit auch bei herzinsuffizienten Patienten.

Am Herzen wirken β-Blocker negativ chronotrop und verbessern dadurch die diastolische Füllungszeit, eine entscheidende Größe für die koronare Perfusion. Daneben wird auch die Kontraktiliät und damit der myokardiale Sauerstoffverbrauch rigoros vermindert. β-Blocker vermindern die Hyperstimulation der β-Rezeptoren im kardiovaskulären System, sie beeinflussen aber auch sehr effizient die Stressverarbeitung im Zentralnervensystem. So reduzieren β-Blocker die Katecholaminspiegel im Blut von Infarktpatienten und erhöhen die Herzfrequenzvariabilität als Folge eines gesteigerten Vagotonus.

Obwohl β-Blocker primär ihren kardioprotektiven Schutz durch die Senkung der Herzfrequenz entfalten, verfügen β-Blocker über weitere mindestens so wichtige kardioprotektive Eigenschaften. Stangeland ist tierexperimentell der wichtigen Frage nachgegangen, ob die Kontrolle der Herzfrequenz durch β-Blocker der einzige Faktor in der Myokardprotektion durch β-Blockade sei [41]. Hierzu hat er bei Katzen mit Timolol (einem β-Blocker) und Alinidin (einem Clonidin-Analogen, das nicht via β-Rezeptoren die Herzfreqenz senkt) die Ruheherzfrequenz um 44 Schläge gesenkt. Danach wurde der Ramus interventricularis anterior ligiert und 5 Stunden später die Größe der Myokardnekrose im hypoperfundierten Gebiet gemessen.

Stangeland konnte zeigen, dass in der Kontrollgruppe ohne Herzfrequenzsenkung 87% des hypoperfundierten Myokards nekrotisch waren, aber nur 77% in der Alinidin Gruppe und nur 65% in der Timolol Gruppe. Mit anderen Worten, die Senkung der Herzfrequenz war nur zu 50% an der Reduktion der Infarktgröße durch β-

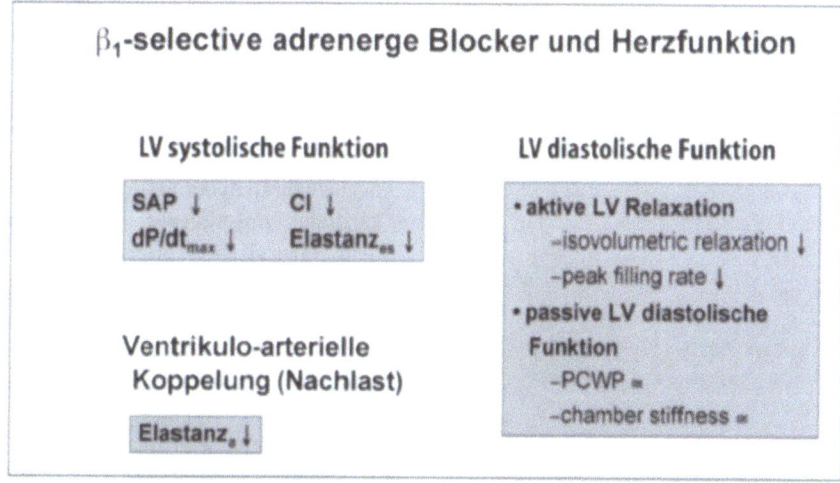

**Abb. 4** ▲ $β_1$-selektive adrenerge Blocker beeinträchtigen zwar die systolische Funktion des Herzens, verbessern aber die ventrikuloarterielle Koppelung (Nachlastsenkung) und lassen die diastolische Herzfunktion weitgehend unbeeinträchtigt (SAP=systolischer arterieller Blutdruck, LV=linksventrikulär, CI=kardialer Index, PCWP=pulmonalarterieller Okklusionsdruck, Elastance$_a$=arterielle Elastance, Elastance$_{es}$=endsystolische Elastance)

Blockade beteiligt. β-Blocker vermindern die myokardiale Oxidation von freien Fettsäuren und vermögen dadurch den kardialen Stoffwechsel zu optimieren. Zusätzlich wissen wir heute, dass während myokardialen Ischämien massive Mengen von Noradrenalin ins Gewebe freigesetzt werden, welche direkt kardiotoxisch wirken [29]. In kürzester Zeit kommt es zur massiven $Ca^{2+}$-Überladung der Kardiomyozyten und zu irreversiblen strukturellen Veränderungen. β-Blocker können diese Veränderungen deutlich vermindern. Kardioprotektiv wirken β-Blocker auch durch ihre antiarrhythmischen Eigenschaften und durch die Verminderung der Katecholamin-induzierten Desensibilisierung und „Downregulation" von β-Adrenozeptoren.

Folgende Studien belegen den Nutzen des perioperativen prophylaktischen Gebrauchs von β-Blockern in kardialen Risikopatienten und zeigen die minimal zu erwartenden Nebenwirkungen auch einer unmittelbar perioperativ eingeleiteten β-Blocker-Therapie.

### Studien zu β-Blockern

▶ **Stone et al.**

- ▶ **Stone et al. [42]:** Stone hat 1988 in einer prospektiven randomisierten Studie 128 leicht hypertensive Patienten (>160/90 mmHg), die keine chronische antihypertensive Therapie hatten, präoperativ mit einer kleinen peroralen Dosis Labetalol (100 mg), Atenolol (50 mg) oder Oxprenolol (20 mg) prämediziert. In den 39 Patienten, die zur Kontrolle dienten, hatten 11 Patienten entweder während der Einleitung oder in der Aufwachphase eine Myokardischämie. Jedoch nur 2 von 89 Patienten, die mit β-Blockern behandelt wurden, hatten perioperative Ischämien. Dieser Unterschied ist hochsignifikant und zeigt deutlich, wie eine einzige kleine Dosis von β-Blockern das Risiko für Myokardischämien massiv verringert.

▶ **Mangano et al.**

- ▶ **Mangano et al. [27]:** 1996 hat Mangano eine Studie mit dem Titel „Effects of atenolol on mortality and cardiovascular morbidity after noncardiac surgery" publiziert. Die Resultate dieser Studie stellen einen Meilenstein in der Geschichte der Anästhesie dar. Zum ersten Mal konnte nachgewiesen werden, dass eine relativ kurzfristige perioperative medikamentöse Intervention einen markanten Einfluss auf das Überleben der Patienten bis 2 Jahre nach dem operativen Eingriff hatte. In dieser prospektiven randomisierten und plazebokontrollierten Studie wurden Patienten mit bekannter oder vermuteter KHK, die sich einem nichtkardialen operativen Eingriff unterziehen mussten, entweder in eine Plazebo- (101 Patienten) oder eine Atenolol-Gruppe (99 Patienten) randomisiert. Zu den koronaren Risikofaktoren zählten (1) arterielle Hypertension, (2) Diabetes, (3) Hypercholesterinämie, (4) aktiver Nikotinabusus und (5) ein Alter über 65 Jahre.

*Die perioperative Behandlung mit Atenolol verbessert das Überleben von kardialen Risikopatienten bis 2 Jahre nach dem chirurgischen Eingriff.*

5-10 mg Atenolol i.v. wurde eine Stunde vor Operationsbeginn verabreicht, dann nochmals 5-10 mg Atenolol i.v. unmittelbar nach der Operation, und anschließend vom darauffolgenden Tag bis zur Entlassung 50-100 mg Atenolol peroral täglich (Tabelle 1). Atenolol wurde nur verabreicht, falls die Herzfrequenz >55 Schläge/min und der systolische Blutdruck >100 mmHg waren. Die Studienpatienten wurden dann über 2 Jahre beobachtet. Obwohl kein Unterschied in der kardiovaskulären Mortalität in der unmittelbar perioperativen Phase nachgewiesen werden konnte, zeigte sich eine signifikante 11%-ige Reduktion der Gesamtmortalität nach 2 Jahren in der Atenolol-Gruppe, vornehmlich bedingt durch eine Reduktion kardialer Todesfälle. Erstaunlicherweise war dieser Effekt schon 6 Monate nach dem chirurgischen Eingriff sichtbar. In dieser Studie war die Inzidenz von symptomatischen Bradykardien, Hypotensionen, postoperativer Herzinsuffizienz und Bronchospasmus in der Atenolol-Gruppe nicht erhöht. Die perioperative Atenolol-Behandlung ist zudem sehr kostengünstig. Mangano berechnete, dass eine perioperative Atenololtherapie ca. US$ 100 pro Patient kostet und, dass bei Verabreichung von Atenolol an alle Risikopatienten, ein gewonnenes Jahr Überleben Kosten von US$ 2500 verursachen würde.

*Die perioperative Atenolol-Behandlung ist sehr kostengünstig.*

▶ **Wallace et al.**

- ▶ **Wallace et al. [46]:** 1998 wurde von Wallace mit den Daten derselben Patientenpopulation eine zweite Studie veröffentlicht. Darin zeigte Wallace eindrücklich, dass die Patienten in der Atenolol-Gruppe signifikant weniger postoperative Myokardischämien im Holter-EKG hatten (-50%).

▶ **Raby et al.**

● ▶ **Raby et al. [35]:** 1999 machte Raby einen interessanten neuen Ansatz in der perioperativen β-Blocker-Therapie von Risikopatienten. Er überwachte präoperativ mit dem Holter-EKG Patienten, die einen gefäßchirurgischen Eingriff hatten, und bestimmte so die minimale individuelle Herzfrequenz, bei der Ischämien auftraten. Postoperativ wurden die Patienten in eine Plazebo- oder Esmolol-Gruppe randomisiert, wobei Esmolol so titriert wurde, dass die Ischämieschwelle der Herzfrequenz nie überschritten wurde.

Die Studie konnte eine deutliche Verminderung von ischämischen Ereignissen in der Esmolol-Gruppe nachweisen. Obwohl diese Studie einen „rationaleren" Ansatz in der Titration des β-Blockers propagiert, sind einige Probleme mit dieser Form der β-Blocker-Verabreichung verbunden. So sind mindestens 30% aller vaskulären Patienten aufgrund vorbestehender EKG-Abnormitäten keiner präoperativen Holter-Ischämie-Diagnostik zugänglich. Auch führt die Herzfrequenz-adaptierte Titration des β-Blockers zu einer beträchtlichen Zunahme der Arbeitsbelastung des Pflegepersonals. Nicht zuletzt gibt es auch prinzipielle Bedenken, denn obwohl die Reduktion der Hezfrequenz wesentlich an der Kardioprotektion von β-Blockern beteiligt ist, ist sie nicht der alleinige kardioprotektive Mechanismus unter β-Blockade.

▶ **Poldermans et al.**

● ▶ **Poldermans et al. [33]:** In dieser prospektiv randomisierten Studie wurden gefäßchirurgische Patienten mit Risikofaktoren für eine koronare Herzkrankheit (in dieser Studie definiert als (1) Alter über 70 Jahre, (2) vorbestehender Myokardinfarkt, (3) bekannte Herzinsuffizienz, (4) aktuelle Behandlung von ventrikulären Rhythmusstörungen, (5) behandelter Diabetes mellitus) und gleichzeitig positiver Stressechokardiographie in eine Plazebo- oder Bisoprolol-Gruppe randomisiert. Die meisten Patienten hatten eine Allgemeinnarkose, aber auch Patienten mit Regionalanästhesien wurden mit eingeschlossen. Die Bisoprololtherapie (5–10 mg p.o./Tag) wurde mindestens eine Woche vor dem operativen Eingriff eingeleitet und bis 30 Tage postoperativ weitergeführt. Patienten mit Asthma, Verdacht auf koronare Hauptstammstenose, schwerer koronarer 3-Gefäßerkrankung oder vorbestehender β-Blocker-Therapie wurden von der Studie ausgeschlossen.

Poldermans fand, dass 34% der Plazebo-Patienten innerhalb der ersten 30 Tage postoperativ entweder einen periopertiven Myokardinfarkt erlitten oder infolge einer kardialen Ursache starben. Nur gerade 3,4% der Bisoprolol-Patienten erlitten kardiale Komplikationen. Interessanterweise zeigte keiner der Gefäßpatienten präoperativ unter Bisoprolol eine Exazerbation seiner peripheren arteriellen Verschlusskrankheit. Diese Studie ist die erste perioperative β-Blocker-Studie, die eine signifikante Senkung der unmittelbar perioperativen kardialen Morbidität und Mortalität in vaskulären Hochrisikopatienten nachweisen konnte.

▶ **Zaugg et al.**

● ▶ **Zaugg et al. [49]:** Diese Studie untersuchte die pathophysiologischen Ursachen der verbesserten Langzeitprognose bei perioperativer Verabreichung von Atenolol bei älteren Risikopatienten. Dabei wurde postuliert, dass die Verabreichung von Atenolol die perioperative Stressantwort modifizieren würde und so für eine verbesserte Langzeitprognose verantwortlich sei. Zwei Anästhesietechniken, eine mit prä- und postoperativer Atenolol-Applikation (vergleichbar mit Manganos Atenolol-Gruppe) und eine mit intraoperativer Atenolol-Applikation wurden bezüglich Stressantwort (Noradrenalin, Adrenalin, Kortisol, ACTH, Neuropeptid Y) mit einer Kontrollgruppe ohne Atenolol verglichen.

Die Studie konnte keine Modifikation der perioperativen Stressantwort nachweisen, welche für die beobachtete verbesserte Langzeitprognose bei Atenolol-Verabreichung hätte verantwortlich gemacht werden können. Die perioperative β-Blocker-Applikation zeigte jedoch bisher wenig beachtete günstige perioperative Effekte. Atenolol-behandelte Patienten brauchten intraoperativ – bei absolut adäquater Narkosetiefe (Bispektraler Index 50–60) – signifikant weniger Fentanyl (−30%). Zusätzlich zeigten sie eine schnellere Aufwachphase, und der postoperative Morphinverbrauch war verglichen mit Kontrollpatienten ebenfalls deutlich vermindert. Die Verabreichung auch größerer Mengen von Atenolol (intraoperativ bis 80 mg i.v.) führte nicht etwa zu hämodynamischer Instabilität, sondern zu einer verbesserten Kontrolle von Herzfrequenz und Blutdruck, insbesondere während der kritischen Aufwachphase. Seriell perioperativ gemessene Troponin I-Werte zeigten, dass 29% dieser älteren Risikopatienten einen perioperativen Myokardschaden („Mikroinfarkt") erlitten (Troponin I ≥0,4 ng/ml), welcher mit einer erhöhten postoperativen Herzfrequenz korrelierte. Nur Patienten ohne Atenolol-Applikation zeigten Troponin I Werte ≥1,5 ng/ml, welche vereinbar mit einem perioperativen Infarkt sind. Wie in Manganos Studie tolerierten auch in dieser Studie Patienten mit COPD oder anamnestischer Herzinsuffizienz die akut eingeleitete perioperative β-Blocker-Therapie problemlos.

### Prophylaktische medikamentöse Kardioprotektion mit $\alpha_2$-Agonisten

Über die Stimulation präjunktionaler $\alpha_2$-adrenerger Rezeptoren führen $\alpha_2$-Agonisten zur verminderten Freisetzung von Noradrenalin aus präsynaptischen Speichern. Dies führt zu einer Hemmung des zentralen Sympathikotonus und zu Analgesie, Anxiolyse und Sedation. Die $\alpha_2/\alpha_1$-Selektivität ist 4-fach höher für Mivazerol und 10-fach höher für Dexmedetomidin als für Clonidin. Selektivere $\alpha_2$-Agonisten binden nicht an $I_1$- und $I_2$-Imidazol-Rezeptoren im zentralen Nervensystem. Prämedikation mit Clonidin vermindert die perioperativen Katecholaminspitzenwerte im Serum und dadurch die Häufigkeit von hypertensiven und tachykarden Episoden. Wie bei der Gabe von β-Blockern, führt eine minimale präoperative Gabe von Clonidin (2 µg/kg$^{-1}$ p.o.) zu einer signifikant verminderten Inzidenz von perioperativen Myokardischämien [43]. Bei Patienten mit essentieller Hypertension verhindert die Applikation von Clonidin eine Reduktion der Herzfrequenzkontrolle und verleiht eine ausgeprägte perioperative hämodynamische Stabilität. Eine transdermale Applikation von Clonidin gewährleistet stabile postoperative Clonidin-Serumspiegel über Tage. An der antiischämischen Wirkung von $\alpha_2$-Agonisten sind neben hämodynamischen Effekten auch die Unterdrückung des postoperativen Fibrinogenanstiegs und die Hemmung der Katecholamin-induzierten Plättchenaggregation beteiligt.

Folgende Studien belegen den Nutzen des perioperativen Gebrauchs von $\alpha_2$-Agonisten.

#### McSPI-EUROPE Research Group (Perioperative Sympatholysis) [30]

In einer mutizentrisch durchgeführten, plazebokontrollierten, doppelblinden und randomisierten Studie mit 300 Patienten wurde der Einfluss von niedrigdosiertem Mivazerol (2 µg· kg$^{-1}$ bei Einleitung + 0,75 µg· kg$^{-1}$· h$^{-1}$ über 72 Stunden) und hochdosiertem Mivazerol (4 µg·kg$^{-1}$ bei Einleitung + 1,5 µg· kg$^{-1}$·h$^{-1}$ über 72 Stunden) bezüglich hämodynamischer Satbilität und Myokardischämie in kardialen Risikopatienten evaluiert. Beide Mivazeroldosierungen verhinderten sehr effizient perioperative Tachykardien und Hypertensionen. Hochdosiertes Mivazerol vermochte auch die Inzidenz perioperativer Ischämien zu senken. Unter Mivazerol traten häufiger Bradykardien auf, diese waren jedoch hämodynamisch irrelevant und mit Atropin gut therapierbar. Interessantereise konnte diese Studie keinen verminderten Anästhetikaverbrauch in den Mivazerol-Gruppen nachweisen. Ebenso war der postoperative Bedarf an Morphin in allen Gruppen gleich, wohingegen der Bedarf an Sedativa in den Mivazerol-Gruppen verringert war.

> Mivazerol senkt die Häufigkeit perioperativer Myokardischämien.

#### The European Mivazerol Trial (EMIT) [32]

In einer mutizentrisch durchgeführten, plazebokontrollierten, doppelblinden und randomisierten Studie mit Patienten mit definitiver KHK wurde die Verabreichung von Mivazerol (4 µg·kg$^{-1}$ bei Einleitung + 1,5 µg· kg$^{-1}$· h$^{-1}$ über 72 Stunden) bezüglich perioperativem Herzinfarkt und perioperativer kardialer Todesursache mit einer Plazebogruppe verglichen. In der Untergruppe der Patienten mit vaskulärem Eingriff konnte eine verminderte Inzidenz des perioperativen kardialen Todes nachgewiesen werden, jedoch keine Verminderung der perioperativen Myokardinfarkte. In der Untergruppe der Patienten mit einem aortalen Gefäßeingriff reduzierte Mivazerol jedoch die perioperativen Myokardinfarkte signifikant.

> Mivazerol senkt die Häufigkeit des perioperativen kardialen Todes bei vaskulären Eingriffen.

### Tabelle 2
**Etablierte oder potenziell nützliche Medikamente und Verfahren mit kardioprotektiver Wirkung**

- β-Adrenerge Antagonisten
- $\alpha_2$-Agonisten

⎤ Etablierte Therapie der Myokardischämie
⎦ *Geeignet zur perioperativen Prophylaxe*

- Nitropräparate
- $Ca^{2+}$-Kanal-Antagonisten (ink. neue $Ca^{2+}$-Kanal-Antagonisten vom T-Typ wie Mibefradil)

⎤ Etablierte Therapie der Myokardischämie
⎦ *Ungeeignet zur perioperativen Prophylaxe*

- Pharmakologisches "preconditioning":
  $K_{ATP}$-Kanal-Agonisten (Levosimendan, NO, Nikorandil, Nitroglyzerin, Diazoxid)
  Inhalationsanästhetika
  Opioid Agonisten (δ + κ)
  (ACE-Inhibitoren und AT II-Antagonisten potenzieren, Sulfonylharnstoffpräparate inhibieren)
- Optimierung des myokardialen Metabolismus: Acadesin und Adenosin-Analoga
  Trimetazidin
  Troglitazon
- Thrombozytenaggregationshemmung:
  Antikörper gegen Glykoprotein IIb-IIIa
  Ketorolac
  Platelet-activating acetylhydrolase
- $Na^+/H^+$-Kanal-Hemmer (Cariporide)
- Antiadhäsionsmedikamente: Metalloprotease-2-, -9-Inhibitoren
- Anti-Komplement Therapie (Anti-C5)
- Perioperative Immuntherapien: Präoperatives Impfen gegen Endotoxin
- Antiapoptose-Medikamente:
  Caspase-Inhibitoren
  Antisense Oligonukleotide gegen Bax/Bak
  Lysophosphatidylrezeptor-Agonisten
- Antoxidative Medikamente:
  Vitamin E
  Carvedilol
- Antiinflammatorische Therapie:
  COX-Inhibitoren
  Cyclosporin

⎤ Potentiell kardioprotektive Medikamente

▶ **Acadesin**

### Prophylaktische medikamentöse Kardioprotektion mit Acadesin

▶ Acadesin ist ein Purinnukleosidanalogon, das selektiv die Adenosinkonzentrationen in ischämischem Gewebe erhöht und dadurch zytoprotektiv wirkt. In einer Metaanalyse von 5 internationalen randomisierten Studien mit über 4000 Patienten mit koronarer Revaskularisation konnte Mangano zeigen, dass Acadesin (7-stündige kontinuierliche i.v.-Infusion mit 0,1 mg kg$^{-1}$·min$^{-1}$ plus 5 μg/ml in der kardioplegischen Lösung) die perioperative Myokardinfarktrate um 27% vermindert und die Häufigkeit eines kardialen Herztodes in den ersten 4 Tagen postoperativ um 50% reduziert [22]. Obwohl die Nützlichkeit von Acadesin bis jetzt nur bei koronarchirurgischen Eingriffen gezeigt wurde, stellt die Anwendung von Acadesin gerade in Kombination mit β-Blockern oder $\alpha_2$-Agonisten eine potentiell vielversprechende antiischämische Therapie auch bei Risikopatienten mit nichtkardialen operativen Eingriffen dar.

### Zukunftsperspektiven in der perioperativen Kardioprotektion

▶ **Preconditioning**

Zukünftige Strategien der perioperativen Kardioprotektion zielen darauf ab, die natürlichen myokardeigenen protektiven Mechanismen – insbesondere das sog. ▶ „preconditioning" des Myokards – auszunützen [45]. Das „preconditioning" ist die Eigen-

▶ **Kombination mit $K_{ATP}$-Kanal-Agonisten**

Orale Antidiabetika vom Sulfonylharnstofftyp sollten perioperativ gemieden werden.

schaft des Myokards, nach nur kurzen ischämischen Episoden eine ausgeprägte Toleranz gegen ischämische Schäden während länger dauernden Ischämien zu entwickeln. Die heute etablierte perioperative medikamentöse Kardioprotektion mit β-Blockern und $α_2$-Agonisten lässt sich möglicherweise durch ▶ **Kombination mit $K_{ATP}$-Kanal-Agonisten**, welche ein pharmakologisches „preconditioning" des Herzmuskels induzieren, verbessern.

Nicht jede Kombination von antiischämischen Medikamenten aber mag günstig sein. So etwa kann die Kombination von Trimetazidin, einem unter Ischämie ATP-einsparenden Medikament, mit einem β-Blocker die myokardiale Funktion unter Ischämie nicht wesentlich verbessern. Im Licht der heutigen experimentellen und klinischen Studien sollten orale Antidiabetika vom Sulfonylharnstofftyp perioperativ gemieden werden (Umstellen auf Insulin oder Thiazolidindione), denn sie verhindern sehr effizient das erwünschte „preconditioning" des Myokards durch Hemmung des $K_{ATP}$-Kanals. Dafür sollten Thiazolidindione wie Troglitazon vermehrt zum Einsatz kommen, da sie die Myokardfunktion nach Ischämie deutlich verbessern. ACE-Inhibitoren und Angiotensinrezeptorantagonisten sollten, wenn immer möglich, perioperativ nicht abgesetzt werden, da diese das „preconditioning" des Myokards potenzieren.

Etablierte antiischämische Therapien und antiischämische Medikamente, die in der zukünftigen perioperativen Kardioprotektion eine Rolle spielen könnten, sind in Tabelle 2 aufgelistet. In nicht allzu ferner Zukunft mögen auch ganz neue Methoden, wie etwa ein präoperatives Impfen der Patienten gegen Endotoxin, Bedeutung in der perioperativen Kardioprotektion erlangen [4]. Auch gentherapeutische perioperative Interventionen, wie die intrakoronare Impfung kardialer Hochrisikopatienten mit $β_2$-Adrenozeptoren-exprimierenden Adenoviren („molecular ventricular assistance") zur Verbesserung der perioperativen inotropen und lusinotropen Herzfunktion, ist in den nächsten Jahren durchaus denkbar [38].

### Fragen zur Erfolgskontrolle

1. Wann treten perioperativ die meisten Myokardischämien auf?

Die meisten Myokardischämien treten postoperativ auf und sind meist durch eine Tachykardie verursacht. Die postoperativen Myokardischämien sind zwar fast immer stumm, verlaufen jedoch häufig prolongiert und zeigen tiefe ST-Streckensenkungen.

2. Bei welchen Patienten sollte perioperativ unbedingt eine β-Blocker-Therapie begonnen werden?

Bei allen Patienten mit koronarer Herzkrankheit oder mit Risikofaktoren für eine koronare Herzkrankheit (Alter über 65 Jahre, arterielle Hypertonie, Hypercholesterinämie, Diabetes mellitus, aktiver Nikotinabusus). Atenolol und Bisoprolol werden kardiopulmonal gut vertragen. Absolute Kontraindikationen sind jedoch aktives Asthma und relevante bradykarde Rhythmusstörungen.

3. Weshalb sind $Ca^{2+}$ Antagonisten und Nitropräparate weniger geeignet zur Prophylaxe perioperativer Myokardischämien?

Die Nützlichkeit von $Ca^{2+}$-Antagonisten und Nitropräparaten zur Prophylaxe perioperativer Myokardischämien wird in der Literatur kontrovers diskutiert. $Ca^{2+}$-Antagonisten und Nitropräparate können reflektorische Tachykardien auslösen und so Myokardischämien provozieren.

4. Welche zusätzlichen klinischen Vorteile bringt eine perioperative β-Blockade mit sich?

β-Blocker senken den intra- und postoperativen Analgetikaverbrauch um ca. 30% und verkürzen so die Aufwachphase wesentlich. Die Narkosetiefe wird dadurch nicht beeinträchtigt.

5. Welche kardiovaskulären Medikamente sollten perioperativ unter keinen Umständen abgesetzt werden?

β-Blocker und $α_2$-Agonisten sollten nie perioperativ abgesetzt werden. ACE-Inhibitoren und Angiotensinrezeptorantagonisten sollten ebenfalls, wenn immer möglich, nicht abgesetzt werden, da sie das „preconditioning" des Myokards potenzieren.

## Literatur

1. Badner NH, Knill RL, Brown JE, Novick TV, Gelb AW (1999) Myocardial infarction after noncardiac surgery. Anesthesiology 88:572–578
2. Beattie WS, Buckley DN, Forrest JB (1993) Epidural morphine reduces the risk of postoperative myocardial ischemia in patients with cardiac risk factors. Can J Anaesth 40:532–541
3. Beattie WS, Warriner CB, Etches R, Badner NH, Parsons D, Buckley N, Chan V, Girard M (1997) The addition of continuous intravenous infusion of ketorolac to a patient-controlled analgetic morphine regime reduced postoperative myocardial ischemia in patients undergoing elective total hip or knee arthroplasty. Anesth Analg 84:715–722
4. Bennett-Guerrero E, Ayuso L, Hamilton-Davies C, White WD, Barclay GR, Smith PK, Sally AK, Muhlbaier LH, Newman MF, Mythen MG (1997) Relationship of preoperative antiendotoxin core antibodies and adverse outcome following cardiac surgery. JAMA 277:646–650
5. Bode RH, Lewis KP, Zarich SW, Pierce ET, Roberts M, Kowalchuk GJ, Satwicz PR, Gibbons GW, Hunter JA, Espanol CC, Nesto RW (1996) Cardiac outcomes after peripheral vascular surgery. Anesthesiology 84:3–13
6. CIBIS-II Investigators and Committees (1999) The cardiac insufficiency bisoprolol study II (CIBIS-II): a randomized trial. Lancet 353:9–13
7. Coriat P, Daloz M, Bousseau D, Fusciardi J, Echter E, Viars P (1984) Prevention of intraoperative myocardial ischemia during noncardiac surgery with intravenous nitroglycerin. Anesthesiology 61:193–196
8. Detsky AL, Abrams HB, McLaughlin JR, Drucker DJ, Sasson Z, Johuston N, Scott JG, Forbath N, Hilliard JR (1986) Predicting cardiac complications in patients undergoing noncardiac surgery. J Gen Inten Med 1:211–219
9. Dodds TM, Stone JG, Coromilas J, Weinberg M, Levy DG (1993) Prophylactic nitroglycerin infusion during noncardiac surgery does not reduce perioperative ischemia. Anesth Analg 76:705–713
10. Eagle KA, Rihal CS, Mickel MC, Holmes DR, Foster ED, Gersh BJ, for the CASS Investigators and University of Michigan Heart Care Program (1997) Cardiac risk of noncardiac surgery: influence of coronary disease and type of surgery in 3368 operations. Circulation 96:1882–1887
11. Ebert TJ (1999) Is gaining control of the autonomic nervous system important to our specialty? Anesthesiology 90:651–653
12. Frank SM, Higgins MS, Breslow MJ, Fleisher LA, Gorman RB, Sitzmann JV, Raff H, Beattie C (1995) The catecholamine, cortisol, and hemodynamic responses to mild perioperative hypothermia: a randomized clinical trial. Anesthesiology 82:83–89
13. Garnett RL, MacIntyre A, Lindsay P, Barber GG, Cole CW, Hajjar G, McPhail NV, Ruddy TD, Stark R (1996) Perioperative ischemia in aortic surgery: combined epidural/general anaesthesia vs general anaesthesia and iv analgesia. Can J Anaesth 43:769–777
14. Goldman L, Caldera DL, Nussbaum SR, Southwick FS, Krogstad D, Murray B, Burke DS, O'Malley TA, Goroll AH, Caplan CH, Nolan J, Carabello B, Slater EE (1977) Multifactorial index of cardiac risk in noncardiac surgical procedures. N Engl J Med 297:845–850
15. Gomez MN (1998) Magnesium and cardiovascular disease. Anesthesiology 89:222–240
16. Gottlieb SS, McCarter RJ, Vogel RA (1998) Effect of beta-blockade on mortality among high-risk and low-risk patients after myocardial infarction. N Engl J Med 339:489–497
17. Haber HL, Simek CL, Gimple LW, Bergin JD, Subbiah K, Jayaweera AR, Powers ER, Feldman MD (1993) Why do patients with congestive heart failure tolerate the initiation of b-blocker therapy. Circulation 88:1610–1619
18. Jansen RWMM, Gurwitz JH (1994) Controversies surrounding the use of b-blockers in older patients with cardiovascular disease. Drugs Aging 4:175–183
19. Lee TH, Marcantonio ER, Mangione CM, Thomas EJ, Polanczyk CA, Cook EF, Sugarbaker DJ, Donaldson MC, Poss R, Ho KKL, Ludwig LE, Pedan A, Goldman L (1999) Derivation and prospective validation of a simple index for prediction of cardiac risk of major noncardiac surgery. Circulation 100:1043–1049
20. Malmberg K, Norhammar A, Wedel H, Ryén L (1999) Glycometabolic state at admission: important risk marker of mortality in conventionally treated patients with diabetes mellitus and acute myocardial infarction. Long-term results from the Diabetes and Insulin-Glucose Infusion in Acute Myocardial Infarction (DIGAMI) Study. Circulation 99:2626–2632
21. Mangano DT (1990) Perioperative cardiac morbidity. Anesthesiology 72:153–184
22. Mangano DT (1997) Effects of acadesine on myocardial infarction, stroke, and death following surgery. A metaanalysis of the five international randomised trials. The Multicenter Study of Perioperative Ischemia (McSPI). JAMA 277:325–332
23. Mangano DT (1998) Adverse outcomes after surgery in the year 2001 – a continuing odyssey. Anesthesiology 88:561–564
24. Mangano DT (1999) Assessment of the patient with cardiac disease (an anesthesiologist's paradigm). Anesthesiology 91:1521–1526
25. Mangano DT, Goldman L (1995) Preoperative assessment of patients with known or suspected coronary disease. N Engl J Med 333:1750–1756
26. Mangano DT, Hollenberg M, Fegert G, Meyer ML London MJ, Tubau JF Krupski WC (1991) Perioperative myocardial ischemia in patients undergoing noncardiac surgery – I: incidence and severity during the 4 day perioperative period. J Am Coll Cadiol 17:843–850

27. Mangano DT, Layug E, Wallace A, Tateo I, for the Multicenter Study of Perioperative Ischemia Research Group (1996) Effect of atenolol on mortality and cardiovascular morbidity after noncardiac surgery. N Engl J Med 335:1713–1720
28. Mangano DT, Siliciano D, Hollenberg M, Leung JM, Browner WS, Goehner P, Merrick S, Verrier E, the Study of Perioperative Ischemia (SPI) Research Group (1992) Postoperative myocardial ischemia: therapeutic trials using intensive analgesia following surgery. Anesthesiology 76:542–353
29. Mann DL, Kent RL, Parsons B, Cooper G (1992) Adrenergic effects on the biology of adult mammalian cardiocytes. Circulation 85:790–804
30. McSPI-EUROPE Research Group (1997) Perioperative sympatholysis: beneficial effects of the $a_2$-adrenoceptor agonist mivazerol on hemodynamic stability and myocardial ischemia. Anesthesiology 86:346–363
31. Nabel EG, Selwyn AP, Ganz P (1990) Paradoxical narrowing of atherosclerotic coronary arteries induced by increases in heart rate. Circulation 81:850–859
32. Oliver MF, Goldman L, Julian DG, Holme I, for the Mivazerol Trial Investigators Research Group The European Mivazerol Trial (EMIT) (1999) Effect of mivazerol on perioperative cardiac complications during noncardiac surgery in patients with coronary heart disease. Anesthesiology 91:951–961
33. Poldermans D, Boersma E, Bax JJ, Thomson IR, Van de Ven LLM, Blankensteijn JD, Baars HF, Yo T-I, Trocino G, Vigna C, Roelandt JRTC, Van Urk H, for the Dutch Echocardiographic cardiac Risk Evaluation applying Stress Echocardiography Study Group (1999) The effect of bisoprolol on perioperative mortality and myocardial infarction in high-risk patients undergoing vascular surgery. N Engl J Med 341:1789–1794
34. Posner KL, Van Norman GA, Chan V (1999) Adverse cardiac outcomes after noncardiac surgery in patients with prior percutaneous transluminal coronary angioplasty. Anesth Analg 89:553–560
35. Raby KE, Brull SJ, Timimi F, Akhtar S, Rosenbaum S, Naimi C, Whittemore AD (1999) The effect of heart rate control on myocardial ischemia among high-risk patients after vascular surgery. Anesth Analg 88:477–482
36. Reich DL, Bodian CA, Krol M, Kuroda M, Osinski T, Thys DM (1999) Intraoperative hemodynamic predictors of mortality, stroke, and myocardial infarction after coronary artery bypass surgery. Anesth Analg 89:814–822
37. Roizen MF (1988) Sould we all have a sympathectomy at birth? Or at least preoperatively? Anesthesiology 68:482–484
38. Shah AS, Lilly RE, Kypson AP, Tai O, Hata JA, Pippen A, Silvestry SC, Lefkowitz RJ, Glower DD, Koch WJ (2000) Intracoronary adenovirus-mediated delivery and overexpression of $b_2$-adrenergic receptor in the heart. Circulation 101:408–414
39. Soumerai SB, McLaughlin TJ, Spiegelman D, Hertzmark E, Thibault G, Goldman L (1997) Adverse outcomes of underuse of b-blockers in elderly survivors of acute myocardial infarction. JAMA 277:115–121
40. Spahn DR, Leone BJ, Reves JG, Pasch T (1994) Cardiovascular and coronary physiology of acute isovolemic hemodilution: a review of nonoxygen-carrying and oxygen-carrying solutions. Anesth Analg 78:1000–1021
41. Stangeland L, Grong K, Vik-Mo H, Andersen K, Lekven J (1986) Is reduced cardiac performance the only mechanism for myocardial infarct size reduction during beta-adrenergic blockade? Cardiovasc Res 20:322–330
42. Stone G, Foêx P, Sear JW, Johnson LL, Khambatta HJ, Triner L (1988) Myocardial ischemia in untreated hypertensive patients: effect of a single small oral dose of a beta-adrenergic blocking agent. Anesthesiology 68:495–500
43. Stühmeier K-D, Mainzer B, Cierpka J, Sandmann W, Tarnow J (1996) Small, oral dose of clonidine reduces the incidence of intraoperative myocardial ischemia in patients having vascular surgery. Anesthesiology 85:706–712
44. The American College of Physicians (1997) Clinical Guideline, Part I: guidelines for assessing and managing the perioperative risk from coronary artery disease associated with major noncardiac surgery. Ann Intern Med 127:309–312
45. Tomai F, Crea F, Chiariello L, Gioffrè PA (1999) Ischemic preconditioning in humans, models, mediators, and clinical relevance. Circulation 100:559–563
46. Wallace A, Layug B, Tateo I, Hollenberg M, Browner W, Miller D, Mangano DT, for the McSPI Research Group (1998) Prophylactic atenolol reduces postoperative myocardial ischemia. Anesthesiology 88:7–17
47. Warltier DC (1998) b-Adrenergic-blocking drugs: incredibly useful, incredibly underutilized. Anesthesiology 88:2–5
48. Yeager MP, Glass DD, Neff RK, Brinck-Johnsen TB (1987) Epidural anesthesia and analgesia in high-risk patients. Anesthesiology 66:729–736
49. Zaugg M, Tagliente T, Lucchinetti E, Jacobs E, Krol M, Bodian C, Reich DL, Silverstein JH (1999) Beneficial effects from b-adrenergic blockade in elderly patients undergoing noncardiac surgery. Anesthesiology 91:1674–1686

P. Gastmeier[1], K. Weist[1], O. Weigt[2] • H. Rüden[1] • [1] Institut für Hygiene der Freien Universität Berlin, [2] Abteilung für Anästhesie Krankenhaus Park Schönfeld Kassel

# Prävention nosokomialer Infektionen in der Intensivstation und im OP

▶ **Nosokomiale Infektionen (NI)**

Nosokomiale Infektionen (NI) sind systemische oder lokale Infektionen, die bei der Krankenhausaufnahme weder vorhanden noch in der Inkubationsphase waren.

▶ **Nosokomiale Infektionen (NI) sind systemische oder lokale Infektionen, die bei der Krankenhausaufnahme weder vorhanden noch in der Inkubationsphase waren. Auf Intensivstationen wird ihr Auftreten besonders begünstigt, denn**
- **bei Intensivpatienten liegen häufig bereits bei der Aufnahme auf die Intensivstation wesentliche prädisponierende Faktoren für das Entstehen von NI vor,**
- **viele infektionsbegünstigende invasive diagnostische und therapeutische Maßnahmen müssen angewandt werden,**
- **es ist ein besonders hoher Pflegeaufwand erforderlich und damit ein intensiver Kontakt zwischen Patient und Personal, und**
- **durch das insgesamt häufigere Auftreten von Infektionen auf Intensivstationen, u.a. auch durch multiresistente Erreger, sind die Möglichkeiten der Exposition ungleich größer als in anderen Krankenhausbereichen.**

**Abgesehen von den verschiedenen prädisponierenden Faktoren der Patienten hat vor allem das Geschehen im OP wesentlichen Einfluß auf das Zustandekommen von postoperativen Wundinfektionen. Deshalb können Anästhesisten mit ihren Kenntnissen und ihrem Verhalten auch hier erheblich zur Infektionsprophylaxe beitragen.**

## Häufigkeit

Obwohl nur 5-10% aller Krankenhauspatienten in Intensivstationen behandelt werden, bedingen die NI bei Intensivpatienten ca. ein Viertel aller NI in den Krankenhäusern. Auch die meisten Ausbrüche von NI werden auf Intensivstationen beobachtet.

Umfangreiche ▶ **Prävalenz**studien haben für deutsche Intensivstationen durchschnittliche Prävalenzraten von 15-25% ergeben. Die häufigsten NI-Arten waren Pneumonien (35-40% aller NI), Bronchitiden (15-20%), Harnweginfektionen (ca. 14%) und Sepsis (ca. 12%) [1, 2]. Verschiedene Inzidenzuntersuchungen der letzten 20 Jahre ermittelten ▶ **Inzidenz**raten zwischen 10% und 30%. Ein wesentlicher Faktor ist die Art der Intensivstation. Die höchsten NI-Raten werden

▶ **Prävalenz**
= Anzahl der Erkrankten im Verhältnis zur Anzahl der Untersuchten zu einem bestimmten Zeitpunkt.

▶ **Inzidenz**
= Anzahl der Neuerkrankungen im Verhältnis zur Anzahl der Untersuchten innerhalb eines bestimmten Zeitraums.

---

Prevention of nosocomial infections in the intensive care unit and the operating room.
Key words: Nosocomial infection • Cross infection/prevention and control • Intensive care units • Guidelines • Review • Tutorial

PD Dr. Petra Gastmeier • Institut für Hygiene der FU Berlin, Hindenburgdamm 27, D-12203 Berlin;
e-mail: petra.gastmeier@charite.de

in Intensivstationen für Verbrennungspatienten und für neurochirurgische Patienten beobachtet, die günstigsten in pädiatrischen und kardiologischen Intensivstationen [3].

Man unterscheidet ▶ **epidemische NI** (Ausbrüche) und ▶ **endemische NI**. Obwohl Ausbrüche immer eine besondere Aufmerksamkeit erzeugen, liegt der Anteil der im Rahmen von Ausbrüchen auftretenden NI nur bei etwa 2-10%, d.h. die große Mehrheit der NI sind durch die endemisch auftretenden Infektionen bedingt, an deren Niveau sich das Stationspersonal „gewöhnt" hat.

Unter operierten Patienten sind postoperative Wundinfektionen die häufigsten Infektionen [4]. Dabei ist die Inzidenz der Wundinfektionen je nach OP-Art sehr unterschiedlich, und wegen der immer kürzer werdenden stationären Aufenthaltsdauer wird ein großer Teil der postoperativen Wundinfektionen (12-84%) nicht mehr während des Krankenhausaufenthaltes wahrgenommen [4].

## Konsequenzen von NI

NI führen bei Intensivpatienten nicht selten zum Tode und können die Verweildauer erheblich verlängern. Bei der Angabe der ▶ **Letalität** durch NI muß zwischen Patienten, die als Folge der NI versterben, und solchen, bei denen eine NI vorlag, die aber aus anderen Gründen verstorben sind, unterschieden werden. Da die exakte Todesursache bei Intensivpatienten auch wegen der geringen Obduktionsfrequenz oft nicht genau bestimmt werden kann, ist die Berechnung der „attributable mortality" eine geeignete Methode zur Quantifizierung dieses Problems. Man versteht darunter die Letalität, die – unabhängig von anderen Todesursachen – durch die NI allein verursacht wird. Mit derselben Methode kann auch die ▶ **zusätzliche Aufenthaltsdauer** der Patienten auf Intensivstationen durch das Auftreten von NI ermittelt werden. Anhand dieser Daten können dann Rückschlüsse auf zusätzliche Kosten durch NI abgeleitet werden (Tabelle 1).

## Risikofaktoren

Bei den Risikofaktoren kann man zwischen expositionellen und prädisponierenden Risikofaktoren unterscheiden. Für die häufigsten ▶ **expositionellen Risikofaktoren** (zentrale Venenkatheter, Pulmonalis-Katheter, Harnwegkatheter, Beatmung) wurde nachgewiesen, daß mit ihrer Anwendung signifikant höhere NI-Raten verbunden sind [1]. Vor allem die Aufenthaltsdauer auf der Intensivstation ist ein wichtiger expositioneller Faktor, auch Personalmangel wurde bei der Aufklärung von Ausbrüchen mehrfach als Risikofaktor für NI [5, 6] identifiziert. Daneben liegen häufig auch ▶ **prädisponierende Faktoren** vor, z.B. wenn die Patienten schwere Grundkrankheiten haben, immunsupprimiert oder unterernährt sind. Einige

Tabelle 1
**Überblick über die durchschnittliche „attributable mortality" und zusätzliche Aufenthaltsdauer durch die beiden wesentlichsten NI auf Intensivstationen – die Pneumonie und die Sepsis – und durch postoperative Wundinfektionen** [b]

| Art der NI | „attributable mortality" in % | Zusätzliche Aufenthaltstage für infizierte Überlebende auf der Intensivstation in Tagen |
|---|---|---|
| Pneumonie | 0-30%[a] | ca. 8-25[a] |
| Sepsis | 28-35% | ca. 8 |
| Postoperative Wundinfektion | Sehr abhängig von der OP-Art | ca. 7-14 |

[a] *Große Unterschiede je nach Art der Intensivstation und in Abhängigkeit von den Erregern, besonders hoch ist die Letalität bei Pseudomonas spp., Stenotrophomonas spp. oder Acinetobacter spp. bedingten Pneumonien*
[b] *Nosokomiale Harnweginfektionen bei Intensivpatienten scheinen nicht mit zusätzlicher Letalität verbunden zu sein und führen nicht oder nur in geringem Maße zu einer Verlängerung der Aufenthaltsdauer auf der Intensivstation*

### Tabelle 2
**Wichtigste Risikofaktoren für NI bei den vier häufigsten NI-Arten [7]**

| Pneumonie | Sepsis | Harnweginfektionen | Wundinfektionen |
|---|---|---|---|
| Hohes Alter | Hohes Alter | Hohes Alter | Hohes Alter |
| Frühgeborene | Frühgeborene | Frühgeborene | Frühgeborene |
| Chronische Lungenerkrankung | Gefäßkatheter (Anzahl und Dauer) | Weibliches Geschlecht | Adipositas |
| Abdominelle oder Thorax-OP | Parenterale Ernährung | Nierenversagen | Unterernährung |
| Intubation | Kolonisation der Insertions- oder Zuspritzstelle | Harnwegkatheter | Diabetes mellitus |
|  |  | Dauer der Katheterisierung | Karzinom |
| Dauer der Beatmung | Zu häufige Verbandswechsel der Insertionsstelle | Kolonisation des Meatus | OP-Dauer |
| Immunsuppression |  |  | OP-Technik |
| Vorausgehende Antibiotikagabe |  |  | Lange präoperative Aufenthaltsdauer |
|  |  |  | Präoperative Rasur am Vorabend der OP |
|  |  |  | Andere Infektionen |

Faktoren steigern nur bei bestimmten NI-Arten das Infektionsrisiko, andere sind generell mit einem höheren Risiko verbunden (Tabelle 2) [7].

Bei postoperativen Wundinfektionen ist das Infektionsrisiko vor allem von der mikrobiellen Kontamination, der Virulenz der Erreger und der Abwehrkraft der Patienten abhängig. Es konnte gezeigt werden, daß bei Gewebskontaminationen von mehr als $10^5$ Mikroorganismen pro g das Wundinfektionsrisiko deutlich ansteigt, bei Fremdkörperimplantationen sind auch geringere Kontaminationen ausreichend [4].

## Wichtigste Erreger

▶ **Wichtigsten NI-Isolate**
- S. aureus
- Enterokokken
- E. coli
- C. albicans
- P. aeruginosa

Die ▶ **wichtigsten NI-Erreger** gehören zur Gruppe der fakultativ pathogenen Erreger. Insgesamt sind die häufigsten Isolate bei Patienten mit NI auf deutschen Intensivstationen heute [8]: S. aureus (12,2%), Enterokokken (11,0%), E. coli (9,9%), C. albicans (9,2%) P. aeruginosa (8,5%). Dabei unterscheidet sich die Situation bei den einzelnen NI-Arten (Tabelle 3).

Ca. 11% aller durch S.aureus bedingten NI werden durch Methicillin-resistente S. aureus (MRSA) hervorgerufen.

Die Zunahme von multiresistenten Erregern in den letzten Jahren ist vor allem ein Problem der Intensivstationen. Nach den Daten des Krankenhaus-Infektions-Surveillance-Systems (KISS) werden z.Zt. in deutschen Intensivstationen ca. 11% aller durch S.aureus bedingten NI durch Methicillin-resistente S. aureus (MRSA) hervorgerufen, und auch bei gramnegativen Erregern gibt es Resistenzprobleme (z.B. ca. 10% multiresistente P. aeruginosa) [8].

### Tabelle 3
**Häufigste Isolate bei den wichtigsten NI-Arten nach den Daten der deutschen Referenzdatenbank für NI auf Intensivstationen und bei operierten Patienten (Krankenhaus-Infektions-Surveillance-System „KISS" [8], ein gemeinsames Projekt des Nationalen Referenzzentrums für Krankenhaushygiene und des Robert-Koch-Instituts)**

| Pneumonie | Sepsis | Harnweginfektionen | Wundinfektionen |
|---|---|---|---|
| S. aureus | S. epidermidis | Enterococcus spp. | S. aureus |
| C. albicans | Enterococcus spp. | E. coli | E. coli |
| Klebsiella spp. | S. aureus | C. albicans | Enterococcus spp. |
| P. aeruginosa | E. coli | P. aeruginosa | Koagulase negative Staphylokokken |
| Enterococcus spp. | Klebsiella spp. | Koagulase negative Staphylokokken | Streptokokken |

### Endogene und exogene NI

Unter ▶ **endogenen Infektionen** werden diejenigen verstanden, bei denen die körpereigenen Erreger durch Translokation in normalerweise sterile Bereiche zu Infektionen führen (z.B. Pneumonie durch aszendierende gastrointestinale Flora während der Beatmung) oder wenn durch Massenvermehrung einzelner Erreger (z.B. von C. difficile nach Breitspektrum-Antibiotikagabe) die infektionsauslösende Dosis überschritten wird. ▶ **Exogene NI** werden durch körperfremde Infektionserreger hervorgerufen, z.B. Übertragung von anderen Patienten (Hände des Personals) oder von Gegenständen in der Umgebung.

Da ein großer Anteil der NI auf Intensivstationen auf endogenem Infektionsweg zustande kommt, sind NI auf Intensivstationen nur teilweise zu verhindern. Das ▶ **Vermeidungspotential** liegt aber bei mindestens 16 bis 32% und sollte durch Anwendung der Präventionsempfehlungen ausgeschöpft werden [9, 10].

### Kategorien von Präventionsempfehlungen

Trotz der vergleichsweise hohen NI-Raten in Intensivstationen ist es bisher nur in relativ wenigen randomisierten kontrollierten Studien gelungen, den Nutzen bestimmter Präventionsmaßnahmen eindeutig nachzuweisen. So sind z.B. selbst bei der Pneumonie und einer angenommenen (eher hohen) Inzidenz von 15% mindestens 695 Patienten pro Studiengruppe notwendig, um einen signifikanten Effekt zu erreichen, wenn die Maßnahme die Infektionsrate um ein Drittel reduzieren kann. Bei selteneren Infektionen und geringerem Reduktionspotential steigt die notwendige Fallzahl schnell auf ein Vielfaches. Deshalb und auch weil in vielen Fällen entsprechende Interventionsstudien kaum durchzuführen sind, ist es häufig notwendig, Präventionsempfehlungen auf der Grundlage von Studien mit weniger geeignetem Design oder auf der Basis eines Konsensus von Experten zu geben. Um die hinter den Empfehlungen stehende ▶ „**evidence**" transparent zu machen, hat sich das in den USA für die Herausgabe von Präventionsempfehlungen zuständige Expertengremium – ▶ **HICPAC** (= Hospital Infection Control Practices Advisory Committee) – entschlossen, die Empfehlungen entsprechend zu kennzeichnen (Tabelle 4).

Unter den HICPAC-Präventionsempfehlungen für die Pneumonie sind nur ca. 1/5 der Kategorie IA zugeordnet [11], bei den Empfehlungen zur Prävention von Gefäßkatheter-assoziierten Infektionen beträgt der Anteil ca. 1/3 [12].

Besonders wichtig ist auch die Kategorie ▶ „**ungelöste Frage**". Wenn einem Punkt diese Kategorie zugeordnet wurde, sollten vor allem klinische, ökonomische oder ökologische Aspekte bei der Entscheidung über das Vorgehen im Vordergrund stehen, im Hinblick auf die Infektionsprävention gibt es in diesen Fällen keine Unterschiede; d.h. bei diesen Maßnahmen der Intensivmedizin mit potentieller Infektionsgefährdung für die Patienten können unterschiedliche Vorgehensweisen ein „state of the art"-Vorgehen darstellen.

Im folgenden sollen für die genannten Präventionsempfehlungen jeweils die entsprechenden Kategorien angegeben werden. Der regelmäßigen Schulung des Personals über Präventionsmaßnahmen wurde bei allen infektionsspezifischen Empfehlungen die Kategorie IA zugeordnet.

### Intensivstation

#### Allgemeine Empfehlungen

Die ▶ **Händedesinfektion** wird als wichtigste Einzel-Präventionsmaßnahme zur Verhinderung der Ausbreitung von Infektionen angesehen (Kategorie IA).

Sie sollte immer zwischen Patientenkontakten, bei Umgang mit „devices" (z.B. Gefäßkatheter, Harnwegkatheter, Tuben), nach Kontakt mit potentiell infektiösem Material (z.B. Blut, Körperflüssigkeiten, Patientenpflegeutensilien) und nach Ablegen der Untersuchungshandschuhe durchgeführt werden. Verschiedene Studien haben eine unterschiedliche, teilweise aber sehr geringe Compliance mit der Hän-

**Tabelle 4**
**Kategorien der HICPAC-Empfehlungen für die Prävention von NI (nach [11])**

| | |
|---|---|
| IA[a] | Sehr empfohlen für alle Krankenhäuser und gestützt durch gut geplante experimentelle oder epidemiologische Untersuchungen |
| IB[a] | Sehr empfohlen für alle Krankenhäuser und durch Fachexperten als effektiv angesehen, weil rationale oder hinweisende Fakten existieren, obwohl maßgebliche wissenschaftliche Studien nicht vorhanden sind |
| II | Zur Einführung empfohlen in vielen Krankenhäusern; die Empfehlungen werden durch hinweisende klinische oder epidemiologische Studien gestützt, durch streng theoretische Begründung oder durch maßgebliche Studien, die für einige, aber nicht alle Krankenhäuser anwendbar sind |
| Keine Empfehlung, ungelöste Frage | Maßnahmen, für die keine ausreichenden Hinweise oder kein Konsens bezüglich Effektivität existieren |

[a] In den älteren CDC-Empfehlungen für die Prävention von Harnweginfektionen wird noch nicht zwischen den Kategorien IA und IB unterschieden

dedesinfektion in Intensivstationen gezeigt (30-80%), so daß gerade in diesem Bereich ein hohes Präventionspotential existiert.

Für die ▶ **Handschuhbenutzung** konnte nachgewiesen werden, daß sie zusätzlich die Ausbreitung von Erregern reduzieren kann, ihre Anwendung ist aber kein Ersatz für die Händedesinfektion. Bei Kontakt mit Blut, Körperflüssigkeiten, Sekreten und Exkreten sollten sie immer benutzt werden (Kategorie IA).

▶ **Schutzkleidung** wird unter der Vorstellung empfohlen, daß Infektionserreger über die Kleidung des Personals von einem Patienten auf den anderen übertragen werden, allerdings gibt es dazu wenig Daten [13]. In einer Studie wurde kein Vorteil gezeigt, aber die Aufforderung zu ihrer Benutzung war mit einer höheren Compliance der Handschuhbenutzung verbunden [14]. Wir empfehlen die Verwendung von Schutzkleidung immer bei der Pflege und Behandlung von Patienten mit multiresistenten Erregern sowie bei intensivem Patientenkontakt (Kategorie IB). Ein generelles Tragen von besonderer Stationskleidung (Besucher, Konsiliarärzte etc.) wird nicht empfohlen. Auf die Unsinnigkeit von Überziehschuhen muß wahrscheinlich kaum noch hingewiesen werden.

### Prävention von beatmungsassoziierten Pneumonien

Auf folgende Maßnahmen soll besonders hingewiesen werden [11]:

- Anheben des Kopfendes des Bettes von Patienten mit hohem Pneumonierisiko bis zu einem Winkel von 30-45°, sofern keine Kontraindikation dafür gegeben ist (Kategorie IB).
- Unterbrechung der Magen/Darmsondenernährung und Entfernung aller „devices" wie Intubationstuben, Tracheostoma, sobald die klinische Indikation bei den Patienten nicht mehr gegeben ist (Kategorie IB).
- Vor der Entblockung des Tubus muß gesichert sein, daß die Sekrete oberhalb des Cuffs entfernt sind (Kategorie IB).
- Schmerztherapie mit systemischen Analgetika, wenn die Schmerzen Husten und tiefes Einatmen in der postoperativen Periode behindern (Kategorie IB).
- Pneumokokken-Impfung bei entsprechenden Hochrisikopatienten (z.B. vor großen, planbaren OPs) (Kategorie IA).
- Beatmungsschlauchsysteme nicht häufiger als alle 7 Tage wechseln (hier sind einige weitere Studien seit 1994 erschienen [15]) (Kategorie IA).
- Kein routinemäßiger Beatmungsschlauchwechsel, wenn das System an ein HME (heat moisture exchange filter) gekoppelt ist, solange es bei einem Patienten benutzt wird (Kategorie IB).

- Periodisches Entleeren des Kondenswassers im Beatmungsschlauchsystem; dabei muß darauf geachtet werden, daß kein Kondensat zum Patienten zurückfließt (Kategorie IB); es sollten Einmalhandschuhe verwendet werden, um einer Übertragung von NI-Erregern auf andere Patienten vorzubeugen.

▶ **Vernebelung**

- Ausschließliche Benutzung von sterilen Flüssigkeiten für die Vernebelung und aseptische Zubereitung dieser Flüssigkeiten (Kategorie IA).
- Medikamenten-Vernebler-Töpfchen („in-line") und tragbare Vernebler sollen zwischen Behandlungen bei demselben Patienten desinfiziert, mit sterilem Wasser gespült oder luftgetrocknet werden (Kategorie IB).
- Wechsel des Verneblers zwischen den Patienten und Ersatz durch einen sterilisierten oder desinfizierten Vernebler (Kategorie IB).

▶ **Tracheotomie**

- Durchführung der Tracheotomie unter aseptischen Bedingungen (Kategorie IB).
- Bei Wechsel eines Trachealtubus aseptische Technik anwenden und Ersatz durch sterile oder desinfizierte Tuben (Kategorie IB).

▶ **Sterilisation/Desinfektion**

- Sterilisation oder Desinfektion (thermisch oder chemisch) von Geräten und Hilfsmitteln, die in direkten oder indirekten Kontakt mit Schleimhäuten des unteren Atemwegtraktes kommen sowie der Beatmungsschläuche und Befeuchter (Kategorie IB).
- Sterilisation oder Desinfektion der wiederverwendbaren Beatmungsbeutel zwischen zwei Patienten (Kategorie IA).
- Keine routinemäßige Sterilisation oder Desinfektion des Kreissystems der Beatmungs- und Narkosegeräte (Kategorie IA).

▶ **Monitoring**

- Keine routinemäßige Durchführung eines mikrobiologischen Monitorings der Patienten bzw. hygienischen Monitorings der Geräte und Hilfsmittel (Kategorie IA).

▶ **Ungelöste Fragen**

Folgende Maßnahmen findet man in der Kategorie „ungelöste Frage" [11]:

- Verwendung von orotrachealen statt nasalen Tuben zur Prävention der Aspiration, die mit der Intubation assoziiert ist (bei nasaler Intubation treten vermehrt Sinusitiden auf).
- Verwendung von Tuben mit einem separaten Absaugkanal über dem Cuff, der kontinuierlich oder intermittierend das Absaugen von Atemsekret erlaubt, das sich im subglottischen Raum ansammelt (hier gibt es inzwischen zwei spanische randomisierte kontrollierte Studien, die den Vorteil dieser Tuben gezeigt haben [16, 17]).
- Verwendung von geschlossenen Mehrfach-Absaugsystemen vs. offenen Einmal-Absaugsystemen (die Umgebungskontamination wird bei geschlossenen Systemen natürlich reduziert).
- Verwendung von Heat Moisture Exchange Filter (HME) statt eines Dampfbefeuchters (hier gibt es inzwischen eine gute randomisierte kontrollierte Studie, die signifikant niedrigere Pneumonieraten in der HME-Gruppe gezeigt hat [18]).
- Selektive Darmdekontamination bei schwerkranken, mechanisch beatmeten oder Intensivpatienten mit oralen oder intravenösen Antibiotika (obwohl vor kurzem eine Metaanalyse dazu erschienen ist, die einen Vorteil gezeigt hat [19], sollte sie nur bei wenigen ausgewählten Patientengruppen erwogen werden).

### Prävention von ZVK-assoziierten Septikämien

Auf folgende Maßnahmen soll besonders hingewiesen werden [12]:

▶ **Allgemeine Empfehlungen**

- Die Entscheidung bezüglich des Kathetertyps und möglicher Wechsel muß individuell für den jeweiligen Patienten getroffen werden (Kategorie IA).
- Verwendung einlumiger Katheter, es sei denn, mehrere Zugänge sind für die Behandlung des Patienten erforderlich (in der letzten Zeit sind allerdings auch Studien erschienen, die keine höheren Infektionsraten bei mehrlumigen Kathetern gezeigt haben [20].

- Entfernen des Gefäßzuganges, sobald keine Indikation mehr besteht (Kategorie IA).

▶ **Katheter legen**
- Legen unter sterilen Bedingungen (steriler Kittel, sterile Handschuhe, Mund-Nasen-Schutz, großes steriles Abdecktuch) (Kategorie IB).
- Abwägen von Risiken und Nutzen einer in Bezug auf die Infektionskomplikationen empfohlenen Einstichstelle gegen die Risiken mechanischer Komplikationen (Pneumothorax, Hämatothorax, Katheterdislokation) (Kategorie IA) (Infektionsprophylaktisch ist der Zugang zur V. subclavia mit gewissen Vorteilen verbunden, aber selbstverständlich müssen bei der Wahl der Einstichstelle auch andere Aspekte beachtet werden).
- Verwendung von peripher gelegten ZVK, getunnelten Kathetern oder implantierbaren Gefäßzugängen bei Patienten ab 4 Jahren, bei denen absehbar ist, daß der Gefäßzugang länger als 30 Tage benötigt wird (Kategorie IA).

▶ **Katheter wechseln**
- Kein routinemäßiger Wechsel von nicht getunnelten ZVK zur Verhinderung von katheterbedingten Infektionen (Kategorie IA). *Ausnahme:* Wechsel von Pulmonalarterienkathetern mindestens alle 5 Tage (Kategorie IB). Diese Empfehlung berücksichtigt nur hygienische Aspekte. Das Risiko einer erneuten Punktion und Plazierung des Katheters muß dagegen abgewogen werden (s. o.).
- Kein Katheterwechsel über einen Führungsdraht, wenn eine katheterbedingte Infektion belegt ist. Falls der Patient weiterhin einen Gefäßzugang benötigt, Entfernung des betreffenden Katheters und Ersatz durch einen neuen an anderer Stelle (Kategorie IA).

▶ **Eintrittsstelle**
- Vor dem Legen eines Gefäßkatheters Hautdesinfektion mit einem alkoholischen oder PVP-jodhaltigen Hautdesinfektionsmittel (Kategorie IA).
- Keine routinemäßige Applikation von antimikrobiellen Salben auf die Insertionsstelle des ZVK (Kategorie IB).
- Verwendung von steriler Gaze oder transparenten (semipermeablen) Verbänden zum Abdecken der Kathetereintrittsstelle (Kategorie IA) (Infektionsprophylaktisch kann kein Unterschied zwischen beiden Verbandsmaterialien nachgewiesen werden).
- Tägliche Palpation der Kathetereintrittsstelle durch den Verband (Kategorie IB).
- Wechsel des Verbandes des ZVK bei Durchfeuchtung, Verschmutzung, Lockerung, notwendiger Inspektion der Eintrittsstelle (Kategorie IB).

▶ **Infusionsdauer**
- Lipidhaltige Infusionen zur parenteralen Ernährung sollten innerhalb von 24 h infundiert sein, wenn Lipidlösungen allein verabreicht werden innerhalb von 12 h (Kategorie IB).
- Falls Mehrdosenbehältnisse benutzt werden, sollten diese nach dem Anbruch im Kühlschrank gelagert werden (außer der Hersteller macht andere Angaben) (Kategorie IA).

▶ **Schlauchsysteme**
- Desinfektion der Konnektionsstelle des Katheters, bevor Systeme angeschlossen werden (Kategorie IB).
- Wechsel der i.v.-Schläuche einschließlich der Drei-Wege-Hähne nicht häufiger als im 72 h-Intervall (Kategorie IA).
- Wechsel der Schläuche innerhalb von 24 h, wenn diese zur Verabreichung von Blut, Blutprodukten oder Lipidlösungen verwendet wurden (Kategorie IB).
- Keine routinemäßige Benutzung von inline-Infusionsfiltern zur Infektionsprophylaxe (Kategorie IA).

▶ **Monitoring**
- Keine routinemäßigen mikrobiologischen Untersuchungen zur Überwachung von Patienten mit Gefäßzugängen (Kategorie IB).

▶ **Ungelöste Fragen**

Folgende Maßnahmen findet man in der Kategorie „ungelöste Frage" [12]:

- Hängedauer von parenteral zu verabreichenden Flüssigkeiten, einschließlich nicht-lipidhaltiger Flüssigkeiten, die zur parenteralen Ernährung bestimmt sind.

- Häufigkeit eines routinemäßigen Verbandswechsels.
- Entnahme von Blut für Blutkulturen aus zentralen Gefäßzugängen.

In den letzten Jahren wurden zahlreiche randomisierte kontrollierte Studien über Vorteile von Chlorhexidin-Silbersulfadiazin- bzw. antimikrobiell (z.B. Rifampicin/Minocyclin) imprägnierte ZVK publiziert (Kategorie II). Von der Infektionsprävention her scheinen die antimikrobiell beschichteten wirkungsvoller zu sein [20], allerdings ist der Einfluß ihrer Anwendung auf die Resistenzentwicklung und der potientielle Nutzen für bestimmte Patientengruppen noch nicht ausreichend untersucht.

### Prävention von katheterassoziierten Harnweginfektionen

Auf folgende Maßnahmen soll besonders hingewiesen werden [22]:

▶ **Allgemeine Empfehlungen**

- Harnwegkatheter sollten nur gelegt werden, wenn sie erforderlich sind, und sobald wie möglich wieder entfernt werden (Kategorie I) (für ausgewählte Patientengruppen sollten auch andere Methoden der Harndrainage (z.B. suprapubische Katheter) als sinnvolle Alternativen zu transurethralen Harnwegkathetern angesehen werden).

▶ **Katheter legen**

- Das Legen des Harnwegkatheters erfolgt aseptisch mit einem sterilen Katheterisierungsset (Kategorie I).
- Es sollen sterile Handschuhe, ein steriles Abdecktuch, sterile Tupfer, eine antiseptische Lösung für die periurethrale Reinigung und einzeln verpacktes Gleitmittel benutzt werden (Kategorie II).

▶ **Katheter wechseln**

- Harnwegkatheter sollten nicht routinemäßig in festen Intervallen gewechselt werden, sondern bei Bedarf nach individuellen Gesichtspunkten (Kategorie II).

▶ **Urinableitung**

- Nur sterile, dauerhaft geschlossene Urin-Ableitsysteme mit Antirefluxventil sollten angewandt werden (d.h. ohne Diskonnektion bei der Beutelentleerung) (Kategorie I).
- Katheter und Drainageschlauch sollten nicht diskonnektiert werden, außer wenn unbedingt eine Spülung notwendig ist, die allerdings grundsätzlich vermieden werden sollten (*Ausnahmen:* Blutungen im Zusammenhang mit Prostata- oder Blasen-OPs) (Kategorie I).
- Ein freier Urinabfluß sollte gewährleistet sein (d.h. kein „Blasentraining") (Kategorie I).

▶ **Monitoring**

- Ein regelmäßiges mikrobiologisches Monitoring katheterisierter Patienten als Maßnahme zur Infektionskontrolle wird nicht empfohlen, da die Effektivität nicht belegt ist.

## OP-Saal

Anästhesisten und Anästhesiepflegepersonal führen eine Reihe von invasiven Maßnahmen wie das Legen von intravenösen Zugängen und endotrachealen Tuben im OP durch bzw. verabreichen intravenöse Medikamente und Lösungen. Durch Nichtbeachtung der Asepsis bei diesen Tätigkeiten sind vereinzelte Ausbrüche postoperativer Infektionen bekannt geworden. Weil normalerweise in der Nähe des OP-Feldes gearbeitet wird, wurde in einzelnen Untersuchungen das Anästhesiepersonal auch als Quelle der Wundinfektionserreger identifiziert. Deshalb beziehen sich die folgenden Empfehlungen auf das Verhalten im OP, auf die wichtigsten Empfehlungen zur perioperativen Prophylaxe sowie auf spezielle Maßnahmen bei der Prävention von anderen NI. Dabei wird zwischen Infektionsrisiken bei der Inhalationsnarkose, der intravenösen Anästhesie und der Peridural- und Spinalanästhesie unterschieden.

## Verhalten im OP

Im einzelnen sollen folgende Präventionsempfehlungen beachtet werden [4]:

▶ **Allgemeine Empfehlungen**
- Begrenzung des Personals im OP-Saal auf das notwendige Minimum (Kategorie II).
- OP-Türen sollen geschlossen gehalten werden, sofern sie nicht für die Passage von Geräten, Personal und Patient geöffnet werden müssen (Kategorie IB).

▶ **Mund-Nasenschutz**
- Mund-Nasenschutz (Nase und Mund vollständig bedeckt) beim Betreten des OP-Saales anlegen, wenn eine OP beginnt oder bereits begonnen hat oder wenn steriles Instrumentarium exponiert ist, Tragen während der gesamten OP (Kategorie IB).

▶ **Kopfhaube**
- Tragen einer Haube (die vollständig das Kopf- und Gesichtshaar bedeckt) beim Betreten des OP-Saales (Kategorie IB) (obwohl in der Regel zwischen dem Arbeitsbereich des Anästhesiologen und dem OP-Feld eine Barriere existiert, sind in der Literatur einige Ausbrüche beschrieben, die auf das Anästhesiepersonal zurückzuführen sind – z.B. Carrier von pathogenen Erregern, Händekontamination [23]).

▶ **Überziehschuhe**
- Keine Verwendung von Überziehschuhen (Kategorie IB).

▶ **Flächendesinfektion**
- Bei sichtbarer Verschmutzung oder Kontamination auf Oberflächen oder Geräten mit Blut und anderen Körperflüssigkeiten während der OP-Desinfektion der Flächen vor der nächsten OP (Kategorie IB).

Obwohl bereits einige Studien über den Einfluß von Hypothermie auf die Wundinfektionsrate existieren, sind noch weitere Studien notwendig, um in dieser Hinsicht generelle Empfehlungen abzuleiten [4].

## Perioperative Antibiotikaprophylaxe

In den letzten Jahren hat sich in der Literatur ein weitgehender Konsens über die Indikationsstellung und Durchführung der perioperativen Antibiotikaprophylaxe entwickelt, und in zahlreichen Studien wurde ihr Vorteil nachgewiesen. Bei vielen Operationen werden trotzdem keine Antibiotika gegeben, oder eine perioperative Prophylaxe wird verabreicht, obwohl sie nach der Literatur nicht empfohlen wird [24]. Weil in vielen Krankenhäusern die Anästhesisten in die perioperative Prophylaxe eingebunden sind, werden die wichtigsten Empfehlungen aufgeführt [4]:

▶ **Allgemeine Empfehlungen**
- Gabe nur bei Indikationsstellung, Auswahl entsprechend der Effektivität gegen die häufigsten Wundinfektionserreger bei dieser OP-Art sowie den entsprechenden Empfehlungen (Kategorie IA).

▶ **Zeitpunkt der Gabe**
- Intravenöse Gabe der ersten Dosis so, daß der wirksame Spiegel des Antibiotikums im Serum und Gewebe zum Zeitpunkt der Inzision bereits erreicht ist (Kategorie IA).

▶ **Kolorektale OPs**
- Zusätzliche mechanische Vorbereitung des Darms (Einläufe) und Gabe von nicht-absorbierbaren oralen antimikrobiellen Substanzen am Tag vor der OP (Kategorie IA).

▶ **Sectio caesarea**
- Bei Risiko-Sectiones Gabe des Antibiotikums unmittelbar nach Unterbrechung der Nabelschnur (Kategorie IA).

▶ **Vancomycin**
- Nicht routinemäßg für eine Prophylaxe verwenden (Kategorie IB).

## Inhalationsnarkose

▶ **Schlauchwechsel**

Die Diskussion, ob anstelle des ▶ **Schlauchwechsels** nach jedem Patienten der Einsatz von bakteriendichten Filtern oder HMEs sinnvoll ist, ist derzeit noch nicht ab-

**Tabelle 5**
**Empfehlungen für den Umgang mit Narkosegeräten und Hilfsmitteln [27]**

| | Gegenstände | Empfehlung |
|---|---|---|
| Kritisch | Kanülen, Katheter, Spritzen | Sterilität, schnelle Desinfektion nach der Anwendung, dann Sterilisation |
| Halbkritisch | Laryngoskopspatel, Magillzangen, Tuben, Führungsdrähte, Temperatursonden, Masken, Schläuche und Verbindungsstücke, Beatmungsbeutel | Reinigung und Desinfektion, eventuell Sterilisation |
| Unkritisch | Blutdruckmanschette, Ableitkabel, Pulsoximeter, Hauttemperatursonden Bedienelemente der Narkosegeräte | Tägliche Desinfektion sowie nach Kontamination nach jedem Patienten desinfizieren |
| Weiteres | Ventile und $CO_2$-Absorber | Reinigung und Desinfektion während des routinemäßigen Austausches des Atemkalks |
| | Filter im Beatmungssystem | Nicht ausreichende Daten für generelle Empfehlung |

▶ **Larynxmaske**

geschlossen [25]. Es gibt jedoch einige, nicht zuletzt ökonomische Faktoren, die für die Anwendung von HME sprechen [26].

▶ **Larynxmasken** werden wegen des häufig geringen Bestandes der einzelen Größen und der Notwendigkeit einer sofortigen Verfügbarkeit oft in der OP-Abteilung selbst aufbereitet. Da sie nach Tabelle 5 auch zu den „halbkritischen" Gegenständen zu rechnen sind, ist eine thermische oder chemische Desinfektion ausreichend, eine Sterilisation ist nicht erforderlich.

### Intravenöse Anästhesie

Mindestens sieben Ausbrüche sind in der Literatur beschrieben, die auf die Anwendung von Propofol zurückzuführen sind [6]. Diese Substanz ist lipidhaltig, enthält keine Konservierungsstoffe, wird bei Raumtemperatur gelagert und bietet damit Bedingungen, die das bakterielle Wachstum sehr fördern können. Deshalb sollte der Umgang mit diesen Ampullen besonders überwacht werden. Einige Ausbrüche waren auch auf unkorrekten Umgang mit Mehrdosenbehältnissen und die Benutzung von Aufzugspritzen für verschiedene Patienten zurückzuführen (Tabelle 6) [23].

### Peridural- und Spinalanästhesie

Infektionen in Zusammenhang mit diesen Anästhesieformen sind nach der Literatur sehr selten, z.B: nach Analyse von vier Studien wurde eine Frequenz von zwei Epiduralabszessen pro 1 Mio. gynäkologische Periduralanästhesien hochgerechnet [23].

## Surveillance

Unter Surveillance von NI versteht man die fortlaufende, systematische Erfassung, Analyse und Interpretation von Infektionsdaten einschließlich des Feedbacks an die behandelnden Ärzte.

Nach den HICPAC-Kategorien wurde dieser Maßnahme durchgehend die Kategorie IA/B zugeordnet. Dabei geht es weniger darum, durch Surveillance zeitliche Veränderungen der Infektionsraten zu beobachten, sondern das Ziel ist es vor allem, ein endemisch hohes Infektionsniveau zu erkennen und zu überwinden. Selbstverständlich ist die Voraussetzung dafür die Existenz von geeigneten Orientierungsdaten.

Tabelle 6
**Empfehlungen für den Umgang mit Arzneimitteln in der Anästhesie [27]**

| Gegenstand | Empfehlung |
|---|---|
| Eindosenampullen ohne Konservierungsmittel | Erst bei Bedarf öffnen, anschließend sofort verwerfen, Gummimembran mit Alkohol abwischen und sterile Kanülen und Spritzen für Entnahme benutzen (patientengebunden) |
| In Spritzen aufgezogene Medikamente | Nicht Medikamente aus einer Spritze an mehrere Patienten geben, spätestens nach 24 h verwerfen |
| Mehrdosenbehältnisse | Aseptische Technik beachten, Gummimembran mit Alkohol abwischen, bei jedem Durchstich sterile Kanülen und Spritzen benutzen |
| Infusionssets, Einweg-Druckmeßwandler | Flüssigkeiten und Schlauchsysteme nur für einen Patienten verwenden, das gilt auch für Einweg-Druckmeßwandler und andere Gegenstände, die Kontakt mit dem Gefäßsystem oder anderen sterilen Körperflüssigkeiten haben |
| Dreiwegehähne, Zuspritzöffnungen und andere Zugänge zu sterilen Flüssigkeiten | Mit steriler Technik behandeln, von Blut freihalten und mit steriler Kappe oder Spritze verschließen, wenn nicht in Benutzung Desinfektion der Zuspritzöffnungen mit alkoholischer Lösung vor Benutzung |
| Wiederverwendung von Spritzen für mehr als einen Patienten | Spritzen sind Einmalartikel, sie sind nach Zugang zu einem Schlauchsystem als kontaminiert zu betrachten |
| Nichtinjizierbare Medikamente, Salben und Sprays | Mehrdosenbehältnisse bei Verdacht auf Kontamination verwerfen, wenn immer möglich Einzelabpackungen verwenden |

▶ **Krankenhaus-Infektions-Surveillance-System (KISS)**

Das Nationale Referenzzentrum für Krankenhaushygiene und das Robert Koch-Institut haben in den letzten Jahren eine entsprechende Referenzdatenbank (▶ **Krankenhaus-Infektions-Surveillance-System (KISS)**) aufgebaut, an der sich ca. 100 Intensivstationen kontinuierlich beteiligen und die regelmäßig solche Orientierungsdaten liefert (siehe Internetadresse am Ende). Voraussetzung für den Vergleich ist, daß die Intensivstationen dieselbe Methode anwenden, die auch die an die Nationale Referenzdatenbank angeschlossenen Intensivstationen benutzen. Die wesentlichen Elemente der Methode sind [8]:

1. Die Anwendung der CDC-Definitionen für nosokomiale Infektionen [28],
2. die Konzentration auf „device"-assoziierte Pneumonien, Sepsis-Fälle und Harnweginfektionen. Dazu gehören
   • beatmungsassoziierte Pneumonie (Beatmung innerhalb der letzten 48 h vor Infektionsbeginn),
   • ZVK-assoziierte Sepsis (ZVK innerhalb der letzten 48 h zuvor) und die
   • Harnwegkatheter-assoziierte Harnweginfektion (Harnwegkatheter innerhalb von 7 Tagen zuvor).

▶ **„device"-assoziierte Infektionsrate**

3. Die Berechnung von ▶ **„device"-assoziierten Infektionsraten**, z.B.:

$$\text{Beatmungsassoziierte Pneumonierate} = \frac{\text{Anzahl beatmungsassoziierter Pneumonien}}{\text{Anzahl Beatmungstage}} \times 1000$$

4. Die Stations-bezogene (nicht Patienten-bezogene) Erfassung von „device"-Tagen.

Für die Orientierung werden nicht nur die Mittelwerte der „device"-assoziierten Infektionsraten berechnet, sondern darüber hinaus die 25. Perzentile, der Median und die 75. Perzentile der Daten der beteiligten Intensivstationen (Tabelle 7). Zusätzlich werden die entsprechenden Daten auch für verschiedene Arten von Intensivstationen berechnet und publiziert, um die unterschiedlichen wesentlichen Grundkrankheiten der Patienten besser berücksichtigen zu können.

Besonders wenn eine Intensivstation über der 75. Perzentile liegende Raten ermittelt, muß eine sorgfältige Analyse erfolgen. Sofern nicht besondere Faktoren

**Tabelle 7**
**Verteilung der „device"-assoziierten Infektionsraten für alle Intensivstationen (Stand KISS 12/98)**

| „device"-assoziierte Infektionsrate (pro 1000 „device"-Tage) | „device"-Tage | Gepoolter Mittelwert | 25. Perzentile | Median | 75. Perzentile |
|---|---|---|---|---|---|
| Beatmungsassoziierte Pneumonie | 117 744 | 12,1 | 3,8 | 9,5 | 16,8 |
| ZVK-assoziierte Sepsis | 198 467 | 1,8 | 0,6 | 1,3 | 2,5 |
| Harnwegkatheter-assoziierte Harnweginfektionsrate | 211 736 | 3,6 | 0,5 | 2,4 | 4,8 |

existieren (z.B. besondere Patientenzusammensetzung, Anwendung besonderer diagnostischer Verfahren) sollten die Daten Anlaß dafür sein, die bisherigen Präventionsmaßnahmen gründlich zu überprüfen und nach Verbesserungsmöglichkeiten zu suchen.

### Aufklärung von Ausbrüchen von NI

▶ „Ausbrüche" werden definiert als das Auftreten von mehr Infektionsfällen als räumlich und zeitlich zu erwarten wären und bei denen eine einheitliche Ursache zu vermuten ist. Obwohl in dieser Definition auf die „normale"/endemische Infektionsrate Bezug genommen wird, sind Ausbrüche in der Regel auch unabhängig davon erkennbar (wenn keine kontinuierliche Surveillance erfolgt), wenn
▶ es zu einer auffälligen Häufung von Erkrankungen mit ähnlichen Symptomen kommt, oder
▶ das mikrobiologische Labor ein gehäuftes Auftreten von seltenen Erregern oder Erregern mit einheitlichem Resistenzmuster bemerkt.

Die gründliche Untersuchung von Infektionsausbrüchen mit den Methoden der deskriptiven und analytischen Epidemiologie sowie gezielt durchgeführten mikrobiologischen Untersuchungen ist wichtig,
▶ um die gemeinsame Quelle zu identifizieren und – wenn möglich – zu beseitigen,
▶ um die rationale Basis für Kontrollmaßnahmen zur Prävention zukünftiger Ausbrüche zu schaffen und
▶ unter Umständen einen neuen Erreger, ein neues Vehikel oder einen neuen Übertragungsweg zu identifizieren.

Zunächst sollte bei Ausbruchverdacht immer der Krankenhaushygieniker eingeschaltet werden, unter Umständen kann auch die Arbeitsgruppe Aufsuchende Epidemiologie des Robert Koch-Institutes oder das Nationale Referenzzentrum für Krankenhaushygiene (z.B. unter der Adresse der Erstautorin) hinzugezogen werden.

### Präventionsmaßnahmen bei multiresistenten Erregern

Die kontinuierliche Surveillance auf der Intensivstation sollte sich nicht nur auf NI beziehen, sondern auch auf das Vorkommen von multiresistenten Erregern, denn deren Vorkommen wird immer häufiger.

Dabei gibt es verschiedene Wege für das Auftreten und die Ausbreitung von resistenten Erregern (Tabelle 8), und die Situation in verschiedenen Intensivstationen kann sehr unterschiedlich sein. Untersuchungen in ausgewählten amerikanischen Intensivstationen haben gezeigt, daß eine hohe Inzidenz der MRSA-Kolonisation mit der Antibiotikaanwendung zusammenhängen kann, durch krankenhaushygienische Probleme bedingt ist oder durch eine hohe Prävalenz der Kolonisation außerhalb des Krankenhauses oder der Intensivstation zu erklären ist [29]. Dementsprechend können die Präventionsmaßnahmen – je nach Problem – auch unterschiedlich in die eine oder andere Richtung akzentuiert sein, und es ist

▶ **Ausbrüche**

Ausbrüche werden definiert als das Auftreten von mehr Infektionsfällen als räumlich und zeitlich zu erwarten wären und bei denen eine einheitliche Ursache zu vermuten ist.

**Bei Ausbruchverdacht immer den Krankenhaushygieniker einschalten.**

**Tabelle 8**
**Risikofaktoren und Interventionsmaßnahmen beim Auftreten bzw. der Ausbreitung von resistenten Erregern auf der Intensivstation (nach [30])**

| Wesentliche Wege für das Auftreten bzw. die Ausbreitung von resistenten Erregern | Risikofaktoren | Präventionsmaßnahmen |
|---|---|---|
| Import | Patient mit resistenten Erregern wird von einer anderen Station bzw. anderem Krankenhaus übernommen | Surveillance und Isolation bei Verdacht<br>• Screening von Patienten aus bekannten Risikobereichen<br>• Entsprechende Kennzeichnung der Patientenakten<br>• Einführung von Distanzierungsmaßnahmen bei Patienten aus bekannten Risikobereichen (Aufhebung erst bei negativen Kulturen) |
| Mutation, Transfer von genetischem Material | Reservoire mit hoher Erregerzahl (erhöhte Chance für zufällige Mutationen oder Transfer z.B. Lungenabszesse, abdominelle Abszesse etc.) | Verminderung von Erreger-Reservoiren mit Potential für Mutation (sorgfältiger Umgang mit Instrumenten, Flüssigkeiten, selektive Dekontamination) |
| Auftauchen, Selektion | Selektionsdruck durch Antibiotika-Anwendung (indikationsgerechte bzw. nicht indikationsgerechte Anwendung) | Verminderung des Selektionsdruckes durch reduzierte Antibiotika-Anwendung |
| Ausbreitung innerhalb der Station | Nicht ausreichende Distanzierungsmaßnahmen, Mangel an Aufmerksamkeit gegenüber den wichtigsten Übertragungsgegenständen (z.B. intravenöse Katheter, Meßfühler, Beatmungszubehör, Hände) | Einführung von Distanzierungsmaßnahmen, um die Ausbreitung zu verhindern (Beachtung der Reservoire und der Ausbreitungswege) Besondere Aufmerksamkeit beim Umgang und Hilfsmitteln sowie bei Arbeiten, die zur Infektionsübertragung führen könnten |

immer sinnvoll, sich bei entsprechenden Problemen durch einen Krankenhaushygieniker beraten zu lassen.

In der Vergangenheit hat man gegen die Bedrohung der resistenten Erreger vor allem auf die Entwicklung von neuen Antibiotika gesetzt, in der Zukunft ist dieser Weg aber nicht sehr erfolgversprechend, denn selbst wenn sie auf den Markt kommen, werden sie immer teurer und oft auch toxischer [30]. Deshalb werden andere Präventionsmaßnahmen immer wichtiger. Sie können von den dargelegten Wegen des Auftretens und der Ausbreitung von resistenten Erregern abgeleitet werden (Tabelle 8). Auf einige ausgewählte multiresistente Erreger soll besonders eingegangen werden:

### Methicillin resistente Staphylococcus aureus (MRSA)

Die Erreger werden über die Markerresistenz gegen Oxacillin (Methicillin), die an das Vorliegen des chromosomalen mecA Gens gebunden ist, identifiziert. Hiermit einher geht eine stets vorliegende Resistenz gegen alle ß-Lactamantibiotika. Häufig sind MRSA auch gegen viele weitere Antibiotikagruppen, die für Staphylokokken eingesetzt werden können, resistent. Dies führt zu schwer zu behandelnden Infektionen, bei denen ▶ **Reserveantibiotika** wie Vancomycin eingesetzt werden müssen.

MRSA werden vor allem über Kontakt und hier vor allem über die Hände übertragen. Die Möglichkeit der Übertragung über die Luft ist gezeigt worden, dieser Infektionsweg spielt aber wahrscheinlich kaum eine Rolle.

Es konnte nachgewiesen werden, daß die ▶ **Isolierung von MRSA-Patienten** in Einzelzimmern bzw. die Kohortenisolierung von mehreren infizierten oder kolonisierten Patienten eine wirkungsvolle Methode zur Verminderung der Ausbreitung dieser Stämme ist. Ursprüngliche Mitpatienten sollten gescreent werden, um mögliche weitere Carrier zu identifizieren. Außerdem sollten bei Betreten des Zimmers Handschuhe getragen werden und immer dann, wenn zu erwarten ist, daß die Kleidung intensiveren Kontakt mit dem Patienten, Oberflächen oder Gegenständen haben wird, sollte auch ein Schutzkittel benutzt werden. Die Iso-

> **Mupirocin**

lierung wird aufgehoben, wenn drei konsekutive Abstriche (Nase, Rachen, andere kolonisierte Stellen) negativ sind. Die topische Anwendung von ▶ **Mupirocin** ist effektiv für die Eradikation eines Carrier-Status sowohl von Patienten als auch von kolonisierten Mitarbeitern. Extreme Reaktionen wie die Verweigerung der Aufnahme von MRSA-Patienten auf die Station sind nicht zu begründen.

Wirklich Vancomycin-resistente S. aureus aus klinischem Untersuchungsmaterial sind bis jetzt nicht beschrieben. Das Auftreten von Vancomycin-intermediär-resistenten S. aureus (VISA) in Japan (1996) und in den USA (1997) unterstreicht die Bedeutung sinnvoller Isolierungsmaßnahmen. Die Außerachtlassung der MRSA-Präventionsmaßnahmen birgt das Risiko einer schnellen Verbreitung von MRSA mit dem Ergebnis, daß Infektionen und natürlich vorkommene Kolonisationen mit Oxacillin-sensiblen S. aureus durch MRSA ersetzt werden.

### Vancomycin-resistenten Enterokokken (VRE)

Das sind multiresistente Enterokokken (vor allem E. faecium), die vor allem bei abwehrgeschwächten Patienten auftreten und teilweise lebensbedrohliche Infektionen (z.B. Sepsis) bedingen können. Die Markerresistenz gegen das Glycopeptid-Antibiotikum Vancomycin beinhaltet häufig auch eine Unempfindlichkeit gegen alle anderen zugelassenen Antibiotika.

Der wichtigste Übertragungsfaktor der VRE sind die Hände des medizinischen Personals; darüber hinaus spielen kontaminierte medizinische Geräte und Hilfsmittel eine große Rolle (z.B. elektronische Thermometer, Stethoskope, Blutdruckmanschetten). Eine luftgetragene Übertragung von VRE wurde bisher nie gezeigt, dagegen ist die mögliche Verbreitung über die Nahrung nachgewiesen. Von besonderer Bedeutung ist der zeitige mikrobiologische Nachweis von VRE, um entsprechende Präventionsmaßnahmen rechtzeitig einzuleiten bzw. zu verstärken. Infizierte und kolonisierte Patienten sollten in Einzelzimmern untergebracht werden, bei Betreten des Raumes sollten Handschuhe übergezogen werden und immer, wenn intensiverer Patientenkontakt zu erwarten ist, sollten Schutzkittel verwendet werden. Patienten im selben Zimmer sollten gescreent werden, um weitere Carrier zu identifizieren. Die Distanzierungsmaßnahmen können erst aufgehoben werden, wenn drei aufeinander folgende Stuhl-Untersuchungen, Rektalabstriche oder Abstriche von anderen kolonisierten Stellen negativ sind. In der Regel persistieren die VRE während des gesamten Krankenhausaufenthaltes einmal positiver Patienten.

> Kolonisierte Patienten sollten in Einzelzimmern untergebracht werden.

Die Nichtbeachtung der VRE-Präventionsmaßnahmen birgt das Risiko einer Verbreitung von VRE mit dem Risiko, schwer oder nicht therapierbarer VRE-Infektionen sowie der Gefahr der plasmidgebundenen Übertragung der Vancomycin-Resistenz auf MRSA.

### Multiresistente gram-negative Erreger

Zu ihnen gehören u.a. Imipenem-resistente P. aeruginosa, Breitspektrum-Betalactamase produzierende Enterobakterien wie E. coli, Klebsiella spp., Enterobacter. Treten mehrere Infektionen mit diesen Erregern auf, können zusätzliche Präventionsmaßnahmen sinnvoll sein.

Da es sich im wesentlichen um dieselben Übertragungswege wie bei VRE handelt (s.o.), sollten auch dieselben Präventionsmaßnahmen beachtet werden. Die Händedesinfektion ist natürlich beim Auftreten von allen multiresistenten Erregern von essentieller Bedeutung!

Treten Infektionen mit multiresistenten Erregern gehäuft auf und der Verdacht existiert, daß es sich um einen Ausbruch handelt, sind in der Regel weitere Präventionsmaßnahmen zu veranlassen (z.B. ▶ **Personal-Screening-Untersuchungen**).

▶ **Personal-Screening-Untersuchungen**

## Fragen zur Erfolgskontrolle

1. Wie hoch schätzen Sie das Vermeidungspotential bei NI ein?

Mindestens 16-25%, in einzelnen Intensivstationen höher

2. Was ist das Ziel der Surveillance von NI?

Die Erkennung von vergleichsweise endemisch hohen Infektionsraten, um entsprechende Ursachen zu identifizieren und Präventionsmaßnahmen zu verändern

3. Wann haben Sie Verdacht auf einen Ausbruch von NI?

- Wenn die Infektionsraten signifikant über dem endemischen Niveau liegen,
- wenn es zu einer auffälligen Häufung von Erkrankungen mit ähnlichen Symptomen kommt, oder
- wenn das mikrobiologische Labor ein gehäuftes Auftreten von seltenen Erregern oder Erregern mit einheitlichem Resistenzmuster bemerkt.

4. Was veranlassen Sie beim Nachweis von MRSA aus dem Trachealsekret eines Patienten?

- Möglichst Einzelzimmerunterbringung
- Zimmerpflege mit Pflegepersonal, das im Umgang mit MRSA-Patienten geschult wurde
- Handschuhe bei Patientenkontakt, bei möglicher Kontamination Mund-Nasenschutz und Schutzkittel
- Händedesinfektion vor Verlassen des Zimmers
- Transporte limitieren
- Abfall und Wäsche im Zimmer sammeln und normal entsorgen/aufbereiten
- Screening von Kontaktpatienten
- Aufheben der Isolierung nach drei negativen Abstrichserien der zuvor MRSA-besiedelten Stellen/und der Nase

## Literatur

1. Vincent J-L, Bihari D, Suter PM, Bruning HA, White J, Nicolas-Chanoin MH, Wolff M, Spencer RC, Hemmer M. (1995) The prevalence of nosocomial infections in intensive care units in Europe. JAMA 274: 639-644
2. Gastmeier P, Kampf G, Wischnewski N, Hauer T, Schulgen G, Schumacher M, Daschner F, Rüden H (1998) Prevalence of nosocomial infections in representatively selected German hospitals. J Hosp Infect 38: 37-49
3. National Nosocomial Infectious Surveillance (NNIS) (1998) National Nosocomial Infectious Surveillance (NNIS) Report. Data Summary from October 1986-April 1998, issued June 1998. Am J Infect Control 26: 522-533.
4. Mangram AJ, Horan TC, Pearson ML, Silver LC, Jarvis WR, Committee atHICPA. (1999) Guideline for prevention of surgical site infection. Infect Control Hosp Epidemiol 20: 247-281.
5. Archibald L, Gaynes R (1997) Hospital-acquired infections in the United-States. Infect Dis Clin North Am 11: 245-255
6. Fridkin SK, Pear SM, Williamson TH, Galgiani JN, Jarvis WR (1996) The role of understaffing in central venous catheter-associated bloodstream infection. Infect Control Hosp Epidemiol 17: 150-158
7. Fridkin SK, Welbel SF, Weinstein RA (1997) Magnitude and prevention of nosocomial infections in the intensive care unit. Infect Dis Clin North Am 11: 479-496
8. Gastmeier P, Geffers C, Koch J, Sohr D, Nassauer A, Daschner F, Rüden H (1999) Surveillance nosokomialer Infektionen: Das Krankenhaus-Infektions-Surveillance System (KISS). J Lab Med 23: 173-178
9. Haley RW, Culver DH, White JW, et al (1985) The efficacy of infection control programs in preventing nosocomial infections in U.S. hospitals. Am J Epidemiol 212: 182-205
10. Gastmeier P, Forster D, Geffers C, Rath A, Daschner F, Rüden H (1999) Reduction of nosocomial infections (NI) through a comprehensive infection control program. 9th Annual Scientific Meeting of Society of Health Care Epidemiology of America, San Francisco. Infection Control Hosp Epidemiol 20: 281
11. Tablan OC, Anderson LJ, Arden NH, et al (1994) Guideline for prevention of nosocomial pneumonia. Infect Control Hosp Epdemiol 15: 587-627
12. Pearson ML, the Hospital Infection Control practices Advisory Committee (1996) Guideline for prevention of intravascular-device-related infections. Infect Control Hosp Epidemiol 17: 438-473
13. Pittet D, Harbarth SJ (1998) The intensive care unit. In: Bennett JV, Brachman PS (Hrsg) Hospital Infections. Lippincott-Raven, Philadelphia, S 381-402
14. Slaughter S, Hayden MK, Nathan C, et al (1996) A comparison of the effect of universal use of glove and gowns with that of glove use alone on acquisition of vancomycin-resistant enterococci in a medical intensive care unit. Ann Intern Med 125: 448-456
15. Gastmeier P, Wendt C, Rüden H (1997) Beatmungssystemwechsel in der Intensivtherapie. Einmal täglich oder einmal wöchentlich? Anaesthesist 46: 943-948
16. Mahul P, Auboyer C, Jospe R, al. e. (1992) Prevention of nosocomial pneumonia in intubated patients:

respective role of mechanical subglottic secretions drainage and stress ulcer prophylaxis. Intensive Care Med 18: 20-25
17. Vallés J, Artigas A, Rello J, et al (1995) Continuous aspiration of subglottic secretions in preventing ventilator-associated pneumonia. Ann Intern Med 122: 179-186.
18. Kirton OC, De Haven B, Morgan J, Morejon O, Civetta J (1997) A prospective randomized comparison of an in-line heat moisture exchange filter and heated wire humidifiers: rates of ventilator-associated early-onset (community acquired) or late-onset (hospital-acquired) pneumonia and incidence of endotracheal tube occlusion. Chest 112: 1055-1059
19. D'Amico R, Pfifferi S, Leonetti Cea. (1998) Effectiveness of antibiotic prophylaxis in critically ill adult patients: systematic review of randomised controlled trials. BMJ 316: 1275-1285
20. Ma TY, Yoshinoka R, Banaag A, Johnson B, Davis S, Berman SM (1998) Total parenteral nutrition via multi-lumen catheters does not increase the risk of catheter related infections: a randomized, prospective study. Clin Infect Dis 27: 500-503
21. Darouiche RO, Raad II, Heart SO, Thornby JI, Wenker OC, Gabrielli A, Berg J, Khardori N, Hanna H, Hachem R, Harris RL, Mayhall G, The Catheter Study Group (1999) A comparison of two antimicrobial-impregnated central venous catheters. N Engl J Med 340: 1-8.
22. Wong ES, Hooton TM (1983) Guidelines for prevention of catheter-associated urinary tract infections. Am J Infect Control 11: 28-33.
23. Herwaldt LA, Pottinger J, Coffin SA (1996) Nosocomial Infections associated with anesthesia. In: Mayhall CG (ed) Hospital Epidemiology and Infection Control. Williams & Wilkins, Baltimore, S 655-674
24. Hauer T, Lacour M, Gastmeier P, Schulgen G, Schumacher M, Rüden H, Daschner F (1996) Mikrobiologische Diagnostik, Antibiotikaprophylaxe und Antibiotikatherapie – eine Standortbestimmung in deutschen Kliniken. Med Klinik 91: 681-686.
25. Bux E, Kappstein I (1997) Prävention von Infektionen in der Intensivmedizin und Anästhesiologie. In: Daschner F (Hrsg) Praktische Krankenhaushygiene und Umweltschutz. Springer, Berlin Heidelberg New York, S 447-468
26. Lacour M, Scherrer M, Dettenkofer M, Daschner F (1997) Filter bei Beatmungstherapie und Inhalationsnarkose? 2. Hygienische und ökonomische Gesichtspunkte bei der Verwendung von HME-Filtern. Intensivmed 34: 307-311
27. American Society of Anesthesiologists (1992) Recommendations for Infection Control for the practice of Anesthesiology
28. Garner JS, Emori WR, Horan TC, Hughes JM (1988) CDC definitions for nosocomial infections. Am J Infect Control 16: 128-140
29. Archibald L, Phillips L, Monnet D, al. e. (1997) Antimicrobial resistance in isolates from inpatients and outpatients in the United States: The increasing importance of the intensive care unit. Clin Infect Dis 24: 211
30. McGowan JEJ, Tenover FC (1997) Control of antimicrobial resistance in the health care system. Infect Dis Clin North Am 11: 297-311

**Internetadresse des Nationalen Referenzzentrums für Krankenhaushygiene:**
www.medizin.fu-berlin.de/hygiene/nrz/

# Verbrennungstrauma

## Präklinik und Klinik aus anästhesiologischer Sicht

D. Kohn • Institut für Anästhesiologie, Universitätsspital Zürich

▶ **Inzidenz**

▶ Verbrennungsverletzungen sind häufig. 1995 wurden in Europa 25000 Hospitalisationen infolge von Verbrennungen gezählt, in den USA 54000 Hospitalisationen bei 1,4 Mio. Verbrennungspatienten. Dabei starben 30% der Verbrennungsopfer am Unfallort, 50% konnten ambulant behandelt werden, 20% mussten hospitalisiert werden. Nur 5–10% der Patienten bedurften der Behandlung in einem spezialisierten Verbrennungszentrums [8].

▶ **Risikogruppen**

Entsprechend des Unfallhergangs lassen sich einige größere ▶ Risikogruppen bestimmen: Arbeits- und Verkehrsunfälle; Kinder, die sich im Haushalt verbrühen; Senioren und Epileptiker, die sich mit Heisswasser in der Badewanne Verbrühungen zuziehen. Einen erheblichen Anteil liefern auch Patienten nach Suizidversuchen und die Gruppe derjenigen Patienten, die z.B. mit einem Streichholz kontrollieren wollten, wieviel Benzin sich noch im Tank befindet. Allen Gruppen gemeinsam ist ein großes Präventionspotential.

▶ **Komplexe Krankheit**

Das Verbrennungstrauma führt zu einer ▶ komplexen Krankheit, die nur in enger Zusammenarbeit zwischen Intensivmedizinern, Chirurgen und Anästhesisten erfolgreich behandelt werden kann. Die Therapie gründet zu einem großen Teil auf Erfahrungswissen, was zur Folge hat, dass wenige Standards in der Behandlung von Brandverletzten existieren. Viele Vorgehensweisen sind geprägt von lokalen Traditionen und werden kontrovers diskutiert.

*Wenige Standards in der Behandlung.*

### Verbrennungstiefe

▶ **Funktionen der Haut**

Die intakte gesunde Haut erfüllt drei ▶ **Funktionen**: sie ist mechanischer Schutz gegen Flüssigkeitsverlust einerseits, gegen Eindringen von Schmutz und Bakterien in den Körper andererseits; sie ist ein wichtiges Organ der Thermoregulation und sie ist stark mit sensiblen Rezeptoren besetzt.

Die Temperatur der Hitzequelle und die Dauer der Exposition bestimmen das Ausmaß der Verbrennung. Die Einteilung der Verbrennungstiefe orientiert sich an den anatomischen Strukturen (Abb. 1).

▶ **Erstgradige Verbrennungen**

Eine ▶ **erstgradige Verbrennung**, die uns in Form eines unangenehmen, aber selbstheilenden Sonnenbrandes bekannt ist, betrifft die Epidermis.

▶ **Zweitgradige Verbrennungen**

Eine ▶ **zweitgradige Verbrennung** reicht bis in die Dermis. Klinische Zeichen sind eine Rötung des Wundgebiets mit Blasenbildung mit feuchtem Wundgrund. Bleibt die Verbrennung der Dermis oberflächlich, ist die Rötung gut wegdrückbar.

---

Burns – Preclinical and clinical anesthesiological aspects
*Key words:* Burn injury • Anesthesia • Critical care • Crystalloids • Colloids
Dr. D. Kohn • Institut für Anästhesiologie, Universitätsspital Zürich, Rämistr. 100, CH-8091 Zürich

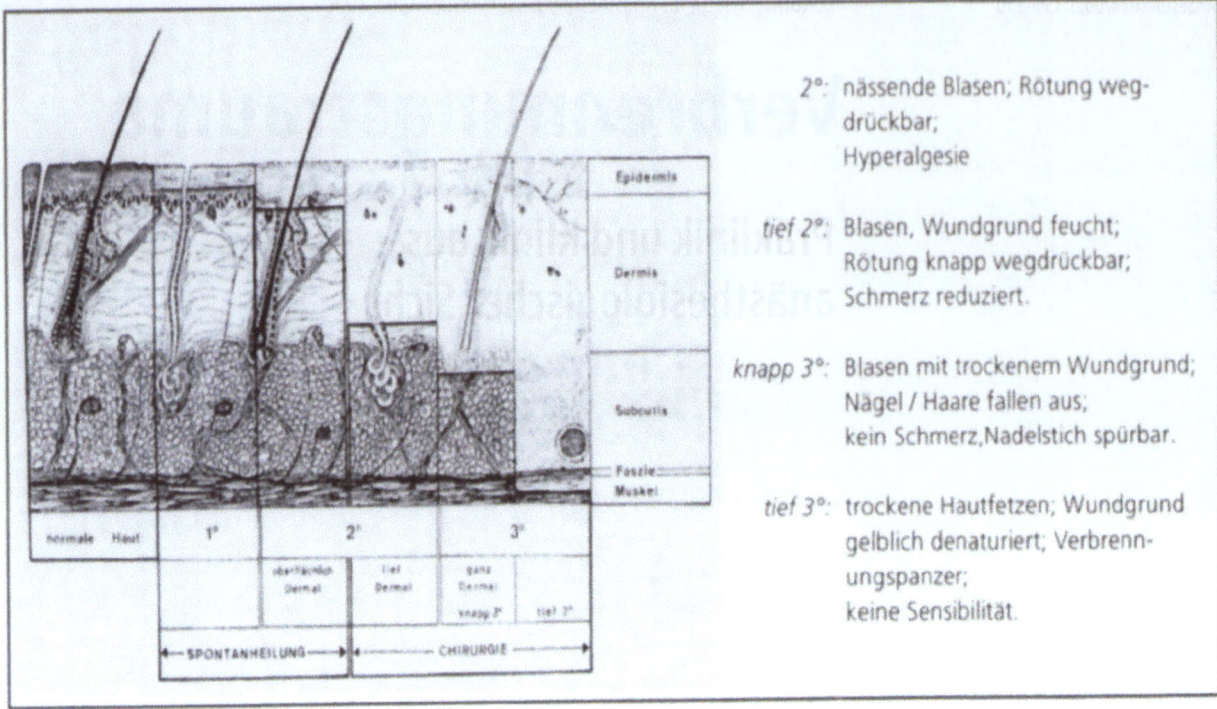

Abb. 1 ▲ **Hautschichten, Verbrennungstiefe und klinische Befunde**

Diese Art von Verbrennung ist extrem schmerzhaft, kann aber bei nicht zu großer Ausdehnung spontan abheilen, indem die Basalmembran, die mit den Gängen der Schweißdrüsen und Haarfollikel in die Tiefe reicht, eine neue Epidermis aufbaut. Tiefe zweitgradige Verbrennungen bilden ebenfalls Blasen mit feuchtem Wundgrund. Die Rötung ist nur knapp wegdrückbar und die Schmerzempfindlichkeit ist, da viele Schmerzrezeptoren zerstört sind, reduziert.

▶ **Drittgradige Verbrennungen** reichen bis in die Subcutis. Es bilden sich Hautblasen mit trockenem Wundgrund (knapp 3°) oder Hautfetzen (tief 3°). Hautanhanggebilde wie Nägel oder Haare fallen aus, die Schmerzempfindung ist weg. Durch die Denaturierung der Eiweiße schrumpft die Haut und bildet einen harten Panzer.

Tiefe zweit- und drittgradige Verbrennungen werden chirurgisch therapiert. An dieser therapeutischen Einteilung orientiert sich die angelsächsische Klassierung in ▶ **„partial thickness burns"**, die spontan heilen können, und ▶ **„full thickness burns"**, die chirurgisch therapiert werden müssen.

## Verbrennungsausdehnung

Die Ausdehnung der Verbrennung wird üblicherweise anhand der ▶ **9-er Regel** abgeschätzt (Abb. 2). Bei fleckigen Verbrennungsmustern kann die Handfläche (ohne Finger!) des Patienten zuhilfe genommen werden, sie entspricht in etwa 1% der Körperoberfläche. Zu beachten sind die verschiedenen Verhältnisse der Körperregionen bei Kindern, insbesondere die anteilsmäßige Mehrgewichtung des kindlichen Kopfes.

Die Ausdehnung der Verbrennung bestimmt den primären Flüssigkeitsbedarf, während die Verbrennungstiefe das therapeutische Vorgehen bestimmt.

In der Beurteilung der Verbrennungen muss unbedingt die Lokalisation mitberücksichtigt werden: Verletzungen von ästhetisch (z.B. Gesicht) oder funktionell (z.B. Gelenke) wichtigen Regionen müssen von Spezialisten behandelt werden. Auch dürfen Begleitverletzungen wie z.B. Frakturen in der Erstbeurteilung nicht übersehen werden. Sehr hilfreich sind Kenntnisse des Unfallgeschehens (offenes Gelände oder geschlossener Raum; Feuer, elektrischer Strom und/oder Chemikalien; usw.) und etwaiger Vorerkrankungen des Patienten.

Als grobe Faustregel gilt: Ist die Summe aus Alter plus prozentualem Anteil verbrannter Körperoberfläche über 100, ergibt sich eine sehr ernste Prognose [9].

---

▶ Drittgradige Verbrennungen

▶ Partial und „full thickness burns"

▶ 9-er Regel

**Neuner-Regel oder die Handfläche ist ein Prozent der Körperoberfläche.**

**Faustregel: Alter + % verbrannter KOF >100 ergibt ernste Prognose.**

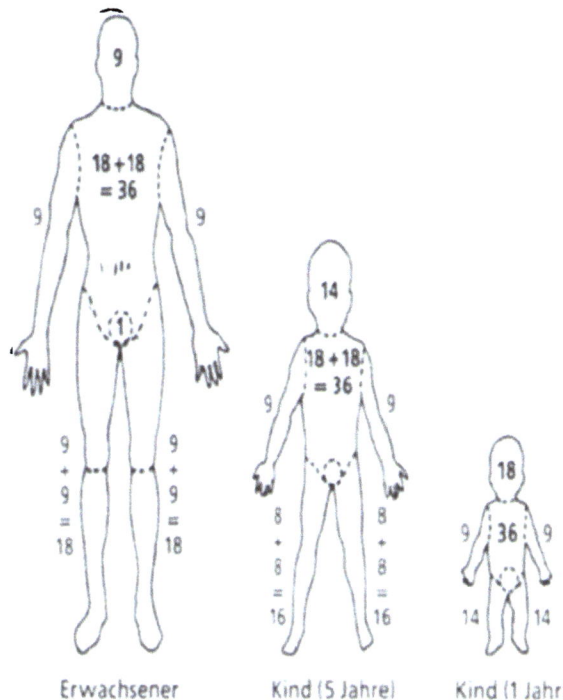

Abb. 2
**Die Neuner-Regel der Erwachsenen ist für Kinder nicht anwendbar**

Eine Hospitalisation ist bei allen Verbrennungen > 15-20% bei Erwachsenen und > 10 % bei Kindern erforderlich; ebenso, wenn Zusatzverletzungen oder Verbrennungen an funktionell oder ästhetisch heiklen Regionen vorliegen (Tabelle 1).

## Verlauf einer schweren Verbrennungsverletzung

▶ Drei Krankheitsphasen

Der Verlauf eines Verbrennungstraumas lässt sich in ▶ **drei Krankheitsphasen** mit je eigener Charakteristik einteilen:
- Initial- oder Reanimationsphase (Stunden nach dem Trauma) geprägt von low output (sog. ebb phase);
- Behandlungsphase (Tage bis Wochen nach dem Trauma) gekennzeichnet durch high output bis zum Wundverschluss (sog. flow phase);
- Rekonstruktionsphase (Jahre nach dem Trauma) mit normalem Kreislauf und Metabolismus.

Tabelle 1
**Klassifizierung der Verbrennungen (modif. nach American Burn Association)**

|  | Altersklasse | Ausdehnung | Ziel |
|---|---|---|---|
| **Leicht** | 10–50 y | 2°<15% | |
|  | 10/50 y | 2°<10% | |
|  | Jeder | 3°<2% | |
|  |  |  | Ambulant |
| **Mittel** | 10–50 y | 2° 15–25% | |
|  | 10/50 y | 2° 10–20% | |
|  | Jeder | 3°<10% | |
|  |  |  | Hospitalisation |
| **Schwer** | 10–50 y | 2° >25% | |
|  | 10/50 y | 2° >20% | |
|  | Jeder | 3° >10% | |
|  | Jeder bei Beteiligung von Hand, Fuß, Gesicht, Perineum; | | |
|  | Jeder mit zirkulären Verbrennungen oder Verbrennungen über Gelenke; | | |
|  | Jeder mit Zusatzverletzungen | | |
|  |  |  | Spezialzentrum |

### Initialphase: Primäre Beurteilung

Verbrennungsopfer werden wie jeder frisch traumatisierte Patient anhand der ABCDE- Regel beurteilt.

▶ **Atemwege und Atmung**

*Atmung hat Vorrang vor Verbrennung.*

▶ **Atemwege und Atmung (A, B):** Zu Beginn sind Atemstörungen selten, treten sie aber auf, so haben sie Vorrang vor den Verbrennungsverletzungen. Ist ein Patient bewusstlos, ist Hypoxie die erste Verdachtsdiagnose, Intubation und Beatmung mit 100% Sauerstoff die Therapie. Tiefe Gesichtsverbrennungen, Brandspuren in Nase und Rachen deuten eine Bedrohung der oberen Luftwege an. Stridor, Heiserkeit und Atemnot mit Husten (erst trockener Reizhusten, der in einen sehr produktiven Husten übergeht) nähren den Verdacht auf ein Inhalationstrauma. Der Patient benötigt ein möglichst hohes Sauerstoffangebot; die Intubationsindikation zur Sicherung der Atemwege ist großzügig zu stellen.

*Patient benötigt ein möglichst hohes Sauerstoffangebot.*

Es sei darauf hingewiesen, dass die heute gängigen Pulsoxymeter nicht zwischen Oxy-, Carboxy- und Methämoglobin unterscheiden! Es können falsch hohe Sättigungswerte angegeben sein.

*Pulsoximeter unterscheidet nicht zwischen $O_2$-Hb, COHb und MetHb*

▶ **Kreislauf**

*Cave: Hoher Flüssigkeitsverlust.*

▶ **Kreislauf (C):** Der Flüssigkeits- und Eiweißverlust bei Brandverletzten ist immens. Durch Brandblasen exsudieren bis zu 3 Litern/m²/Tag plasmaähnlicher Flüssigkeit; wegen der fehlenden Epidermis evaporieren bis zu 4 Liter/m²/Tag; die systemische entzündliche Antwort des Körpers führt zu einem „capillary leak" mit intravaskulärem Flüssigkeitsverlust ins Interstitium mit entsprechenden Oedemen. Das Resultat ist ein hypovolämer Schock, Hämokonzentration und eine bedrohte periphere Gewebsoxigenierung. Um dies zu verhindern, sollen bereits an der Unfallstelle 2–3 großlumige venöse Zugänge gelegt werden, um eine aggressive Flüssigkeitstherapie möglichst sofort beginnen zu können.

*Flüssigkeitstherapie schon an der Unfallstelle.*

▶ **Neurologie**

*Getrübtes Bewußtsein zu Beginn: Verdacht auf Inhalation oder Zusatzverletzung.*

▶ **Neurologie (D):** In der Regel ist das Bewusstsein bei Brandverletzten klar. Die Patienten können häufig den Unfallhergang klar und unbeteiligt schildern. Erst im Lauf der ersten Hospitalisationstage stellt sich ein den Umständen entsprechendes Krankheitsgefühl und eine gewisse Bewusstseinstrübung ein.

▶ **Exposition**

▶ **Exposition (E):** Schließlich wird die Verbrennungsausdehnung und -tiefe abgeschätzt und sich ein Überblick über etwaige Zusatzverletzungen verschafft.

### Initialphase: Klinikeintritt

In Zürich werden Patienten mit isolierten Verbrennungsverletzungen unter Umgehung der Notfallstation direkt auf der Verbrennungsstation mit eigenem Bad und anschließendem Operationssaal hospitalisiert. Bei Eintritt in die Klinik muss der Patient neu beurteilt werden. Auf dem Brandplatz ist eine Einschätzung schwierig und die Verletzungen werden oft überschätzt.

*COHb als Marker einer Inhalation messen.*

Die Atemfunktion wird anhand einer arteriellen Blutgasanalyse kontrolliert, wobei mittels CO-Oximetrie auch CO- und Met-Hämoglobin als Marker eines möglichen Inhalationstraumas gemessen werden. Gesichtsverbrennungen und Brandspuren im Rachen werden im Hinblick auf eine nötige Intubation zur Sicherung der oberen Atemwege begutachtet. Zirkuläre Verbrennungen an Hals oder Thorax können die Atemmechanik beeinträchtigen und bedürfen gegebenenfalls einer Escharotomie, d.h. einer Spaltung des Verbrennungspanzers. Immer häufiger, aber nicht grundsätzlich, wird eine Bronchoskopie zur Sicherung eines Inhalationstraumas durchgeführt.

Patienten mit Bewusstseinsverlust, akuter respiratorischer Insuffizienz und schweren Inhalationstraumen müssen auf jeden Fall intubiert werden. Bezüglich Intubation aufgrund einer Bedrohung der Atemwege durch Verbrennungsödeme herrschen große regionale Unterschiede, vom engmaschig kontrollierten stand-by bis zur prophylaktischen Intubation.

*Bad in kaltem Wasser nicht mehr zu empfehlen.*

Der Patient wird nun im Bad mit körperwarmem Wasser gereinigt. Die jahrelang vertretene Lehre, den Patienten während einer Viertelstunde mit kaltem Wasser zu kühlen, um den sog. Nachbrand, d.h. das Tieferdringen der Verbrennungen zu vermindern, wurde verlassen. Die tiefergelegenen Gewebsschädigungen werden eher durch lokale Mediatoren als durch Hitze an sich bewirkt. Das Augenmerk gilt heute dem Verhindern einer Hypothermie, um eine Steigerung des Metabolismus während der anschließenden Aufwärmphase zu vermeiden. Anschließend werden die Wunden in Ausdehnung und Tiefe beurteilt. Aufgrund von Aspekt, Neurologie und Durchblutungsverhältnissen wird entschieden, ob eine ▶ **Escharotomie** (Spaltung des Verbrennungspanzers) oder ▶ **Fasziotomie** (Spaltung der Muskellogen bei tiefen, zirkulären Verbrennungen der Extremitäten) notwendig ist.

Anhand dieser Wundbeurteilung durch den Verbrennungsspezialisten wird der Flüssigkeitsbedarf berechnet. Die ▶ **Zusammensetzung des Flüssigkeitsersatzes** ist ein sehr kontrovers diskutiertes Thema: Kolloide werden beschuldigt, zu schwer resorbierbaren Ödemen und zu Niereninsuffizienz zu führen; hypertone NaCl-Lösungen reduzieren die Ödeme, bewirken aber eine übermässige Na-Belastung und führten in einer retrospektiven Studie zu fataler Niereninsuffizienz; Ringerlaktat birgt einerseits die Gefahr einer Niereninsuffizienz (bei zu kleinem Angebot), andererseits die eines Lungenödems.

Die heute noch mehrheitlich angewandte ▶ **Parkland/Baxter-Formel** berechnet den Volumenbedarf folgendermaßen:

**Volumen (ml Ringerlaktat) = Körpergewicht (kg) x % verbrannte Fläche x 4.**

Die erste Hälfte dieses Volumens wird in den ersten acht Stunden nach Trauma verabreicht, die zweite Hälfte in den nächsten 16 Stunden. Danach sollten die Kapillaren wieder dicht sein, entsprechend wird die Zufuhr von Ringerlaktat auf den Erhaltungsbedarf reduziert. Zusätzlich wird durch Zufuhr von Kolloiden der onkotische Druck im Gefäßsystem, der unter den Verlusten und der Ersatztherapie stark absinkt, wieder angehoben.

Eine andere, in Großbritannien häufig gebrauchte Formel ist diejenige nach ▶ **Brooke**, die in den ersten 24 Stunden 1,5 ml NaCl 0,9%/kg KG/% und 0,5 ml Kolloid/kg KG/% intravenös plus 2 Liter Glukose 5% peroral verwendet.

Welche Ersatzformel auch benutzt wird, sie ist nur ein Näherungswert. Durch enge klinische Überwachung muss kontrolliert werden, ob der gewünschte Therapieeffekt – suffizienter Kreislauf und ausreichende Diurese – erreicht wird; häufig haben z.B. Patienten mit zusätzlichem Inhalationstrauma einen deutlich höheren Flüssigkeitsbedarf.

Das Hauptproblem der ersten 24 Stunden ist der ▶ **hypovoläme Schock**, verursacht durch die Verluste über die Wunden und das durch Mediatoren ausgelöste „capillary leak" (Tabelle 2). Der kardial nicht vorbelastete Patient braucht primär Volumen, nicht Katecholamine.

Gefährdet bereits die Hypovolämie Nieren und Splanchnicusgebiet, so wird die Situation bei großen Verbrennungen (>20–30% der Körperoberfläche) durch die mediatorenvermittelte systemische Antwort verschärft. Cytokine, Prostaglandine, Stickoxid (NO=nitric oxide) und Sauerstoffradikale werden lokal freigesetzt und können systemisch wirksam zu Darmischämien mit konsekutiver bakterieller Translokation, Nierenversagen und respiratorischer Insuffizienz bis hin zum ARDS führen (Abb. 3). Das Immunsystem ist kompromittiert. Der Patient hat ein hohes Risiko, ein Multiorganversagen zu erleiden.

Tabelle 2
**Hämodynamik bei Eintritt (EDV-I: enddiastolischer Volumenindex; CI: Herzzeitvolumen; EF: Auswurffraktion)**

| | Kontrolle | Verbrannte <24 h | Verbrannte 24–72 h | Polytrauma |
|---|---|---|---|---|
| Puls | 84 | 86 | 101 | 93 |
| EDV-I (ml/m$^2$) | 63 | 44 | 69 | 62 |
| CI (l/min·m$^2$) | 3,8 | 3,1 | 5,5 | 4,3 |
| EF (%) | 74 | 79 | 81 | 78 |

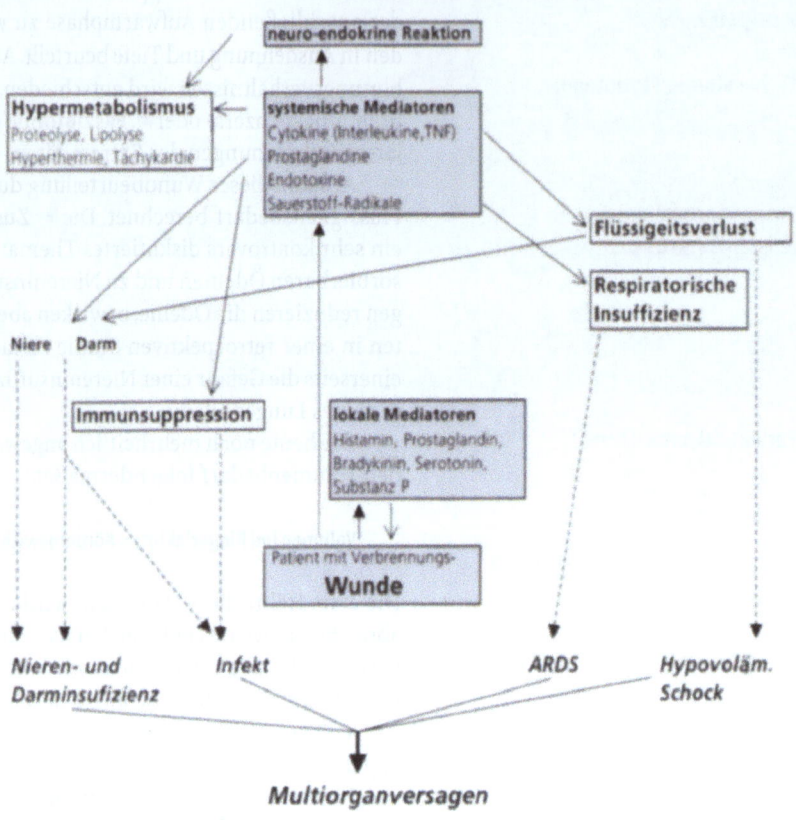

Abb. 3 ▲ Schema pathophysiologischer Abläufe

## Monitoring

Durch die große Wundfläche ist der Verbrennungspatient einer sehr großen Infektionsgefahr ausgesetzt. Deshalb ist der Nutzen eines invasiven Monitorings immer gegen das Risiko der Infektion abzuwägen. Als Grundausstattung braucht der Patient EKG, Blutdruckmessung (NIBP oder arteriell, bei großen Verbrennungen oder häufigen Blutentnahmen/aBGA), Pulsoxymetrie und Blasendauerkatheter sowie großlumige periphervenöse Zugänge. Ab ca. 20% verbrannter Oberfläche ist ein zentralvenöser, mehrlumiger Zugang zu empfehlen. Die Nutzen eines Pulmonaliskatheters werden sehr kontrovers diskutiert. Er bleibt kardial vorbelasteten Patienten oder solchen mit schwerem Inhalationstrauma vorbehalten.

Zielgrößen – neben einem suffizienten Kreislauf und suffizienter Atmung – sind ein Hämatokrit unter 60% und eine Diurese von 0,5–1 ml/kg Körpergewicht/Stunde.

## Behandlungsphase

Am zweiten posttraumatischen Tag tritt der Patient als Folge der neuroendokrinen Adaptation in die ▶ hypermetabolische „flow phase" ein, gekennzeichnet durch aktivierte Lipolyse, Gluconeogenese und Proteindegradation [7]. Der Kalorienbedarf steigt erheblich (5–6000 Kcal/Tag). Diese Phase ist geprägt von hohem Cardiac Index bei erniedrigtem peripheren Widerstand, von erhöhtem $O_2$-Bedarf und erhöhter $CO_2$-Produktion. Diese Phase hält bis zum definitiven Wundverschluss an.

## Chirurgische Therapie

Das chirurgische Behandlungsprinzip besteht im Entfernen der Nekrosen und Deckung der Defekte durch Hauttransplantationen. Täglich werden die Wunden ein-

▶ Salbenverbände

bis zweimal oberflächlich gereinigt und mit ▶ **Salbenverbänden** gedeckt. Diese Salbenverbände verfolgen drei Ziele:
- Die bakterielle Kolonisation der Wunden soll erschwert werden. Silbersulfadiazin ist die am häufigsten verwendete Salbe. Sie wirkt bakterizid und bakteriostatisch und ist im gramnegativen Bereich wirksamer als im grampositiven. Sie kann zu einer passageren Leukopenie und zu Natriumverlust führen.
- Der evaporative Wärme- und Flüssigkeitsverlust soll reduziert werden.
- Das Auftragen der Salbe wird von den Patienten als angenehm kühlend und schmerzstillend empfonden.

▶ Schmerzarten
• Grundschmerz
• Akuter Schmerz
• Heilungsschmerz

Verbrennungsverletzungen sind sehr schmerzhaft. Oft sind die Analgesieregims unzureichend. Der Patient leidet unter einem ▶ **Grundschmerz**: in und um die Wundgebiete bilden sich hyperalgische Zonen [2], die zu einem starken Dauerschmerz führen. Interventionen wie Verbandwechsel oder Physiotherapie bewirken zusätzlich einen starken, akuten Schmerz. Selbst die Heilung bewirkt ein ständiges Jucken und unangenehme Sensationen, die wegen ihrer ständigen Anwesenheit als Schmerz empfunden werden. Die häufig depressive Grundstimmung der Patienten erschwert die Schmerztherapie zusätzlich. Grundlage der

▶ Schmerztherapie

▶ **Schmerztherapie** sind die Opiate, am besten als „patient controlled analgesia" (PCA) in reichlicher Dosierung, ideal in Kombination mit einem peripheren Analgetikum und einem Antidepressivum.

▶ Debridement in Narkose

Am dritten Tag ist der „Nachbrand" beendet; d.h. die Wundflächen sind definitiv demarkiert. Dann wird zum ersten Mal im Bad ein ausgedehntes ▶ **Debridement in Narkose** durchgeführt. Nun wird endgültig entschieden, welche Gebiete operativ behandelt werden müssen und welche der Spontanheilung überlassen werden können.

Es folgt eine Zeit, in der der Patient in ca. wöchentlichem Rhythmus in Narkose gebadet, debridiert und operiert wird. Dabei werden Nekrosen exzidiert und Hautdefekte mit Hauttransplantaten gedeckt. Manche Chirurgen ziehen vor, möglichst alle Nekrosen zu Beginn zu exzidieren und die Defekte allenfalls mit künstlicher "Haut" zu decken (verschiedenste Produkte sind verfügbar oder in Entwicklung), andere gehen etappenweise vor und exzidieren soviel sie mit patienteneigener, gemeshter Haut decken können. Keine Methode ist der andern bezüglich Verlauf, Blutverlust oder Resultat eindeutig überlegen.

### Hygiene

Cave: Infektgefährdung!

Keine Antiobiotikaprophylaxe.

Mit seinen riesigen Wundflächen ist der Verbrennungspatient höchst infektgefährdet. Eine Wundkolonisation innert weniger Tage ist unvermeidlich, dennoch soll, abgesehen von den Salbenverbänden, keine Antibiotika-Prophylaxe betrieben werden. Nur nachgewiesene Infektionen werden entsprechend Antibiogramm behandelt. Es gilt aber eine Keimverschleppung von außen zum Patienten oder von den Wunden über Infusionen und Katheter in den Patienten zu vermeiden. Mit entsprechenden strengen Verhaltensregeln soll verhindert werden, dass Keime der Patienten auf der Station gestreut werden.

Es gelten die Regeln der Sterilpflege.

Die Zürcher Station für Schwerverbrannte ist eine geschlossene Station mit beschränktem Publikumszutritt. Die Patienten haben in der Regel ein Einzelzimmer, in dem die tägliche Pflege stattfindet. Werden die Verbände geöffnet, gelten die Regeln der Sterilpflege.

▶ Narkosetechnik

Auch für die ▶ **Narkosetechnik** hat dies Folgen: das Material muss steril sein. Der Anästhesist ist so steril eingekleidet wie die Operateure, was bedeutet, dass er auf eine Hilfsperson angewiesen ist, die ihm im unsterilen Bereich zuarbeitet (Medikamentenzubereitung und -applikation, Infusionen und Transfusionen anhängen, usw.).

### Narkosen bei Verbrennungspatienten

Ein eindeutig überlegenes Narkoseverfahren gibt es nicht. Bereits Hypnose wurde für Verbandswechsel und kleinere Debridements als adäquate Methode beschrieben. Für die gleichen Eingriffe kann auch eine Propofol-Ketanest-Analgosedation genügen.

Für größere Eingriffe bleibt die Intubationsnarkose, die prinzipiell inhalativ oder intravenös geführt werden kann. Mit der Überlegung, dass die Patienten eine starke

Opiatgewöhnung haben, führen wir in Zürich eine intravenöse Basisnarkose (Propofol/Fentanyl) durch, die inhalativ mit Isofluran supplementiert wird.

Einige Punkte gilt es bei der ▶ **Intubationsnarkose** zu bedenken:
- Die Intubation kann schwierig sein, wenn z.B. das ganze Gesicht unter Verbänden liegt oder die Mundöffnung durch Verbrennungen oder beginnende Kontrakturen eingeschränkt wird; eine fiberoptische Intubation in Spontanatmung ist gelegentlich in Erwägung zu ziehen.
- Die Nierenfunktion kann eingeschränkt sein. Die Inzidenz der akuten Niereninsuffizienz liegt bei 5–25%, ist die Verbrennung mit einem Inhalationstrauma verbunden, steigt sie bis auf 80% an. Ein Drittel der Patienten entwickelt die Niereninsuffizienz früh (<5 Tage) infolge von Hypotension und Myoglobinurie, zwei Drittel später (>5 Tage) im Rahmen einer Sepsis oder infolge nephrotoxischer Medikamente (Antibiotika).
- Die Leberfunktion kann gestört sein. Anhand des Abbaus von Benzodiazepinen wurde gezeigt, dass die oxidative Phase I-Metabolisierung eingeschränkt ist. Die Clearance von Diazepam ist erniedrigt. Im Gegensatz dazu ist der Abbau über die Konjugation (Phase II) gesteigert, die Clearance von Lorazepam erhöht. Midazolam scheint sich neutral zu verhalten [5].
- Das in der Regel niedrige Plasmaeiweiß erhöht die freie Medikamentenfraktion im Plasma.

Aufgrund dieser Umstände ist anzuraten, Medikamente vorsichtig zu applizieren, da ihre Wirkung zum Teil nicht vorhersehbar ist.

Das Verbrennungstrauma führt zu einem denervationsähnlichen Phänomen. Die Azetylcholinrezeptoren breiten sich über die ganze Membranoberfläche der quergestreiften Muskulatur aus. Darum ist die Applikation von Succinylcholin nach dem ersten Tag wegen drohender Hyperkaliämie streng kontraindiziert. Diese Sensibilisierung auf depolarisierende Muskelrelaxantien kann bis zwei Jahre nach dem Verbrennungstrauma anhalten. Aus dem gleichen Grund ist der Bedarf an nichtdepolarisierenden Relaxantien zur vollständigen Muskelerschlaffung um das zwei- bis fünffache gesteigert [3, 5].

Weitere Punkte, die bei einer Narkose für einen Verbrennungspatienten beachtet werden müssen:
- Während der Narkose eines Verbrennungspatienten kann es zu großen ▶ **Flüssigkeitsverschiebungen** kommen. Zusätzlich zum Grundbedarf und zum Verlust während der Operation muss der evaporative Flüssigkeitsverlust über die nicht mehr von Haut bedeckten Wundflächen berücksichtigt werden.
- Der Blutverlust während eines Debridements und vor allem während einer tangentialen Exzision ist erheblich. Für jedes Prozent der Körperoberfläche, das exzidiert und gethierscht wird, sind 200–400 ml Blutverlust beschrieben. Der Verlust ist einerseits abhängig vom Patienten: zu Beginn zirkulieren traumageschädigte Erythro- und Thrombozyten, die in Lebensdauer und Funktion eingeschränkt sind; die Gerinnung wird durch die Verletzung aktiviert, was zur Verbrauchskoagulopathie, gelegentlich bis zum Bild der disseminierten intravaskulären Koagulopathie (DIC) führen kann. Im weiteren Verlauf können sich Gerinnungsstörungen im Rahmen einer Sepsis manifestieren. Andererseits bestimmen das Vorgehen der Chirurgen und ▶ **blutsparende Maßnahmen** den Verlust. Operation der Extremitäten in Blutsperre, Unterspritzen der Entnahmestellen mit gefäßadstringierenden Mitteln, ▶ **Neudefinition der Hämatokritgrenzen** und andere Maßnahmen können dem bereits immunsupprimierten Patienten Transfusionen ersparen. So konnte z.B. in Seattle das Transfusionvolumen von 1321 ml pro Eingriff im Jahr 1980 auf 207 ml pro Eingriff im Jahr 1990 gesenkt werden [4]: Diese Gruppe ließ bei unkomplizierten Verbrennungspatienten den Hämatokrit auf 15–20% fallen, bei schweren Verbrennungen setzte sie die Grenze des Hämatokrit bei 25% an. Nur bei kritischen Kranken oder kardial vorbelasteten Patienten wurde der Hämatokrit um 30% gehalten. Durch patienten- und situationsadaptierte Praktiken (Monitoring der globalen Sauerstoffverwertung und geziel-

▶ Hohes Atemminutenvolumen

Cave: Evaporation und Hypothermie!

Nüchternzeit ist umstritten.

- te Überwachung einzelner Organe, z.B. Herz, Hirn) ließe sich der Transfusionsbedarf sicher noch weiter senken (vgl. [6]).
- Aufgrund des Hypermetabolismus besteht ein hoher Sauerstoffbedarf und eine erhöhte $CO_2$-Produktion, mithin der Bedarf eines ▶ **hohen Atemminutenvolumens.**
- Mit hoher Temperatur und Luftfeuchtigkeit im Operationssaal (28°C/55% Feuchtigkeit) kann der Evaporationsverlust minimiert und die Hypothermiegefahr reduziert werden.
- Ein bisher ungelöstes Problem bleibt die Nüchternzeit vor den Narkosen. Aufgrund des erhöhten Kalorienbedarfs, der, wenn immer möglich, enteral gedeckt wird, gerät der Verbrennungspatient durch die perioperativen Karenzzeiten in ein Defizit.

▶ Extubation

Extubation nicht erzwingen!

Jedes ausgedehnte Debridement und jede Operation führt zu einer Bakteriämie und zu einer Aktivierung der Mediatorenkaskade. Deshalb kann sich die pulmonale Funktion im Verlauf des Eingriffs verschlechtern. Eine ▶ **Extubation** sollte nicht erzwungen werden, vielmehr ist es häufig vorteilhaft, den Patienten noch einige Stunden nachzubeatmen.

### Rekonstruktionsphase

▶ Kontrakturen

Cave: schwierige Intubation und schwierige Lagerung.

In der Rekonstruktionsphase ist der Patient wieder im normalen metabolischen Gleichgewicht. Die Eingriffe bezwecken meist eine kosmetische oder funktionelle Verbesserung. Gelegentlich ist es nicht einfach, in großflächig gethierschten Gebieten einen venösen Zugang zu legen. ▶ **Kontrakturen** in der Mund-Kinn-Hals-Region können eine Intubation erschweren. Kontrakturen der Extremitäten können eine Lagerung schwierig gestalten. Häufig muss der Patient auch psychisch aufmerksam betreut werden, v.a. wenn er durch entstellende Narben gezeichnet ist.

### Inhalationstrauma

Kombination von Verbrennung und Inhalationstrauma mit hoher Mortalität.

Diagnose des Inhalationstraumas anhand der Anamnese und klinischen Befunde.

Etwa 20–30% der Verbrennungsopfer erleiden ein Inhalationstrauma. Verbrennungen oder Inhalationstrauma allein haben eine Letalität unter 10%, die unheilvolle Kombination von Verbrennung plus Inhalationstrauma dagegen steigert die Letalität gegen 50%.

„Inhalationstrauma" ist primär eine klinische Diagnose. Aus der Anamnese, initialer Bewusstlosigkeit oder Feuer in einem geschlossenen Raum ergibt sich der erste Verdacht. Tiefe Gesichtsverbrennungen, rauchiges Sputum, Stridor, Heiserkeit, Husten, übermäßige Sekretproduktion und steigender Sauerstoffbedarf sind klinische Zeichen. Verstärkt wird der Verdacht durch Nachweis erhöhter Carboxyhämoglobinwerte im Blut oder den Bronchoskopiebefund, der eine hyperäme Mukosa, Ulzerationen oder gar Nekrosen der Schleimhaut zeigt.

Angriffspunkte des Inhalationstraumas sind vielfältig:
- Bei Feuer in geschlossenen Räumen kann der Sauerstoffgehalt der Raumluft auf wenige Prozente absinken; der Patient leidet an Hypoxämie.
- Wenn bei einem Brand halogenierte oder aromatische Kohlenwasserstoffe entstehen, kann der Atemantrieb unterdrückt werden.

Schädigung der oberen Luftwege, des respiratorischen Epithels, der Körperzellen.

In unserer kunststoffgesättigten Welt entstehen bei einem Brand mannigfaltige chemische Verbindungen, die als Reizstoffe auf die Atemwege wirken:
- Wasserlösliche Irritanzien, die typischerweise einen beißenden Charakter haben (z.B. Ammoniak, Sulfate), betreffen eher die oberen Luftwege. Die Schleimhaut schwillt ödematös an, der ciliare Reinigungsmechanismus wird lahmgelegt. Klinische Zeichen sind Tränenfluss, Nasenlaufen, Husten; auch Larynxödem, gelegentlich Laryngospasmus und Lungenödem.
- Die fettlöslichen Verbindungen, die eher angenehm riechen (z.B. Aldehyde, Phosgene), dringen in die unteren Luftwege vor, wo sie eine entzündliche Reaktion der Mukosa und eine Schädigung des Surfactant hervorrufen. Gesteigerte Sekretproduktion, erhöhte Kapillarpermeabilität, Bronchokonstriktion und pulmonale Hypertonie sind die Folge. Als klinische Zeichen ergeben sich steigender Sauerstoffbedarf bei Atelektasen, Lungenödem und ARDS.

▶ CO-Intoxikation

▶ Explosionen

Explosionen führen zu reflektorischem Glottisschluss.

Je kleiner das Kind, desto ausgeprägter die Belastung.

▶ Formel von Carvajal

Flüssigkeitsersatz auf Basis der KOF berechnen.

- Toxine können auch resorbiert werden und als Zellgifte wirken. Klassische Vertreter dieser Gruppe sind Kohlenmonoxid und Cyanide. Dies führt zu einer Linksverschiebung der $O_2$-Sättigungskurve und zu Laktazidose wegen Zellhypoxie.

In 80% der Fälle wird ▶ **Kohlenmonoxid** (CO), das bei unvollständiger Verbrennung entsteht, für den Tod der Inhalationsopfer verantwortlich gemacht. CO hat die 250-fache Affinität des Sauerstoffs an die Hämgruppen in Hämoglobin, Myoglobin, Cytochromen, u.a. Durch die Verdrängung des Sauerstoffs kommt es zur Zellhypoxie, die sich in einer Laktazidose äußert. Die Therapie besteht in einem hohen Sauerstoffangebot. Die Halbwertszeit des CO von 250 min bei Raumluft kann durch ein $F_iO_2$ von 1,0 auf 40–60 min, durch hyperbaren Sauerstoff auf 15–25 min verkürzt werden. Eine Behandlung in der Druckkammer ist selten angezeigt und kaum praktikabel. ▶ **Explosionen** führen nicht zwingend zu einem Inhalationstrauma, da sich die Glottis im Moment der Explosion reflektorisch schließt. Primär zu suchen sind Verletzungen durch die Druckwelle und herumfliegende Trümmerteile. Inhalationsverletzungen treten dann auf, wenn das Opfer nach dem Ereignis in den brennenden Trümmern liegen bleibt. Die Therapie des Inhalationstraumas besteht in hohem Angebot gut angefeuchtetem Sauerstoffs und Unterstützung der Reinigungsfunktion (Husten, Bronchialtoilette).

### Besonderheiten bei Kindern

Obwohl die pathophysiologischen Abläufe bei Verbrennungen von Kindern die gleichen sind, so treffen sie jedoch auf Organismen mit kleinerer physiologischer Reserve: Je kleiner das Kind, desto ausgeprägter die Belastung.

- Die Haut der Kinder ist dünner, darum führt fast jede Verbrennung oder Verbrühung zu tiefen, drittgradigen Wunden.
- Das Verhältnis von Körperoberfläche zu Gewicht ist beim Kind viel größer und die Relationen sind verschieden: der Kopf eines einjährigen Kindes nimmt 18% der Körperoberfläche ein, die Beine dagegen nur je 14%; beim 5-Jährigen beträgt der Anteil des Kopfes an der KOF noch 14%, der der Beine nimmt auf je 16% zu (Abb. 2).
- Der evaporative Flüssigkeitsverlust und die Hypothermie-Tendenz sind erhöht, bei gleichzeitig erniedrigter Hypovolämie- und Hypothermie-Toleranz. Flüssigkeitsersatz für Kinder, der anhand des Gewichts errechnet wird, unterschätzt den wahren Bedarf. Die ▶ **Formel von Carvajal** basiert auf der Körperoberfläche: 2000 ml/m²/24 Std. Glucose 5% decken den normalen Flüssigkeitstagesbedarf des Kindes, zusätzlich 5000 ml Ringerlaktat pro m² verbrannter Körperoberfläche ersetzen den verletzungsbedingten Flüssigkeitsverlust. Die Hälfte des Ringerlaktats wird in den ersten 8 Stunden nach Trauma gegeben, die zweite Hälfte in den folgenden 16 Stunden.
- Die Konzentrationsfähigkeit kleinkindlicher Nieren ist vermindert. Eine Urinproduktion von >1 ml/kg/Std muss angestrebt werden.
- Die Atemwege kleiner Kinder sind eng und lassen wenig Spielraum bei ödematöser Schwellung. Die Atemwege sollten frühzeitig vor Auftreten einer Dyspnoe durch Intubation gesichert werden.
- Die mediatorenvermittelte „Verbrennungskrankheit" kann beim Kind viel früher zu einer Myokarddepression führen, die mit Katecholaminen behandelt werden muss. Die systemische Antwort allein kann bereits eine akute respiratorische Insuffizienz bewirken, selbst in Abwesenheit eines Inhalationstraumas.

Aufgrund der kleinen physiologischen Reserve sind Kleinkinder bereits mit einer Verbrennung >10% als schwere Fälle zu klassieren und sollten hospitalisiert werden.

## Zusammenfassung

Verbrennungsverletzungen führen zu einer langanhaltenden, ernsthaften Krankheit. Die bleibenden funktionellen und ästhetischen Folgen führen zu extremen physischen und psychischen Belastungen der Patienten.
Bezüglich Narkosen bei diesen Patienten gilt es folgende Aspekte zu prüfen: Verbrennungspatienten sind
- Hypovoläm – zu den dauernden Verlusten addieren sich große Flüssigkeits- und Volumenverschiebungen während der Eingriffe
- Hyperdynam – hohes Herzzeitvolumen bei tiefem peripheren Widerstand verstärken die relative Hypovolämie; sie benötigen ein hohes Atemminutenvolumen bei oft eingeschränkter respiratorischer Funktion
- Immunsupprimiert – strenge Beachtung der Hygiene ist zwingend; weitere immunsupprimierende Maßnahmen (z.B. Transfusionen) sind auf ein Minimum zu beschränken;
- Evaporations- und Hypothermiegefährdet – Raumtemperatur und Feuchtigkeit müssen dem erhöhten Bedarf des Patienten angepasst werden
- Unberechenbar bezüglich Medikamentenwirkung und -wirkdauer
- Manchmal erschwerte Intubation

## Fragen zur Selbstkontrolle

**1. Welche Systeme sind durch Verbrennungen betroffen?**

Verbrennungen von mehr als 20–30% der Körperoberfläche (Kinder >10%) belasten sämtliche physiologischen Systeme: Atmung, Kreislauf, gastrointestinales System, Nieren, Endokrinium, Immunsystem.

**2. Welche Phasen durchläuft die Verbrennungskrankheit?**

- Die Initial- oder Reanimationsphase (Stunden bis zwei Tage nach Trauma) ist geprägt von Flüssigkeits- und Eiweißverlusten nach außen und in das Interstitium; low output mit gesteigertem peripheren Gefäßwiderstand, gefährdete periphere Oxigenierung; ebb phase.
- Der hyperdynamische Zustand charakterisiert die Behandlungsphase (Tage nach Trauma bis zum Wundverschluss); high output mit tiefem peripheren Widerstand; flow phase.
- In der Rekonstruktionsphase (Jahre nach dem Trauma) ist der Patient in normalem metabolischen Gleichgewicht.

**3. Wie werden Verbrennungen klassifiziert?**

- Die Ausdehnung wird anhand der Neuner-Regel bestimmt oder abgeschätzt nach der Faustregel, dass die Handfläche einem Prozent der Körperoberfläche entspricht. Kinder haben andere Körperproportionen, insbesondere ist der Kopf relativ größer.
- Die Verbrennungstiefe richtet sich nach den betroffenen anatomischen Strukturen: Erstgradige Verbrennungen betreffen die Epidermis; zweitgradige reichen in die Dermis. Drittgradige Verbrennungen zerstören die Haut bis in die Subcutis. Gelegentlich werden Verbrennungen, die tiefer als die Muskelfaszie vordringen, als viertgradig bezeichnet.

**4. Welches sind die ersten Maßnahmen bei Verbrennungen?**

- Durch die Hitze schwillt die Schleimhaut an, die Atemwege könne verlegt werden.
- Das Einatmen von Rauch und giftigen Gasen schädigt den ciliaren Reinigungsapparat der Trachea, und das respiratorische Epithel-Ateminsuffizienz kann auftreten, die unter Umständen vom Pulsoximeter nicht erfasst wird.
- Durch die Hautdefekte und das kapillare Leck entstehen sehr große Verluste an Flüssigkeit und Eiweiß. Am stärksten sind die Verluste in den ersten 12 Stunden – ein hypovolämer Schock droht.
- Erste Maßnahmen sind: Prüfen der Atemwege (gegebenenfalls Intubation), Sauerstoffapplikation, Beginn der Flüssigkeitssubstitution (Parkland/Baxter-Formel).

**5. Wie ist die Medikamentenwirkung verändert?**

- Medikamente müssen intravenös verabreicht werden; die Resorption aus den subkutanen oder muskulären Geweben ist unsicher.
- Durch die Hypovolämie haben intravenös oder inhalativ applizierte Medikamente eine gesteigerte Wirkung auf Hirn und Kreislauf.

- Die Hypalbuminämie führt zu einer erhöhten freien Plasmafraktion.
- Die oxidative Metabolisierung in der Leber ist verlangsamt, während der Abbau über die Konjugation beschleunigt stattfindet.
- Der Opiatbedarf ist durch Gewöhnung erhöht.

**6. Was ist bei der Verwendung von Muskelrelaxantien zu beachten?**

- Die Verbrennung führt zu einem denervationsähnlichen Phänomen, darum ist die Anwendung von Succinylcholin, die zu einer lebensbedrohlichen Hyperkaliämie führen kann, verboten. Der Bedarf an nicht-depolarisierenden Muskelrelaxantien ist gesteigert.

**7. Beschreibe die Kohlenmonoxid-Vergiftung (CO-Intoxikation).**

- CO entsteht bei unvollständiger Verbrennung. Seine Affinität an Hämoglobin ist die 250-fache des Sauerstoffs. Seine Wirkung entfaltet es aufgrund von Gewebshypoxie, Linksverschiebung der Sauerstoffbindungskurve, direkter kardialer Depression und Inhibition des Cytochromsystems.
- Symptome sind konzentrationsabhängig: <10% CO-Hb keine Symptome, 30% Konfusion und Sehstörungen, 50% Tachykardie, Tachypnoe und Synkope, 70% Tod.
- Hochprozentige Sauerstofftherapie verkürzt die Halbwertszeit des CO stark.

## Literatur

1. Kuwagata Y, Sugimoto H, Yoshiharu T, Sugimoto T (1992) Left ventricular performance in patients with thermal injury or multiple trauma: A clinical study with echocardiography. J Trauma 32:158–165
2. Latarjet J, Choinère M (1995) Pain in burn patients. Burns 2:344–8
3. MacLennan N, Heimbach DM, Cullen BF (1998) Anesthesia for major thermal injury. Anesthesiology 89:749–70
4. Mann R, Heimbach DM, Engrav LH, Foy H (1994) Changes in transfusion practices in burn patients. J Trauma 37:220–2
5. Martyn J (1986) Clinical pharmacology and drug therapy in the burned patient. Anesthesiology 65:67–75
6. Spahn DR, Schanz U, Pasch Th (1998) Perioperative Transfusionskriterien. Anaesthesist 47:1011–20
7. Van der Berghe GHA (1999) The neuroendocrine stress response and modern intensive care: the concept revisited. Burns 25:7–16
8. Wedler V, Künzi W, Bürgi U, Meyer VE (1999) Care of burns victims in Europe. Burns 25:152–7
9. Zellweger G (1985) Die Behandlung der Verbrennungen, 2.Aufl., Dt. Aerzte-Verlag

## Weitere Übersichtsarbeiten

Berman JM, Prough DS (1999) Fluid resuscitation in burns. Problems in Anesthesia 11(4):501–515
Blanding R, Stiff J (1999) Perioperative anesthetic management of patients with burns. Anesthesiology Clinics of North America 17 (1):237–250
Kinsella J (Guest Editor, 1997) Burns. Baillière's Clinical Anaesthesiology 11 (3)
Nguyen TT, Gilpin DA, Meyer NA, Herndon DN (1996) Current treatment of severely burned patients. Ann Surg 223:14–25
Rose JK, Herndon DN (1997) Advances in the treatment of burn patients. Burns 23 (Suppl 1):S19–S26

A. Meier-Hellmann
Klinik für Anästhesiologie und Intensivtherapie, Friedrich-Schiller-Universität Jena

# Katecholamintherapie in der Sepsis

▶ Regionale Effekte

▶ Gastrointestinaltrakt

Die heute bekannten globalen und regionalen Effekte der verschiedenen Katecholamine beruhen zum großen Teil auf tierexperimentellen Studien und Untersuchungen an nichtseptischen Patienten. Es muss davon ausgegangen werden, dass sich unter den Bedingungen der Sepsis die Effekte der Katecholamine – insbesonders auf regionaler Ebene – erheblich von denen unter nichtseptischen Bedingungen unterscheiden [1]. Eine Neubewertung der zur Verfügung stehenden Katecholamine, insbesondere bezüglich ihrer Effekte auf die Perfusion einzelner Organe ist daher unumgänglich.

Bei septischen Patienten können die Effekte der Katecholamine im Vergleich zu Gesunden quantitativ und sogar qualitativ unterschiedlich ausfallen.

Aufgrund der Bedeutung der Herzfunktion, des Gefäßstatus und der regionalen Perfusion müssen die Katecholamine bezüglich ihrer Effekte auf Herz, Kreislauf und Organperfusion bewertet werden.

Insbesondere die ▶ regionalen Effekte der Katecholamine sind aber von besonderer Bedeutung, da die Gewebeminderperfusion und -hypoxie eine zentrale Rolle in der Genese und im Verlauf der Sepsis spielen. Insbesondere für den ▶ Gastrointestinaltrakt besteht der begründete Verdacht, dass eine Minderperfusion und eine damit einhergehende Hypoxie, eine Sepsis nicht nur unterhalten, sondern auch auslösen kann [5]. Der mangelnden Substratzufuhr in einzelnen Teilkreisläufen aufgrund von Störungen auf der Ebene von Makro- und Mikrozirkulation steht häufig ein durch die Sepsis induzierter gesteigerter Substrat- und Sauerstoffbedarf gegenüber. Obwohl unter den Bedingungen einer Sepsis die Perfusion des Splanchnikusgebietes relativ und absolut erhöht ist [27], muss mit einer relativen Minderperfusion gerechnet werden, da der Sauerstoffverbrauch im Splanchnikusgebiet deutlich höher ist als bei Patienten ohne Sepsis [44].

Empfehlungen zum Einsatz von Katecholaminen sind nur möglich, wenn auch gleichzeitig definiert wird, welche therapeutischen Zielgrößen in der hämodynamischen Therapie bei septischen Patienten angestrebt werden sollten.

Catecholamine therapy in sepsis

Keywords: Dubutamine · Adrenaline · Noradrenaline · Dopamine · Dopexamine · Sepsis · Regional perfusion

**Priv.-Doz. Dr. Andreas Meier-Hellmann**
Klinik für Anästhesiologie und Intensivtherapie, Friedrich-Schiller-Universität Jena,
Bachstraße 18, 07745 Jena, E-mail: meier-hellmann@med.uni-jena.de

**Tabelle 1**
**Effekte der Katecholamine auf die verschiedenen Rezeptortypen**

| Katecholamin | Alpha 1 | Alpha 2 | Beta 1 | Beta 2 | DA 1 | DA 2 |
|---|---|---|---|---|---|---|
| Dobutamin | ++ | 0 | +++ | ++ | 0 | 0 |
| Adrenalin | +++ | +++ | ++ | +++ | 0 | 0 |
| Noradrenalin | +++ | +++ | ++ | + | 0 | 0 |
| Dopamin | | | | | | |
| 0–3 µg/kg/min | 0 | + | 0 | 0 | +++ | ++ |
| 2–10 µg/kg/min | + | + | ++ | + | ++ | ++ |
| >10 µg/kg/min | ++ | ++ | ++ | + | + | + |
| Dopexamin | 0 | 0 | + | +++ | ++ | + |

## Hämodynamische Zielkriterien im Rahmen der Katecholamintherapie bei Sepsis

▶ **Globales O₂-Angebot**

Das Konzept, das ▶ **globale O$_2$-Angebot** primär als Zielparameter in der Kreislauftherapie der Sepsis anzusehen und ein möglichst hohes O$_2$-Angebot zu erzielen, muss kritisch hinterfragt werden. Als gesichert gilt, dass Patienten, die im Rahmen einer Sepsis in der Lage sind, einen sog. „hyperdynamen Kreislauf" mit erhöhtem O$_2$-Angebot zu entwickeln, eine bessere Prognose haben, als Patienten, die – in der Regel aufgrund einer kardialen Vorerkrankung – hierzu nicht in der Lage sind [15]. Einen hyperdynamen Kreislauf im Rahmen der Volumentherapie anzustreben – im Sinne einer ▶ **Optimierung der kardialen Vorlast** – ist sicherlich sinnvoll. Einen hyperdynamen Kreislauf durch den Einsatz hochdosierter Katecholamine erzwingen zu wollen, scheint nicht nur ohne Effekt [9, 15], sondern unter Umständen auch kontraproduktiv zu sein [13]. Dies bedeutet jedoch nicht, dass dem DO$_2$ bei septischen Patienten keine Aufmerksamkeit gewidmet werden sollte. Vielmehr sollte unter Beachtung von ▶ **Parametern der Organperfusion und -oxygenierung** (Diurese, regionales CO$_2$ der Magenmukosa, Serum-Laktat) individuell für jeden Patienten das optimale DO$_2$ ermittelt werden.

▶ **Optimierung der kardialen Vorlast**

▶ **Parameter der Organperfusion und -oxygenierung**

▶ **Arterieller Perfusionsdruck**

Bei der Frage, welcher ▶ **arterielle Perfusionsdruck** für verschiedene Organe als adäquat angesehen werden kann, müssen Vorerkrankungen wie Hypertonus und arterielle Verschlusskrankheit berücksichtigt werden. Daten aus großen Multizenterstudien an septischen Patienten zeigen, dass in der Praxis der arterielle Mitteldruck (MAD) durch die Kreislauftherapie bei diesen Patienten zwischen 70 und 90 mmHg liegt. Ein MAD >75 mmHg wird heute als adäquat angesehen. So konnte in einer Reihe von Untersuchungen gezeigt werden, dass allein die Anhebung des MAD mittels Noradrenalin schon zu einer Wiederaufnahme der Nierenfunktion führt. Keinesfalls darf die Angst vor potentiell negativen Effekten der Vasopressoren dazu führen, einen inadäquaten Perfusi-

*Keinesfalls darf die Angst vor potentiell negativen Effekten der Vasopressoren dazu führen, einen inadäquaten Perfusionsdruck zu akzeptieren.*

**Tabelle 2**
**Effekte der Katecholamine auf den regionalen Blutfluss**

| Katecholamin | Nieren | Gehirn | Herz | Splanchnikus | Muskel | Haut |
|---|---|---|---|---|---|---|
| Dobutamin | + | + | + | + | ++ | + |
| Adrenalin | –/+ | + | + | –/+ | +/0 | – |
| Noradrenalin | –/+ | + | + | –/+ | –/0 | 0 |
| Dopamin | | | | | | |
| 0–3 µg/kg/min | +++ | + | 0 | +++ | 0 | 0 |
| 2–10 µg/kg/min | ++/+ | + | + | ++/+ | 0 | 0 |
| >10 µg/kg/min | –/+ | + | + | –/+ | – | – |
| Dopexamin | +++ | + | + | +++ | + | + |

▶ **Minderperfusion in einzelnen Organen oder Organsystemen**

Zum Monitoring des Patienten mit Sepsis gehören auch Parameter der regionalen Perfusion.

▶ **HBF unter Dobutamin**

Dobutamin ist das Katecholamin der Wahl zur Therapie der eingeschränkten myokardialen Pumpfunktion bei Sepsis.

onsdruck zu akzeptieren. Insbesondere bei Patienten mit entsprechenden Vorerkrankungen des vaskulären Systems sollte bei eingeschränkter Organfunktion (Diurese, regionales $CO_2$ der Magenmukosa, Serum-Laktat) immer überprüft werden, ob durch eine Erhöhung des arteriellen Blutdrucks die Organfunktion verbessert werden kann.

Das Vorliegen stabiler hämodynamischer Verhältnisse schließt eine ▶ **Minderperfusion in einzelnen Organen oder Organsystemen** nicht aus. Daher sollten in die Überwachung und Steuerung der Kreislauftherapie bei septischen Patienten auch Parameter zur Beurteilung der regionalen Perfusion berücksichtigt werden. Jedoch liegen zur Zeit nur wenige Parameter bzw. Verfahren vor, die unter den Bedingungen der klinischen Routine anwendbar sind. Der mukosale $PCO_2$ des Magens oder die Abbaurate des Farbstoffs Indozyaningrün (ICG) sind, falls verfügbar, potentiell wertvolle Parameter, um bei Patienten mit stabilen globalen hämodynamischen Bedingungen die Therapie weiter zu optimieren.

Zum Monitoring des Patienten mit Sepsis gehören auch Parameter der regionalen Perfusion.

### Die verschiedenen Katecholamine

#### Dobutamin

Zur Therapie einer häufig vorliegenden septischen Kardiomyopathie und zur Aufrechterhaltung eines hyperdynamen Kreislaufes ist der Einsatz einer primär $β_1$-mimetischen Substanz sinnvoll. Im Vergleich zu Dopamin führt Dobutamin zu einem höheren Herzzeitvolumen (HZV) [43]. Dobutamin führt zu einer Zunahme des hepatischen Blutflusses (HBF) und der Perfusion der Magenmukosa [tonometrische Messung des pH-Wertes der Magenmukosa (pHi)] [11, 20, 32, 37]. Der verbesserte ▶ **HBF unter Dobutamin** ist jedoch eine passive Folge des erhöhten globalen Blutflusses [33]. Eindeutige Hinweise fehlen, dass mittels Dobutamin bei septischen Patienten selektiv die Perfusion des Splanchnikusgebietes verbessert werden kann. Im Vergleich zu niedrig dosiertem Dopamin führte Dobutamin zwar nicht zu einer Erhöhung der Diurese, bewirkte jedoch eine Verbesserung der glomerulären Filtrationsrate [8].

Dobutamin ist das Katecholamin der Wahl zur Therapie der eingeschränkten myokardialen Pumpfunktion bei Sepsis.

#### Noradrenalin

Die ausgeprägte vasopressorische Wirkung von Noradrenalin ist der Grund für das häufig anzutreffende Therapiekonzept, Noradrenalin erst im Sinne einer „letzten therapeutischen Möglichkeit" einzusetzen, wenn mit anderen Substanzen eine Kreislaufstabilisierung nicht möglich ist [35]. Diese Vorstellung ist heute nicht mehr aufrechtzuerhalten.

In mehreren Untersuchungen an septischen Patienten konnte gezeigt werden, dass die Diurese und teilweise auch die Kreatininclearance unter einer Noradrenalintherapie steigen [6, 7, 14, 24]. Allerdings hatten die Patienten in diesen Studien ohne Noradrenalin einen deutlich erniedrigten arteriellen Blutdruck, so dass der grundlegende Mechanismus der verbesserten Nierenfunktion hier in der Sicherstellung eines ausreichenden Perfusionsdruckes zu sehen ist. Demzufolge sollte keinesfalls ein inadäquat niedriger Blutdruck toleriert werden, nur um potentiell negative Effekte des Vasopressors zu vermeiden.

Es darf davon ausgegangen werden, dass die potentiell nachteiligen vasopressorischen Wirkungen von Noradrenalin im Sinne einer peripheren Vasokonstriktion und einer Minderperfusion des Splanchnikusgebietes unter den Bedingungen der Sepsis nicht oder zumindest deutlich schwächer auftreten, was mit einer verminderten Ansprechbarkeit der α-Adrenorezeptoren und mit einer sepsisbedingten direkten Vasodilatation zu erklären ist [1, 26].

Im Vergleich zu Dopamin in vasopressorischer Dosierung führt Noradrenalin bei septischen Patienten zu einer vergleichbaren Steigerung des arteriellen Mitteldruckes, bewirkt aber eine Verbesserung des pHi, wohingegen Dopamin zu einer weiteren Verschlechterung des pHi beiträgt.

Eine adäquate Therapie mit Volumen vorausgesetzt, darf bei Persistenz eines nicht adäquaten Perfusionsdrucks auf die Anwendung eines vasopressorischen Substanz nicht verzichtet werden. Noradrenalin ist Vasopressor der Wahl.

### Adrenalin

Noradrenalin ist Vasopressor der Wahl.

Adrenalin wird von einigen Autoren für die Therapie des schweren septischen Schocks empfohlen, da es aufgrund der positiv inotropen $β_1$-Adrenorezeptor-Wirkung das HZV steigern kann und gleichzeitig mittels der vasopressorischen α-Adrenorezeptor-Wirkung einen ausreichenden Perfusionsdruck bewirkt. Obwohl einige Arbeitsgruppen gezeigt haben, dass bei Patienten im septischen Schock, die sich auch mit hochdosiertem Dopamin oder Noradrenalin hämodynamisch nicht stabilisieren ließen, der Einsatz von Adrenalin häufig zu einer Stabilisierung der Kreislaufverhältnisse führte [2, 31], ist Adrenalin nicht Katecholamin der ersten Wahl bei Sepsis. Der Grund hierfür ist, dass Adrenalin zu einer selektiven Minderperfusion im Splanchnikusgebiet führt. Es konnte gezeigt werden, dass der HBF selektiv erniedrigt wird, was mit einem ebenfalls erniedrigtem $O_2$-Verbrauch im Splanchnikusgebiet einherging [29]. Darüber hinaus konnte in 2 Untersuchungen eine verminderte Mukosaperfusion (tonometrische Messung des pHi) unter Adrenalin gezeigt werden [19, 29].

Auf den Einsatz von Adrenalin sollte im Rahmen der Therapie der Sepsis verzichtet werden.

Auf den Einsatz von Adrenalin sollte im Rahmen der Therapie der Sepsis verzichtet werden.

### Dopamin

Dopamin wird häufig als adjuvante Low-dose-Therapie (1–3 µg/kg/min) zur Verbesserung der Nierenfunktion und der Splanchnikusperfusion eingesetzt. Die Effekte auf die Nierenfunktion scheinen jedoch bei septischen Patienten, falls überhaupt vorhanden, nur sehr kurzfristig zu sein. Zur Zeit gibt es lediglich eine Studie, die einen geringen positiven Effekt von Low-dose-Dopamin auf die Nierenfunktion gezeigt hat. In dieser Untersuchung hatte Dopamin lediglich bei einem Subkollektiv (Patienten mit schwerer Sepsis, nicht jedoch Patienten im septischen Schock) einen geringen Effekt auf die Diurese und die Kreatininclearance, der lediglich 48 h anhielt [21]. Studien, die einen häufig vermuteten günstigen Effekt auf die Inzidenz oder den Verlauf eines Nierenversagens bei kritisch kranken Patienten zeigen, fehlen vollständig.

▶ **Effekte auf die Perfusion und Oxygenierung im Splanchnikusgebiet**

Um so eindrucksvoller sind jedoch die Hinweise auf ungünstige ▶ **Effekte auf die Perfusion und Oxygenierung im Splanchnikusgebiet**. Schon früh konnte in tierexperimentellen Untersuchungen gezeigt werden, dass aufgrund einer Umverteilung des nutritiven Blutflusses mit einer Verschlechterung der Oxygenierung der besonders hypoxiegefährdeten Mukosa des Darmes gerechnet werden muss [10].

Bei septischen Patienten, die primär einen nicht erhöhten fraktionellen HBF hatten, führte Low-dose-Dopamin zu einer Steigerung des HBF. Es bewirkte jedoch bei Patienten mit einem primär bereits erhöhten fraktionellen HBF keine weitere Steigerung, und bei einigen Patienten sogar eine Abnahme des HBF [28].

▶ **Hormone der neurohypophysären Achse**

Neben diesen potentiell ungünstigen Effekten ist bekannt, dass Dopamin die Konzentration verschiedener ▶ **Hormone der neurohypophysären Achse** senken kann. So kann durch Dopamin eine Hypoprolaktinämie mit konsekutiver Einschränkung der Lymphozyten- und Makrophagenaktivität induziert werden. Verschiedene Wachstumshormone sind unter Therapie mit Dopamin vermindert, was möglicherweise Ursache für eine oft therapeutisch nicht zu beherrschende Katabolie ist. Des Weiteren kann Dopamin über eine Beeinflussung von Schilddrüsenhormonen die myokardiale und vaskuläre Funktion beeinträchtigen [42].

Dopamin hat auch in niedriger Dosierung bereits ausgeprägte Effekte auf die globale Hämodynamik (HZV, HF, pulmonaler Shunt, Arrhythmogenität).

In höheren Dosierungen wird eine Erhöhung des HZV mittels Dopamin induziert. Eine vergleichende Untersuchung (Dopamin und Dobutamin jeweils in einer Dosierung von 5 µg/kg/min) zeigte jedoch, dass beide Substanzen eine Erhöhung des HZV bewirkten. Dobutamin bewirkte eine Verbesserung der Perfusion der intestinalen Mukosa (gemessen als $rCO_2$ und mit einer Laserdopplermethode), wohingegen Dopamin die mukosale Perfusion verschlechterte [32].

In vasopressorischer Dosierung führt Dopamin bei septischen Patienten im Vergleich zu Noradrenalin – wie oben erwähnt – zu einem Anstieg des arteriellen Blutdruckes; Noradrenalin bewirkte jedoch auch einen Anstieg des pHi, Dopamin hingegen einen weiteren Abfall des pHi [23].

In einer großen Studie an 437 kritisch kranken Patienten mit und ohne Sepsis konnte gezeigt werden, dass es mit Dobutamin häufiger möglich war, eine $DO_2$- und $VO_2$-Erhöhung zu induzieren, als dies unter Dopamin der Fall war [35]. Im Vergleich mit einer Kombination von Dobutamin und Noradrenalin führte Dopamin bei septischen Patienten zum stärkeren Frequenzanstieg, zu höheren kardialen Füllungsdrücken sowie zu einem größeren pulmonalen Shunt [12].

Da es neben den beschriebenen, ungünstigen Effekten von Dopamin auf das Splanchnikusgebiet, die mittlerweile in allen Dosierungsbereichen nachgewiesen werden konnten und neben den bekannten Wirkungen auf verschiedene Hormone bis heute keine eindeutigen Hinweise dafür gibt, dass Low-dose-Dopamin ein Nierenversagen verhindern kann, ist der routinemäßige Einsatz abzulehnen [45]. Da es mit Dobutamin und Noradrenalin sowohl für den mittleren als auch für den höheren, primär vasopressorischen Dosierungsbereich Alternativsubstanzen ohne Hinweise auf diese Nebenwirkungen gibt, sollte Dopamin in der Therapie der Sepsis nicht als Mittel der ersten Wahl eingesetzt werden. Allerdings muss darauf hingewiesen werden, dass in aktuellen Konsensus-Konferenzen zwar Low-dose-Dopamin abgelehnt wird, jedoch Dopamin in höheren Dosierungen nach wie vor als ein primär einzusetzendes Katecholamin empfohlen wird [16].

> Auf den Einsatz von Low-dose-Dopamin sollte verzichtet werden. Dopamin (in mittlerer und hoher Dosierung) ist nicht Katecholamin der ersten Wahl in der Therapie der Sepsis!

### Dopexamin

Dopexamin führt bei septischen Patienten zu einer Zunahme des HZV. Bezüglich der häufig postulierten Zunahme der ▶ **Nieren- und Splanchnikusdurchblutung unter Dopexamin** muss herausgestellt werden, dass diese Befunde an nicht septischen Patienten erhoben wurden. Es handelt sich hierbei nicht um selektive Effekte auf die regionale Zirkulation, sondern um eine Zunahme des regionalen Blutflusses im Rahmen der globalen Erhöhung des HZV [18]. Ein solcher Effekt, eine Erhöhung des HZV ohne selektiven Effekt auf die regionale Perfusion, wurde erst kürzlich von Kiefer et al. demonstriert [17].

Die glomeruläre Filtrationsrate und die Natriumausscheidung sind unter Dopexamin nur unwesentlich verändert.

Einige Untersuchungen rechtfertigen die Spekulation, dass Dopexamin über einen $β_2$-Adrenorezeptor-vermittelten Effekt eine ▶ **Umverteilung des Blutflusses von der Muskularis zur Mukosa** des Darmes bewirkt bzw. den Splanchnikusblutfluss insgesamt steigert [4, 39]. In histologischen Untersuchungen von Leberbiopsien zeigten mit Dopexamin behandelte Tiere eine geringere Zellschädigung und Endothelzellschwellung als mit Dobutamin behandelte Tiere [40]. Ebenfalls tierexperimentell konnte gezeigt werden, dass Dopexamin dosisabhängig den mittels Oberflächenelektroden gemessenen $PO_2$ an verschiedenen intestinalen Organen nach Induktion eines septischen Schockes anzuheben vermag [22]. Eine weitere tierexperimentelle Untersuchung hat gezeigt, dass der mittels Intravitalmikroskopie gemessene intestinale Blutfluss durch 2,5 μg/kg/min Dopexamin nach Endotoxingabe aufrechterhalten werden kann, wohingegen in einer Plazebogruppe eine deutliche intestinale Minderperfusion zu verzeichnen war [34].

In 2 Untersuchungen an septischen Patienten bewirkte Dopexamin eine Verbesserung eines zuvor pathologisch erniedrigten $pH_i$ [25, 38], wobei dieser Effekt in erster Linie auf einer Stabilisierung der globalen Hämodynamik zu beruhen scheint.

Andererseits konnte sowohl bei septischen [30] als auch bei kardiochirurgischen Patienten [41] eine Verschlechterung des $pH_i$ unter Therapie mit Dopexamin beobachtet werden. Ob hierfür eine Umverteilung des Blutflusses auf Ebene der Mikrozirkulation – wie für Dopamin beschrieben – die Ursache ist, ist ungeklärt.

Die Effekte von Dopexamin auf die regionale Zirkulation, insbesondere auf das Splanchnikusgebiet, sind somit noch relativ widersprüchlich. Klinische Untersuchungen, die die Gabe von Dopexamin zur selektiven Verbesserung der Splanchnikusperfusion rechtfertigen, liegen nicht vor.

Obwohl es tierexperimentelle Hinweise gibt, dass Dopexamin einen die Mikrozirkulation aufrechterhaltenden Effekt hat, sind die klinischen Daten insgesamt noch widersprüchlich.

## Vorschlag für ein rationales Konzept zum Einsatz von Katecholaminen bei Patienten mit Sepsis

Die erste Maßnahme im Rahmen der hämodynamischen Stabilisierung bei septischen Patienten ist immer die ▶ **Sicherstellung eines adäquaten Volumenstatus**. Dies bedeutet, dass mittels Volumengabe die myokardiale Vorlast auf ein Niveau angehoben werden sollte, das mit dem höchst möglichen HZV einhergeht. Eine Katecholamintherapie, die einen intravasalen Volumenmangel kompensiert, ist strikt abzulehnen. Die hier beschriebenen Effekte der verschiedenen Katecholamine, insbesondere auf regionaler Ebene, setzen einen adäquaten Volumenstatus voraus.

▶ Sicherstellung eines adäquaten Volumenstatus

### 1. Sicherstellung eines adäquaten Sauerstoffangebotes und Korrektur einer eingeschränkten myokardialen Pumpfunktion

Das Konzept der Maximierung des $DO_2$ mittels hochdosierter Katecholamine ist abzulehnen. Das optimale $DO_2$ muss titrierend, für jeden Patienten individuell ermittelt werden. Zur Entscheidung, ob ein weiterer $DO_2$-Anstieg sinnvoll ist, müssen die Marker der peripheren Perfusion und Organfunktion (z. B. Diurese, Laktat, $rCO_2$) beachtet werden. Zur Therapie der eingeschränkten Pumpfunktion ist Dobutamin Katecholamin der Wahl.

### 2. Sicherstellung eines adäquaten Perfusionsdruckes

Noradrenalin ist Katecholamin der Wahl. Auch der optimale Perfusiondruck muss unter Beachtung von Parametern der peripheren Perfusion und Organfunktion (z. B. Diurese, Laktat, $rCO_2$) individuell ermittelt werden. Auf keinen Fall darf ein nicht adäquater Perfusiondruck toleriert werden, um potentielle Nebenwirkungen von Vasopressoren auf die regionale Perfusion zu vermeiden, zumal diese Nebenwirkungen bei Noradrenalin, einen adäquaten Volumenstatus vorausgesetzt, mit hoher Wahrscheinlichkeit nicht auftreten.

### 3. Verbesserung der Perfusion auf regionaler und mikrozirkulatorischer Ebene

Es gibt kein Katecholamin, das einen über die Effekte auf die globale Hämodynamik hinausgehenden selektiven Effekt auf die Nieren- und/oder Splanchnikusperfusion hat. Da es für Dopamin eine Reihe von Hinweisen gibt, dass die Perfusion der intestinalen Mukosa ungünstig beeinträchtigt wird, ist der Einsatz von Dopamin in sämtlichen Dosierungen abzulehnen. Für Dopexamin konnte bislang in keiner klinischen Studie ein selektiver Effekt auf die Splanchnikusperfusion bewiesen werden. Da es auch hier Hinweise gibt, dass Dopexamin sogar nachteilige Effekte haben kann, sollte auf den Einsatz dieses Katecholamins – zumindest bis weitere Daten vorliegen – verzichtet werden.

### Güte des oben genannten Konzeptes

Grundsätzlich muss klar herausgestellt werden, dass es nur wenige klinische Studien gibt, die sich speziell mit den Effekten der verschiedenen Katecholamine bei septischen Patienten beschäftigen. Es fehlen vergleichende, große, randomisierte, kontrollierte und doppelblinde Studien, wie sie entsprechend den Kriterien einer Evidenz-basierten Medizin zu fordern sind. Die Empfehlungen zum Einsatz von Katecholaminen bei septischen Patienten haben eine kritische Wertung der wenigen, teilweise methodisch nicht unproblematischen Studien zur Grundlage. Daraus folgt, dass es sich bei den hier gemachten Empfehlungen nur um eine Einschätzung handeln kann, die als die zurzeit am besten zu begründende Darstellung bezeichnet werden kann. Aufgrund dieses Umstandes sollen im Folgenden Übereinstimmungen, aber auch Widersprüche zu anderen Einschätzungen von Expertenkommissionen sowie Metaanalysen dargestellt werden:

Gut belegt ist, dass ein „Erzwingen" eines hochnormalen $DO_2$ mit hochdosierten Katecholaminen nicht sinnvoll ist (eine multizentrische, randomisierte, kontrollierte Studie, $n=762$ [9]; eine randomisierte, kontrollierte Studie, $n=109$ [13]; eine Metaanalyse, 7 Studien mit insgesamt $n=1016$ [15]).

Die große Bedeutung einer adäquaten Volumentherapie und eines adäquaten arteriellen Blutdruckes wird durch viele kleinere Studien belegt und entspricht auch den Empfehlungen von Expertenkommissionen [16].

Dass Adrenalin nicht als Katecholamin der ersten Wahl angesehen werden sollte, und dass keine Indikation für Low-dose-Dopamin besteht, wird auch von anderen Expertenkommissionen ausgeführt [36].

Lediglich durch kleine, teilweise nicht randomisierte Studien ist die Empfehlung belegt, Dopamin auch in höherer Dosierung nicht einzusetzen. Insbesondere muss auf eine erst kürzlich veröffentlichte Empfehlung zur Therapie der Sepsis der „Task Force of the American College of Critical Care Medicine" und der „Society of Critical Care Medicine" hingewiesen werden [16], in der Dopamin nach wie vor als Vasopressor der Wahl bezeichnet wird, wobei jedoch Noradrenalin als gleich effektiv zur Steigerung des arteriellen Druckes bezeichnet wird. Bemerkenswert ist jedoch, dass die bekannten Risiken einer Therapie mit Dopamin (Verschlechterung der Mukosaperfusion) ebenfalls genannt wurden. Eine Substanz (Dopamin) zu empfehlen, die klare Risiken hat, obwohl eine gleichwertige Alternative (Noradrenalin) vorliegt, von der solche unerwünschten Wirkungen nicht bekannt sind, erscheint nicht nachvollziehbar.

Die Empfehlung, auf den Einsatz von Dopexamin zu verzichten, ist nur durch kleinere Studien zu belegen. Vielmehr ist Grundlage dieser Empfehlung, dass eindeutige Studien fehlen, die einen Vorteil von Dopexamin belegen. Da es auf der anderen Seite aber auch einige Daten gibt, die gegen den Einsatz dieser Substanz sprechen und da Dopexamin im Vergleich mit den anderen gebräuchlichen Katecholaminen teuer ist, ist die gegebene Empfehlung begründbar.

## Fragen zur Zertifizierten Fort- und Weiterbildung

**1. Welche Zielparameter sollten in der Kreislauftherapie bei Sepsis angestrebt werden?**
a) Ein hohes $O_2$-Angebot muss unbedingt angestrebt werden.
b) Aufgrund der peripheren Vasodilatation darf der arterielle Blutdruck bei septischen Patienten deutlich niedriger als bei Gesunden sein.
c) Um einem erhöhten $O_2$-Bedarf Rechnung zu tragen, sollten septische Patienten grundsätzlich mit einer hohen FiO2 beatmet werden.
d) Das Konzept, grundsätzlich bei septischen Patienten ein hohes $O_2$-Angebot zu erzwingen, hat sich bewährt.
e) Es muss individuell bei jedem Patienten das optimale $O_2$-Angebot und der optimale Perfusionsdruck ermittelt werden, wobei Parameter der regionalen Perfusion und Oxygenierung Beachtung finden sollten.

**2. Welche Voraussetzung muss erfüllt sein, um Katecholamine, insbesondere Vasopressoren, zur Anwendng zu bringen?**
a) Es muss ein adäquater Volumenstatus vorliegen.
b) Die Patienten müssen adäquat mit Hydrocortison therapiert sein.
c) Eine Therapie mit Low-dose-Dopamin ist Voraussetzung für die Anwendung von Vasopressoren.
d) Eine Herzfrequenz von über 120/min. verbietet den Einsatz von Katecholaminen.
e) Um ein Lungenödem zu vermeiden, sollte ein intravasaler Volumenmangel großzügig mit Vasopressoren therapiert werden.

**3. Welches Katecholamin sollte zur Therapie einer myokardialen Insuffizienz und zur Steigerung des Herzzeitvolumens eingesetzt werden?**
a) Dobutamin
b) Dopexamin
c) Dopamin
d) Adrenalin
e) Noradrenalin

**4. Welches Katecholamin sollte zur Anhebung des arteriellen Mitteldrucks eingesetzt werden?**
a) Dobutamin
b) Dopexamin
c) Dopamin
d) Adrenalin
e) Noradrenalin

**5. Welche Aussage bezüglich verschiedener Therapieansätze zur Verbesserung der regionalen Perfusion ist falsch?**
a) Low-dose-Dopamin verbessert die Nierenperfusion und mit hoher Wahrscheinlichkeit auch die Perfusion des Gastrointestinaltraktes.
b) Zurzeit liegen keine Daten vor, die günstige Effekte von Low-dose-Dopamin oder Dopexamin auf die regionale Perfusion beweisen.
c) Auf den Einsatz von Low-dose-Dopamin sollte aufgrund der gesicherten Nebenwirkungen auf die intestinale Perfusion verzichtet werden.
d) Die vorliegenden Daten zu Dopexamin sind insgesamt widersprüchlich; von einem gesicherten Therapieansatz kann auf keinem Fall gesprochen werden.
e) Auch bei Vorliegen eines gastrointestinalen Versagens ist Dopexamin kein gesicherter Therapieansatz.

**Die richtigen Antworten: 1e, 2a, 3a, 4e, 5a**

## Literatur

1. Bersten AD, Hersch M, Cheung H, Rutledge FS, Sibbald WJ (1992) The effect of various sympathomimetics on the regional circulations in hyperdynamic sepsis. Surgery 112: 549–561
2. Bollaert PE, Bauer P, Audibert G, Lambert H, Larcan A (1990) Effects of epinephrine on hemodynamics and oxygen metabolism in dopamine-resistant septic shock. Chest 98: 949–953
3. Bone RC, Balk RA, Cerra FB, Dellinger RP, Fein AM, Knaus WA, Schein RM, Sibbald WJ (1992) Definitions for sepsis and organ failure and guidelines for the use of innovative therapies in sepsis. The ACCP/SCCM Consensus Conference Committee. American College of Chest Physicians/Society of Critical Care Medicine. Chest 101: 1644–1655
4. Cain SM, Curtis SE (1991) Systemic and regional oxygen uptake and delivery and lactate flux in endotoxic dogs infused with dopexamine. Crit Care Med 19: 1552–1560
5. Carrico CJ, Meakins JL, Marshall JC, Fry D, Maier RV (1986) Multiple-organ-failure syndrome. Arch Surg 121: 196–208
6. Desjars P, Pinaud M, Potel G, Tasseau F, Touze MD (1987) A reappraisal of norepinephrine therapy in human septic shock. Crit Care Med 15: 134–137
7. Desjars P, Pinaud M, Bugnon D, Tasseau F (1989) Norepinephrine therapy has no deleterious renal effects in human septic shock. Crit Care Med 17: 426–429
8. Duke GJ, Briedis JH, Weaver RA (1994) Renal support in critically ill patients: low-dose dopamine or low-dose dobutamine? Crit Care Med 22: 1919–1925
9. Gattinoni L, Brazzi L, Pelosi P, Latini R, Tognoni G, Pesenti A, Fumagalli R (1995) A trial of goal-oriented hemodynamic therapy in critically ill patients. $SvO_2$ Collaborative Group. N Engl J Med 333: 1025–1032
10. Giraud GD, MacCannell KL (1984) Decreased nutrient blood flow during dopamine- and epinephrine-induced intestinal vasodilation. J Pharmacol Exp Ther 230: 214–220
11. Gutierrez G, Clark C, Brown SD, Price K, Ortiz L, Nelson C (1994) Effect of dobutamine on oxygen consumption and gastric mucosal pH in septic patients. Am J Respir Crit Care Med 150: 324–329
12. Hannemann L, Reinhart K, Grenzer O, Meier-Hellmann A, Bredle DL (1995) Comparison of dopamine to dobutamine and norepinephrine for oxygen delivery and uptake in septic shock. Crit Care Med 23: 1962–1970
13. Hayes MA, Timmins AC, Yau EH, Palazzo M, Hinds CJ, Watson D (1994) Elevation of systemic oxygen delivery in the treatment of critically ill patients. N Engl J Med 330: 1717–1722
14. Hesselvik JF, Brodin B (1989) Low dose norepinephrine in patients with septic shock and oliguria: effects on afterload, urine flow, and oxygen transport. Crit Care Med 17: 179–180
15. Heyland DK, Cook DJ, King D, Kernerman P, Brun Buisson C (1996) Maximizing oxygen delivery in critically ill patients: a methodologic appraisal of the evidence. Crit Care Med 24: 517–524
16. Hollenberg SM, Ahrens TS, Astiz ME et al., (1999) Practice parameters for hemodynamic support of sepsis in adult patients in sepsis. Crit Care Med 27: 639–660
17. Kiefer P, Tugtekin I, Wiedeck H, Bracht H, Geldner G, Georgieff M, Radermacher P (2000) Effect of a dopexamine–induced increase in cardiac index on splanchnic hemodynamics in septic shock. Am J Respir Crit Care Med 161: 775–779
18. Leier CV (1988) Regional blood flow responses to vasodilators and inotropes in congestive heart failure. Am J Cardiol 62: 86E–93E
19. Levy B, Bollaert PE, Charpentier C et al., (1997) Comparison of norepinephrine and dobutamine to epinephrine for hemodynamics, lactate metabolism, and gastric tonometric variables in septic shock: a prospective, randomized study. Intensive Care Med 23: 282–287
20. Levy B, Bollaert PE, Lucchelli JP, Sadoune LO, Nace L, Larcan A (1997) Dobutamine improves the adequacy of gastric mucosal perfusion in epinephrine-treated septic shock. Crit Care Med 25: 1649–1654
21. Lherm T, Troche G, Rossignol M, Bordes P, Zazzo JF (1996) Renal effects of low-dose dopamine in patients with sepsis syndrome or septic shock treated with catecholamines. Intensive Care Med 22: 213–219
22. Lund N, Asla RJ de, Cladis F, Papadakos PJ, Thorborg PA (1995) Dopexamine hydrochloride in septic shock: effects on oxygen delivery and oxygenation of gut, liver, and muscle. J Trauma 38: 767–775
23. Marik PE, Mohedin M (1994) The contrasting effects of dopamine and norepinephrine on systemic and splanchnic oxygen utilization in hyperdynamic sepsis. JAMA 272: 1354–1357
24. Martin C, Eon B, Saux P, Aknin P, Gouin F (1990) Renal effects of norepinephrine used to treat septic shock patients. Crit Care Med 18: 282–285
25. Maynard ND, Bihari DJ, Dalton RN, Smithies MN, Mason RC (1995) Increasing splanchnic blood flow in the critically ill. Chest 108: 1648–1654
26. Meier-Hellmann A, Reinhart K (1997) Cardiovascular support by hemodynamic subset: sepsis. In: Pinsky MR (ed) Applied cardiovascular physiology. Springer, Berlin, pp 230–245
27. Meier-Hellmann A, Specht M, Hannemann L, Hassel H, Bredle DL, Reinhart K (1996) Splanchnic blood flow is greater in septic shock treated with norepinephrine than in severe sepsis. Intensive Care Med 22: 1354–1359
28. Meier-Hellmann A, Bredle DL, Specht M, Spies C, Hannemann L, Reinhart K (1997) The effects of low dose dopamine on splanchnic blood flow and oxygen uptake in patients with septic shock. Intensive Care Med 23: 31–37
29. Meier-Hellmann A, Reinhart K, Bredle DL, Specht M, Spies CD, Hannemann L (1997) Epinephrine impairs splanchnic perfusion in septic shock. Crit Care Med 25: 399–404
30. Meier-Hellmann A, Bredle DL, Specht M, Hannemann L, Reinhart K (1999) Dopexamine increases splanchnic blood flow but decreases gastric mucosal pH in severe septic patients treated with dobutamine. Crit Care Med 27: 2166–2171
31. Moran JL, O'Fathartaigh MS, Peisach AR, Chapman MJ, Leppard P (1993) Epinephrine as an inotropic agent in septic shock: a dose-profile analysis. Crit Care Med 21: 70–77
32. Neviere R, Mathieu D, Chagnon JL, Lebleu N, Wattel F (1996) The contrasting effects of dobutamine and dopamine on gastric mucosal perfusion in septic patients. Am J Respir Crit Care Med 154: 1684–1688
33. Reinelt H, Radermacher P, Fischer G et al., (1997) Effects of a dobutamine-induced increase in splanchnic blood flow on hepatic metabolic activity in patients with septic shock. Anesthesiology 86: 818–824
34. Schmidt H, Secchi A, Wellmann R, Bach A, Bhrer H, Martin E (1996) Dopexamine maintains intestinal villus blood flow during endotoxemia in rats. Crit Care Med 24: 1233–1237
35. Shoemaker WC, Appel PL, Kram HB (1991) Oxygen transport measurements to evaluate tissue perfusion and titrate therapy: dobutamine and dopamine effects. Crit Care Med 19: 672–688
36. Sibbald WJ, Vincent JL (1995) Round table conference on clinical trials for the treatment of sepsis. Crit Care Med 23: 394–399
37. Silverman HJ, Tuma P (1992) Gastric tonometry in patients with sepsis. Effects of dobutamine infusions and packed red blood cell transfusions. Chest 102: 184–188
38. Smithies M, Yee TH, Jackson L, Beale R, Bihari D (1994) Protecting the gut and the liver in the critically ill: effects of dopexamine. Crit Care Med 22: 789–795
39. Temmesfeld-Wollbrück B, Szalay A, Mayer K, Olschewski H, Seeger W, Grimminger F (1998) Abnormalities of gastric mucosal oxygenation in septic shock: partial responsiveness to dopexamine. Am J Respir Crit Care Med 157: 1586–1592
40. Tighe D, Moss R, Heywood G, al Saady N, Webb A, Bennett D (1995) Goal-directed therapy with dopexamine, dobutamine, and volume expansion: effects of systemic oxygen transport on hepatic ultrastructure in porcine sepsis. Crit Care Med 23: 1997–2007
41. Uusaro A, Ruokonen E, Takala J (1995) Gastric mucosal pH does not reflect changes in splanchnic blood flow after cardiac surgery. Br J Anaesth 74: 149–154
42. Van den Berghe G, Zegher F de (1996) Anterior pituitary function during critical illness and dopamine treatment. Crit Care Med 24: 1580–1590
43. Vincent JL, Van der Linden P, Domb M, Blecic S, Azimi G, Bernard A (1987) Dopamine compared with dobutamine in experimental septic shock: relevance to fluid administration. Anesth Analg 66: 565–571
44. Wilmore DW, Goodwin CW, Aulick LH, Powanda MC, Mason AD Jr, Pruitt BA Jr (1980) Effect of injury and infection on visceral metabolism and circulation. Ann Surg 192: 491–504

S. Poloczek[1] · C. Madler[2]

[1] Klinik für Anaesthesiologie und operative Intensivmedizin, Universitätsklinikum Benjamin Franklin, Freie Universität Berlin
[2] Institut für Anästhesiologie und Notfallmedizin, Westpfalz-Klinikum GmbH, Kaiserslautern

# Transport des Intensivpatienten

Das Anforderungsprofil an den klinisch tätigen Anästhesisten wandelt sich ständig. Ein bemerkenswerter Aspekt dieser Entwicklung ist die Tatsache, dass dem Anästhesisten die Rolle des Logistikers in interdisziplinären Teams zugewiesen wird. Dies gilt nicht nur für den unmittelbar perioperativen Bereich (z.B. OP-Planung) und die Erstversorgung von Notfallpatienten (z.B. Schockraummanagement), sondern gerade auch auf Intensivstationen, wo ein Schwerpunkt der täglichen Arbeit in der Bewältigung logistischer Aufgaben liegt. Zu diesen zählt auch die Organisation von Transporten. Nahezu unbemerkt hat sich deren Zahl durch neue diagnostische und therapeutische Möglichkeiten und die damit einhergehende Spezialisierung von Zentren erhöht. In seiner Rolle als „mobiler Intensivmediziner" muss der Anästhesist das „Problem Intensivtransport" systematisch analysieren und strukturieren. Das Aufdecken möglicher Risiken sollte zur Entwicklung eines Konzeptes führen, welches das Transporttrauma minimiert. Diese Aufgabe stellt sich somit nicht nur dem transportbegleitenden Arzt. Auch der behandelnde Arzt sowie die Zielinstitution müssen als Indikationsstellende ein originäres Interesse am komplikationslosen Transport haben. Inadäquates Monitoring mit ausbleibenden therapeutischen Konsequenzen während des Transportes läßt sich nicht ohne weiteres im Nachhinein kompensieren. Dieser Beitrag soll einen Überblick über häufige Transportindikationen geben, den Begriff des Transporttraumas definieren sowie die Voraussetzungen für einen sicheren und schonenden Transport aufzeigen. Konzepte für den Transport von kritisch Kranken, sowohl innerklinisch als auch für den Interhospitaltransfer, werden vorgestellt.

## Der Transport von Intensivpatienten ist unvermeidbar

### Innerklinische Transporte

▶ **Transporte** von Patienten zwischen Operationssaal und Intensivstation gehören zum klinischen Alltag. Langdauernde und große Eingriffe (z.B. Kardiochirurgie, ausgedehnte Tumorchirurgie) erfordern regelhaft die unmittelbare Fortsetzung bereits

▶ Transportgründe
· Postoperativ
· Diagnostische Maßnahmen
· Interventionelle Radiologie

---

**Transport of critically ill patients**
*Key words:* Critical care · Patient transfer · Transportation of patients · Risk factors · Review, tutorial

Dr. S. Poloczek
Klinik für Anaesthesiologie und operative Intensivmedizin, Universitätsklinikum Benjamin Franklin, Freie Universität Berlin, Hindenburgdamm 30, 12200 Berlin, E-Mail: poloczek@medizin.fu-berlin.de

intraoperativ begonnener intensivmedizinischer Maßnahmen. Die Etappenlavage des Abdomens, die Notwendigkeit von Revisionseingriffen und Tracheostomien erfordern ebenso wie nicht aufzuschiebende diagnostische Maßnahmen den Transfer zwischen Intensivstationen und den entsprechenden Funktionseinheiten. Auch Möglichkeiten der interventionellen Radiologie (z.B. CT-gesteuerte Punktionen, Embolisationen, interventionelles MRT) stellen für schwerkranke Patienten zusätzliche Behandlungsoptionen dar. In diesem Zusammenhang ist es von besonderer Bedeutung, dass in den meisten Kliniken neuere Funktionseinheiten und radiologische Großgeräte nachträglich integriert wurden. Dies bedingt häufig eine räumliche Trennung von der Intensivstation und komplizierte Transportwege.

### Interhospitaltransfer

Der Bedarf für den Interhospitaltransfer von Intensivpatienten ist in den letzten Jahren stetig angestiegen [16]. Ein Grund hierfür ist die flächendeckende Etablierung der Intensivmedizin in Krankenhäusern der Grund- und Regelversorgung, welche zunächst für nahezu alle Patienten mit vital bedrohlichen Krankheitsbildern eine heimatnahe Therapie sicherstellt. Reichen die therapeutischen Möglichkeiten zur Beherrschung komplizierter Verläufe (z.B. ARDS, Sepsis) nicht aus oder sind primär weiterführende ▶ **Spezialbehandlungsverfahren** (z.B. in Verbrennungs- oder Replantationszentren) indiziert, wird zwangsläufig ein Interhospitaltransfer notwendig. Zur Sicherung der ▶ **Aufnahmekapazität** von Spezialversorgungseinheiten ist auch ein Rücktransport zum frühestmöglichen Zeitpunkt anzustreben. Um den Therapieerfolg der meist noch intensivüberwachungspflichtigen Patienten nicht zu gefährden, müssen diese "zentrifugalen" Transporte hohen Qualitätsansprüchen genügen. Nur eine institutionalisierte Vernetzung von Zentren, Kliniken der Regelversorgung und ggf. Frührehabilitationseinrichtungen sichert eine qualifizierte Versorgung für alle Patienten.

Die ▶ **quantitative Bedeutung** des Interhospitaltransfers soll durch folgende Zahlen verdeutlicht werden: In Europa werden 57% aller Patienten mit Schädel-Hirn-Trauma (GCS <13) und bis zu 46% aller polytraumatisierten Patienten erst sekundär in einem zur definitiven Versorgung geeigneten Zentrum aufgenommen [19]. Etwa die Hälfte aller Patienten mit akutem Koronarsyndrom, die durch Methoden der interventionellen Kardiologie (z.B. PTCA) therapiert wurden, wurden von anderen Kliniken zuverlegt. Dabei ist zu berücksichtigen, dass gerade Hochrisikopatienten mit eingeschränkter ventrikulärer Pumpfunktion von diesen neuen therapeutischen Strategien profitieren [1]. Für ARDS-Patienten, welche in einem spezialisierten Zentrum aufgenommen wurden, liegt die Rate der zuverlegten Patienten mitunter bei 100% [14]. Gerade diese Patienten mit akutem Lungenversagen warfen die Frage nach dem vertretbaren Transportrisiko auf und fokussierten auf das Problem ungenügender Transportumstände.

### Ist der Transport von Intensivpatienten riskant?

Es entspricht der klinischen Erfahrung, dass Transporte zu den komplikationsträchtigen Phasen einer Intensivtherapie gehören. Das Risiko eines Transporttraumas limitierte häufig die Indikation für einen notwendigen Transfer. Heute muss jedoch postuliert werden, dass es den „nicht transportfähigen" Patienten ebenso wenig gibt wie den „nicht narkosefähigen" Patienten. Jede Transportindikation ist eine Einzelfallentscheidung, die Risiken und Nutzen abwägt. Entscheidungsträger sind der behandelnde Arzt und das aufnehmende Zentrum. Dem transportbegleitenden Arzt kommt bei der Indikationsstellung eine beratende Funktion zu. Vergleichbar dem Anästhesisten bei der Narkoseführung eines risikoträchtigen, aber notwendigen Eingriffes wird ihm dann die Verantwortung für die Durchführung des Transportes übertragen. Um das Transportrisiko adäquat einschätzen zu können, sollten die folgenden Aspekte berücksichtigt werden.

▶ Spezialbehandlungsverfahren

▶ Aufnahmekapazität

▶ Quantitative Bedeutung

**Es gibt weder den nicht narkosefähigen noch den nicht transportfähigen Patienten.**

### Was ist das Transporttrauma?

▶ Transporttrauma

Das „Transporttrauma" ist die Summe aller auf den Patienten einwirkenden schädigenden Faktoren.

Als ▶ **„Transporttrauma"** wird die Summe aller während des Transportes auf den Patienten einwirkenden, potentiell schädigenden Faktoren definiert. Mehr als die physikalischen Einflüsse selbst sind die Rahmenbedingungen von Bedeutung. Es sind im wesentlichen vier Faktoren, die das Ausmaß des Transporttraumas bestimmen [18]:
- Missgeschicke
- Inadäquate Transportbedingungen
- Transportstress
- Spontanverlauf der Erkrankung

#### Missgeschicke

Durch Umlagerung, den Wechsel auf Transportgeräte und die Notwendigkeit, Patient und Equipment bewegen zu müssen, kommt es nachgewiesenermaßen – im Vergleich zu einer stationären Situation – zu einer erhöhten Zahl von Missgeschicken. Dazu zählen z.B. Diskonnektionen, Abknicken von Beatmungsschläuchen, Monitorartefakte, versehentliche Entfernung von Kathetern oder Tubus. Die Häufigkeit von derartigen Missgeschicken wird mit bis zu 35% angegeben [25]. Zwar sind viele ohne direkten negativen Einfluss auf den Patienten, aber in Kombination mit anderen Ereignissen kann sich aus einem zunächst banalen Problem eine ernsthafte Komplikation entwickeln [7].

Vermeidung von Provisorien und Zeitdruck, sorgfältige Vorbereitung und adäquates Monitoring in der Hand eines eingespielten Teams können diese Fehler auf ein Mindestmaß reduzieren. Die ▶ **Redundanz wichtiger Versorgungssysteme** muss für den gesamten Transport gewährleistet sein, um beispielsweise eine akzidentelle Extubation auch im Aufzug beheben zu können.

▶ Redundanz wichtiger Versorgungssysteme

#### Inadäquate Transportbedingungen

Die ▶ **Beatmung** von Intensivpatienten mittels Handbeatmungsbeutel kann zu erheblichen Einschränkungen von Oxygenierung oder Störung der Ventilation führen [3, 9]. Auch Notfallrespiratoren, wie sie im Notarztdienst verwendet werden, sind für Intensivpatienten ungeeignet. Oft fehlt das Monitoring von Atemwegsdruck und exspiratorischem Tidalvolumen. Problematisch ist bei den meist pneumatisch betriebenen Geräten die hohe Abweichung des eingestellten Atemminutenvolumen in Abhängigkeit von Atemwegsdruck und Compliance [12].

▶ Beatmung

Notfallrespiratoren sind für Intensivpatienten ungeeignet.

Die durch Stress und Lagerungsvorgänge auftretenden Schwankungen der ▶ **Kreislaufparameter** müssen kontinuierlich beobachtet werden. Es gibt keinen Grund, ein invasives hämodynamisches Monitoring für den Transport zu unterbrechen. Vielmehr kann der Transport selbst die Indikation für ein invasives Kreislaufmonitoring begründen. Die arterielle Blutdruckmessung gilt als die sicherste Methode der Überwachung während des Transportes [22]. Eine intrakranielle Druckmessung sollte ebenfalls auf dem Transport aufrechterhalten werden. Pulmonalarterielle Druckwerte sollen kontinuierlich gemessen werden, um eine versehentliche Dislokation der Katheterspitze in Wedge-Position zu entdecken.

▶ Kreislauf

#### Transportstress

Die Belastung für den Patienten ergibt sich aus psychischer Belastung, Schmerz bei Lagerungsmaßnahmen, Erschütterungen, Beschleunigungskräften, Temperaturwechsel und Lärmexposition. Ähnlich wie in der intraoperativen Situation ist die Intensität der Stimuli wechselnd. Ziel ist die Vermeidung neurohumoraler Kreislaufreaktionen, die sich insbesondere bei Patienten mit akutem Koronarsyndrom oder Gefäßaneurysmen negativ auswirken können. In einigen Studien wurde der Versuch unternommen, durch die Messung von Katecholamin-Plasmaspiegeln und anderen Stressparametern den Einfluss der Belastung zu quantifizieren. Aufgrund der multifaktorellen äußeren Einflüsse und der inhomogenen Patientenkollektive sind allerdings eindeutige Daten nur schwer abzuleiten.

Ziel ist Vermeidung neurohumoraler Kreislaufreaktionen.

▶ **Anxiolyse**

**Cave: Fuß-Tief-Lagerung**

▶ **Schwingungsbelastung**

**Cave: Beschleunigung in Kopf-Fuß-Richtung**

▶ **Faktor Zeit**

▶ **Grundlagen für einen gefahrlosen Transport**

▶ **Richtlinien und Empfehlungen**

Bei wachen Patienten ist eine individuelle ▶ **Anxiolyse** durch detaillierte Aufklärung, Gewährleistung ständigen Sicht- und Sprechkontaktes und ggf. medikamentöse Unterstützung notwendig. Beatmete Patienten sollten während des Transportes immer ausreichend analgosediert sein, insbesondere wenn Umlagerungen mit Schmerzen verbunden sind. Ein typisches transportassoziiertes Problem ist die Notwendigkeit einer Fuß-Tief-Lagerung beim Einladen der Trage ins Rettungsfahrzeug, welche bei erniedrigtem peripheren Widerstand oder Hypovolämie zu ausgeprägten Hypotensionen führen kann. Die ▶ **Schwingungsbelastung** im Helikopter ist dreidimensional und von geringer physiologischer Relevanz. Bedeutsam sind dagegen Beschleunigungskräfte in Kopf-Fuß-Richtung. Diese sind im Fahrzeug oder Flugzeug ausgeprägter als im Hubschrauber. Sie fallen dann nicht ins Gewicht, wenn der Patient quer zu Fahrt- oder Flugrichtung transportiert wird [20]. Schutz vor Auskühlung und die Benutzung von Lärmprotektoren sind selbstverständlich.

### Spontanverlauf der Erkrankung

Eine Verschlechterung des Patientenzustandes durch einen progredienten Verlauf der Erkrankung (z.B. unkontrollierbare Blutung) tritt während des Transportes unabhängig vom Transport selbst auf. Kurze Transportzeiten senken die Wahrscheinlichkeit von Zwischenfällen und ermöglichen eine rasche definitive Versorgung. Der ▶ **Faktor Zeit** ist oft bei Traumapatienten, aber auch bei kardiologischen, neurologischen und neurochirurgischen Patienten von Bedeutung. Rechtzeitige Indikationsstellung und sofortige Alarmierung des Transportmittels sparen Zeit. In diesen Fällen ist eine ständige Verfügbarkeit und geringe Vorlaufzeit notwendige Voraussetzung.

### Kann das Risiko quantifiziert werden?

Eine Reihe von Untersuchungen hat den Versuch unternommen, das Transportrisiko zu quantifizieren. Eine der ersten Arbeiten von Waddell et al. aus dem Jahre 1975 findet eine hohe Inzidenz von Komplikationen und fordert verbesserte Transportbedingungen [27]. Harless und Mitarbeiter beschreiben 1978 einen unmittelbaren Todesfall beim Transport von 44 Intensivpatienten [11]. In anderen Studien wird die Inzidenz von Zwischenfällen meist in Schwankungen physiologischer Parameter wie Herzfrequenz, Blutdruck und pulsoxymetrische Sättigung gemessen. Die Häufigkeit dieser Schwankungen beträgt zwischen 14% und 29% [2, 5, 8]. Relevante Spätfolgen für den Patienten sind auf diese Weise kaum nachzuweisen. Hurst et al. verglichen 1992 transportierte Patienten mit einem nicht transportierten Kontrollkollektiv, welches auf der Intensivstation verblieb. Inzidenz und Ausmaß hämodynamischer und respiratorischer Schwankungen unterschieden sich in den beiden Gruppen nicht [13]. Selevan et al. verglichen über 3 000 Patienten, die von anderen Kliniken zuverlegt wurden mit einer gleich großen Kontrollgruppe, welche im behandelnden Krankenhaus direkt zur Aufnahme kam [24]. Unter optimierten Transportbedingungen unterschieden sich die Gruppen weder in Mortalität, Krankenhausaufenthalt und Aufenthaltsdauer auf der Intensivstation.

Nahezu einheitlich kommen alle Autoren zu dem Ergebnis, dass folgende Faktoren die ▶ **Grundlage für einen gefahrlosen Transport** von Intensivpatienten sind:
▸ Optimale Transportvorbereitung
▸ Konsequente Fortführung von Therapie und Monitoring
▸ Kompetente personelle Begleitung
▸ Organisatorisches Gesamtkonzept

Die Studienergebnisse der letzten Jahre schlugen sich auch in einer Reihe von ▶ **Richtlinien und Empfehlungen** nieder. Beispielsweise haben die US-amerikanischen Gesellschaften „American College of Critical Care Medicine" und „Society of Critical Care Medicine" auf der Basis von Erfahrungswerten, der verfügbaren Literatur und den Ergebnissen von Konsensuskonferenzen Richtlinien mit Evidenced-Based-Charakter gegeben [10]. In Deutschland existieren zu Teilaspekten des Intensivtransportes Empfehlungen, auf die im Folgenden noch eingegangen wird [4, 23].

## Was sind Kriterien des sicheren Transportes?

### Optimale Vorbereitung des Patienten

Die optimale Vorbereitung ist Grundlage für einen sicheren Transport. Dabei müssen die Vorbereitungsmaßnahmen der Dringlichkeit des Transportes angepasst werden. Um Zeit zu gewinnen, sollten die Alarmierung des Transportmittels und Vorbereitung des Patienten parallel verlaufen. Bei der Vorbereitung des Patienten sind im Einzelnen die folgenden Punkte zu beachten.

#### Kreislauf

Idealerweise befindet sich der Patient in einem ausgeglichenen Volumenstatus. ▶ **Hypovoläme Patienten** reagieren auf Lagerungsmaßnahmen empfindlich. Bei instabilen Patienten ist eine invasive Blutdruckmessung generell zu empfehlen. Die Indikation für einen zentralen Venenkatheter ist großzügig zu stellen. Die Applikation von vasoaktiven Substanzen über periphervenöse Zugänge ist unzuverlässig.

Die Stillung potentiell kontrollierbarer ▶ **Blutungen** bei Traumapatienten vor dem Transport ist essentiell. Falls eine unbeherrschbare Blutung die Transportindikation ist, sollten großlumige Zugänge vorhanden sein und genügend Blutkonserven für den Transport vorbereitet werden.

#### Atmung

Der Transport alleine ist zwar keine Indikation zur Analgosedierung und Beatmung, dennoch sollte die Intubationsindikation vor dem Transport großzügig gestellt werden. Für Patienten mit schwerer respiratorischer Insuffizienz kann im Zweifelsfall das aufnehmende Zentrum bereits Hinweise für die Optimierung der Beatmung geben. Für die Anlage einer Thoraxdrainage gelten die üblichen Indikationen. Aktuelle Blutgasanalysen vor Transportbeginn sind hilfreich.

#### Diagnostik und Dokumentation

Die intensivmedizinische Basisdiagnostik sollte vor dem Transport nochmals aktualisiert werden. Da neben dem Patienten auch Anamnese, Krankheitsverlauf, alle erhobenen Befunde und die bisherige Therapie transferiert werden müssen, ist auf eine ▶ **sorgfältige schriftliche Dokumentation** zu achten. Ausführliche Informationen sind nicht nur für den transportbegleitenden Arzt wichtig, sondern auch für die aufnehmende Klinik.

### Sonstiges

Die Überprüfung einer sorgfältigen Fixierung von Kathetern und Endotrachealtubus verringert das ▶ **Risiko einer Dislokation**. Alle kontinuierlich applizierten Medikamente sollen exakt beschriftet sein. Die US-Richtlinien empfehlen eine Einwilligung des Patienten bzw. dessen Angehörigen [10]. Die Information der aufnehmenden Klinik über die geschätzte Ankunftszeit ist Aufgabe des Transportteams.

#### Monitoring und Therapie während des Transportes

Sämtliche Monitoring- und Therapieverfahren werden während des Transportes kontinuierlich fortgeführt [23]. Eine Minimierung ist praktisch nie indiziert. Alle Transportmittel müssen über die dafür erforderliche Ausstattung verfügen. Feste Vorgaben für die Mindestausrüstung von ▶ **Luftfahrzeugen** existieren in der DIN 13230 für Intensivtransporthubschrauber (ITH) (Tabelle 1). Um die geforderte kontinuierliche Therapie zu gewährleisten, sollte der mitgeführte Ventilator über alle differenzierten Beatmungsmuster verfügen. Mit gängigen Intensivrespiratoren (z.B. Siemens Servo 300) wurden gute Erfahrungen gemacht.

**Tabelle 1**
**Erforderliches Equipment für Monitoring und Therapie (modifiziert nach DIN 13230)**

| Monitoring | Therapie |
|---|---|
| EKG | Intensivrespirator mit gängigen Alarmeinrichtungen |
| Oszillometrische Blutdruckmessung | Spritzenpumpen (mindestens 4 Stück) |
| Invasive Druckmessung | Defibrillator |
| - Arterielle Blutdruckmessung | Herzschrittmacher (transkutan und transvenös) |
| - Optional ZVD, PAP oder ICP | Umfangreiche medikamentöse Ausstattung |
| Pulsoxymetrie | Apparative Ausstattung für Atemwegsicherung und Gefäßzugänge |
| Kapnographie | Chirurgische Basisausstattung (z.B. Thoraxdrainage) |
| Temperatur | |
| **Diagnostik** | **Spezialindikationen** |
| Blutzuckermessgerät | Inkubator, IABP, ECMO |
| Blutgasanalysegerät | |

Neben dem Ventilator müssen auch Monitor und Spritzenpumpen außerhalb der Station oder des Transportmittels autark arbeiten und über eine zuverlässige und ausdauernde Energie- und Gasversorgung verfügen. Geeignete Geräte werden von der Industrie angeboten. Idealerweise kommen Transporttragensysteme zur Anwendung, welche alle Einrichtungen in kompakter Bauweise vereinen (Abb. 1).

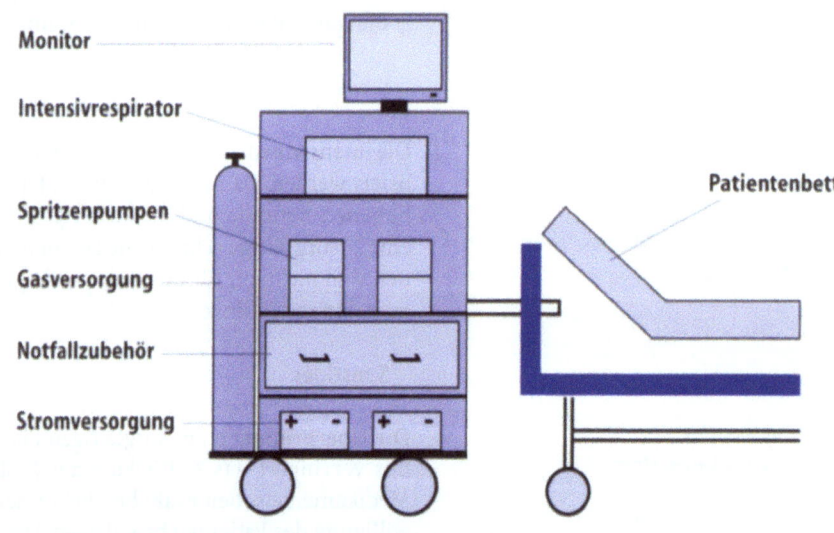

Abb. 1 ▲ **Transporteinheit für den innerklinischen Transport**

### Transportbegleitendes Personal

Alle veröffentlichten Untersuchungen und Richtlinien betonen die Schlüsselrolle der Qualifikation des begleitenden Personals. Sowohl ärztliche wie nichtärztliche Mitarbeiter müssen in der Lage sein, einen Intensivpatienten selbstständig zu betreuen und über genügend Erfahrung mit den Besonderheiten des Transportes verfügen. Es sind mindestens zwei Personen notwendig. Intensivmedizinische Erfahrung, insbesondere auch mit dem Equipment des Transportsystems ist eine Grundvoraussetzung. Die ▶ **Empfehlungen der DIVI** zur ärztlichen Qualifikation übersteigen die Voraussetzungen, die von Notärzten gefordert wird (Tabelle 2) [4]. Das Facharztniveau des begleitenden Intensivmediziners ist anzustreben.

*Qualifikation des Personals hat eine Schlüsselrolle.*

▶ **Empfehlungen der DIVI**

**Tabelle 2**
**Empfehlungen der DIVI zur ärztlichen Qualifikation bei Intensivtransporten**

1. 3 Jahre klinische Weiterbildung in einem Fachgebiet mit intensivmedizinischen Versorgungsaufgaben
2. Zusätzlich 6 Monate nachweisbare Vollzeittätigkeit auf einer Intensivstation
3. Zusätzlich Fachkundenachweis Rettungsdienst bzw. Zusatzbezeichnung Rettungsmedizin
4. Zusätzlich 20stündiger Kurs Intensivtransport (unter Aufsicht der Landesärztekammern)
   - Flugphysiologische Spezifika des Lufttransportes (2 Stunden)
   - Darstellung ausgewählter, häufiger Krankheitsbilder im Bereich des boden- und nicht-bodengebundenen Intensivtransportes an Fallbeispielen (4 Stunden)
   - Einweisung gemäß MPG der häufigsten medizintechnischen Geräte im Bereich des Intensivtransfers (4 Stunden)
   - Einweisung in die häufigsten Transportmittel des boden- und nicht-bodengebundenen Intensivtransportes (4 Stunden)
   - Flugsicherheitstechnische Unterweisung mit Abschlußprüfung (4 Stunden)
   - Qualitätssicherung – Dokumentation – EDV nach Standard (2 Stunden)

Für das medizinische Assistenzpersonal sind ähnliche Anforderungen zu stellen. Fachpflegekräfte der Intensivmedizin müssen in die Besonderheiten des Transportes (Fahrzeug/Hubschrauber, Funkkommunikation, usw.) eingewiesen werden. Die reguläre Ausbildung von Rettungsassistenten beinhaltet nicht die Vermittlung von intensivmedizinischen Krankheitsbildern, Umgang mit invasiven Druckmessungen, Katecholamintherapie und die Spezifika der differenzierten Beatmung. Die Komplexität des Transportes rechtfertigt durchaus die Begleitung durch eine Intensivpflegekraft und einen Rettungsassistenten [18].

*Die Komplexität des Transportes rechtfertigt die Begleitung durch eine Intensivpflegekraft und einen Rettungsassistenten.*

Um Professionalität und Erfahrung des eingesetzten Personal zu erreichen, muss dieses über Routine verfügen. Die Teams sollten deshalb in ein organisatorisches Gesamtkonzept eingebunden sein, welches neben der häufigen Einsatzfrequenz auch die Supervision und regelmäßige Fortbildung gewährleisten kann.

### Organisatorisches Gesamtkonzept

Transporte sind oft zeitkritisch, Improvisationen müssen vermieden werden. Definierte organisatorische Rahmenbedingungen sind deshalb für innerklinische Transporte als auch für den Interhospitaltransfer vonnöten. Es ist nicht ausreichend, Transportmittel des Rettungsdienstes mit Intensivrespirator und Spritzenpumpen zu versehen und sie damit zum Intensivtransportmittel zu deklarieren. Verantwortlichkeit und Zuständigkeit müssen für eine Reihe von Punkten geklärt sein (Tabelle 3).

*Improvisationen müssen vermieden werden.*

**Tabelle 3**
**Organisatorisches Gesamtkonzept - Notwendige Strukturen**

- Koordination von Transporten und Intensivbetten
- Kommunikation zwischen Transportmittel und kooperierenden Kliniken
- Zusammenarbeit mit Zentren für Spezialbehandlungsverfahren
- Beschaffung, Verfügbarkeit und Wartung von medizinischem Equipment
- 24-Stunden-Bereitschaft von Team und verantwortlichem Koordinator
- Auswahl, Einweisung und Ausbildung des Personals
- Administration (Abrechnung, Dienstplan, Versicherungsschutz usw.)
- Dokumentation, Auswertung und Qualitätsmanagement, Finanzierung

Transportsysteme müssen sowohl inner- wie auch interklinisch an die lokale und regionale Infrastruktur angepasst werden. Einheitliche detaillierte Empfehlungen sind daher nicht sinnvoll. Jede Intensivstation sollte über ein individuelles Konzept verfügen, welches die Planung, Organisation und Durchführung von Patiententransfer regelt.

*Anpassung an die lokale und regionale Infrastruktur.*

## Praktische Umsetzung

### Innerklinisches Konzept

Bereits innerklinische Transporte stellen einen nicht unerheblichen zeitlichen, personellen und damit auch finanziellen Aufwand dar und erfordern schon deshalb eine ▶ **präzise Indikationsstellung**. Die therapeutische Relevanz von diagnostischen Maßnahmen muss überprüft werden. Es ist zu diskutieren, ob kleinere operative Eingriffe wie Tracheostomien auch auf der Station durchgeführt werden können.

Die ▶ **Koordination** von Transporten zwischen allen Beteiligten (Intensivstation, Transportteam, diagnostischen Einheiten und operativen Disziplinen) sollte zentral erfolgen, um den Verlust von Informationen zu minimieren und die zeitliche Koordination und damit die Nutzung von Kapazitäten zu optimieren. Der Transport erfordert mindestens zwei Begleitpersonen, deren fachliche Eignung dem Zustand des Patienten angepasst sein muss. Idealerweise begleitet die betreuende Pflegekraft den Transport [6]. Falls dies aus organisatorischen Gründen nicht möglich ist, muss auf eine adäquate Übergabe an das Transportteam geachtet werden. Alle schwerkranken und instabilen Patienten sowie Patienten, bei denen eine akute Verschlechterung zu erwarten ist, müssen von einem intensivmedizinisch erfahrenen Arzt begleitet werden.

Es ist sinnvoll, das Equipment für den Transport in einer an das Bett ankoppelbaren Transporteinheit unterzubringen (Abb. 2). Neben Respirator, Monitor und Spritzenpumpen beinhaltet diese die Instrumente für die Notfallbehandlung (Intubationsbesteck, Beatmungsbeutel, Absaugmöglichkeit, Notfallmedikamente) [15]. Ausreichende Versorgung mit Sauerstoff und Druckluft ist essentiell. Alle Arbeitsplätze (CT usw.) müssen mit Anschlüssen der zentralen Gasversorgung ausgestattet sein. Schläuche und Kabel werden gut fixiert und zweckmäßigerweise längs der Körperachse gelegt, um größeres Kabelgewirr zu verhindern. Auch kürzere Transporte müssen sorgfältig dokumentiert werden.

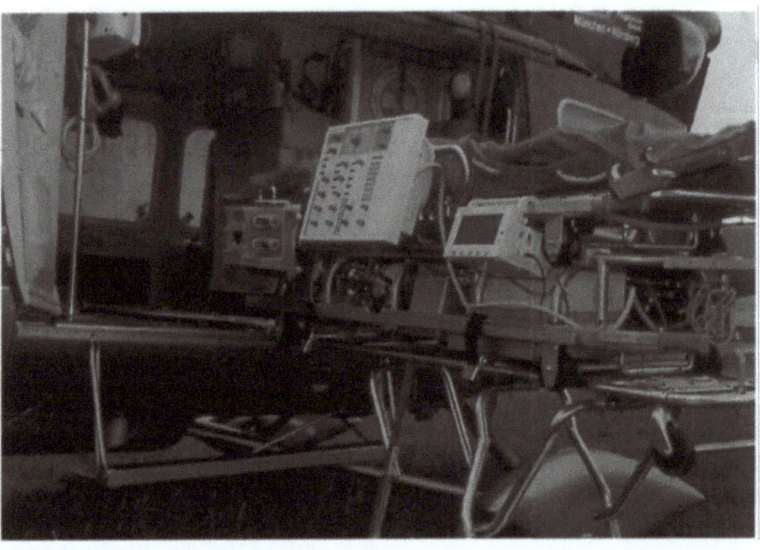

**Abb. 2 ▲ Interhospitaltransfersystem**

### Interhospitaltransfer

Jede Intensivstation sollte, basierend auf den regionalen Gegebenheiten, ein festes Konzept für die praktische Durchführung von Interhospitaltransporten erstellen. Die bloße Anmeldung eines Transportes unter dem Stichwort „Verlegung" bei einem Krankentransportunternehmen oder einer Rettungsleitstelle ist nicht ausreichend. Die nachfolgenden Punkte sollten bei der Erstellung des Konzeptes in Betracht gezogen werden:

## Organisationsformen

Für den Organisation des Interhospitaltransfer existieren folgende Modelle:

▶ **Bringprinzip:** Der Arzt der abgebenden Klinik organisiert vor Ort ein Fahrzeug oder einen Hubschrauber und begleitet den Transport selbst. Vorteil dieses Verfahrens ist die Tatsache, dass der begleitende Arzt den Patienten kennt. Allerdings stehen ihm nur Transportmittel des regulären Rettungsdienstes zur Verfügung, deren Ausstattung nicht oder nur bedingt für Intensivpatienten geeignet ist. Zudem arbeitet der begleitende Arzt während des Transportes auf fremden Terrain mit ihm nicht vertrautem Equipment. Wird ein Notarzt- oder Rettungswagen mit dieser Aufgabe betraut, ist er meist für Stunden seiner eigentlichen Aufgabe, der Primärrettung, entzogen. Dieses Vorgehen kann als Notlösung gelten, wenn andere Transportmodalitäten nicht verfügbar sind und der Transport aus vitaler Indikation sofort durchgeführt werden muss.

▶ **Holprinzip:** Der Patient wird durch ein Team der aufnehmenden Klinik mit einem eigenen Transportsystem und eigenem Personal abgeholt. Die Übergabe aller medizinischen Informationen erfolgt auf der Intensivstation des abgebenden Krankenhauses. Dies ermöglicht auch den Beginn von Spezialbehandlungsverfahren wie z.B. die extrakorporale Membranoxygenierung (ECMO) vor Ort [21]. Die Einrichtung eines solch spezialisierten Systems ist allerdings nur an Zentren mit entsprechenden personellen, apparativen und logistischen Ressourcen möglich. Eine Ausnahme bildet die Neonatologie, wo das Holprinzip der Regelfall ist (Neugeborenenabholdienst).

▶ **Transport durch Spezialtransportmittel:** Entsprechend dem zunehmenden Bedarf entstanden in den letzten Jahren qualifizierte Transportsysteme, die eigens für den Transport schwerkranker Patienten konzipiert sind (Abb. 1) [17]. Neben den meist rund um die Uhr einsatzbereiten Intensivtransporthubschraubern ▶ (ITH) werden, wenn auch nicht flächendeckend, zunehmend auch Intensivtransportwagen ▶ (ITW) für den Transport auf der Straße eingesetzt. Die Vorteile liegen auf der Hand: Die Auslastung sichert die Erfahrung für das Team und die Rentabilität des Transportmittels. Durch die enge Kooperation mit Rettungsdienstorganisationen und großen Kliniken können Logistik und Personal optimal genutzt werden. Die Anbindung des Transportmittels an ein Zentrum schafft die Möglichkeit, auch hochspezialisierte Teams vor Ort zu bringen.

### Auswahl des geeigneten Transportmittels

Auskünfte (Alarmierung, Ausstattung, Personal) über diese meist von Rettungsdienstorganisationen betriebenen Spezialtransportmittel werden zweckmäßigerweise im Vorfeld eingeholt. Einige Punkte sollten auf alle Fälle berücksichtigt werden (Tabelle 4). Die Fachgesellschaften haben mittlerweile Empfehlungen für die Grundanforderungen gegeben, die Transportmittel erfüllen sollen [4, 23]. Optimalerweise übernimmt das aufnehmende Zentrum auch die Organisation des Transportes mit eigenen oder kooperierenden Transportmitteln.

**Tabelle 4**
**Anforderungen an Intensivtransportmittel**

- Verfügbarkeit rund um die Uhr
- Einfache und direkte Alarmierung
- Qualifizierte personelle Besetzung (Intensivmediziner, Intensivpflegekraft)
- Moderne Kommunikationstechnologie
- Sichere Transportmöglichkeit (Hubschrauber/Fahrzeug)
- Intensivmedizinisches Equipment
- Dokumentation und Qualitätsmanagementsystem

### Luft- oder bodengebundener Transport?

*Helikopter ist Basis vieler Interhospitaltransfersysteme.*

Der Helikopter ist Basis vieler Interhospitaltransfersysteme. Geschwindigkeit und schonender Transport sind seine großen Vorteile. Darüber hinaus erlaubt er, auch über große Distanzen spezialisierte Teams schnell vor Ort zu bringen. Allerdings ist er ein teures Transportmittel. Sein Einsatz wird in der Regel per Flugminute abgerechnet, diese schlägt mit ca. 80–120 DM zu Buche. Auch die Ausstattung der verschiedenen Transportmittel ist in die Erwägung einzubeziehen. Es ist im Einzelfall zu entscheiden, ob ein „langsamer" Intensivtransportwagen mit der Möglichkeit zur Fortführung intensivtherapeutischer Maßnahmen dem schnellen, aber für den Transport von Intensivpatienten nur unzureichend ausgestatteten Rettungshubschrauber überlegen ist. Wichtige ▶ **Kriterien für die Entscheidungsfindung** zwischen Luft- und Bodentransport sind in der Tabelle 5 zusammengestellt.

*Abrechnung per Flugminute: ca. 80–120 DM.*

▶ Kriterien für die Entscheidungsfindung

**Tabelle 5**
**Luft- oder Bodentransport – Entscheidungskriterien**

- Dringlichkeit des Transportes
- Verfügbarkeit
- Ausstattung der Systeme
- Zustand des Patienten
- Kosten
- Sicherheit
- Geographische Faktoren
- Wetter
- Verkehrsbedingungen

Über längere Distanzen fliegen Ambulanzhubschrauber in der Regel in Höhen von max. 5000 ft (ca. 1500 m). Bei dieser Flughöhe dehnen sich gasgefüllte Räume (z.B. Tubus-Cuff, zerebrale Lufteinschlüsse, Pneumothorax) um den Faktor 1,2 aus [20]. Falls daraus eine Gefährdung des Patienten resultieren könnte, kann die Flughöhe problemlos auf 1000 ft (ca. 300 m) begrenzt werden. Damit ist die Gefährdung minimal.

*Cave: Flughöhe!*

Die höhenbedingten Veränderungen des Sauerstoffpartialdrucks sind bei niedrigen Flughöhen ebenfalls gering. Allerdings ist zu beachten, dass größere Flughöhen bei schwer kranken Patienten durchaus nicht zu vernachlässigen sind. Ein Patient mit einem pO2 von 60 mm Hg hat auf Meereshöhe eine Sauerstoffsättigung von 90%, eine Flughöhe von 5000 ft (ca. 1500 m) kann einen Abfall der Sauerstoffsättigung auf 70% bedingen [20]. Dies kann auch beim Transport mit Verkehrsflugzeugen relevant werden. Der dort herrschende Kabinendruck entspricht einer Flughöhe von ca. 2000 Meter. Kontinuierliche Pulsoxymetrie, großzügige Sauerstoffgabe und frühzeitige Beatmung verhindern eine Gefährdung des Patienten.

*Höhenphysiologische Besonderheiten sind bei geringen Flughöhen minimal.*

### Arzt-Arzt-Gespräch

Der transportbegleitende Arzt muß vor dem Transport eine Kontaktaufnahme mit der abgebenden Klinik anstreben. Ziel des „Arzt-Arzt-Gespräch" ist es, ein möglichst genaues Bild über den Zustand des Patienten zu erhalten. Aus diesen Informationen lassen sich Dringlichkeit und apparativer Aufwand abschätzen. Der Abholzeitpunkt wird vereinbart und eventuell noch notwendige transportvorbereitende Maßnahmen (z. B. Anlage einer arteriellen Kanüle) besprochen.

### Übernahme des Patienten

Die Übernahme des Patienten findet grundsätzlich auf der Station des abgebenden Krankenhauses statt. Übergaben auf Hubschrauberlandeplätzen führen, weil unter suboptimalen Bedingungen (Wetter, Licht etc.) meist zu Zeitdruck und Informationslücken. Nach dem Austausch aller wichtigen Informationen wird das Monitoring – falls erforderlich – komplettiert und der Patient umgelagert. Umlagerung und Umbau des Monitorings auf das Transportequipment dürfen nicht gleichzeitig erfolgen, um Komplikationen in dieser Phase nicht zu verschleiern. Bei respiratorisch insuffizienten Patienten empfiehlt sich eine Blutgasanalyse nach Adaptation an den Transportrespirator. Spritzenpumpen mit vasoaktiven Substanzen müssen auf dem gleichen Niveau wie der Patient gehalten werden, um bei akzidentieller Lösung des Spritzenkolbens eine schwerkraftabhängige Bolusgabe zu vermeiden. Vor Verlassen der Station sollte der Patient in einem stabilen Zustand sein.

*Übernahme des Patienten grundsätzlich auf der Station des abgebenden Krankenhauses.*

### Ablauf des Transportes

Kritische Phasen auf dem Transport sind nicht unbedingt der Flug oder die Fahrt selbst, sondern der – auch von der Dauer nicht zu unterschätzende Weg – von der Intensivstation zum Transportmittel. Die Kontinuität der Behandlung muß auch hier gewährleistet sein, gerätetechnische Improvisationen sind zu vermeiden. Die eingeleitete Therapie wird auf dem Transport fortgesetzt, Änderungen sollten nur bei Verschlechterung des Zustandes vorgenommen werden.

*Kontinuität der Behandlung muß gewährleistet sein.*

### Kommunikation und Dokumentation

Möglichst genaue Informationen über Zustand des Patienten, Art der Therapie, bestehende Komplikationen und geschätzte Ankunftszeit sollten dem Zentrum mitgeteilt werden. Das Zentrum kann besser planen und adäquate Ressourcen zur Verfügung stellen. Alle Befunde des abgebenden Hauses und die Dokumentation des Transportes werden mit dem Patienten übergeben.

## Fragen und Antworten zur Erfolgskontrolle

**1. Was ist das Transporttrauma?**

Das Transporttrauma ist die Summe aller während des Transportes auf den Patienten einwirkenden, potentiell schädigenden Faktoren. Neben dem Transportstress durch Lagerung und anderen physikalischen Faktoren wird es durch Missgeschicke und inadäquate Transportbedingungen wie fehlendes Monitoring beeinflusst. Auch der Spontanverlauf der Erkrankung kann den Zustand des Patienten während des Transportes verschlechtern.

**2. Was sind die Voraussetzungen für eine Minimierung des Transportrisikos?**

Neben der konsequenten Fortführung der intensivmedizinischen Therapie und einer optimalen Vorbereitung des Patienten liegt die wichtigste Voraussetzung in der Qualifikation des begleitenden Personals. Die Organisation der Transporte muß in einem funktionierenden Gesamtkonzept geregelt sein.

**3. Welches intensivmedizinische Equipment ist für Transporte essentiell?**

Grundsätzlich sollten neben EKG, Blutdruckmessung und Pulsoxymetrie mindestens zwei invasive Druckmessungen und eine Kapnographie vorhanden sein. Für die Aufrechterhaltung der Therapie ist ein Intensivrespirator mit ausreichender Strom- und Gasversorgung notwendig. Genügend Spritzenpumpen sichern die kontinuierliche Pharmakotherapie. Neben der gängigen Notfallausrüstung muss je nach Krankheitsbild optional weiteres Equipment mitgeführt werden.

**4. Welche Probleme ergeben sich bei der Verwendung von kompakten, pneumatisch betriebenen Notfallrespiratoren?**

Älteren Geräten dieser Bauart fehlt oft das Minimalmonitoring der Beatmung wie Atemwegsdruck, expiratorisches Atemvolumen und inspiratorische Sauerstoffkonzentration. Neuere Geräte besitzen zwar Alarmeinrichtungen, zeigen aber – bauartbedingt durch die pneumatische Steuerung – weiterhin große Abweichungen zwischen eingestelltem und tatsächlichem Atemvolumen.

5. Nach einem zunächst scheinbar moderatem Thoraxtrauma entwickelt ein Patient ein massives ARDS. Mit einer $F_iO_2$ von 1,0 und einem PEEP von 15 mbar erreichen Sie einen arteriellen $pO_2$ von ca. 60 mm Hg. Sie möchten diesen Patienten zur erweiterten Therapie in ein Zentrum verlegen. Wie gehen Sie vor?

Bei der Kontaktaufnahme mit dem Zentrum weisen Sie darauf hin, daß die Einzelheiten des Transportes noch nicht geklärt sind. Das aufnehmende Zentrum wird den Patienten entweder selbst abholen oder sich um eine adäquate Transportmöglichkeit kümmern. Um für solche Fälle gerüstet zu sein, sollten Sie sich erkundigen, ob in Ihrer Region ein Spezialtransportmittel existiert. Diese Patienten sind nur mit entsprechender Ausrüstung und Erfahrung sicher zu transportieren.

## Literatur

1. Berger PB, Holmes DR Jr, Stebbins AL, Bates ER, Califf RM, Topol EJ (1997) Impact of an aggressive invasive catheterization and revascularization strategy on mortality in patients with cardiogenic shock in the Global Utilization of Streptokinase and Tissue Plasminogen Activator for Occluded Coronary Arteries (GUSTO-I) trial. An observational study. Circulation 96:122–127
2. Bion JF, Wilson IH, Taylor PA (1990) Transporting critically ill patients by ambulance: audit by sickness scoring. Br Med J (Clin Res Ed) 296:170
3. Braman SS, Dunn SM, Amico CA, Millman RP (1987) Complications of intrahospital transport in critically ill patients. Ann Intern Med 107:469–473
4. Deutsche Interdisziplinäre Vereinigung für Intensiv- und Notfallmedizin (DIVI), Sektion Rettungswesen und Katastrophenmedizin (1997) Empfehlungen zur ärztlichen Qualifikationen bei Interhospitaltransporten. Anästh Intensivmed 38:261
5. Ehrenwerth J, Sorbo S, Hackel A (1986) Transport of critically ill adults. Crit Care Med 14:543–547
6. Ferdinande P on behalf of the Working group on Neurosurgical Intensive Care of the European Society of Intensive Care Medicine (1999) Recommendations for intra-hospital transport of the severely head injured patient. Intensive Care Med 25:1441–1443
7. Gaba DM, Fish KJ Howard SK (1998) Zwischenfälle in der Anästhesie. Prävention und Management. Urban & Fischer, München
8. Gentleman D, Jennett B (1981) Hazards of inter-hospital transfer of comatose head-injured patients. Lancet 2(8251):853–4
9. Gervais HW, Eberle B, Konietzke D, Hennes HJ, Dick W (1987) Comparison of blood gases of ventilated patients during transport. Crit Care Med 15:761–763
10. Guidelines Committee of the American College of Critical Care Medicine; Society of Critical Care Medicine and American Association of Critical-Care Nurses Transfer Guidelines Task Force (1993) Guidelines for the transfer of critically ill patients. Crit Care Med 21:931–937
11. Harless KW, Morris AH, Cengiz M, Holt R, Schmidt CD (1978) Civilian ground and air transport of adults with acute respiratory failure. JAMA 240:361–365
12. Heinrichs W, Mertzlufft F, Dick W (1989) Accuracy of delivered versus preset minute ventilation of portable emergency ventilators. Crit Care Med 17:682–685
13. Hurst JM, Davis K Jr, Johnson DJ, Branson RD, Campbell RS, Branson PS (1992) Cost and complications during in-hospital transport of critically ill patients: a prospective cohort study. J Trauma 33:582–585
14. Lewandowski K, Rossaint R, Pappert D, Gerlach H, Slama KJ, Weidemann H, Frey DJ, Hoffmann O, Keske U, Falke KJ (1997) High survival rate in 122 ARDS patients managed according to a clinical algorithm including extracorporeal membrane oxygenation. Intensive Care Med 23:819–835
15. Link J, Krause H, Wagner W, Papadopoulos G (1990) Intrahospital transport of critically ill patients. Crit Care Med 18:1427–1429
16. Mackenzie PA, Smith EA, Wallace PG (1997) Transfer of adults between intensive care units in the United Kingdom: postal survey. BMJ 314:1455–6
17. Madler C, Eberl-Lehmann P, Schulte-Steinberg H, Huf R, Schildberg FW, Peter K (1992) Der Intensivtransporthubschrauber. Münch Med Wschr 134:488–493
18. Madler C, Poloczek S (1998) Interhospitaltransfer. In: Madler C, Jauch KW, Werdan K (Hrsg) Das NAW-Buch. 2. Aufl. Urban & Schwarzenberg, München Wien Baltimore, S 65–77
19. Murray GD, Teasdale GM, Braakman R, Cohadon F, Dearden M, Iannotti F, Karimi A, Lapierre F, Maas A, Ohman J, Persson L, Servadei F, Stocchetti N, Trojanowski T, Unterberg A (1999) The European Brain Injury Consortium survey of head injuries. Acta Neurochir (Wien) 141:223–236
20. Rodenberg H (1998) Aeromedical Transport and In-Flight Emergencies. In: Rosen P, Barkin RM (Hrsg) Emergency Medicine: Concepts and Clinical Practice. 4. Aufl. Mosby, St. Louis, S 334–350
21. Rossaint R, Pappert D, Gerlach H, Lewandowski K, Keh D, Falke K (1997) Extracorporeal membrane oxygenation for transport of hypoxaemic patients with severe ARDS. Br J Anaesth 78:241–246
22. Runcie CJ, Reeve WG, Reidy J, Dougall JR (1990) Blood pressure measurement during transport. A comparison of direct and oscillotonometric readings in critically ill patients. Anaesthesia 45:659–665
23. Schmucker P, Baum J, Friesdorf W, Jantzen JP, König F, Naujoks B, Obermayer A, Wendt M (1997) Qualitätssicherung in der Anästhesiologie und Intensivmedizin. Apparative Ausstattung für Aufwachraum, Intensivüberwachung und Intensivtherapie. Gemeinsame Empfehlung der DGAI und des BDA. Anästh Intensivmed 38:470–474
24. Selevan JS, Fields WW, Chen W, Petitti DB, Wolde-Tsadik G (1999) Critical care transport: outcome evaluation after interfacility transfer and hospitalization. Ann Emerg Med 33:33–43
25. Smith I, Fleming S, Cernaianu A (1990) Mishaps during transport from the intensive care unit. Crit Care Med 18:278–281
26. Straumann E, Yoon S, Naegeli B, Frielingsdorf J, Gerber A, Schuiki E, Bertel O (1999) Hospital transfer for primary coronary angioplasty in high risk patients with acute myocardial infarction. Heart 82:415–419
27. Waddell G, Scott PD, Lees NW, Ledingham IM (1975) Effects of ambulance transport in critically ill patients. Br Med J 1(5954):386–9
28. Wallace PG, Ridley SA (1999) ABC of intensive care. Transport of critically ill patients. BMJ 319:368–371

# Akute Schädel-Hirn-Verletzung

## Pathophysiologie, Monitoring und Therapie

**Dem Zentralnervensystem kommt eine Schlüsselstellung für die adäquate Funktion von Organen und Organsystemen im menschlichen Körper zu, insbesonders die Regulation von Atmung, Kreislauf sowie humoraler und immunologischer Systeme. Hirnverletzungen beeinträchtigen daher nicht nur das Zentralnervensystem, sondern den gesamten Organismus. Sie müssen in einer umfassenden Art und Weise behandelt werden, um optimale Bedingung für die Vermeidung von Sekundärläsionen am Gehirn und anderen Organen zu schaffen und die Erholung nicht irreversibel geschädigter Abschnitte des Gehirns zu ermöglichen.**

### Pathophysiologie

#### Primäre Hirnschädigung

Mit wenigen Ausnahmen werden Schädel-Hirn-Verletzungen durch eine weniger als 0,2 s dauernde mechanische Kraft verursacht, die direkt oder indirekt auf den Schädel einwirken kann.

Die ▶ **indirekt einwirkende Kraft** verursacht als sog. ▶ **Akzelerations-/Dezelerationstrauma** eine Translations- und/oder Rotationsbewegung des Gehirns gegenüber Dura bzw. Schädelkallotte. Translationsbewegungen führen zu herdförmigen, meist an der Unterfläche des Frontal- und Temporalhirnes gelegenen Kontusionen. Treten zusätzlich Gefäßrupturen auf, bluten diese Kontusionen ein. Demgegenüber verursacht die Rotationsbewegung wegen der weichen Konsistenz des Gehirns, welches sich in sich selbst verformt, ▶ **diffuse Verletzungen** in Form von Gewebelazerationen. Diese sind von der Oberfläche zum Zentrum des Gehirns abnehmend stark ausgeprägt und können mit akuten Subduralhämatomen einhergehen [1].

Die initiale Krafteinwirkung schädigt primär die Membranen der Axone. Die daraus resultierende Verschiebung von Ionen, insbesondere Kalzium in den Axonen, verursacht eine axonale Depolarisation und damit Überleitungsstörungen innerhalb des neuronalen Netzwerks, die zu einer weitläufigen neuronalen Dysfunktion führen. Diese äußert sich klinisch als ▶ **primäre** (nicht kompressionsbedingte) **Bewusstseinsstörung**, deren Dauer der Schwere der diffusen Hirnverletzung entspricht.

▶ Indirekte Krafteinwirkung
▶ Akzelerations-/Dezelerationstrauma

Translationsbewegungen: herdförmige Kontusionen;
Rotationsbewegungen: Gewebelazerationen.
▶ Diffuses Schädel-Hirn-Tauma

Die initiale Krafteinwirkung schädigt primär die Membranen der Axone.

▶ Primäre Bewusstseinsstörung

---

**Acute head and brain injuries**
Keywords: Primary and secondary brain injury · Secondary insult · ICP · Monitoring · Treatment

PD Dr. R. Stocker · Chirurgische Intensivmedizin, Departement Chirurgie, Universitätsspital, 8091 Zürich, E-mail: reto.stocker@chi.usz.ch

▶ Axonotmesis
▶ Überdehnung der Axone

▶ Direkte Krafteinwirkung

▶ Sekundäre Bewusstseinsstörung

Lädiert werden die Axone vor allem im Bereiche der Ranvier-Knoten. Zerreissen sie (▶ **Axonotmesis**), sind sie irreversibel geschädigt. Häufiger führt die ▶ **Überdehnung der Axone** (axonal strain, shearing) aber zu einer inneren Axon-Schädigung, die in einer sekundären Axon-Degeneration oder aber in der Wiederherstellung wahrscheinlich regelrechter axonaler Strukturen und Funktionen münden kann [2].

Wirkt die mechanische Kraft ▶ **direkt** auf den Schädel ein, verursacht sie Rissquetschwunden, lokale Verformungen und Frakturen sowie Prellungen der Hirnrinde mit Zerreißungen des Hirngewebes und/oder der Blutgefäße, wodurch raumfordernde Hämatome, typischerweise im Epiduralraum, auftreten können. Die Raumforderung führt zur Verlagerung bzw. Herniation prädestinierter Abschnitte des Gehirns und schließlich zu einer Kompression des Hirnstamms. Diese Ereignisse gehen der ▶ **sekundären Bewusstseinsstörung** voraus. Eine längeranhaltende Kompression des Hirnstamms kann eine Hirnstammblutung verursachen.

Angrenzend an die Zone der eigentlichen Krafteinwirkung auf das Gehirn finden sich lokale Gewebezerreißungen, in der weiteren Umgebung traumatisch bedingte (funktionelle) Schädigungen ohne eigentliche Gewebezerstörung (Penumbrazone). In der weiteren, durch Sekundärinsulte gefährdeten Peripherie findet sich eine ischämisch-ödematöse Zone, welche durch entzündliche und zytotoxische Mechanismen beeinflusst wird.

### Sekundäre Hirnschädigung, Sekundärinsulte

Nach der initialen Läsion können zusätzliche Ereignisse auftreten, auf die das verletzte Gehirn besonders empfindlich reagiert. Diese sog. ▶ **Sekundärinsulte** treten Minuten, Stunden oder Tage nach der initialen Schädigung auf und können zu einer zusätzlichen sekundären Schädigung des Zentralnervensystems (sekundäre Hirnschädigung) führen und/oder die Erholung nicht irreversibel geschädigter Hirnregionen verhindern. Nur diese sekundären Hirnschäden können durch die Behandlung bzw. Vermeidung von Sekundärinsulten (Hypotonie, Hypoxie, ICP-Anstieg, epileptischer Anfall) verhindert bzw. beeinflusst werden.

▶ Sekundärinsulte

Nur sekundäre Hirnschäden können durch die Behandlung bzw. Vermeidung von Sekundärinsulten verhindert bzw. beeinflusst werden.

Sekundärinsulte führen zu einer Verschlechterung der Sauerstoffbilanz des Gehirns.
▶ Zerebrale Ischämie

Den meisten Sekundärinsulten ist gemeinsam, dass sie zu einer Verschlechterung der Sauerstoffbilanz des Gehirns führen. Können die aktuellen metabolischen Ansprüche der Neurone eines Abschnitts des Gehirns nicht mehr erfüllt werden, liegt eine (regionale) ▶ **zerebrale Ischämie** vor. Die Ischämie ist die häufigste Ursache für das Auftreten von Sekundärläsionen und damit die wichtigste gemeinsame Endstrecke von Sekundärinsulten. Von den Patienten, die an den Folgen eines SHT verstarben, wiesen bei der Hirnsektion rund 85% ischämische Läsionen auf, die herniationsbedingten nicht eingerechnet [3].

▶ Ischämische Episoden

▶ **Ischämische Episoden** treten häufig frühzeitig auf (Unfallstelle, Transport, erste Stunden nach Klinikeintritt), besonders wenn die initiale Behandlung nicht zeitgerecht durchgeführt wird und/oder das Monitoring ungenügend ist. Aber auch später ist das Risiko des Auftretens ischämischer Episoden erheblich (ICP-Anstiege, kardiovaskuläre Instabilität, unkontrollierte Hyperventilation, epileptische Anfälle). Als häufigste Sekundärinsulte gelten Hypotonie und Hypoxie, Ereignisse, die bereits in den ersten Minuten nach einer Hirnverletzung wegen der gestörten Systemsteuerung regelmäßig zu beobachten sind. Solche Sekundärinsulte beeinträchtigen die Prognose nach akutem SHT entscheidend und sollen deshalb bereits am Unfallort agressiv behandelt werden [4].

Sekundärinsulte beeinträchtigen die Prognose nach akutem SHT entscheidend und sollen bereits am Unfallort agressiv behandelt werden.

Eine ebenfalls sehr häufige Ursache für einen Sekundärinsult ist der gesteigerte intrakranielle Druck (ICP) bzw. ein reduzierter zerebraler Perfusionsdruck (CPP).

### Intrakranieller Druck

▶ ICP

▶ CPP

Der Anstieg des ▶ **ICP** bzw. der Abfall des arteriellen Mitteldrucks, bezogen auf die Referenzstelle der A. carotis interna ($MAP_{ICA}$) mit konsekutivem Abfall des zerebralen Perfusionsdrucks (▶ **CPP**) ($CPP=MAP_{ICA}-ICP$), ist nach einem schweren SHT ein häufiges Ereignis; selbst bei komatösen Patienten, deren Computertomogramm keine ausgeprägten pathologischen Befunde zeigt.

Weil der Hirnschädel nicht dehnbar ist, steigt der ICP exponentiell an, sobald das intrakranielle Volumen um 4–5% zunimmt. Die Volumen-Verhältnisse (V) lassen

sich mittels der Monro-Kellie-Gleichung beschreiben:
$V_{intrakraniell} = V_{Gehirn} + V_{Blut} + V_{Liquor} + V_{Raumforderung} = konstant$.

Intrinsische Kompensationsmechanismen können initial eine Volumenzunahme des Gehirns durch Raumforderungen ausgleichen, beispielsweise über die Verringerung des intrakraniellen Liquorvolumens. Die Verminderung der Kapazität der Volumenkompensation (Compliance), die nach einem SHT rasch auftreten kann, führt dazu, dass selbst kleine Zusatzvolumia zu einem zusehends stärkeren Anstieg des ICP führen. Ein Maß für die Compliance ist der ▶ **Pressure-Volume Index (PVI)**, welcher nach der Formel von Marmarou berechnet werden kann [5]:

$$PVI = \frac{\Delta V}{\log\left\{\frac{P_P}{P_o}\right\}}$$

wobei $\Delta V$=injiziertes/aspiriertes Liquorvolumen bzw. Balloninflationsvolumen, $P_0$=über einen Atemzug gemittelter Druck vor Injektion/Aspiration von Liquor bzw. Balloninflation, $P_P$=über einen Atemzug gemittelter Druck nach Injektion/Aspiration von Liquor bzw. Balloninflation. Die Mittelung der Drücke ist erforderlich, um den Einfluss von respiratorischen Schwankungen des ICP auszugleichen.

Heute stehen für die Bestimmung des PVI automatisierte Systeme zur Verfügung (▶ **Spiegelberg-Sonde®**), welche über die Inflation eines an der Ventrikeldrainagespitze liegenden Ballons die Compliance über den resultierenden ICP-Anstieg ermitteln können. Ein PVI >18 lässt einen erfolgreichen Aufwachversuch erwarten, d. h. ohne bedeutsamen ICP-Anstieg nach Abbruch der Sedation.

Im Normalfall beträgt der ICP weniger als 10 mmHg. Frühe ICP-Anstiege sind zurückzuführen auf raumfordernd wirkende intrakranielle Hämatome, zerebrale Kontusionen, das Auftreten eines interstitiellen vasogenen ▶ **Ödems** (mikrovaskuläre Schädigung, Zusammenbruch der Bluthirnschranke mit Zunahme der Gefäßpermeabilität) und/oder der Volumenzunahme des intrakraniellen Gefäßbettes („vascular engorgement") mit konsekutivem Anstieg des zerebralen Blutvolumens. Im späteren Verlauf ist das vasogene Permeabilitätsödem oft mit einem zytotoxischen intrazellulären Ödem kombiniert. Letzteres tritt als Folge des Zusammenbruchs der Ionenpumpe der Zellmembran auf, hervorgerufen durch eine Ischämie oder eine Überschwemmung der Zelle mit Kalziumionen.

Der unkontrollierbare ICP verursacht neben ischämischen Infarkten, druckbedingten Nekrosen in den Gyri parahippocampales, transtentorieller und transforaminaler Herniation mit konsekutivem Hirnstamminfarkt schließlich das Sistieren der Hirndurchblutung (ICP=$MAP_{ICA}$).

### Biochemische Abläufe

Verschiedene Mediatoren (z. B. Bradikinin, Arachidonsäure, Histamin) können den Zusammenbruch der Bluthirnschranke und damit das Auftreten eines vasogenen und/oder zytotoxischen Ödems einleiten. Freie Radikale treten beispielsweise während Ischämie/Reperfusion auf und können ebenfalls ein zytotoxisches Ödem verursachen.

Die ▶ **exzitatorischen Aminosäuren** Glutamat und Aspartat aktivieren die Glutamatrezeptoren vom N-Metyl-D-Aspartat-Typ (NMDA-Rezeptoren) mit der Folge einer gesteigerten Permeabilität der Kalziumkanäle. Der daraus resultierende Anstieg der intrazellulären Kalziumkonzentration stimuliert die Aktivität von Proteasen, aktiviert Lipasen, dereguliert in lädierten Hirnarealen die Kontrollsysteme, die physiologischerweise die Zellen gegen den zytotoxischen Effekt der exzitatorischen Aminosäuren schützen und leitet so die irreversible Zerstörung der Mitochondrien mit Störung der mitochondrialen oxidativen Phosphorylierung und konsekutiver ATP-Depletion ein.

### Systemische Folgen von Schädel-Hirn-Traumen

Akute Schädel-Hirn-Verletzungen verursachen tiefgreifende Veränderungen im gesamten Organismus, die auf die Erhaltung der adäquaten Substrat- und Sauerstoffversorgung des Gehirns und der Funktion lebenswichtiger Organe ausgerichtet sind.

Beispiele hierfür sind die kardiovaskulären Reaktionen (Blutdruckanstieg, Anstieg des Herzzeitvolumens) und die Autoregulation des zerebralen Gefäßbetts mit dem Zweck, die zerebrale Perfusion aufrechtzuerhalten.

Neurohumorale Reaktionen, direkt ausgelöst durch die Hirnverletzung, Stress, Blutung oder humorale Mediatoren können zu einer Störung der neurohumoralen Achse führen. Bekannt ist die Hypersekretion von Antidiuretin (ADH), bekannt als „Syndrom der Inadäquaten ADH-Sekretion" (SIADH), der Diabetes insipidus und das „Low $T_3$-Syndrom" bei Schädigungen der Hypophyse oder des Hypothalamus. Auch reagiert die Hypophyse auf Schädel-Hirn-Verletzung u. a. mit der Ausschüttung von adrenokortikotropem Hormon (ACTH). In der Folge werden vermehrt Steroide ausgeschieden (katabole Stoffwechsellage).

Die hypothalamische Aktivität verursacht regelmäßig eine starke sympathische Stimulation. Innerhalb von Sekunden nach der Verletzung kann die Noradrenalin- und Adrenalin-Ausschüttung auf das 100- bis 500fache ansteigen. Die Folge sind akute Veränderungen in der Zusammensetzung der Serum-Elektrolyte (u. a. Hypokaliämie), Rhythmusstörungen, z. T. von EKG-Veränderungen begleitete Myokardischämien bis hin zu subendokardialen Nekrosen mit entsprechendem Anstieg der Troponinwerte, Hypertonie und Störungen der Vasoregulation. Zusätzlich kann ein neurogenes Lungenödem auftreten, einerseits durch Umverlagerung des systemischen Blutvolumens in den pulmonalen Kreislauf, andererseits durch direkte Endothel-Schädigungen mit Permeabilitätssteigerung.

> Sofort nach Verletzung kann die Noradrenalin- und Adrenalin-Ausschüttung auf das 100- bis 500fache ansteigen.

Wegen der sehr hohen Konzentration von Thromboplastin im Hirngewebe und der Gewebsplasminogenaktivatoren im Plexus chorioideus und den Meningen kann eine Verletzung des Gehirns zu einer disseminierten intravaskulären Koagulation oder zu einer Fibrin-Verbrauchskoagulopathie führen.

Aktiviert wird auch die Zytokin-Kaskade (beispielsweise IL-1, IL-2), deren Rolle bei der Übermittlung systemischer Folgen des SHT jedoch noch ungeklärt ist.

## Monitoring

Ziel der Neuro-Intensivmedizin ist es, sekundäre Hirnschädigungen zu vermeiden. Anstiege des intrakraniellen Drucks, Hypoxämie, Hypotonie und Hypovolämie sind die wesentlichsten Ursachen sekundärer Hirnschäden. Durch Überwachungsmethoden der zerebralen Hämodynamik können Sekundärischämien frühzeitig erkannt und weitere irreversible Schäden vermieden werden.

### Neuro-Monitoring

Das spezifische Neuro-Monitoring von Verletzten, die nicht klinisch-neurologisch beurteilbar sind, umfasst die Registrierung von Parametern, welche indirekt Rückschlüsse auf den zerebralen Blutfluss (CBF) bzw. das Verhältnis zwischen Substratangebot und -verbrauch erlauben.

### ICP-Monitoring

Nach einem SHT korrelieren weder die klinisch-neurologischen noch die computertomographischen Befunde zuverlässig mit dem aktuellen intrakraniellen Druck. Hinzu kommt, dass Schädel-Hirn-verletzte Patienten häufig sediert, intubiert, relaxiert und beatmet im Schockraum eintreffen, was die neurologische Beurteilung und die klinisch-neurologische Verlaufsbeobachtung unmöglich macht.

> ▶ Indikationen zur ICP-Messung

Die ▶ **Indikationen zur Anlage einer intrakraniellen Druckmessung (ICP)** sind:
- initialer Glasgow Coma Score (GCS) ≤8 bei
  a) initial eindeutig pathologischem Computertomogramm;
  b) initial unauffälligem CT, wenn der Verletzte nicht innert längstens 6 h ab Zeitpunkt des Unfallereignisses das Bewusstsein wiedererlangt;
- GCS >8 bei positivem CT-Befund, sofern der Patient neurologisch nicht reevaluierbar ist;
- Patienten, deren Zustandsverschlechterung den GCS unter 9 absinken läßt und/oder die Aufnahme einer kontrollierten Beatmung notwendig macht.

- Bei Mehrfachverletzten – unabhängig vom GCS – die wegen eines sofortigen langdauernden extrakraniellen Eingriffs oder extrazerebraler Verletzungen einer Langzeitbeatmung bedürfen, vorausgesetzt, das initiale CT ist eindeutig pathologisch.

**Standardmesssonde: Ventrikelkatheter (VK)**

Als Standardmesssonde verwenden wir den Ventrikelkatheter (VK). Dieser erlaubt nicht nur die Registrierung des ICP, sondern – über die Drainage von Liquor – seine direkte Beeinflussung. Dadurch können ICP-senkende Substanzen eingespart, deren Nebenwirkungen umgangen oder vermindert werden. Auch erleichtert der durch die Liquordrainage induzierte hohe Druckgradient zwischen Ventrikelsystem und Gewebe den Abfluss von Ödemflüssigkeit aus dem Hirngewebe ins Ventrikelsystem; entsprechend kann das drainierte Volumen höher sein als die tägliche Liquorproduktion von rund 500 ml. Der Einsatz des VK ermöglicht zusätzlich die Bestimmung der zerebralen Compliance (PVI), eines Parameters, der im Hinblick auf das „Entwöhnen" (Weaning) des kontrolliert beatmeten Verletzten bedeutsam ist.

Wegen des Komplikationsrisikos verwenden wir den VK bei geringen zerebralen Läsionen, Gerinnungsstörungen und sehr engem oder verlagertem Ventrikelsystem nicht zur ICP-Messung. In diesen Situationen implantieren wir eine subdurale oder intraparenchymatöse Druckmesssonde. Die Verwendung von ▶ **Epidural-Sonden** hat zwar die geringste Komplikationsrate, die von ihr gelieferten Messwerte korrelieren aber nicht zuverlässig mit dem Ventrikeldruck, dem „Goldstandard" der ICP-Messung. Bei liegendem VK wird 2-mal pro Woche der Liquor untersucht (Zellzahl, Bakteriologie), um Liquorinfekte frühzeitig zu erkennen und falls nötig zu behandeln (Auswechseln des VK, intrathekale und systemische Antibiose).

▶ **Epidural-Sonden**

Ventrikeldruck = „Goldstandard" der ICP-Messung

### Bulbus venae jugularis-Oximetrie und sequentielle Registrierung der arteriovenösen Differenz der Laktat-Konzentration

▶ **Bulbusoxymetrie**

Die ▶ **Bulbusoxymetrie** basiert auf dem Zusammenhang, dass bei konstanter zerebraler metabolischer Umsatzrate ($CMRO_2$) und konstantem Hämoglobin die kontinuierlich mittels Fiberoptikkatheter im Bulbus V. jugularis gemessene Bulbussättigung ($SvjO_2$) den zerebralen Blutfluss widerspiegelt. Sie erlaubt die kontinuierliche Beurteilung des globalen Verhältnisses zwischen Sauerstoffangebot und Sauerstoffverbrauch. Eine regionale Ischämie dagegen kann wegen der Möglichkeit der gleichzeitigen „Luxusperfusion" anderer Regionen nicht zuverlässig erkannt werden. Daher wird zusätzlich sequentiell die arteriojugularvenöse Laktatdifferenz gemessen. Mit der Definition kritisch ischämischer Grenzwerte für $SvjO_2$ (Ziel: >65%) und arteriojugularvenöse Laktatdifferenz (ajDL; Ziel: <0,2 mmol/L) hat sich die Bulbusoxymetrie in der Traumatologie trotz hoher Artefaktanfälligkeit als einfaches, bettseitig anwendbares Monitoring klinisch etabliert [6].

Die Indikation zum Einsatz der Bulbus jugularis-Oximetrie und der sequentiellen Registrierung der arteriovenösen Differenz der Laktatkonzentration besteht bei allen Verletzten, bei denen der ICP trotz milder Osmotherapie 15 mmHg übersteigt. Gemäß unserer Erfahrung treten Desaturation und Zunahme der (arteriovenösen) Laktatdifferenz bei bis zu 70% der Patienten auf, dies selbst während nur mäßiger Hyperventilation und während der gesamten Periode der kontrollierten Beatmung [7]. Deshalb ist nach einem SHT die blinde bzw. prophylaktische Hyperventilation kontraindiziert.

Nach einem SHT ist die blinde bzw. prophylaktische Hyperventilation kontraindiziert.

### Brain Tissue Monitoring

▶ **Zerebrale Oxygenierung**

Zur Überwachung der ▶ **zerebralen Oxygenierung** wird über eine Bohrlochschraube ein Mikrokatheter im Hirnparenchym platziert. Über diesen Katheter können der Gewebe-$pO_2$ ($PtiO_2$) und neuerdings auch das Gewebe-$CO_2$, der Gewebe-pH und die Hirntemperatur gemessen werden. Das erfasste Gewebevolumen ist klein und die Messung ist somit sehr lokal. Es besteht weitgehend Übereinstimmung darin, die Messung im gesunden Gewebe (i. d. R. rechts frontal) vorzunehmen. Grundsätzlich besteht eine gute Korrelation zwischen Änderungen der Bulbussättigung ($\Delta\, SvjO_2$) und Änderungen des Gewebe-$PO_2$ ($\Delta\, PtiO_2$) in Arealen, in denen keine fokale Pathologie vorliegt. In Hirnarealen mit fokaler Pathologie ist die Korrelation hingegen schlecht [8]. Das PtiO$_2$ zeigt fokale Unterschiede in der regionalen zerebralen Oxygenierung, welche durch ein globales Verfahren wie die SvjO$_2$-Messung übersehen werden. PtiO$_2$-Werte unter 15 mmHg gelten als kritisch, bei Werten unter 10 mmHg ist mit irreversiblen Gewebeschäden zu rechnen. Die Interpretation von Gewebe-CO$_2$ und -pH ist heute bei ungenügender Datenlage noch schwierig.

### Transkranielle Doppler Sonographie (TCD)

Die Bestimmung der Flussgeschwindigkeit in der A. cerebri media (MCA) und im intrakraniellen Abschitt der A. carotis interna (ICA), die Berechnung des Verhältnisses der Flussgeschwindigkeiten zwischen MCA und ICA ($V_{MCA}/V_{ICA}$) zur Korrektur extrakranieller Einflüsse auf die Flussgeschwindigkeiten und des Pulsatilitätsindexes (PI) ermöglichen es, Minder- oder Luxusperfusion sowie Vasospasmen und Gefäßstenosen (poststenotische Störung der Strömung, verminderte Strömungsgeschwindigkeit, träger Anstieg der systolischen Flussgeschwindigkeit, erniedrigter PI) anderer Aetiologie nichtinvasiv zu diagnostizieren und sie in ihrer Entwicklung im weiteren Verlauf zu beurteilen.

$$PI = \frac{\dot{V}_{sys,\,max} - \dot{V}_{enddiast}}{\dot{V}_{mean}}$$

$\dot{V}_{sys,\,max}$ = maximale systolische Flussgeschwindigkeit
$\dot{V}_{enddiast}$ = enddiastolische Flussgeschwindigkeit
$\dot{V}_{mean}$ = mittlere Flussgeschwindigkeit

Bei neueren Geräten werden diese Werte automatisch berechnet. Zusätzlich kann mittels der TCD die CO$_2$-Reagibilität der Gefäße und die Autoregulation durch Registrierung der $V_{MCA}$ als Funktion unterschiedlicher CO$_2$-Partialdrücke oder verschiedener Blutdruckwerte beurteilt werden. Erhaltene CO$_2$-Reagibilität und erhaltene Autoregulation scheinen mit einer günstigen Prognose einherzugehen.

Einschränkend muss jedoch darauf hingewiesen werden, dass mit dem Doppler lediglich Flussgeschwindigkeiten, nicht aber der Fluss selbst gemessen werden und daher die Interpretation nicht immer ganz einfach bzw. die Zuverlässigkeit der Methode stark an die Erfahrung des Untersuchers gebunden ist. Zudem sind die Werte aufgrund der abnehmenden Gefäßelastizität altersabhängig.

### Elektroenzephalograhie (EEG)
### Registrierung somatosensorischer evozierter Potentiale (SEP)

Wir registrieren bei Patienten, die nach einem SHT klinisch-neurologisch nicht beurteilbar sind, wiederholt EEG- und SEP. Das initiale ▶ **24-Kanal-EEG** wird innerhalb der ersten 24 h nach dem Unfallereignis abgeleitet. Beurteilt werden Wellenform, Modulation des Frequenzspektrums (Vigilanz) und Reagibilität auf externe Stimuli. Die Wiederholung des EEGs ist Voraussetzung für die Erfassung epileptischer Potentiale und die Kontrolle der antikonvulsiven Behandlung. Soll wegen therapiefraktärer ICP-Anstiege ein ▶ **Barbituratkoma** induziert werden, ist die kontinuierliche EEG-Ableitung unbedingt erforderlich, um das Verhältnis zwischen Vorteilen

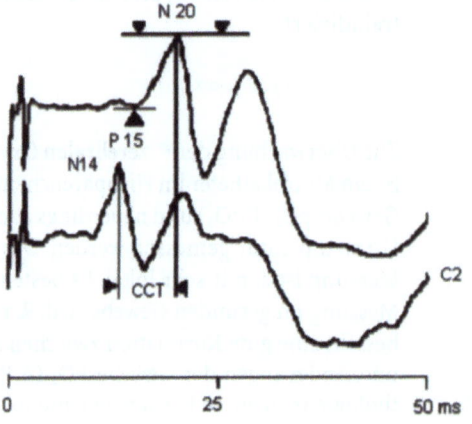

Abb. 1
**Normales SEP (Grad 1 nach Walser) bei Reizung des N. medianus am rechten Hondgelenk: obere Abteilung (über linksseitiger Postzentralregion):**
P15 = Potential Lemniscus medialis/Nucleus ventro-postero-lateralis des Thalamus. N20 = Potential des primären somatosensorischen Kortex; untere Abteilung (über C2):
erster Peak (N14) = Potential der medulären Hinterstrngkerne.
CCT: central conduction time (Intervall zwischen N14 und N20)

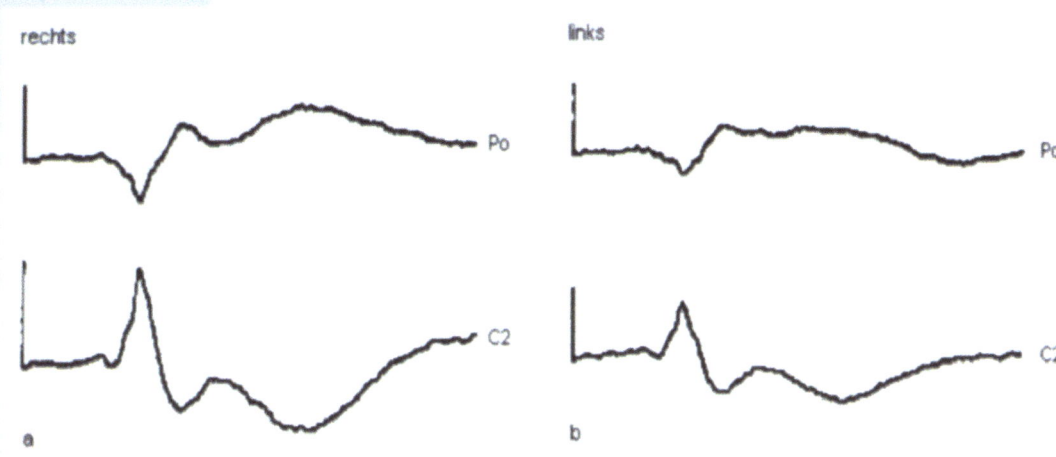

Abb. 2 ▲ **Hochgradig pathologische SEP beidseits.** (Grad 4/4 nach Walser) bei Reizung der Nn. medianii Handgelenke beidseits. Die Potentiale N20 lassen sich in der Abteilung über dem parietalen Kortex (obere Kurve) beidseits nicht nachweisen

(dosisabhängige Neuroprotektion) und Nachteilen (dosisabhängige Beeinträchtigung der kardiovaskulären, metabolischen und immunologischen Funktionen) der Barbituratverabreichung zu optimieren.

Ebenfalls innerhalb der ersten 24 h werden die ▶ SEP abgeleitet und deren Komponenten evaluiert. Während der Stimulation des N. medianus am Handgelenk werden die SEP an verschiedenen Stellen zwischen der Klavikula und dem Skalp abgeleitet. Die SEP jeder Seite werden aufgrund der Veränderung der Potentiale und der zentralen Überleitungszeit graduiert.

In einer retrospektiven Analyse der Verläufe von 108 Patienten, die nach einem SHT in der Intensivstation der Klinik für Unfallchirurgie behandelt worden waren, zeigte sich eine signifikante Korrelation zwischen der Qualität der SEP und
a) dem initialen GCS,
b) der Pupillenfunktion und
c) dem Outcome. Die letzte Korrelation war besonders auffällig, wenn die Komponente N20 beidseits fehlte [9] (Abb. 1, 2).

Die Kombination der beiden elektrophysiologischen Untersuchungen ermöglicht eine prognostische Aussage bezüglich des Outcome.

### Computertomographie (CT)

Innerhalb der ersten Stunden nach einem SHT zeigt das ▶ CT häufig noch nicht das volle Ausmaß der Verletzung. Hinzu kommt, dass Sekundärinsulte im Verlauf häufig sind und die resultierenden Läsionen zum Zeitpunkt des initialen CT noch nicht vorliegen. So mussten wir in unserem Patientengut bei 45% von 129 Patienten im Verlauf eine Verschlechterung der CT-Befunde feststellen, unabhängig vom initialen GCS und unabhängig davon, ob initial umschriebene bzw. diffuse zerebrale Läsionen vorlagen. Die am häufigsten beobachtete Veränderung war die Einblutung in einen Kontusionsherd, aber auch Einblutungen in primär unauffällige Regionen. In der überwiegenden Mehrzahl stellten sich die zusätzlichen pathologischen Veränderungen innerhalb der ersten 2 Wochen nach dem Trauma ein [10].

Wir wiederholen daher auch nach nur mäßig schwerem SHT routinemäßig, d. h. innerhalb der ersten 24 h nach Trauma, nach 2–3 Tagen und vor dem Aufwachversuch das CT im posttraumatischen Verlauf, selbstverständlich auch bei jeder Verschlechterung (u. a. bei unklarem ICP-Anstieg).

## Therapie nach akutem Schädel-Hirn-Trauma (SHT)

> ICP und CPP sind therapiebestimmende klinische Parameter.

ICP und CPP sind therapiebestimmende klinische Parameter, die bei der Behandlung von Patienten mit SHT, intrakraniellen Tumoren, spontanen Hirnblutungen, zerebralen Gefäßverschlüssen, Meningitis oder Enzephalitis zu überwachen sind. Ziel ist es, einen erhöhten ICP (pathologisch >15 mmHg) zu senken und einen CPP von mindestens 70 mmHG zu erreichen. Grundsätzlich stehen heute mehrere Möglichkeiten zur Verfügung, den intrakraniellen Druck direkt oder aber dessen Auswirkungen auf die zerebrale Perfusion zu beeinflussen.

### Liquordrainage

Das intrakranielle Liquorvolumen lässt sich mittels Liquordrainage reduzieren. Die Menge des drainierten Liquors kann die tägliche Produktion von rund 500 ml als Folge des Einströmens von Gewebeflüssigkeit aus dem interstitiellen Raum in das Ventrikelsystem durchaus übersteigen. Bei mäßigem Hirnödem ist die Liquordrainage oft ausreichend, um den ICP kontrollieren zu können.

### Hyperventilation

Solange die zerebrale Autoregulation und die $CO_2$-Reagibilität erhalten sind, führt eine Verminderung des $PaCO_2$ um 2–4 mmHg über die Konstriktion zerebraler Gefäße zu einer Reduktion des intrakraniellen Drucks um 1 mmHg. Nach unserer Erfahrung und in Übereinstimmung mit mehreren neueren Publikationen kann die unkontrollierte und lang anhaltende Hyperventilation gefährlich sein, weil die Hypokapnie über die Vasokonstriktion eine Ischämie induzieren kann [11, 12, 13]. Dieses Risiko besteht bereits unmittelbar nach dem Trauma, da der zerebrale Blutfluss parallel zur Tiefe der Bewusstlosigkeit bereits eingeschränkt ist und eine weitere, hypokapnieinduzierte Reduktion das Ischämierisiko verstärkt. Die Hyperventilation muss daher mittels Bulbusoximetrie und Gewebemonitoring optimalerweise aus den oben beschriebenen Gründen parallel überwacht werden [14]. Die unkontrollierte, blinde Hyperventilation ist mit Ausnahme einer bereits präklinisch auftretenden Pupillensymptomatik abzulehnen.

> Hyperventilation kann eine Ischämie induzieren.

### Milde Hypothermie

Neuere experimentelle Studien und klinische Daten haben gezeigt, dass die Induktion einer milden bis moderaten Hypothermie (33–34°C) die Letalität reduziert und die neurologische Prognose verbessern kann [15, 16]. Im Tiermodell konnte eine effektive Unterdrückung eines posttraumatischen Glutamatanstiegs durch milde (33°C, nicht aber ausgeprägte 29°C) Hypothermie gezeigt werden. Sie erwies sich als wirkungsvoll zur Behandlung einer kompressionsbedingten zerebralen Ischämie. Beim Menschen zeigten sich in allen Studien Hinweise auf Outcome-Verbesserung mit gewissen Nebenwirkungen wie gehäufte Infekte, Sepsis, die kausal mit einer hypothermieinduzierten Immunsupression in Zusammenhang stehen könnten [17].

> Milde bis moderate Hypothermie kann die Letalität reduzieren und die neurologische Prognose verbessern.

Die milde Hypothermie kann den ICP, den CBF und die Rate des zerebralen Sauerstoffumsatzes ($CMRO_2$) erheblich reduzieren und gleichzeitig den CPP steigern.

Eine große Multizenterstudie (noch nicht publiziert) ergab jedoch keine ermutigenden Resultate, weshalb eine generelle, prophylaktische Anwendung heute nicht empfohlen werden kann. Deshalb halten wir stabile Patienten im Bereiche normaler Körpertemperaturen und kombinieren die milde Hypothermie mit dem Einsatz von Barbituraten bei den Übrigen.

### Management des zerebralen Perfusionsdrucks

Durch Steigerung des CPP kann eine zerebrale Vasokonstriktion ausgelöst werden. Hierdurch wird bei intakter Autoregulation das zerebrale Blutvolumen und der ICP reduziert. Im Weiteren garantiert der CPP einen Perfusionserhalt auch bei erhöhten intrakraniellen Druckwerten. Ein an CPP-Werten ≥70 mmHg orientiertes Management geht höchstwahrscheinlich mit einer verbesserten neurologischen Prognose

> Ein kritischer Abfall des CPP unter 70 mmHg während der gesamten Intensivtherapie ist unbedingt zu vermeiden.

| Tabelle 1 |  |
|---|---|
| **Kraniektomie: Vor- und Nachteile** | |
| Günstige Effekte der Kraniektomie | Risiken der Kraniektomie |
| ↓ ICP | ↗ Ödem |
| ↗ $CBF_{reg}$ | ↗ Shift |
| ↗ Mikrozirkulation | Randzonennekrosen |
| ↓ Herniations-Kompressionsrisiko | |

ICP = intrakranieller Druck, $CBF_{reg}$ = regionaler zerebraler Blutfluss

einher [18, 19]. Deshalb ist ein kritischer Abfall des CPP unter 70 mmHg während der gesamten Intensivtherapie unbedingt zu vermeiden.

### Dekompressive Kraniektomie

Resultate bezüglich der Anwendung einer dekompressiven Kraniektomie wurden über die Jahre sehr kontrovers beurteilt. In jüngerer Zeit gibt es Hinweise auf günstige Effekte, sofern die Indikation (traumatisches, anders nicht beherrschbares Hirnödem) gegeben ist (Tabelle 1) [20]. Zur Minimierung der Risiken wird deshalb heute die Dura nicht mehr entfernt, sondern durch einen Durapatch erweitert (▶ **Duraenlargement**) oder durch ein Durascratching dehnbarer gemacht. Zum heutigen Zeitpunkt stellt die Kraniektomie eine Therapieoption bei anderweitig nicht beherrschbarem Hirnödem dar [20].

### Medikamentöse Beeinflussung des intrakraniellen Drucks und der zerebralen Perfusion

#### Osmotherapie

Der Einsatz von ▶ **Mannitol** zur Kontrolle der intrakraniellen Hypertension ist weit verbreitet und gehört vielerorts zum Standartprotokoll. Untersuchungen von Patienten mit SHT haben gezeigt, dass die Osmotherapie mit Mannitol kurzfristig den Hämatokrit und die Plasmaviskosität reduziert. Hierdurch werden die Durchblutung und das Sauerstoffangebot in ischämischen Arealen verbessert und über eine reflektorische Vasokonstriktion das zerebrale Blutvolumen und damit der ICP reduziert. Zusätzlich induziert der osmotische Effekt von Mannitol eine zelluläre und interstitielle Dehydratation, wodurch der Wassergehalt des Hirns vermindert und ebenfalls der ICP reduziert wird. Außerdem scheint Mannitol als Radikalfänger zu wirken. Trotz günstigem Einfluss auf intrakraniellen bzw. zerebralen Perfusionsdruck konnten allerdings keine positiven Auswirkungen der Mannitolapplikation auf $SjvO_2$ und $ptiO_2$ nachgewiesen werden [21].

Nachteile sind die Induktion der osmotischen Diurese mit der Möglichkeit der Hypovolämie, die Störung der Elektrolytbalance und bei längerer Anwendung die Steigerung der Blutviskosität. Rasche Infusion kann ebenso wie die Verabreichung von großen Dosen zu einem „Rebound" und damit zu einem verzögerten ICP-Anstieg führen [22].

In der Literatur wird die Verabreichung von 0,25–1 g/kg KG Mannitol als Bolusinfusion über 30 min empfohlen [23, 24]. Aufgrund der Induktion einer osmotischen Diurese mit den entsprechenden Folgen und wegen der nicht absolut gesicherten Effekte verabreichen wir i. d. R. pro Bolus nur 0,1 g/kg KG und verzichten auf die (weitere) Verabreichung von Mannitol, sobald die Serumosmolarität 320 mosmol/l übersteigt bzw. kein Effekt auf den ICP (mehr) nachweisbar ist. In jedem Fall halten wir die Infusionsrate tief (beispielsweise 25 ml Mannitol 20% innerhalb von 30 min).

#### Barbiturate

Zwar ist der ICP-senkende Effekt der Barbiturate allgemein anerkannt, der Effekt des Barbiturateinsatzes auf den Outcome wird aber unterschiedlich beurteilt. Barbiturate vermindern über Aktivierung von Chloridkanälen über eine Potenzierung der GABA-Effekte die synaptische Überleitung und damit die Rate des zerebralen Sauerstoffumsatzes (CMRO$_2$) dosisabhängig und führen zu einem Anstieg der intrazellulären Energiereserven. Das Barbiturat-induzierte isolektrische EEG führt zu einer rund 50%igen Reduktion der CMRO$_2$ und vermindert konsekutiv über eine Widerstandssteigerung im zerebrovaskulären Gefäßbett das zerebrale Blutvolumen (CBV) und damit den intrakraniellen Druck (ICP). In einer eigenen Untersuchung konnten wir nachweisen, dass Barbiturate nebst einer ICP-Senkung auch Glutamat-, Hypoxanthin- und Laktatkonzentrationen im Liquor reduzieren können, allerdings nicht bei allen Patienten [25].

Hochdosierte Barbiturate beeinträchtigen die kardiovaskulären, die gastrointestinalen und die immunologischen Funktionen, führen bei Langzeitanwendung zur Knochenmarkdepression und sind potente Leberenzyminduktoren. Als Komplikationen treten daher nach längerdauernder Anwendung vermehrt z. T. lebensbedrohliche Infekte auf [26].

Cave: negative Kreislaufeffekte!

Wegen ihres negativen Effektes auf den Kreislauf sollten sie nur bei stabilen Patienten eingesetzt werden, die mittels Pulmonaliskatheter monitorisiert sind und auf die konventionelle Beeinflussung des gesteigerten intrakraniellen Drucks (Liquordrainage, Bulbus jugularis kontrollierte Hyperventilation, Osmotherapie) nicht reagiert haben. Dabei wird, um das Verhältnis zwischen Nutzen und Nebenwirkungen optimal zu halten, die Barbituratverabreichung über die kontinuierliche Registrierung des EEG gesteuert. Ziel ist es, ein „Burst-Supression-Muster" als Ausdruck einer submaximalen Suppression der neuronalen Transmission zu erreichen.

### Kortikosteroide

Die Inaktivierung der Na(+)-K(+)/Mg(+2) ATPase ist eng korreliert mit Lipidperoxidation und Alterationen in ultrastrukturellen Bereichen in der Frühphase nach SHT. Methylprednisolon zeigt einen Effekt auf die Aktivierung der Na(+)-K(+)/Mg(+2) ATPase mit einer Reduktion der Lipidperoxidation. In der Metaanalyse der Cochrane Database konnten jedoch bis heute weder moderat günstige (Senkung der Mortalität) noch moderat ungünstige Effekte („severe disability", Infekte, Gastrointestinalblutungen) durch Steroide ausgeschlossen werden [27]. Diese Beobachtungen rechtfertigen die generelle Anwendung von Steroiden beim akuten SHT heute nicht.

### Kalziumantagonisten

Das SHT induziert eine Überladung des Zytosols mit Kalzium und eine exzessive Kalziumabsorbtion der Mitochondrienmembran mit mitochondrialer Beeinträchtigung der oxidativen Phosphorylierung. Kalziumantagonisten haben hier einen zytoprotektiven Effekt, aber eine nur fragliche Wirkung auf oxyhämoglobinbedingten, arteriellen Vasospasmus [28]. Als Nebenwirkungen sind zu nennen:
- Interferenz mit zerebraler Autoregulation (Plateau, in höheren Dosen Verlust),
- Störung der Blut-Hirn-Schranke (BBB) schon bei tieferen arteriellen Drücken,
- Verstärkung des vasogenen Hirnödems (v. a. nach Störung der Blut-Hirn-Schranke),
- kardiovaskuläre Instabilität.

Bisher publizierte Studienresultate sind widersprüchlich (von „kein Unterschied" bis „möglicherweise substantielle Outcome-Verbesserung bei traumatischer SAB"), weshalb eine generelle, prophylaktische Anwendung beim akuten SHT, insbesondere auch angesichts der potentiellen Nebenwirkungen heute nicht empfohlen werden kann [29].

### Sonstiges

▶ Hypertone NaCl-Lösung

Eine ▶ **hypertone NaCl-Lösung** (7,5%) reduziert ebenfalls den ICP. Da hierzu bisher keine kontrollierten klinischen Studien existieren, repräsentiert die Infusion von hypertoner NaCl-Lösung derzeit keinen Standard, sondern lediglich eine Option in der frühen Behandlung des erhöhten ICP.

## Behandlungsprotokoll „Akute Schädel-Hirnverletzungen"

### Behandlungsziele

Ein Protokoll zur Behandlung von Patienten mit akuten Schädel-Hirn-Verletzungen hat die folgenden Punkte zu berücksichtigen:
- sofortige Stabilisierung und Aufrechterhaltung der Vitalfunktionen;
- frühe diagnostische Abklärung und zeitgerechte neurochirurgische Versorgung (Evakuation intrakranieller Raumforderungen, Implantation von Druckmesssonden);
- tiefe Sedation und Analgesie um Stress, Atmen gegen den Respirator und Kreislaufinstabilität zu vermeiden;
- Erreichen und Erhalten der bestmöglichen Bedingungen (Perfusion, Sauerstoffangebot/-verbrauch, Elektrolytbalance, Metabolismus) für die Erholung lädierter Hirnabschnitte und Vermeidung von Sekundärläsionen;
- frühe enterale Ernährung zur Vermeidung von Stressulzera, Aufrechterhaltung der Darmfunktion und Pneumonieprophylaxe; Vermeiden von Hyperglykämie (Gefahr der ZNS-Azidose).

### Schema der Behandlungsstufen

- Frühe Intubation, wenn möglich bereits an der Unfallstelle. Die Beatmung sollte folgende Ziele haben:
  a) $paO_2$ mindestens 13 kPa (=100 mm Hg),
  b) Normokapnie,
  c) keine prophylaktische Hyperventilation (Indikationen für therapeutische Hyperventilation s. u.).
- Aggressive Kreislaufstabilisation mit Volumen-/Flüssigkeitsersatz und nötigenfalls Katecholaminen/Vasopressoren mit den Zielen:
  a) mittlerer arterieller Druck (MAP) ≥80 mmHg bzw. Aufrechthalten eines CPP von ≥70 mm Hg;
  b) Normo- bis leichte Hypervolämie;
  c) HKT ≥30% (arbiträr; optimales Verhältnis zwischen Sauerstofftransport und Viskosität);
  d) keine Antihypertensiva bis zu einem Mitteldruck von 130 mmHg (Bandbreite der Autoregulation), sofern der Patient adäquat sediert ist („Bedarfs-Hypertonie"). Suffiziente Analgesie, Sedation, Relaxation;
- Normothermie, Verhindern einer Hyperthermie und/oder einer Hyperglykämie;
- keine routinemäßige Hochlagerung des Kopfes (verschlechtert aus hydrostatischen Gründen den CBF);
- chirurgische Intervention, wenn durch Raumforderung eine Verschiebung der Mittellinie um mindestens 5 mm verursacht wird;
- kontinuierliche ICP-Registrierung (wenn möglich VK, sonst Subdural- oder Intraparenchymalsonde).

### ICP-Anstieg (Schwelle >15 mm Hg >5 min)

Wenn die Ursache des ICP-Anstiegs nicht offensichtlich ist: CT-Kontrolle (Ausschluss einer evakuationsbedürftigen Raumforderung), und/oder gleichzeitig, wenn Indikation für CT-Kontrolle nicht gegeben ist:
- Vertiefen der Analgesie, Sedation und Relaxation;
- Liquordrainage, sofern möglich;
- Implantation eines fiberoptischen Bulbus jugularis-Katheters und einer $ptiO_2$-Messsonde;
- Hyperventilation solange
  a) $SvjO_2$ >65%;
  b) ajDL <0,2 mmol/l;
  c) $ptiO_2$ >20 mmHg, $pH_{Br}$ >7,0;
  d) ICP durch Senken des $PaCO_2$ möglich ist.
- Osmotherapie: Mannitol i.v. 25–50–100 ml (langsam, Risiko des „Rebound") solange Serumosmolarität <320 mosmol/l;

- milde Hypothermie (um 34°C);
- Barbituratkoma (Thiopental) unter kontinuierlicher EEG-Registrierung.

**Dosis.** Beginn mit 10 mg/kg/min unter kardiovaskulärem Monitoring bzw. Unterstützung entsprechend den Resultaten des Pulmonaliskatheter-Monitorings. Dosisanpassung entsprechend EEG-Befunden.

**Ziele.** Burst-Suppressions-Muster, 2–4/min im kontinuierlich abgeleiteten EEG, Anheben des MAP, um einen CPP >70 mm Hg zu erreichen.

### „Aufwachversuch"

Der erste Aufwachversuch umfasst den Abbruch der Sedation und der Relaxation und wird durchgeführt, wenn:
- während der vergangenen 24 h unter Normothermie und Normoventlation kein Anstieg des unbeeinflussten ICP über 15 mmHg registriert wurde,
- der PVI >18 ist,
- das Volumen des drainierten Liquor (CSF=Cerebral Spine Fluid) weniger als 50 ml beträgt,
- die CT keine Hinweise auf zu erwartende Komplikationen zeigt, und
- $SvjO_2$, avDL im Normbereich und $ptiO_2$ >25 mmHg sind.

Der Aufwachversuch wird abgebrochen und die bisherige Behandlung wieder aufgenommen, sobald der ICP für länger als 5 min über 15 mmHg ansteigt oder einer der Oxygenierungsparameter pathologisch wird.

### Abbruch des ICP-Monitoring

Das ICP-Monitoring wird abgebrochen, sobald der Verletzte klinisch beurteilt werden kann und voraussichtlich keine größeren therapeutischen Interventionen in den kommenden 24 h durchgeführt werden müssen. Die ICP-Messsonden werden nur bei Zeichen eines Liquorinfektes ausgewechselt.

## Fazit

**Obwohl bei der Behandlung des akuten Schädel-Hirn-Traumas aufgrund der großen Heterogenizität von Patienten und Verletzungsmuster und der schlechten Übertragbarkeit von Resultaten aus dem Tiermodell wenig wirklich „Evidence based" ist, lassen sich mit den heute zur Verfügung stehenden Monitoring- und Therapiemodalitäten deutliche Outcomeverbesserungen erzielen.**
   **Dabei stellt die hirnorientierte (nicht aber hirnzentrierte) Basisbehandlung wahrscheinlich den wesentlichsten Faktor dar.**
**Aus der Forschung sind heute folgende Punkte hinreichend belegt:**
a) **vermeide Hypotension/Hypoxie,**
b) **$CPP_{ICA}$ >70 mmHg (erfordert ICP-Messung),**
c) **keine blinde Hyperventilation,**
d) **Behandlung des Gesamtorganismus,**
e) **klares, reproduzierbares Behandlungsprotokoll.**

## Fragen zur Erfolgskontrolle

1. Wie werden Hirnschädigungen grundsätzlich eingeteilt?

   - In fokale und diffuse primäre Hirnschädigung
   - In primäre und sekundäre Hirnschädigung

2. Auf welcher Basis entstehen sekundäre Hirnschädigungen? Können diese vermieden werden?

   - Hauptsächlich auf der Basis von Ischämien
   - Ja, wenn Hypotension, Hypoxie, Hyperthermie, Hyperglykämie und unkontrollierte Hyperventilation vermieden werden

3. Welches ist die wichtigste Einzeldeterminante für das Entstehen sekundärer zerebraler Schäden?

   Die Hypotension.

4. Wie ist der zerebrale Perfusionsdruck definiert? Wie hoch sollte der CPP mindestens sein?

   CPP = $MAP_{ICA}$ – ICP; der CPP sollte mindestens 70 mmHg sein.

5. Welche Ziele verfolgt die Neuro-Intensivmedizin?

   Ziel der Neuro-Intensivmedizin ist es, sekundäre Hirnschädigungen zu vermeiden. Anstiege des intrakraniellen Druckes, Hypoxämie, Hypotonie und Hypovolämie sind die wesentlichsten Ursachen sekundärer Hirnschäden.

6. Nennen Sie die wichtigsten Indikationen für die ICP-Messung.

   - Initialer Glascow Coma Score (GCS) ≤ 8 bei
     a) initial eindeutig pathologischem Computertomogramm;
     b) initial unauffälligem CT, wenn der Verletzte nicht innert längstens 6 Stunden ab Zeitpunkt des Unfallereignisses das Bewusstsein wiedererlangt
   - GCS >8 bei positivem CT-Befund, sofern der Patient neurologisch nicht reevaluierbar ist;
   - Patienten, deren Zustandsverschlechterung den GCS unter 9 absinken läßt und/oder die Aufnahme einer kontrollierten Beatmung notwendig macht.

7. Welche Möglichkeiten gibt es, den intrakraniellen Druck bzw. den zerebralen Perfusionsdruck zu beeinflussen?

   - Sedation
   - Liquordrainage
   - Osmotherapie
   - Hyperventilation
   - Hypothermie
   - Barbiturate

8. Warum ist die blinde, unkontrollierte Hyperventilation gefährlich?

   Weil in mehr als 50% der Patienten im Verlauf der Hyperventilation zerebrale Ischämien auftreten

## Literatur

1. Demann D, Leisman G (1990) Biomechanics of head injury. Int J Neurosci 54: 101–17
2. Povlishock JT, Christman CW (1995) The pathobiology of traumatically induced axonal injury in animals and humans: a review of current thoughts. J Neurotrauma 12: 555–64
3. Graham DI, Ford I, Adams JH, Doyle D, Teasdale GM, Lawrence, et al., (1989) Ischaemic brain damage is still common in fatal non-missile head injury. J Neurol Neurosurg Psychiatry 52: 346–50
4. Chesnut RM, Marshall LF, Klauber MR, Blunt BA, Baldwin N, Eisenberg HM et al., (1993) The role of secondary brain injury in determining outcome from severe head injury. J Trauma 34: 216–22
5. Maset AL, Marmarou A, Ward JD, Choi S, Lutz HA, Brooks D, Moulton RJ, DeSalles A, Muizelaar JP, Turner H, et al. (1989) Pressure-volume index in head injury. J Neurosurg 67 832–40
6. Schneider GH, von-Helden A, Lanksch WR, Unterberg A (1995) Continuous monitoring of jugular bulb oxygen saturation in comatose patients-therapeutic implications. Acta Neurochir Wien 134: 71–5
7. Fandino J, Stocker R, Prokop S, Imhof HG (2000) Cerebral oxygenation and systemic trauma-related factors determining neurological outcome after brain injury. J Clin Neurosci 7: 226–33
8. McLaughlin MR, Marion DW (1996) Cerebral blood flow and vasoresponsivity within and around cerebral contusions. J Neurosurg 85: 871–6

9. Imhof HG, Gutling E, Ruttner B, Dolder E, Zollinger A, Walser H (1993) Prognostische Bedeutung der früh abgeleiteten somatosensorischen evozierten Potentiale bei neurologisch nicht beurteilbaren Patienten nach Schädel-Hirn-Traumen. Akt Traumatol 23: 7–13
10. Imhof HG, Wacker J, Kach K, Platz A, Trentz O (1993) Computerized tomography follow-up in the acute phase after craniocerebral trauma. Helv Chir Acta 60: 195–200
11. Stringer WA, Hasso AN, Thompson JR, Hinshaw DB, Jordan KG (1993) Hyperventilation-induced cerebral ischemia in patients with acute brain lesions: demonstration by xenon-enhanced CT. Am J Neuroradiol 14: 475–84
12. Yundt KD, Diringer MN (1997) The use of hyperventilation and its impact on cerebral ischemia in the treatment of traumatic brain injury. Crit Care Clin 13: 163–84
13. Muizelaar JP, Marmarou A, Ward JD, Kontos HA, Choi SC, Becker DP, Gruemer H, Young HF (1991) Adverse effects of prolonged hyperventilation in patients with severe head injury: a randomized clinical trial. J Neurosurg 75: 731–739
14. Dings J, Meixensberger J, Amschler J, Roosen K (1996) Continuous monitoring of brain tissue $PO_2$: a new tool to minimize the risk of ischemia caused by hyperventilation therapy. Zentralbl Neurochir 57: 177–83
15. Clifton GL, Allen-S, Barrodale P, Plenger P, Berry J, Koch S, Fletcher J, Hayes RL, Choi SC (1993) A phase II study of moderate hypothermia in severe brain injury. J Neurotrauma 10: 263–71
16. Marion DW, Obrist WD, Carlier PM, Penrod LE, Darby JM (1993) The use of moderate therapeutic hypothermia for patients with severe head injuries: a preliminary report. J Neurosurg 79: 354–62
17. Shiozaki T, Sugimoto H, Taneda M, Yoshida H, Iwai A, Yoshioka T, Sugimoto T (1993) Effect of mild hypothermia on uncontrollable intracranial hypertension after severe head injury. J Neurosurg 79: 363–8
18. Rosner MJ, Rosner SD, Johnson AH (1995) Cerebral perfusion pressure: management protocol and clinical results. J Neurosurg 83: 949–62
19. Dearden NM (1998) Mechanisms and prevention of secondary brain damage during intensive care. Clin Neuropathol 17: 221–8
20. Guerra WK, Gaab MR, Dietz H, Mueller JU, Piek J, Fritsch MJ (1999) Surgical decompression for traumatic brain swelling: indications and results. J Neurosurg 90: 187–96
21. Unterberg AW, Kiening KL, Hartl R, Bardt T, Sarrafzadeh AS, Lanksch WR (1997) Multimodal monitoring in patients with head injury: evaluation of the effects of treatment on cerebral oxygenation. J Trauma 42 (5 Suppl): 32–7
22. Brain Trauma Foundation (1996) The use of mannitol in severe head injury. J Neurotrauma 13: 705–9
23. Bullock R (1996) Brain Trauma Foundation. The use of mannitol in severe head injury. J Neurotrauma 13: 705–9
24. Chestnut RM (1995) Mannitol and other diuretics in severe neurotrauma. New Horiz 3: 448–52
25. Stover JF, Pleines UE, Morganti-Kossmann MC, Stocker R, Kossmann T (1999) Thiopental attenuates energetic impairment but fails to normalize cerebrospinal fluid glutamate in brain-injured patients. Crit Care Med 27: 1351–7
26. Stover JF, Stocker R (1998) Barbiturate coma may promote reversible bone marrow suppression in patients with severe isolated traumatic brain injury. Eur J Clin Pharmacol 54: 529–34
27. Alderson P, Roberts I (1999) Corticosteroids for acute traumatic brain injury (Cochrane Review). The Cochrane Library, issue 2, Oxford, Update Software
28. Mayberg MR (1998) Cerebral vasospasm. Neurosurg Clin N Am 9: 615–27
29. Murray-GD, Teasdale-GM, Schmitz-H (1996) Nimodipine in traumatic subarachnoidal hemorrhage: a re-analysis of the HIT I and HIT II trials. Acta Neurochir Wien 138: 1163–67

H.C. Diener, H. Kaube, V. Limmroth · Klinik und Poliklinik für Neurologie, Universität Essen

# Migräne

## Klinik, Diagnostik, medikamentöse Therapie

**Die Inzidenz der Migräne beträgt 6-8% für Männer und 12-14% der Frauen. Die Attacken gehen mit pulsierenden pochenden halbseitigen Kopfschmerzen und vegetativen Begleiterscheinungen einher. Bei ca. 15% der Patienten kommt es vor den Kopfschmerzen zu einer Aura, meist mit visuellen Symptomen. Für eine seltene Variante der Migräne, die familiär hemiplegische Migräne, konnten Gendefekte auf den Chromosomen 19 und 1 identifiziert werden. Leichte und mittelschwere Migräneattacken werden mit der Kombination eines prokinetischen Antiemetikums wie Metoclopramid oder Domperidon und einem ausreichend dosierten Analgetikum behandelt. Mittelschwere und schwere Migräneattacken werden mit der Kombination eines Antiemetikums und Ergotamintartrat therapiert. Ist diese Therapieoption nicht wirksam oder verursacht sie nicht tolerable Nebenwirkungen, kommen die modernen 5-HT1B/D-Rezeptoragonisten („Triptane") zum Einsatz. Patienten mit häufigen oder schweren Migräneattacken benötigen eine medikamentöse und nicht-medikamentöse Prophylaxe. Medikamente der 1. Wahl sind die Beta-Rezeptorenblocker Metoprolol, Propranolol und der Kalziumantagonist Flunarizin. Substanzen der zweiten Wahl sind Valproinsäure, nicht-steroidale Antirheumatika oder Acetylsalicyclsäure.**

### Epidemiologie

Migräne ist eine der häufigsten Kopfschmerzformen. Etwa 6-8% aller Männer und 12-14% aller Frauen leiden unter einer Migräne [20]. Vor der Pubertät beträgt die Häufigkeit der Migräne 4-5%. Jungen und Mädchen sind gleich häufig betroffen. Die höchste Inzidenz der Migräneattacken tritt zwischen dem 35. und 45. Lebensjahr auf. In dieser Lebensphase sind Frauen dreimal häufiger betroffen als Männer. Migräneattacken sind bei Frauen auch meist länger und intensiver. Dies erklärt auch, warum Frauen in klinischen Studien zur Therapie der Migräne deutlich überrepräsentiert sind. Die Migränehäufigkeit ist bei fast allen bisher untersuchten Völkern der Erde gleich. Lediglich in China scheint die Migräneprävalenz etwas geringer zu sein.

*Migräne ist nach dem episodischen Spannungskopfschmerz die häufigste Kopfschmerzform.*

---

Migraine – Symptoms, diagnosis, drug therapy
*Key words:* Migraine · Pathophysiology · Genetics · Therapy of the acute migraine attack · Triptans · Migraine prophylaxis

**Prof. Dr. H. C. Diener** · Direktor der Klinik und Poliklinik für Neurologie, Universität Essen, Hufelandstr. 55, D-45122 Essen. E-mail: h.diener@uni-essen.de

▶ Attacken

Die Halswirbelsäule hat nichts mit Migräne zu tun.

▶ Migräneaura

▶ Menstruelle Migräne

Menstruelle Migräne tritt vorwiegend vor, während und nach der Periode auf.

▶ Erbkrankheit

Die Migräne ist genetisch determiniert.

Die Tatsache, daß bei der Migräne die Genetik eine wichtige Rolle spielt, erklärt, warum die Krankheit selbst nicht heilbar ist.

## Klinik

Bei der Migräne kommt es attackenweise zu heftigen, meist einseitigen pulsierend-pochenden Kopfschmerzen, die bei körperlicher Betätigung an Intensität zunehmen. Bei einem Drittel der Patienten bestehen holokranielle Kopfschmerzen. Die einzelnen ▶ Attacken sind begleitet von Appetitlosigkeit (fast immer), Übelkeit (80%), Erbrechen (40-50%), Lichtscheu und Lärmempfindlichkeit und Überempfindlichkeit gegenüber bestimmten Gerüchen. Wenn die Kopfschmerzen einseitig sind, können sie innerhalb einer Attacke oder von Attacke zu Attacke die Seite wechseln. Die Kopfschmerzen beginnen häufig im Nacken, und es wird deswegen fälschlicherweise angenommen, daß die Halswirbelsäule einen kausalen Bezug zur Migräne hat. Die Kopfschmerzen breiten sich dann über die Kopf- und Schläfenregion bis in das Gesicht aus. Die Dauer der Attacken beträgt zwischen 4 und 72 Stunden [9]. Bei Kindern können Migräneattacken auch fast ausschließlich mit heftiger Übelkeit, Erbrechen und Schwindel einhergehen [16].

Bei etwa 10-15% der Patienten geht der eigentlichen Kopfschmerzphase eine Periode mit neurologischen Reiz- und Ausfallserscheinungen voraus, die als ▶ Migräneaura bezeichnet wird. Früher wurde diese Migräneform als Migraine accompagnée oder klassische Migräne bezeichnet. Die meisten Patienten leiden unter Reiz- und Ausfallssymptomen des visuellen Cortex mit unsystematischen Sehstörungen, der Wahrnehmung von Lichtblitzen und Fortefikationen (gezackte Lichtlinien) und Gesichtsfelddefekten. Neben Sehstörungen kann es zu Sensibilitätsstörungen, Paresen, Sprech- oder Sprachstörungen, Schwindel und Gleichgewichtsstörungen kommen. Typisch für die Migräneaura ist, daß sich die Symptome über einen Zeitraum von 10-20 min entwickeln und dann langsam wieder zurückbilden. Anschließend beginnt die eigentliche Kopfschmerzphase.

Unter einer ▶ menstruellen Migräne werden Migräneattacken verstanden, die ausschließlich oder fast ausschließlich in engem zeitlichen Zusammenhang mit der Monatsblutung auftreten [14]. Diese Attacken sind häufig länger und damit schwieriger zu behandeln als normale Migräneattacken.

Im natürlichen Verlauf nimmt die Häufigkeit und Schwere von Migräneattacken nach dem 45. Lebensjahr langsam ab. Dies hat nicht ausschließlich mit den Wechseljahren zu tun, da es auch bei Männern in diesem Alter zu einer Abnahme der Häufigkeit und Schwere der Migräneattacken kommt. Während der Schwangerschaft geht die Häufigkeit und Schwere der Attacken meist zurück.

## Genetik

Viele Zwillingsstudien weisen bereits darauf hin, daß es sich bei der Migräne mit hoher Wahrscheinlichkeit um eine ▶ Erbkrankheit handelt [10, 25]. Für eine spezielle Sonderform der Migräne, nämlich die familiär-hemiplegische Migräne, bei der es während der Migräneattacken im Rahmen der Aura zu einer fast kompletten halbseitigen Lähmung kommt, wurden Gendefekte auf dem Chromosom 19 und dem Chromosom 1 identifiziert [6, 8, 17]. Das Gen auf dem Chromosom 19 codiert einen überwiegend cerebral exprimierten P/Q-Kalziumkanal, so daß anzunehmen ist, daß es sich bei der Migräne wie bei anderen intermittierenden neurologischen Erkrankungen wahrscheinlich um eine sog. „Ionenkanalkrankheit" handelt. Bei diesen Krankheiten kommt es zu vorübergehenden Funktionsstörungen von Ionenkanälen, die dann zu reversiblen neurologischen Ausfällen führen. Der Kalziumkanal wird fast ausschließlich an Neuronen des zentralen Nervensystems exprimiert. Er hat seine höchste Dichte im Hirnstamm im Bereich schmerzmodulierender Systeme und im Bereich des Occipitalpols. Dies könnte erklären, warum Aurasymptome überwiegend visueller Natur sind. Die Chromosomenveränderung auf dem Chromosom 1 liegen nahe an einem Genlokus, der für die Funktion eines Natriumkanals wichtig ist. Inwieweit diese genetischen Veränderungen auch für die normale Migräne mit und ohne Aura eine Rolle spielen, ist bisher ungeklärt.

Die Tatsache, daß bei der Migräne die Genetik eine wichtige Rolle spielt, erklärt auch, warum die Krankheit selbst nicht heilbar ist. Es ist lediglich möglich, akute Migräneattacken zu behandeln und bei häufigen Attacken eine wirksame Prophylaxe zu betreiben.

## Triggerfaktoren

▶ **Umwelteinflüsse**
Triggerfaktoren sollten nicht mit den biologischen Ursachen der Migräne verwechselt werden.

▶ **Hormonschwankungen**

Hierbei handelt es sich um biologische Faktoren oder ▶ **Umwelteinflüsse**, die bei entsprechender innerer Reaktionsbereitschaft eine Migräneattacke auslösen können (aber nicht müssen). Die meisten Patienten verwechseln allerdings Triggerfaktoren, welche die Migräneattacke anstoßen, mit den eigentlichen biologischen Ursachen der Migräne.

▶ **Hormonschwankungen** bei Frauen sind wesentliche Triggerfaktoren. Dies erklärt die Häufung von Migräneattacken während der Periode und während des Eisprungs. Bei Ersteinnahme von Hormonpräparaten – zur Empfängnisverhütung oder nach den Wechseljahren zur Behandlung von Beschwerden im Rahmen der Menopause oder zur Osteoporoseprophylaxe – kann es zu einer Erstmanifestation der Migräne oder zu einer Verschlechterung einer vorbestehenden Migräne kommen.

▶ **Schlaf-Wachrhythmus**

▶ **Umweltfaktoren**

▶ **Psychologische Faktoren**

▶ **Alkohol**

Im Verhaltensbereich sind Änderungen des ▶ **Schlaf-Wachrhythmus** mögliche Triggerfaktoren, was zum Teil erklären könnte, warum die Migräne am Wochenende häufiger auftritt als unter der Woche. ▶ **Umweltfaktoren** wie Flackerlicht, Lärm, Aufenthalt in großer Höhe, Aufenthalt in Kälte und verqualmte Räume können ebenfalls Migräneattacken auslösen. ▶ **Psychologische Faktoren** sind Erwartungsangst, Streß und Entlastungsreaktionen nach Streß. Substanzen, die Migräneattacken auslösen können, sind ▶ **Alkohol** insbesondere in Form von Rotwein und sehr selten Nahrungsmittel wie bestimmte Käsesorten und Schokolade. Einzelne Patienten können aber zuverlässig angeben, daß der Genuß von Schokolade, bestimmten Süßigkeiten, bestimmten Käsesorten oder Südfrüchten Migräneattacken auslösen kann. Diätetische Maßregeln ergeben sich aber nur bei den Patienten, bei denen sich tatsächlich ein kausaler Zusammenhang zwischen dem Nahrungsmmittel und der Auslösung von Migräneattacken nachweisen läßt (z. B. anhand eines Kopfschmerztagebuches). Auch Schwankungen des Koffein-Spiegels bei regelmäßigem Koffeingenuß können zu Migräneattacken führen. Am häufigsten genannt, aber wissenschaftlich nicht belegt, sind Wettereinflüsse, insbesondere Fön in Süddeutschland und in den Alpenregionen.

Ob Anästhetika Migräneattacken triggern können, ist nicht bekannt. Migräneattacken in der frühen postoperativen Phase sind nicht selten. Prospektiv erhobene Daten dazu gibt es aber nicht.

## Diagnostik

Die Diagnose der Migräne wird klinisch gestellt. Apparative Untersuchungen sind meist nicht notwendig.

Die Diagnose einer Migräne wird rein klinisch aufgrund der anamnestischen Angaben des Patienten gestellt. Zur Diagnostik gehören eine gründliche neurologische und internistische Untersuchung und, wenn Zweifel an der Diagnose bestehen, bildgebende Diagnostik wie ein Computertomogramm (CT) [3]. Im CT können fast alle symptomatischen Ursachen von Kopfschmerzen wie Tumoren, Blutungen, Liquorzirkulationsstörungen oder vaskuläre Malformationen sichtbar gemacht werden. Besteht die Migräne seit langem, sind die Attacken typisch und hat sich die Attackenfrequenz und -schwere nicht geändert, besteht keine Indikation für die Durchführung von Computertomographie oder Kernspintomographie. In T2-gewichteten MR-Bildern finden sich bei Migränepatienten häufig kleine hyperdense Herde im Marklager ohne Krankheitswert. Diese werden dann nicht selten mit Entmarkungsherden oder Durchblutungsstörungen verwechselt. Das Elektroenzephalogramm zeigt bei vielen Migränepatienten eine paroxysmale oder generalisierte Dysrhythmie. Diese Veränderungen sind aber nicht spezifisch und beweisend.

Die Kernspintomographie ergibt bei einem Teil der Patienten falsch positive Befunde.

▶ **Bildgebende Diagnostik**

Eine ▶ **bildgebende Diagnostik** bei Kopfschmerzen ist indiziert wenn:
- erstmalig heftigste unerträgliche Kopfschmerzen insbesondere nach körperlicher Anstrengung auftreten, die mit Nackensteifigkeit und/oder Fieber einhergehen,
- die Kopfschmerzen völlig atypisch sind und es klinisch Hinweise für eine substantielle Hirnläsion gibt (neurologische Herdsymptome),
- bei fokal-neurologischen Ausfällen außerhalb der Migräneaura im Sinne einer Halbseitensymptomatik, Hirndruckzeichen oder Stauungspapillen,

### Tabelle 1
### Antiemetika in der Migränetherapie

| Substanzen | Dosis | Nebenwirkungen | Kontraindikationen |
|---|---|---|---|
| Metoclopramid (z.B. Paspertin®) | 10-20 mg p.o. 20 mg rektal 10 mg i.m. i.v. | Extrapyramidal-dyskinetisches Syndrom, Unruhezustände | Kinder unter 14 Jahren, Hyperkinesen, Epilepsie, Schwangerschaft |
| Domperidon (Motilium®) | 20-30 mg p.o. | Seltener als bei Metoclopramid | Kinder unter 10 Jahren, sonst siehe Metoclopramid |

- bei kontinuierlicher Verschlechterung der Kopfschmerzen ohne Ansprechen auf eine lege artis durchgeführte Kopfschmerztherapie,
- bei Tumorphobie (aber dann nur einmal!),
- bei seit langem bestehenden primären Kopfschmerzen, die plötzlich ihren Charakter ändern.

## Therapie der Migräneattacke

▶ Reizabschirmung
▶ Eisbehandlung

▶ Gastrointestinale Symptome
▶ Antiemetika

▶ Analgetika

**Stufenschema für die Akuttherapie:**

1. Analgetika in Kombination mit Antiemetika.
2. Mutterkornalkaloide Ergotamin oder Dihydroergotamin.

Wenn möglich, sollte eine ▶ **Reizabschirmung** in einem abgedunkelten, geräuscharmen Raum erfolgen. Bei vielen Patienten ist Schlaf hilfreich. Lokale ▶ **Eisbehandlung** (Eisbeutel) ist analgetisch wirksam.

Die meisten Patienten leiden während der Migräneattacke unter ▶ **gastrointestinalen Symptomen**. Die Gabe von ▶ **Antiemetika** wie Metoclopramid oder Domperidon (Tabelle 1) bessert nicht nur die vegetativen Begleitsymptome, sondern führt über eine Wiederanregung der zu Beginn der Migräneattacke zum Erliegen gekommenen Magenperistaltik zu einer besseren Resorption und Wirkung von ▶ **Analgetika** [27].

Azetylsalizylsäure (ASS), Ibuprofen und Paracetamol sind die Analgetika erster Wahl bei leicht- und mittelgradigen Migränekopfschmerzen (Tabelle 2). Die optimale Dosis beträgt bei oraler Anwendung für ASS und Paracetamol 1000 mg, für Ibuprofen 200-600 mg. Azetylsalizylsäure sollte bevorzugt nach der Gabe eines Antiemetikums in Form einer Brausetablette oder einer Kautablette eingenommen werden (schnellere Resorption). Paracetamol wird besser nach rektaler als nach oraler Gabe resorbiert (rektale Gabe bei initialer Übelkeit und Erbrechen).

### Tabelle 2
### Analgetika zur Behandlung der Migräneattacke

| Arzneimittel (Beispiel) | Dosierung (mg) | Nebenwirkungen | Kontraindikationen |
|---|---|---|---|
| Acetylsalicyl-säure (z.B. Aspirin®) | 500-1000 | Magenschmerzen, Tinnitus, Gerinnungsstörungen | Ulcus, Asthma, Hypakusis, Blutungsneigung |
| Paracetamol (z.B. ben-u-ron®) | 500-1000 | Leberschäden Niereninsuffizienz | Leberschäden |
| Ibuprofen (z.B. Aktren®) | 400-600 | Wie ASS | Wie ASS |
| Naproxen (z.B. Proxen®) | 500-1000 | Wie ASS | Wie ASS |
| Metamizol (z.B. Novalgin®) | 500-1000 | Blutbildveränderungen | |

**Tabelle 3**
**Mutterkornalkaloide für die Behandlung der akuten Migräneattacke**

| Substanzen | Dosis | Nebenwirkungen | Kontraindikationen |
|---|---|---|---|
| Ergotamintartrat (z.B. ergosanol®, Migrexa®) | 1-2 mg p.o. oder 2 mg rektal | Erbrechen, Übelkeit, Kältegefühl Muskelkrämpfe, Dauerkopfschmerz, Ergotismus | Koronare Herzerkrankung, arterielle Verschlußkrankheit der Beine, Hypertonie, Schwangerschaft, Stillzeit, Kinder unter 12 Jahren |
| Dihydroergotamin (z.B. Dihydergot®) | 1-2 mg i.m., s.c. oder i.v. | s. Ergotamin aber weniger ausgeprägt | s. Ergotamin |

Nicht-steroidale Antirheumatika wie Naproxen oder Diclofenac sind ebenfalls wirksam, der Wirksamkeitseintritt ist allerdings etwas langsamer.

### Spezifische Migränemittel (Mutterkornalkaloide und „Triptane")

▶ **Ergotamintartrat**

Die Behandlung mit ▶ Ergotamintartrat sollte schweren und den oben genannten Analgetika nicht zugänglichen Migräneattacken vorbehalten bleiben [1]. Eine häufige Nebenwirkung der Ergotaminmedikation ist Erbrechen, was unter der falschen Annahme einer fortgesetzten Migräneattacke zur erneuten Einnahme von Ergotamin führen kann. Die gehäufte Einnahme von Ergotamin oder Dihydroergotamin kann zu Dauerkopfschmerzen führen, die in ihrer Charakteristik kaum von den Migränekopfschmerzen zu differenzieren sind [2]. Da die orale Resorption von Ergotamin schlecht und variabel ist, sollte es als Zäpfchen in einer Dosis von 2 mg gegeben werden (Tabelle 3). 

▶ **Dihydroergotamin (DHE)**

▶ Dihydroergotamin (DHE) wird nach oraler Gabe noch schlechter resorbiert als Ergotamin und eignet sich daher am besten zur parenteralen Behandlung akuter Migräneattacken. Ergotamin und DHE sollten als Monosubstanzen und nicht wie in Deutschland üblich als Mischpräparate gegeben werden.

▶ **Serotonin-5-HT1B/1D Rezeptoragonisten**

Die ▶ Serotonin-5-HT1B/1D Rezeptoragonisten (Tabelle 4) Sumatriptan, Zolmitriptan, Naratriptan, Rizatriptan und Eletriptan sind spezifische Migränemittel, die beim Spannungskopfschmerz unwirksam sind. Sumatriptan steht in oraler Form (50; 100 mg), als Zäpfchen (25 mg), als Nasenspray (20 mg) und für die subkutane Gabe (6 mg) zur Verfügung [30]. Die anderen Triptane stehen nur in oraler Form zur Verfügung. Triptane wirken im Gegensatz zu Ergotamintartrat zu jedem Zeitpunkt innerhalb der Attacke, d.h. sie müssen nicht notwendigerweise unmittelbar zu Beginn der Attacke genommen werden. Sie wirken anders als Mutterkornalkaloide auch auf die typischen Begleiterscheinungen der Migräne nämlich Übelkeit, Erbrechen, Lichtscheu und Lärmempfindlichkeit und reduzieren signifikant die Einnahme von Schmerzmitteln.

**Problem der Triptane: Nach initial guter Wirkung bei 30-40% der Migräneattacken Wiederauftreten der Migränesymptome.**

Ein Problem aller Migränemittel ist, daß bei lange dauernden Migräneattacken gegen Ende der pharmakologischen Wirkung die Migränekopfschmerzen wieder auftreten können (sog. „headache recurrence" oder „secondary treatment failure"). Dieses Problem ist bei den Triptanen ausgeprägter als bei Ergotamintartrat oder bei Aspirin, da die Halbwertzeit deutlich kürzer ist. So kommt es bei etwa 50% der Patienten nach subkutaner Gabe und bei 40% nach oraler Gabe von Sumatriptan zu einem Wiederauftreten der Kopfschmerzen, wobei dann eine zweite Gabe der Substanz wieder wirksam ist [26]. Ist die erste Gabe eines Triptans unwirksam, ist es sinnlos, in derselben Migräneattacke eine zweite Dosis zu applizieren. Die subkutane Anwendung von Sumatriptan ist indiziert, wenn initial bereits Erbrechen oder Durchfall bestehen und so weder Tabletten noch Zäpfchen eingenommen werden können oder wenn aus beruflichen Gründen ein rascher Wirkungseintritt erforderlich ist. Dosierungen der Triptane, Nebenwirkungen und Kontraindikationen können der Tabelle 4 entnommen werden.

### Tabelle 4
### Therapie der akuten Migräneattacke mit 5-HT-Agonisten

| Substanzen | Dosis | Nebenwirkungen | Kontraindikationen |
|---|---|---|---|
| Sumatriptan (Imigran®) | 50-100 mg p.o. 25 mg Supp 20 mg Nasenspray 6 mg s.c. (Autoinjektor) | Engegefühl im Bereich der Brust und des Halses, Parästhesien der Extremitäten, Kältegefühl, Lokalreaktion an der Injektionsstelle | Hypertonie, koronare Herzerkrankung, Angina pectoris, Myokardinfarkt in der Vorgeschichte, M. Raynaud, arterielle Verschlußkrankheit der Beine, TIA oder Schlaganfall, Schwangerschaft, Stillzeit, Kinder, Alter >65 Jahre, schwere Leber- oder Niereninsuffizienz, multiple vaskuläre Risikofaktoren |
| Zolmitriptan (AscoTop®) | 2,5 mg p.o. 2,5 mg Schmelztablette | Wie Sumatriptan | Wie Sumatriptan |
| Naratriptan (Naramig®) | 2,5 mg p.o. | Etwas geringer als Sumatriptan | Etwas geringer als Sumatriptan |
| Rizatriptan (Maxalt®) | 5 mg oder 10 mg p.o. oder als Schmelztablette | Wie Sumatriptan | Wie Sumatriptan |
| Eletriptan (Relpax®) | 40 oder 80 mg p.o. | Wie Sumatriptan | Wie Sumatriptan |

▶ Sumatriptan kann wie Ergotamin zu medikamenteninduzierten Kopfschmerzen führen [11]. Dies gilt auch für die anderen Triptane [13]. Lebensbedrohliche Nebenwirkungen (Myokardinfarkt, schwere Herzrhythmusstörungen, Schlaganfall) wurden bei der Applikation von Sumatriptan in einer Häufigkeit von 1:1.000.000 beobachtet. Bei fast allen Patienten lagen entweder eindeutige Kontraindikationen vor (z.B. koronare Herzkrankheit) oder die Diagnose Migräne war falsch.

### Vergleich der „Triptane"

Der Zeitpunkt bis zum Erreichen der Maximalkonzentration im Plasma ($t_{max}$), der über die Geschwindigkeit des Wirkungseintritts entscheidet, ist mit 10 Minuten am kürzesten für die subkutane Gabe von ▶ Sumatriptan. ▶ Zolmitriptan und ▶ Naratriptan haben die längsten Zeiten bis zum Erreichen der $t_{max}$. Von den oralen Applikationsformen werden ▶ Rizatriptan und ▶ Eletriptan am raschesten resorbiert. Die Plasmahalbwertszeit ist am kürzesten für Sumatriptan. Dies hat aber offenbar keine wesentlichen Auswirkungen auf die Wirkungsdauer bzw. auf die Zeit bis zum Wiedereintreten der Kopfschmerzen.

Die Bioverfügbarkeit ist erwartungsgemäß bei der subkutanen Anwendung von Sumatriptan mit 96% am höchsten. Die bessere orale Bioverfügbarkeit von Zolmitriptan, Naratriptan, Rizatriptan im Vergleich zu Sumatriptan bedingt die niedrigeren Dosen (2,5 bis 10 mg).

Die Besserung der Kopfschmerzen nach zwei Stunden, der wichtigste Parameter klinischer Studien für die Wirksamkeit von Migränemitteln ist am höchsten bei der subkutanen Applikation von Sumatriptan [24]. Der Sumatriptan-Spray [22] ist ebenso wirksam wie das Sumatriptan-Zäpfchen [23]. 25 mg Sumatriptan oral sind weniger wirksam als 50 und 100 mg. Naratriptan (2,5 mg) ist weniger wirksam als Sumatriptan, hat aber auch weniger Nebenwirkungen.

Im mittleren Wirkungsbereich liegen Rizatriptan 5 mg und Zolmitriptan 2,5 mg. Rizatriptan 10 mg ist etwas wirksamer als 100 mg Sumatriptan. Eletriptan ist in Dosierungen von 40 und 80 mg das effektivste orale „Triptan", hat aber auch die meisten Nebenwirkungen. Die Häufigkeit des Wiederauftretens der Kopfschmerzen liegt bei den verschiedenen Triptanen durchgehend zwischen 25 und 35%. Insgesamt ergibt sich eine Tendenz dahingehend, daß wirksamere Arzneimittel eher zu einem Wiederauftreten der Kopfschmerzen führen.

---

▶ Sumatriptan  ▶ Zolmitriptan
▶ Naratriptan
▶ Riatriptan  ▶ Eletriptan

Bestwirksame Substanzen in der Akuttherapie: die 5-HT-Agonisten Sumatriptan, Zolmitriptan, Naratriptan, Rizatriptan und Eletriptan.

Unterschiedliche Applikationsformen, Dosis und Wirksamkeit der Triptane.

Zusammengefaßt bietet das älteste „Triptan" Sumatriptan die größte Variationsbreite in der Applikationsart und Dosis. Naratriptan ist weniger wirksam, hat aber auch weniger Nebenwirkungen als Sumatriptan. Es eignet sich daher für Patienten, die nach Sumatriptan unter ausgeprägten Nebenwirkungen (z.B. thorakales Engegfühl) leiden. Zolmitriptan ist bei einem Teil der Patienten wirksam, die nicht auf Sumatriptan ansprechen. Rizatriptan (10 mg) ist etwas rascher und besser wirksam als Sumatriptan. Patienten, die eine Migräneprophylaxe mit Propranolol erhalten, dürfen nur mit 5 mg Rizatriptan behandelt werden.

### Behandlung der Migräneattacke im ärztlichen Notdienst

Patienten, die ihren Hausarzt oder den diensthabenden Arzt rufen bzw. die Notaufnahme eines Krankenhauses aufsuchen, haben häufig bereits erfolglos eine orale Medikation versucht. In diesen Fällen erfolgt die Behandlung parenteral [4]. Schwere Attacken werden primär durch die intravenöse Gabe von 10 mg ▶ **Metoclopramid** gefolgt von 500 oder 1000 mg ▶ **lysinierter Acetylsalicylsäure** behandelt [5]. Diese Therapie ist fast genau so wirksam wie die subkutane Gabe von 6 mg Sumatriptan, aber preiswerter und sicherer. Als Alternative kommen Dihydroergotamin 1–2 mg subkutan, intramuskulär oder intravenös [21] bzw. Sumatriptan 6 mg subcutan in Frage. Metamizol (1000 mg i.v.) wird häufig gegeben, wobei prospektive klinische Studien für diese Indikation nicht vorliegen. Zu rasche Injektion kann zum Schock führen. Opioide sind bei Anästhesisten sehr beliebt. Sie sind wenig wirksam und führen zu Übelkeit und Erbrechen [7].

### Behandlung der Migräneattacke bei Schwangeren und Kindern

In der Schwangerschaft sind alle Medikamente zur Akuttherapie – außer Paracetamol – und jenseits des ersten Trimenons Acetylsalicyclsäure (ASS) kontraindiziert. Bei Kindern kommen Paracetamol als Zäpfchen oder ASS zum Einsatz. Bei Kindern mit Migräne besteht keine Gefahr eines ▶ **Reye-Syndroms**. Triptane sind bei Kindern angesichts der kurzen Attackendauer meist nicht wirksam.

### Migräneprophylaxe

Die ▶ **Indikation** zu einer medikamentösen Prophylaxe der Migräne ergibt sich:
- bei mehr als drei Migräneattacken pro Monat,
- bei Migräneattacken, die länger als 48 Stunden anhalten,
- bei Migräneattacken, die vom Patienten subjektiv als unerträglich empfunden werden,
- bei komplizierten Migräneattacken (manifeste neurologische Ausfälle, die länger als sieben Tage anhalten),
- wenn die Akuttherapie wegen Nebenwirkungen nicht toleriert wird [4].

Sinn der medikamentösen Prophylaxe ist eine Reduzierung von Häufigkeit, Schwere und Dauer der Migräneattacken und die Prophylaxe des Analgetika-induzierten Dauerkopfschmerzes. Eine optimale Migräneprophylaxe erreicht eine Reduktion von Anfallshäufigkeit, -intensität und -dauer von 50%. Zunächst soll der Patient über vier Wochen einen Kopfschmerzkalender führen, um die Anfallsfrequenz und den Erfolg oder Mißerfolg der jeweiligen Attackenmedikation zu dokumentieren.

#### Substanzen zur Migräneprophylaxe

Sicher wirksam für die Prophylaxe der Migräne sind der nicht-selektive Beta-Blocker ▶ **Propranolol** und der Beta-1-selektive Beta-Blocker ▶ **Metoprolol** (Tabelle 5). Der Wirkungsmechanismus der Beta-Rezeptorenblocker ist nicht bekannt. Auffällig ist, daß alle wirksamen Betablocker keine intrinsische sympathikomimetische Aktivität haben. Aus der Gruppe der „Kalzium-Antagonisten" ist soweit derzeit beurteilbar nur ▶ **Flunarizin** sicher wirksam. ▶ **Cyclandelat** hat nur eine geringe migräneprophylaktische Wirkung, aber auch wenig Nebenwirkungen. Die typischen Nebenwirkungen von Flunarizin sind Müdigkeit, Gewichts-

### Tabelle 5
**Substanzen zur Migräneprophylaxe**

| Substanzen | Dosis | Nebenwirkungen* | Kontraindikationen |
|---|---|---|---|
| A<br>Metoprolol (Beloc®),<br>Propranolol (Dociton®) | 50–200 mg<br>40–240 mg | H: Müdigkeit, arterielle Hypotonie,<br>G: Schlafstörungen, Schwindel<br>S: Hypoglykämie, Bronchospasmus, Bradykardie, Magen-Darmbeschwerden | A: AV-Block, Bradykardie, Herzinsuffizienz, Sick-Sinus-Syndrom, Asthma bronchiale<br>R: Diabetes mellitus, orthostatische Dysregulation |
| A<br>Flunarizin (Sibelium®) | 5 mg Frauen,<br>10 mg Männer | H: Müdigkeit, Gewichtszunahme,<br>G: Gastrointestinale Beschwerden, Depression<br>S: Hyperkinesen, Tremor, Parkinsonoid | A: fokale Dystonie, Schwangerschaft, Stillzeit<br>R: M. Parkinson in der Familie |

A = Therapieempfehlung stützt sich auf mehrere Placebo-kontrollierte Studien oder eine Meta-Analyse;
* Nebenwirkungen gegliedert in H: häufig; G: gelegentlich; S: selten. A: absolut; R. relativ

---

**Am besten wirksam: Propranolol, Metoprolol und Flunarizin.**

▶ **Valproinsäure**

▶ **Acetylsalicylsäure**

▶ **Pizotifen** ▶ **Methysergid**

**Bestes Verhältnis zwischen Wirksamkeit, Verträglichkeit und Kosten: i.v. Acetylsalicyclsäure.**

▶ **Magnesium**

**Dihydroergotamin parenteral wirksam. Selteneres Wiederauftreten der Kopfschmerzen als bei Triptanen.**

▶ **Zyklusgebundene Migräne**

**Wenn ein Anästhesist, der kein Schmerzspezialist ist, bei einem Patienten mit 2 verschiedenen Migräneprophylaktika gescheitert ist, sollte er einen Spezialisten hinzuziehen.**

**Die meisten nicht-medikamentösen Verfahren wirken über den Placeboeffekt. Homöopathie ist definitiv nicht wirksam.**

zunahme, Depression und Schwindel sowie in sehr seltenen Fällen bei älteren Menschen extrapyramidalmotorische Störungen mit Entwicklung eines Parkinsonoids oder Dyskinesien.

In letzter Zeit hat sich das Antikonvulsivum ▶ **Valproinsäure** in der Migräneprophylaxe bewährt (Tabelle 6). Die Tagesdosis beträgt 500 bis 600 mg [12, 15] (unabhängig vom Serumspiegel). Auch ▶ **Acetylsalicylsäure** in einer Dosis von 300 mg/Tag hat eine migräneprophylaktische Wirkung. Diese ist geringer als die der Beta-Blocker. Die Serotonin-Antagonisten ▶ **Pizotifen** und ▶ **Methysergid** sind ebenfalls prophylaktisch wirksam (Tabelle 6). Pizotifen wird wegen der deutlich häufigeren Nebenwirkungen (Müdigkeit, Gewichtszunahme) aber weniger gut toleriert als Beta-Blocker und Flunarizin. Methysergid sollte der Behandlung des Cluster-Kopfschmerzes vorbehalten sein. Es darf wegen der Gefahr einer Retroperitonealfibrose oder von Lungenfibrosen nicht länger als drei bis fünf Monate gegeben werden. Lisurid, ein Dopamin-Agonist, ist ebenfalls prophylaktisch wirksam. Die Tagesdosis beträgt 0,075 mg. Die Wirksamkeit von ▶ **Magnesium** ist umstritten [18, 19]. Wenn überhaupt wirksam, ist die Reduktion der Attackenfrequenz nicht sehr ausgeprägt.

Amitriptylin und Amitriptylinoxid sind trizyklische Antidepressiva. Allein gegeben sind sie bei der Migräne wenig wirksam. Sie sollten aber zur Prophylaxe gegeben werden, wenn eine Kombination mit einem Spannungskopfschmerz vorliegt, oder wenn, wie häufig bei chronischen Schmerzen, eine zusätzliche Depression besteht. Dihydroergotamin ist zwar migräneprophylaktisch wirksam, kann aber nach längerer Einnahme zu einer Verschlechterung der Migräne und zur Induktion von Dauerkopfschmerzen führen. Nicht-steroidale Antirheumatika wie Naproxen sind ebenfalls prophylaktisch wirksam. Limitierend sind hier die Nebenwirkungen wie Übelkeit, Erbrechen, Magenschmerzen, Tinnitus und Schwindel. Das Antiepileptikum Gabapentin hat nach ersten Studien in Tagesdosierungen zwischen 1200 und 1600 mg wahrscheinlich ebenfalls eine prophylaktische Wirkung. Hier müssen allerdings weitere Studien abgewartet werden.

Bei der ▶ **zyklusgebundenen Migräne** kann eine Prophylaxe mit 2 x 250 mg Naproxen vier Tage vor bis drei Tage nach der Periode versucht werden. Als Alternative für die Kurzzeitprophylaxe kommen Östrogenpflaster in der Phase mit Hormonabfall zum Einsatz.

Während der Schwangerschaft sind nur Betablocker zur Prophylaxe zugelassen. Alle anderen Migräneprophylaktika sind kontraindiziert.

Die meisten nicht-medikamentösen (Akupunktur, Massagen etc.) oder naturheilkundlichen Therapieverfahren gehen in ihrer Wirksamkeit nicht über den ausgeprägten Plazeboeffekt hinaus (dieser hält nicht länger als drei Monate an). Plazebo-kontrollierte Studien haben die Unwirksamkeit der homöopathischen Behandlung belegt [28, 29].

**Tabelle 6**
**Substanzen zur Migräneprophylaxe der 2. Wahl**

| Substanzen (Beispiel) | Dosis | Nebenwirkungen | Kontraindikationen |
|---|---|---|---|
| Valproinsäure (Ergenyl® chrono) B | 500–600 mg | H: Müdigkeit, Schwindel, G: Hautausschlag, Haarausfall, Gewichtszunahme, S: Leberfunktionsstörungen | A: Leberfunktionsstörungen, Schwangerschaft (Neuralrohrdefekt) |
| Acetylsalicylsäure (Aspirin®) B | 300 mg | G: Magenschmerzen | A: Ulcus, Blutungsneigung R: Asthma bronchiale |
| Naproxen (Proxen®) B | 2x250 mg 2x500 mg | H: Magenschmerzen | A: Ulcus, Blutungsneigung, R: Asthma bronchiale |
| Lisurid (Cuvalit®) B | 3x0,025 mg | G: Müdigkeit, Übelkeit, Schwindel S: Muskelschwäche | A: Schwangerschaft, KHK, AVK |
| Pizotifen (Sandomigran®) C | 1–3 mg | H: Müdigkeit, Gewichtszunahme Hunger G: Mundtrockenheit, Obstipation | A: Glaukom, Prostatahypertrophie, R: KHK |
| Dihydroergotamin (DHE®) C | 1,5–6 mg | H: Übelkeit, Parästhesien, G: Kopfschmerzen, Durchfall, Schwindel S: Ergotismus | A: Schwangerschaft, Hypertonie, KHK, AVK |
| Magnesium C | 2x300 mg | H: Durchfall | Keine |
| Cyclandelat (Natil®) C | 1200–1600 mg | G: Müdigkeit | A: akuter Schlaganfall |

B = Therapieempfehlung stützt sich auf mindestens eine randomisierte Placebo-kontrollierte Studie mit ausreichender Patientenzahl;
C = empirische Therapieempfehlung ohne sicheren wissenschaftlichen Beweis.
H: häufig, G: gelegentlich; S: selten,
A: absolut, R: relativ; KHK = koronare Herzkrankheit; AVK = arterielle Verschlußkrankheit

## Fragen zur Erfolgskontrolle

**1. Haben alle Patienten mit Migräne eine Aura?**

Nur etwa 15% aller Patienten haben eine Migräne mit Aura. Dabei laufen aber keineswegs alle Migräneattacken bei den Betroffenen mit einer Aura ab. Bei manchen Patienten kommt es nur bei 1 oder 2 Attacken im Leben zu einer Aura. Bei anderen kommt es reproduzierbar bei jeder Migräneattacke zu einer Aura. In seltenen Fällen können auch Auren ohne nachfolgende Kopfschmerzen ablaufen. Hier spricht man dann von sogenannten „Migräneäquivalenten".

**2. Welche vegetativen Begleiterscheinungen sind typisch für die Migräne und wie häufig sind sie?**

Fast jede Migräneattacke geht mit vegetativen Begleiterscheinungen einher. Etwa 95% aller Patienten leiden unter einer Appetitlosigkeit. 80–90% leiden unter Übelkeit und 50% unter Erbrechen. Für manche Patienten sind Übelkeit und Erbrechen subjektiv unangenehmer als die Kopfschmerzen. Weitere vegetative Begleiterscheinungen können sein: Magen- und Bauchschmerzen, Durchfall, Polyurie, Schweißausbrüche, Tachykardie, kalte Extremitäten und Zittern.

**3. Welches sind die häufigsten Auslöser der akuten Migräneattacken?**

Unter Auslösefaktoren und Triggern versteht man *interne* oder *externe Faktoren*, die bei einer entsprechenden Reaktionsbereitschaft eine Migräneattacke auslösen können, aber nicht müssen. Bei den körpereigenen internen Faktoren spielen Hormonschwankungen die größte Rolle. Dies erklärt, warum Migräneattacken bei Frauen häufiger zum Zeitpunkt der Menstruation und des Eisprungs auftreten.

Wichtige externe Faktoren die allerdings keineswegs reproduzierbar zu Migräneattacken führen müssen, sind Alkoholgenuß (Menge und Art), wobei große Mengen Alkohol sehr zuverlässig entweder Migräneattacken oder Kopfschmerzen auslösen. Weitere potentielle Triggerfaktoren sind Änderungen des Schlaf-Wach-Rhythmus mit längerem Schlafen am Wochenende oder Änderungen des Schlaf-Wach-Rhythmus bei Urlaubsreisen, ausgelassene Mahlzeiten, Hypoglykämie und Hunger. Der Einfluß von Nahrungsmitteln als Auslöser wird meist überschätzt.

**4. Ist die Migräne eine Erbkrankheit?**

Familienstudien und Zwillingsstudien legten bereits sehr früh nah, daß bei der Migräne Erbfaktoren eine sehr wichtige Rolle spielen. So ist die Neigung zu Migräne bei eineiigen Zwillingen doppelt so hoch als bei zweieiigen Zwillingen. Für eine spezielle Migräneform, nämlich die familiäre hemiplegische Migräne, die sich dominant vererbt und bei der es während der Migräneattacke zu heftigen neurologischen Ausfällen bis hin zur Hemiplegie kommt, konnten in der Zwischenzeit verschiedene Gendefekte auf den Chromosomen 1 und 19 identifiziert werden. Bei dem Defekt auf dem Chromosom 19 handelt es sich um einen Bereich, in dem ein zerebraler P/Q Calciumkanal codiert wird.

**5. Wie verläßlich ist die Selbstdiagnose Migräne?**

Sehr viele Patienten sind sehr wohl in der Lage, die Diagnose einer Migräne selbst zu stellen. Dies ist besonders leicht, wenn eine familiäre Disposition besteht. Sind die Kopfschmerzen allerdings bilateral und diffus und stehen vegetative Begleiterscheinungen nicht im Vordergrund, ist es für Betroffene schwer, die richtige Diagnose zu stellen. Interessant ist die Beobachtung, daß Patienten in ihrer diagnostischen Einstufung meist sicherer sind als bestimmte Facharztdisziplinen.

**6. Gibt es Besonderheiten bei der Therapie der menstruellen Migräne?**

Akute Migräneattacken in zeitlichem Zusammenhang mit der Menstruation sind häufig sehr langdauernd, mehr als 24 Stunden sind keine Seltenheit. Dies bedingt, daß bei vielen Migränemitteln, seien es Analgetika, Mutterkornalkaloide, Triptane, die Kopfschmerzen, wenn die Wirkungsdauer des Medikamentes zu Ende gekommen ist, wieder auftreten. Die Patienten müssen daher darauf aufmerksam gemacht werden, das sie die kumulativen Dosierungen pro Attacke wie 6–8 mg Ergotamin, 300 mg Sumatriptan oral, 10 mg Zolmitriptan oder Naratriptan und 30 mg Rizatriptan nicht überschreiten sollten. Kommt es zu einem mehrmaligen Wiederauftreten der Kopfschmerzen, sollte die Behandlung durch den Arzt mit Hilfe intravenöser Gabe von Acetylsalicylsäure erfolgen. Dauern die Attacken regelmäßig länger als 20–30 Stunden sollte auch an eine medikamentöse Migräneprophylaxe gedacht werden.

**7. Worauf sollte man im ärztlichen Notdienst achten?**

Bei Patienten, die bei erstmalig im Leben auftretenden heftigen Kopfschmerzen den Notdienst benachrichtigen, muß differentialdiagnostisch zunächst an einen symptomatischen Kopfschmerz gedacht werden. Die Situation ist völlig anders, wenn der behandelnde Arzt den Patienten kennt und weiß, daß er unter einer Migräne leidet. Migränepatienten, die den ärztlichen Notdienst rufen, haben in der Regel die zur Verfügung stehenden oralen Medikamente bereits erfolglos eingenommen oder leiden unter der 2. oder 3. Wiederkehr von Kopfschmerzen bei initial erfolgreicher Behandlung mit einem Mutterkornalkaloid oder einem Triptan. In beiden Fällen erwartet der Patient zu Recht eine parenterale Therapie. Die Behandlung erfolgt in diesen Fällen durch die intravenöse Gabe von Metoclopramid gefolgt von 1–2 Ampullen Acetylsalicylsäure in löslicher Form (Aspisol®). Die einzigen Kontraindikationen für diese Therapie sind Gerinnungsstörungen und ein Asthma bronchiale. Als Alternative kommt bei Patienten, bei denen keine vaskulären Risikofaktoren bestehen, die subcutane Gabe von 1–2 mg Dihydroergotamin in Betracht. Dihydroergotamin parenteral gegeben ist im Gegensatz zu der oralen Applikation hoch wirksam. Kontrollierte Studien haben auch belegt, daß das Wiederauftreten der Kopfschmerzen seltener und später erfolgt als nach der subkutanen Gabe von Sumatriptan. Patienten, die von sich selbst wissen, das sie auf die subkutane Gabe von Sumatriptan unzuverlässig ansprechen, können im ärztlichen Notdienst auch diese Therapie erhalten. Der behandelnde Arzt muß sich allerdings vorher durch Erhebung der Anamnese versichern, daß keine Kontraindikationen gegen die Gabe von Sumatriptan bestehen.

**8. Welchen Stellenwert haben Opioide bei der Therapie der Migräneattacke?**

Kontrollierte Studien zu den Opioiden haben gezeigt, daß diese deutlich weniger wirksam sind als Nicht-Opioidanalgetika, Mutterkornalkaloide und Triptane. Sie führen darüber hinaus sehr häufig bei Migräne zu einer **Verstärkung von Übelkeit und Erbrechen**. Erfahrungen mit Patienten, die lange Zeit codeinhaltige Schmerzmittel eingenommen haben, zeigen auch, daß diese Substanzen einen nicht unerhebliche Suchtpotenz haben. Bei häufiger und regelmäßiger Einnahme führen sie auch zu Kopfschmerzen. In den Vereinigten Staaten ist ein opioidhaltiger Nasenspray zur Behandlung der Migräne zugelassen. Dort haben sich aber bereits große Probleme mit Opioidabhängigkeit ergeben.

**9. Welche unkonventionellen Verfahren werden häufig zur Migräneprophylaxe eingesetzt, welche Daten gibt es dazu und welche Gefahren haben sie?**

Unwirksam in der Migräneprophylaxe sind Homöopathie, Krankengymnastik, Massagen, Fußreflexzonenmassage, Bioresonanztherapie, Magnetstrombehandlung, Manualtherapie, chiropraktische Behandlung der Halswirbelsäule, Ozontherapie, Blutwäsche, Neuraltherapie, Ziehen von Zähnen, Entfernen von Amalgamfüllungen, Applikationen von Thymusextrakten und Injektionen von Lokalanästhetika in den Nacken oder in die Kopfhaut. Unwirksam sind auch die klassischen aufdeckenden psychoanalytischen Verfahren. Bei allem Verständnis für „natürliche" Behandlungsmethoden darf nie übersehen werden, daß es sich bei der Migräne um eine biologisch begründete Funktionsstörung des Gehirns handelt. Die Anwendung dieser Außenseiterverfahren bewirkt sehr häufig, daß dem Patienten eine wirksame Therapie über eine lange Zeit vorenthalten wird.

### Literatur

1. Dahlöf C (1993) Placebo-controlled clinical trials with ergotamine in the acute treatment of migraine. Cephalalgia 13: 166-171
2. Dichgans J, Diener HC, Gerber WD, Verspohl EJ, Kukiolka H, Kluck M (1984) Analgetika-induzierter Dauerkopfschmerz. Dtsch med Wschr 109: 369-373
3. Diener HC (1996) Technische Zusatzuntersuchungen bei Kopfschmerzen: was ist notwendig und erforderlich? Der Schmerz 10: 135-139
4. Diener HC, Brune K, Gerber W, Göbel H, Pfaffenrath V (1997) Behandlung der Migräneattacke und Migräneprophylaxe. Dtsch Ärztebl 94: A3092-A3102
5. Diener HC, for the ASASUMAMIG Study Group (1999) The efficacy and safety of intavenous acetylsalicylic lysinate compared to subcutaneous sumatritpan and parenteral placebo in the acute treatment of migraine. A double-blind, double-dummy, randomised, multicenter, parallel group study. Cephalalgia 19: 581-588
6. Ducros A, Joutel A, Vahedi K, Cecillon M, Ferreira A, Bernard E, Verier A, Echenne B, Lopez de Munain A, Bousser M, Tournier-Lasserve E (1997) Mapping of a second locus for familial hemiplegic migraine to 1q21-q23 and evidence of further heterogeneity. Ann Neurol 52: 885-890
7. Fisher MA, Glass S (1997) Butorphanol (Stadol): A study in problems of current drug information and control. Neurology 48: 1156-1160
8. Gardner K, Barmada MM, Ptacek LJ, Hoffman EP (1997) A new locus for hemiplegic migraine maps to chromosome 1q31. Neurology 49: 1231-1238
9. Headache Classification Committee of the International Headache Society (1988) Classification and diagnostic criteria for headache disorders, cranial neuralgias and facial pain. Cephalalgia 8: 1-93
10. Honkasalo M, Kaprio J, Winter T, Heikkilä K, Sillanpää, Koskenvuo M (1995) Migraine and concomitant symptoms among 8167 adult twin pairs. Headache 35: 70-78
11. Kaube H, May A, Diener HC, Pfaffenrath V (1994) Sumatriptan misuse in daily chronic headache. BMJ 308: 1573
12. Klapper J, on behalf of the Divalproex Sodium in Migraine Prophylaxis Study Group (1997) Divalproex sodium in migraine prophylaxis: a dose-controlled study. Cephalalgia 17: 103-108
13. Limmroth V, Kazawara Z, Fritsche G, Diener H-C (1999) Headache after frequent use of serotonin agonists zolmitriptan and naratriptan. Lancet 353: 378
14. MacGregor EA (1996) „Menstrual" migraine: towards a definition. Cephalalgia 16: 11-21
15. Mathew NT, Saper JR, Silberstein SD, Rankin L, Markley HG, Solomon S, Rapoport AM, Silber CJ, Deaton RL (1995) Migraine prophylaxis with divalproex. Arch Neurol 52: 281-286
16. Maytal J, Young M, Shechter A, Lipton RB (1997) Pediatric migraine and the International Headache Society (IHS) criteria. Neurology 48: 602-607
17. Ophoff RA, Terwindt GM, Vergouwe MN, van Eijk R, Oefner PJ, Hoffman SMG, Lamerdin JE, Mohrenweiser HW, Bulman DE, Ferrari M, Haan J, Lindhout D, van Ommen GB, Hofker MH, Ferrari MD, Frants RR (1997) Familial hemiplegic migraine and episodic ataxia type-2 are caused by mutations in the $Ca^{2+}$ channel gene CACNL1A4. Cell 87: 543-552
18. Peikert A, Wilimzig C, Köhne-Volland R (1996) Prophylaxis of migraine with oral magnesium: results from a prospective, multi-center, placebo-controlled and double-blind randomized study. Cephalalgia 16: 257-263
19. Pfaffenrath V, Wessely P, Meyer C, Isler HR, Evers S, Grotemeyer KH, Taneri Z, Soyka D, Göbel H, Fischer M (1996) Magnesium in the prophylaxis of migraine - a double-blind, placebo-controlled study. Cephalalgia 16: 436-440
20. Rasmussen BK (1995) Epidemiology of headache. Cephalalgia 15: 44-45

21. Report of the Quality Standards Subcommittee of the Amercian Academy of Neurology (1995) Practice parameter: appropriate use of ergotamine tartrate and dihydroergotamine in the treatment of migraine and status migrainosus. Neurology 45: 585-587
22. Ryan R, Elkind A, Baker CC, Mullican W, DeBussy S, Asgharnejad M (1997) Sumatriptan nasal spray for the acute treatment of migraine. Neurology 49: 1225-1230
23. Tepper SJ, Cochran A, Hobbs S, Woessner M, on the behalf of the S2B351 Study Group (1998) Sumatriptan suppositories for the acute treatment of migraine. Int J Clin Practice 52: 31-35
24. The Subcutaneous Sumatriptan International Study Group (1991) Treatment of migraine attacks with sumatriptan. N Engl J Med 325: 316-321
25. Ulrich V, Gervil M, Kyvik KO, Olesen J, Russell MB (1999) Evidence of a genetic factor in migraine with aura: a population-based danish twin study. Ann Neurol 45: 242-246
26. Visser WH, Jaspers N, de Vriend RHM, Ferrari MD (1996) Risk factors for headache recurrence after sumatriptan: a study in 366 migraine patients. Cephalalgia 16: 264-269
27. Volans GN (1975) The effect of metoclopramide on the absorption of effervescent aspirin in migraine. Br J Clin Pharmacol 2: 57-63
28. Walach H, Haeusler W, Lowes T, Mussbach D, Schamell U, Springer W, Stritzl G, Gaus W, Haag G (1997) Classical homeopathic treatment of chronic headaches. Cephalalgia 17: 119-126
29. Whitmarsh TE, Coleston-Shields DM, Steiner TH (1997) Double-blind randomized placebo-controlled study of homoeopathic prophylaxis of migraine. Cephalalgia 17: 600-604
30. Wilkinson M, Pfaffenrath V, Schoenen J, Diener HC, Steiner T (1995) Migraine and cluster headache - their management with sumatriptan: a critical rewiew of the current clinical experience. Cephalalgia 15: 337-357

## Monographien

1. Brandt T, Dichgans J, Diener HC (Hrsg) (1998) Verlauf und Therapie neurologischer Erkrankungen. 3. Auflage. Kohlhammer, Stuttgart
2. Diener HC (1997) Kopf- und Gesichtsschmerzen. Diagnose und Behandlung in der Praxis. Thieme, Stuttgart
3. Diener HC, Maier C (1997) Das Schmerz-Therapie-Buch. Thieme, Stuttgart
4. Ensink FBM, D Soyka (Hrsg) (1994) Migräne. Springer, Berlin Heidelber New York
5. Godsby PJ, Silberstein SD (eds) (1994) Headache. Butterworth, Heinemann, Boston
5. Göbel H (1994) Die Kopfschmerzen. Springer, Berlin, Heidelberg, New York
7. Lance JW, Goadsby P (1998) Mechanism and management of headache. Butterworth, Heinemann, Oxford
8. Olesen J, Tfelt-Hansen P, Welch KMA (eds) (1999) The Headaches. 2nd edn. Lippincott & Raven, New York
9. Paulus W, Schöps P (1998) Schmerzsyndrome des Kopf- und Halsbereichs. Wissenschaftliche Verlagsgesellschaft, Stuttgart
10. Silberstein SD, Lipton RB, Goadsby (1998) Headache in clinical practice. Isis Medical Medica, Oxford

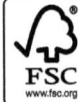

If you have any concerns about our products,
you can contact us on
**ProductSafety@springernature.com**

In case Publisher is established outside the EU,
the EU authorized representative is:
**Springer Nature Customer Service Center GmbH
Europaplatz 3, 69115 Heidelberg, Germany**

Printed by Libri Plureos GmbH
in Hamburg, Germany